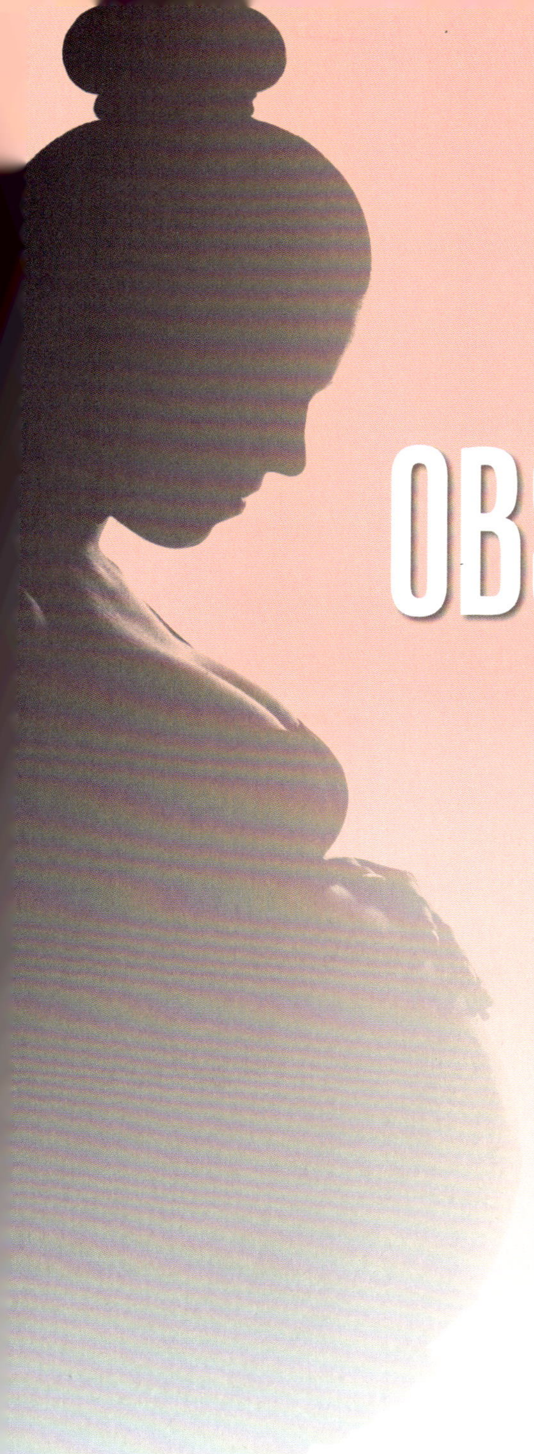

Manual de OBSTETRÍCIA da SOGESP

Volume 2

Manual de OBSTETRÍCIA da SOGESP

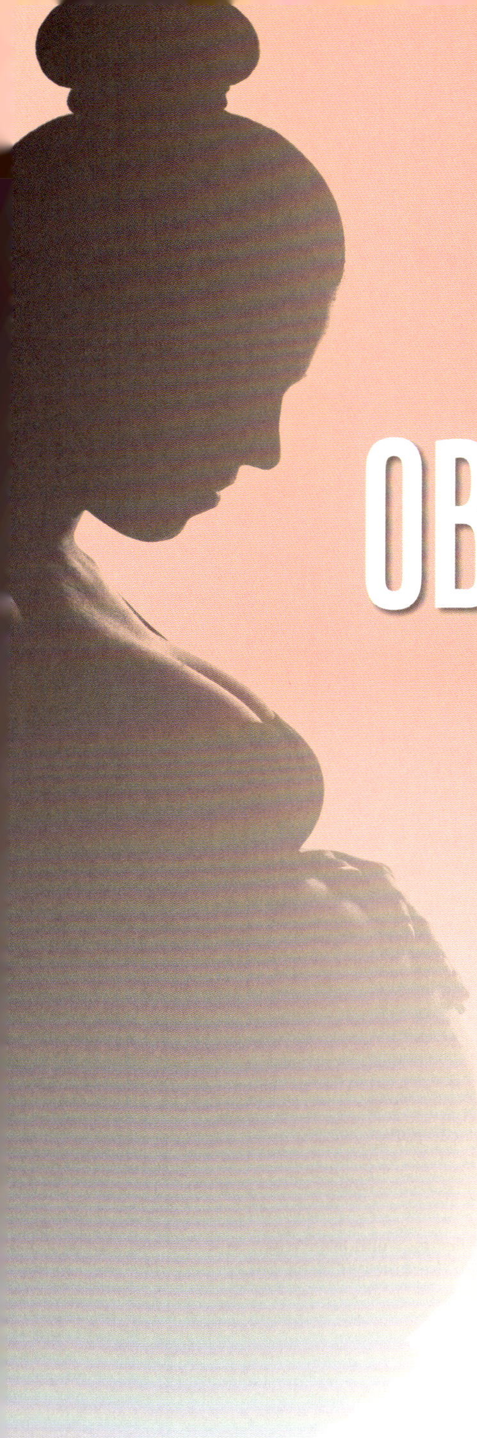

Rossana Pulcineli Vieira Francisco
Rosiane Mattar
Silvana Maria Quintana

SOGESP
ASSOCIAÇÃO DE OBSTETRÍCIA E GINECOLOGIA DO ESTADO DE SÃO PAULO

eE editora dos Editores

CONTEÚDO ORIGINAL

editora dos Editores

Manual de Obstetrícia da Sogesp - Vol.2

Colaboradoras: *Cristiane Muniz Leal*
Danielle Ramos Bastiglia
Fernanda de O. Tanaka
Luciana Silva Primo

Produção editorial: Farol Editora

Revisão: Farol Editora

Diagramação: Farol Editora

Capa: Farol Editora

Impresso no Brasil
Printed in Brazil
1ª impressão – 2021

ISBN 978-65-86098-44-0

Editora dos Editores
São Paulo: Rua Marquês de Itu,408 - sala 104 – Centro. (11) 2538-3117
Rio de Janeiro: Rua Visconde de Pirajá, 547 - sala 1121 – Ipanema.
www.editoradoseditores.com.br

Este livro foi criteriosamente selecionado e aprovado por um editor científico da área em que se inclui. A Editora dos Editores assume o compromisso de delegar a decisão da publicação de seus livros a professores e formadores de opinião com notório saber em suas respectivas áreas de atuação profissional e acadêmica, sem a interferência de seus controladores e gestores, cujo objetivo é lhe entregar o melhor conteúdo para sua formação e atualização profissional.
Desejamos-lhe uma boa leitura!

Dados Internacionais de Catalogação na Publicação (CIP)
(Câmara Brasileira do Livro, SP, Brasil)

Francisco, Rossana Pulcineli Vieira
Manual de obstetrícia da SOGESP : volume 2 / Rossana Pulcineli Vieira Francisco, Rosiane Mattar, Silvana Maria Quintana. -- 1. ed. -- São Paulo : Editora dos Editores Eireli, 2021.

Bibliografia
ISBN 978-65-86098-44-0

1. Ginecologia - Manuais 2. Obstetrícia 3. Obstetrícia - Manuais I. Mattar, Rosiane. II. Quintana, Silvana Maria. III. Título.

21-68959 CDD-618
NLM-WQ 018

Índices para catálogo sistemático:

1. Ginecologia e obstetrícia 618

Maria Alice Ferreira - Bibliotecária - CRB-8/7964

Sobre as Editoras

Rossana Pulcineli Vieira Francisco

- Mestrado e Doutorado em Medicina Obstetrícia e Ginecologia pela Universidade de São Paulo (USP). Professora-associada, Livre-docente da Disciplina de Obstetrícia da Faculdade de Medicina da Universidade de São Paulo (FMUSP). Presidente da Associação de Obstetrícia e Ginecologia do Estado de São Paulo (Sogesp).

Rosiane Mattar

- Professora Titular do Departamento de Obstetrícia da Escola Paulista de Medicina da Universidade Federal de São Paulo (EPM/Unifesp). Livre-docente pelo Departamento de Obstetrícia da EPM/UNIFESP. Presidente da Comissão Nacional Especializada de Gestação de Alto Risco da Federação Brasileira das Associações de Ginecologia e Obstetrícia (Febrasgo). Diretora Científica da Associação de Obstetrícia e Ginecologia do Estado de São Paulo (Sogesp).

Silvana Maria Quintana

- Professora Associada do Departamento de Ginecologia e Obstetrícia da Faculdade de Medicina de Ribeirão Preto da Universidade de São Paulo (FMRPUSP). Membro da Comissão Nacional Especializada de Trato Genital Inferior da Federação Brasileira das Associações de Ginecologia e Obstetrícia (Febrasgo). Coordenadora da Comissão Científica de Obstetrícia da Associação de Obstetrícia e Ginecologia do Estado de São Paulo (Sogesp).

Sobre os Colaboradores

Alessandra Cristina Marcolin
Docente Associada do Departamento de Ginecologia e Obstetrícia da Faculdade de Medicina de Ribeirão Preto da Universidade de São Paulo (FMRP-USP). Coordenadora do Setor de Medicina Fetal do Hospital das Clínicas da FMRP–USP.

Ana Carolina Rabachini Caetano
Doutoranda em Ciências pela Universidade Federal de São Paulo – EPM- Unifesp. Mestre em Ciências pela Universidade Federal de São Paulo – EPM- Unifesp. Especialista em Medicina Fetal pela Febrasgo. Especialista em Ginecologia e Obstetrícia pela Febrasgo.

André Luiz Malavasi Longo de Oliveira
Coordenador dos Representantes Credenciados da Capital na Sogesp. Diretor do Departamento de Ginecologia do Hospital Pérola Byington.

André Tabarassi
Preceptor da Clínica Obstétrica da Pontifícia Universidade Católica de São Paulo (PUC-SP). Mestrando pela Pontifícia Universidade Católica de São Paulo (PUC-SP).

Anic Campos Alves
Mestranda em Tocoginecologia pela FCM/Unicamp. Professora colaboradora do Departamento de Tocoginecologia da FMJ/Jundiaí. Residência em Obstetrícia e Ginecologia pelo Hospital Universitário da FMJ/Jundiaí. Graduação em Medicina na Faculdade de Medicina de Itajubá.

Annie Caroline Magalhães Santos
Graduada em Medicina e Residência Médica em Ginecologia e Obstetrícia pela Universidade Federal de Mato Grosso. Especialista em Gestação de Alto Risco pelo HC-FMUSP. Docente do departamento de Ginecologia e Obstetrícia da Universidade Federal de Mato Grosso.

Arimaza Contarini Soares
Médica do Departamento de Obstetrícia Unifesp (Escola Paulista de Medicina).

Belmiro Goncalves Pereira

Residência em Tocoginecologia pela Unicamp. Mestre e doutor pela Unicamp. Membro da CNE Hiperglicemia. Professor da FCM/ Unicamp. Responsável pelo atendimento de gestantes com doenças endócrinas.

Caio Antonio de Campos Prado

Médico pela Faculdade de Medicina de Ribeirão Preto da Universidade de São Paulo (FMRP/USP). Especialista em Ginecologia e Obstetrícia e Medicina Fetal pelo Hospital das Clínicas da FMRP/ USP. Mestre em Tocoginecologia pela FMRP/USP. Diretor de Atenção à Saúde do Centro de Referência da Saúde da Mulher de Ribeirão Preto/Mater. Responsável Técnico do grupo Gerar e Crescer.

Carla Betina Andreucci Polido

Médica obstetra. Professora Adjunta do Departamento de Medicina da Universidade Federal de São Carlos. Doutora e Mestra em Tocoginecologia pela Faculdade de Ciências Médicas da Unicamp. Pós-doutorado em Epidemiologia pela *London School of Hygiene and Tropical Medicine*, Inglaterra.

Carlos Antonio Negrato

Professor Doutor do curso de Medicina da Faculdade de Odontologia de Bauru (USP-Bauru).

Carolina Burgarelli Testa

Obstetra e ginecologista com residência médica no Hospital das Clínicas da Faculdade de Medicina da Universidade de São Paulo (HCFMUSP). Especialista pela Febrasgo. Médica Assistente da Clínica Obstétrica HCFMUSP. Médica do setor de Cardiopatias e Gestação da Clínica Obstétrica HCFMUSP. Diretora técnica da enfermaria de alto risco do HCFMUSP.

Conrado Sávio Ragazini

Médico Assistente do Departamento de Ginecologia e Obstetrícia do Hospital das Clínicas da Faculdade de Medicina de Ribeirão Preto – USP.

Corintio Mariani Neto

Professor Doutor do curso de Medicina da Universidade Cidade de São Paulo (Unicid) / Diretor Técnico do Hospital Maternidade Leonor Mendes de Barros. Membro da Comissão Nacional de Aleitamento Materno da Febrasgo.

Cristiane de Freitas Paganoti

Médica Assistente da Clínica Obstétrica do Hospital das Clínicas, da Faculdade de Medicina da Universidade de São Paulo (HCFMUSP). Médica do setor de Endocrinopatias e Gestação da Clínica Obstétrica do Hospital das Clínicas da Faculdade de Medicina da Universidade de São Paulo (HCFMUSP). Mestre em Ciências pela Faculdade de Medicina da Universidade de São Paulo (HCFMUSP).

Danielle Rodrigues Domingues

Graduada em Medicina pela Faculdade de Ciências Médicas de Santos – Unilus. Residência Médica em Obstetrícia e Ginecologia pelo HC-FMUSP, Preceptora de obstetrícia dos residentes do HC-FMUSP de 2017-2018. Assistente da Clínica Obstétrica do HC-FMUSP.

Danilo Eduardo Abib Pastore

Mestre em Saúde Materna e Perinatal, pelo Programa de Pós-graduação em Tocoginecologia, da Faculdade de Ciências Médicas da Universidade Estadual de Campinas.

Eduardo de Souza

Professor Associado e Livre-docente do Departamento de Obstetrícia da Escola Paulista de Medicina – Universidade Federal de São Paulo – Unifesp.

Eduardo Felix Martins Santana

Professor da Faculdade de Medicina e da Pós-Graduação do Hospital Israelita Albert Einstein. Mestre e Doutor pelo Departamento de Obstetrícia da Escola Paulista de Medicina da Universidade Federal de São Paulo (Unifesp). Especialista em Obstetrícia, Ginecologia e Medicina Fetal pela Febrasgo / AMB. Membro da Comissão Nacional Especializada de Perinatologia da Febrasgo. Instrutor do Centro de Simulação Realística em Obstetrícia do Hospital Israelita Albert Einstein. Médico Fetal do Departamento Materno-Infantil do Hospital Israelita Albert Einstein.

Egle Couto

Graduação, Residência Médica, Mestrado e Doutorado pela Universidade Estadual de Campinas. Professora de Obstetrícia da Faculdade de Medicina da Pontifícia Universidade Católica de Campinas.

Elaine Christine Dantas Moisés

Professora Livre-docente do Departamento de Ginecologia e Obstetrícia da Faculdade de Medicina de Ribeirão Preto da Universidade de São Paulo. Diretora Geral do Centro de Referência da Saúde da Mulher de Ribeirão Preto-MATER. Presidente da Comissão Nacional Especializada de Hiperglicemia e Gestação da Febrasgo.

Eliana Amaral

Professora Titular de Obstetrícia, Unicamp. Membro da Comissão de Pré-Natal Febrasgo. Revisora do Programa de Pesquisa em Saúde Reprodutiva da Organização Mundial da Saúde – OMS.

Ênio Luis Damaso

Médico Assistente do Departamento de Ginecologia e Obstetrícia da Faculdade de Medicina de Ribeirão Preto da Universidade de São Paulo.

Fábio Fernandes Neves
Especialista em Infectologia pelo Hospital das Clínicas da FMRP/USP. Doutor em Ciências Médicas pela FMRP/USP. Professor Associado do Departamento de Medicina da UFSCar.

Fabrício da Silva Costa
Professor Livre-docente do Departamento de Ginecologia e Obstetrícia, Faculdade de Medicina de Ribeirão Preto - USP.

Felipe Favorette Campanharo
Médico do Departamento de Obstetrícia Unifesp (Escola Paulista de Medicina) e do Departamento Materno-infantil do Hospital Israelita Albert Einstein.

Fernanda Cristina Ferreira Mikami
Doutora em Ciências pela Faculdade de Medicina da Universidade de São Paulo. Médica Assistente da Clínica Obstétrica do Hospital das Clínicas da Faculdade de Medicina da Universidade de São Paulo.

Fernanda Garanhani de Castro Surita
Professora Associada do Departamento de Tocoginecologia da Faculdade de Ciências Médicas da Universidade Estadual de Campinas. Presidente da Comissão Nacional Especializada de Assistência Pré-Natal da Febrasgo.

Flávia Magalhães Martins Bernardo
Especialista em Ginecologia e Obstetrícia e Medicina Fetal pelo Hospital das Clínicas da FMRP/USP. Mestre em Tocoginecologia pela FMRP-USP. Assistente do setor de Gestação de Alto Risco e Medicina Fetal do HCFMRP-USP. Instrutora do curso de Urgência e Emergência da Sogesp. Membro do grupo Gerar e Crescer.

Francisco Lázaro Pereira de Sousa
Mestre e Doutor em Ciências pela Unifesp com estadia de pesquisa na Universidade Friedrich--Schiller de Jena/Alemanha na área de Imunologia da Reprodução. Professor do Departamento de Tocoginecologia do Centro Universitário Lusíada/Unilus-Santos, SP. Especialista em Ginecologia e Obstetrícia pela Febrasgo. Membro da Comissão Nacional Especializada em Hipertensão da Febrasgo – CNE.

Gabriela Duarte Bordini
Residência Médica em Ginecologia e Obstetrícia pela Irmandade de Misericórdia da Santa Casa de São Paulo (ISCMSP). Médica Assistente do ambulatório de pré-natal de alto risco da Irmandade de Misericórdia da Santa Casa de São Paulo.

Geraldo Duarte
Professor Titular do Departamento de Ginecologia e Obstetrícia da Faculdade de Medicina de Ribeirão Preto da Universidade de São Paulo.

Giuliane Jesus Lajos
Professora Assistente do Departamento de Tocoginecologia da Faculdade de Ciências Médicas da Unicamp.

Helaine Milanez
Professora Assistente Doutora da Disciplina de Obstetrícia do DTG/FCM/Unicamp. Diretora da Divisão de Obstetrícia do Hospital da Mulher/CAISM/Unicamp. Membro do Comitê de Transmissão Vertical do Ministério da Saúde.

Henri Augusto Korkes
Mestre e Doutor pelo Departamento de Obstetrícia da EPM/Unifesp. Doutor pelo Departamento de Medicina da Harvard Medical School. Professor da Disciplina de Obstetrícia da Faculdade de Ciências Médicas e da Saúde da Pontifícia Universidade Católica de São Paulo - PUC-SP. Presidente da Sogesp Sorocaba e Vale do Ribeira. Membro da Rede Brasileira sobre Estudos em Hipertensão na Gravidez – RBEHG. Médico Assistente da Clínica Obstétrica da Maternidade Escola de Vila Nova Cachoeirinha.

Humberto Sadanobu Hirakawa
Médico com Residência Médica em Ginecologia e Obstetrícia. Doutor e mestre em Ginecologia, Obstetrícia e Mastologia pela Universidade Estadual Paulista Júlio de Mesquita Filho - Unesp. Especialista em Saúde de Família e Comunidade pela Universidade Federal de São Carlos. Especialista em ultrassonografia em ginecologia e obstetrícia. Professor Adjunto da Universidade Federal de São Carlos. Membro da Comissão Nacional Especializada de Urgências Obstétricas da Febrasgo. Instrutor do Curso de Urgência e Emergência da Sogesp.

Ingrid Schwach Werneck Britto
Doutora em Tocoginecologia pela Santa Casa de Misericórdia de São Paulo. Pós-doutorado no Texas Childrens Hospital, Houston. Professora Assistente na Faculdade de Ciências Médicas da Santa Casa de São Paulo. Coordenadora do Setor de Cirurgia Fetal da Santa Casa de São Paulo.

Ivan Fernandes Filho
Médico residente de Ginecologia e Obstetrícia da Pontifícia Universidade Católica de São Paulo (PUC-SP). Médico formado pela Pontifícia Universidade Católica de São Paulo (PUC-SP).

José Carlos Peraçoli
Professor Titular de Obstetrícia. Departamento de Ginecologia e Obstetrícia da Faculdade de Medicina de Botucatu – Unesp.

Juliana Marques Simões Villas Bôas

Medica Assistente da Disciplina de Obstetrícia do HC- Faculdade de Medicina de Botucatu-SP, Mestra em Ginecologia e Obstetrícia pela Universidade Estadual Paulista Júlio de Mesquita Filho – Unesp. Coordenadora do serviço de Medicina Fetal do HC- Botucatu-SP.

Juliane Rosa Poiati

Medica Assistente da Disciplina de Obstetrícia do HC- Faculdade de Medicina de Botucatu-SP, Mestra e Doutora em Ginecologia e Obstetrícia pela Universidade Estadual Paulista Júlio de Mesquita Filho – Unesp. Coordenadora do Serviço de Ultrassonografia da Maternidade do HC--Botucatu-SP. Supervisora do Programa de Residência médica em Ginecologia e Obstetrícia.

Larissa Brito Bastos

Biomédica. Mestra em Ciências da Saúde pela FMRPUSP.

Leandro Gustavo de Oliveira

Professor Associado, Livre-docente. Departamento de Ginecologia e Obstetrícia da Faculdade de Medicina de Botucatu – Unesp.

Lenita Zajdenverg

Professora Associada do Departamento de Clínica Médica/Serviço de Nutrologia da Faculdade de Medicina da Universidade Federal do Rio de Janeiro (UFRJ).

Lilian de Paiva Rodrigues Hsu

Professora adjunta da Faculdade de Ciências Médicas da Santa Casa de São Paulo. Chefe do Setor de Gestação de Alto Risco do Departamento de Obstetrícia e Ginecologia da Irmandade da Santa Casa de Misericórdia de São Paulo.

Lisandra Stein Bernardes, MD, PhD

Professora Livre-docente pela FMUSP. Especialização em Medicina Fetal pela Université Paris V e em Ultrassom em Obstetrícia e Ginecologia pela Université Paris XI. Atua no departamento de Obstetrícia e Ginecologia da Faculdade de Medicina FMUSP, Universidade de São Paulo. Coordena o centro de Medicina Fetal e Cirurgia Fetal do Hospital Sepaco e é professora da Faculdade de Ciências Médicas do hospital Israelita Albert Einstein.

Lucas Trigo

Mestre em Saúde Materna e Perinatal pela Universidade Estadual de Campinas – Unicamp. Candidato a doutorando no Fetal Medicine Research Center, BCNatal, Hospital Clinic e Hospital Sant Joan de Déu, Barcelona, Espanha, e KU Leuven, Bélgica.

Luciano Marcondes Machado Nardozza

Professor Associado Livre-docente do Departamento de Obstetrícia da Escola Paulista de Medicina – Unifesp.

Marcelo Luís Nomura
Médico Assistente da área de Obstetrícia do departamento de Tocoginecologia da FCM-Unicamp. Médico Assistente do setor de Medicina Fetal do departamento de Tocoginecologia da FCM-Unicamp. Médico Assistente do ambulatório de Pré-Natal de Alto Risco da Secretaria de Saúde de Campinas.

Márcia Maria Auxiliadora de Aquino
Professora Doutora do curso de Medicina da Universidade Cidade de São Paulo (Unicid). Médica Assistente do Hospital Maternidade Leonor Mendes de Barros.

Maria Rita de Figueiredo Lemos Bortolotto
Doutora pela Universidade de São Paulo. Diretora Técnica da Clínica Obstétrica do HC-FMUSP.

Mariana Azevedo Carvalho MD, PhD
Atua no Departamento de Obstetrícia e Ginecologia, Faculdade de Medicina FMUSP, Universidade de São Paulo e no Hospital e Maternidade Sepaco, São Paulo. Especialista em Medicina Fetal pela Université Paris V.

Mariane de Oliveira Menezes
Obstetriz. Mestra em Saúde Pública. Doutoranda do Programa de Pós-Graduação em Tocoginecologia da Faculdade de Medicina de Botucatu-Unesp.

Maíra Libertad Soligo Takemoto
Enfermeira obstetra. Mestra em Enfermagem. Doutora em Ciências Médicas. Pós-doutoranda junto ao Departamento de Ginecologia e Obstetrícia da Faculdade de Medicina de Botucatu-Unesp, instrutora aprovada Spinning Babies® no Brasil.

Maíra Rossmann Machado
Residente em Obstetrícia e Ginecologia pelo Hospital da Mulher Prof. Dr. José Aristodemo Pinotti - CAISM da Universidade Estadual de Campinas/Unicamp. Graduação em Medicina na Universidade Estadual de Campinas/Unicamp.

Nelson Sass
Professor Associado, Livre-docente. Departamento de Obstetrícia da Escola Paulista de Medicina – Unifesp.

Patrícia Pereira dos Santos Melli
Mestre e Doutora em Ginecologia e Obstetrícia pela FMRPUSP. Médica Assistente do DGO – HCFMRPUSP.

Priscila Mota Coutinho da Silva
Médico do Departamento de Obstetrícia Unifesp (Escola Paulista de Medicina).

Rafael Izar Domingues da Costa
Médico formado pela Universidade do Oeste Paulista, com Residência Médica em cirurgia geral pelo Hospital do Servidor Público Municipal de São Paulo e Residência Médica em programa avançado de cirurgia geral pelo Hospital das Clínicas da Faculdade de Medicina da Universidade de São Paulo – FMUSP. Doutor em clínica cirúrgica pela Universidade de São Paulo – USP. *Fellow* do *American College of Surgeons* (FACS), membro da Sociedade Brasileira de Hérnia e do Colégio Brasileiro de Cirurgia Digestiva. Especialista em cirurgia do aparelho digestivo. Professor Adjunto da Universidade Federal de São Carlos.

Renato T. Souza
Pesquisador colaborador do Departamento de Tocoginecologia da FCM/Unicamp. Mestre e Doutor pela Universidade Estadual de Campinas/Unicamp. Residência Médica de Obstetrícia de Alto Risco pela Universidade Federal de São Paulo - Unifesp/EPM. Graduação em Medicina e Residência Médica em Ginecologia e Obstetrícia pela Universidade Federal do Paraná - UFPR. Membro da Comissão Nacional Especializada de Gestação de Alto Risco da Febrasgo.

Ricardo de Carvalho Cavalli
Professor Titular do Departamento de Ginecologia e Obstetrícia da FMRP-USP. Mestre e Doutor pelo Departamento de Ginecologia e Obstetrícia da FMRP-USP. Pós-Doutorado pelo Departamento de Medicina da Harvard Medical School. Presidente da Comissão Nacional Especializada em Hipertensão da Febrasgo. Especialista em Ginecologia e Obstetrícia em Ultrassonografia e Medicina Fetal pela Febrasgo.

Rodolfo Delfini Cançado
Professor Adjunto da Faculdade de Ciências Médicas da Santa Casa de Misericórdia de São Paulo. Médico Hematologista do Hospital Samaritano/São Paulo.

Rodolfo de Carvalho Pacagnella
Médico, ginecologista e obstetra. Mestre em Saúde Coletiva. Doutor em Tocoginecologia. Professor Livre-docente do Departamento de Tocoginecologia da Faculdade de Ciências Médicas da Unicamp. Membro do comitê de Mortalidade Materna da Febrasgo. Membro do *Safe Motherhood and Newborn Health Committee* da FIGO.

Rogério Gomes dos Reis Guidoni
Mestre em Obstetrícia pela EPM/Unifesp.Professor Coordenador da Disciplina de Obstetrícia do Departamento de Tocoginecologia do Centro Universitário Lusíada (Unilus), Santos, SP. Diretor Técnico da Clínica Conceptus / Unidade de Medicina fetal do ABC.

Romulo Negrini
Coordenador médico de Obstetrícia do Hospital Israelita Albert Einstein. Professor Doutor de Obstetrícia da Faculdade de Ciências Médicas da Santa Casa de São Paulo.

Roney Cesar Signorini Filho
Doutor em Ginecologia Oncológica pela EPM-Unifesp. Médico Assistente do Departamento de Obstetrícia da EPM-Unifesp. Diretor da Oncologia Cirúrgica do CRSM – Hospital Pérola Byington.

Roseli Mieko Yamamoto Nomura
Professora Adjunta do Departamento de Obstetrícia da Escola Paulista de Medicina da Universidade Federal de São Paulo. Professora Associada Livre-docente do Departamento de Obstetrícia e Ginecologia da Faculdade de Medicina da Universidade de São Paulo.

Rosiane Mattar
Professora Titular do Departamento de Obstetrícia da Escola Paulista de Medicina da Universidade Federal de São Paulo (EPM/Unifesp). Livre-docente pelo Departamento de Obstetrícia da EPM/Unifesp. Presidente da Comissão Nacional Especializada de Gestação de Alto Risco da Federação Brasileira das Associações de Ginecologia e Obstetrícia (Febrasgo). Diretora Científica da Associação de Obstetrícia e Ginecologia do Estado de São Paulo (Sogesp).

Rossana Pulcineli Vieira Francisco
Mestrado e Doutorado em Medicina Obstetrícia e Ginecologia pela Universidade de São Paulo (USP). Professora associada, Livre-docente da Disciplina de Obstetrícia da Faculdade de Medicina da Universidade de São Paulo (FMUSP). Presidente da Associação de Obstetrícia e Ginecologia do Estado de São Paulo (Sogesp).

Roxana Knobel
Médica obstetra. Mestra e Doutora em Tocoginecologia. Pós-doutora em Enfermagem. Docente do Departamento de Ginecologia e Obstetrícia da UFSC.

Rubens Bermudes Musiello
Mestre em Ciências pelo Departamento de Obstetrícia da Escola Paulista de Medicina – Universidade Federal de São Paulo – Unifesp.

Samira El Maerrawi Tebecherane Haddad
Médica obstetra. Doutora e mestra em ginecologia e obstetrícia pela Unicamp, com pós-doutorado em saúde materno-infantil pela Unicamp. Professora Assistente de Práticas Médicas da Faculdade de Medicina da Unoeste, Guarujá (SP). Especialista em Terapia Intensiva de Adultos pelo Hospital Israelita Albert Einstein. Membro da Comissão Nacional Especializada de Urgências Obstétricas da Febrasgo. Instrutora do Curso de Urgência e Emergência da Sogesp.

Sérgio Floriano de Toledo

Mestre em Ciências da Saúde pelo Centro Universitário Lusíada (Unilus), Santos, SP. Professor do Departamento de Tocoginecologia do Centro Universitário Lusíada (Unilus). Coordenador do ambulatório de Endocrinopatia e Gravidez do Hospital Guilherme Álvaro, Santos, SP.

Silvana Maria Quintana

Professora associada do Departamento de Ginecologia e Obstetrícia da Faculdade de Medicina de Ribeirão Preto da Universidade de São Paulo (FMRPUSP). Membro da Comissão Nacional Especializada de Trato Genital Inferior da Federação Brasileira das Associações de Ginecologia e Obstetrícia (Febrasgo). Coordenadora da Comissão Científica de Obstetrícia da Associação de Obstetrícia e Ginecologia do Estado de São Paulo (Sogesp).

Silvio Martinelli

Mestre e Doutor em Ginecologia e Obstetrícia pela Faculdade de Medicina da USP. Assistente da Clínica Obstétrica do HC-FMUSP. Coordenador da Residência Médica em Obstetrícia do HC-FMUSP. Professor titular de Obstetrícia da Universidade Metropolitana de Santos.

Sue Yazaki Sun

Professora Adjunta do Departamento de Obstetrícia da Unifesp.

Tábata Regina Zumpano dos Santos

Médica Assistente do Depto. de Obstetrícia – CAISM/Unicamp. Docente do curso de Medicina da Faculdade São Leopoldo Mandic.

Thaís Valéria e Silva Maciel Monteiro

Médica, ginecologista, obstetra e fetóloga. Mestre em Saúde Materno-infantil pelo Instituto de Medicina Integral Professor Fernandes Figueira IMIP-PE. Doutoranda do Programa de Pós-Graduação em Tocoginecologia da Unicamp.

Vera Therezinha Medeiros Borges

Professora Associada do Departamento de Ginecologia e Obstetrícia da Faculdade de Medicina de Botucatu – Unesp.

Wagner Antonio da Rosa Baratela

Professor de Medicina Molecular, Departamento de Ciências Fisiológicas da Faculdade de Ciências Médicas da Santa Casa de SP. Médico geneticista do Hospital Sírio-Libanês. Doutor em Pediatria pela FM-USP. Especialista pela Sociedade Brasileira de Genética Médica. Coordenador de Genômica do Laboratório Fleury.

Prefácio

O sucesso do primeiro Manual de Obstetrícia da Sogesp publicado em 2020 estimulou a Comissão Científica a continuar com este projeto e, neste ano de 2021, temos grande satisfação em entregar aos ginecologistas e obstetras o 2º Manual. Seguindo a mesma filosofia da edição anterior, selecionamos entre os top temas apresentados no Congresso Paulista de GO – Sogesp, 10 temas que poderão auxiliar os GO em suas atividades profissionais.

Nosso objetivo é oferecer aos colegas um material atualizado, baseado nas melhores evidências científicas e escrito por profissionais com grande experiência no assunto. O resultado, acreditamos ser um manual de excelente qualidade, prático e que possibilita o acesso à consulta em casos de dúvidas das intercorrências em obstetrícia.

Esperamos que este manual possa contribuir no processo de educação continuada e atualização dos ginecologistas e obstetras, auxiliando-os no cuidado à saúde das gestantes.

Silvana Maria Quintana
Professora Associada do Departamento de Ginecologia e de Obstetrícia da Faculdade de Medicina de Ribeirão Preto – Universidade de São Paulo. Coordenadora Científica de Obstetrícia da Sogesp.

Rosiane Mattar
Professora Titular do Departamento de Obstetrícia, da Escola Paulista de Medicina da Universidade Federal de São Paulo. Diretora Científica da Sogesp.

Sumário

Seção 1

Seção 2

Seção 3

Seção 4

Seção 5

Seção 6

Seção 7

Seção 8

Seção 9

Seção 10

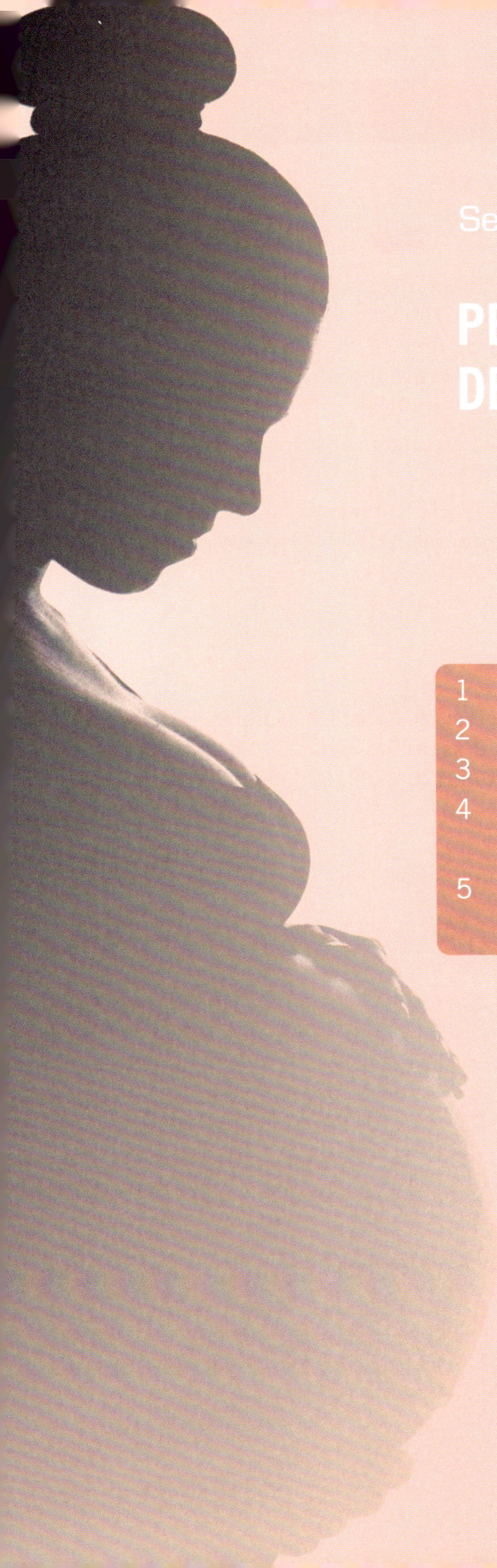

Seção 1

PERDA GESTACIONAL DE REPETIÇÃO

PERDA GESTACIONAL DE REPETIÇÃO

▶ André Luiz Malavasi Longo de Oliveira

Perda gestacional de repetição ou aborto espontâneo recorrente (AER) é a ocorrência de três ou mais abortos sucessivos espontâneos, situação relativamente comum e que representa um desgaste emocional na vida de uma mulher[1]. Estima-se que a taxa de perdas precoces entre as gestações clinicamente reconhecidas esteja entre 12 e 15%, afetando cerca de 2% da população em idade reprodutiva[1].

O aborto recorrente é multifatorial. As causas são de origem anatômica, endócrina, genética, infecciosa e imunológica.

Nos textos a seguir serão abordados: (a) insuficiência istmo-cervical, (b) avaliação genética, (c) trombofilias (quando tratar), (d) progesterona natural *versus* retroprogesterona, (e) novas terapias em abortamento de repetição.

REFERÊNCIAS BIBLIOGRÁFICAS

1. Barini R, Couto E, Mota MM, Santos C M, Leiber SR, Batista SC. Fatores associados ao aborto espontâneo recorrente. Rev Bras de Gin. Obst. 2000;22(4):217-223. Disponível em: https://doi.org/10.1590/S0100-72032000000400005

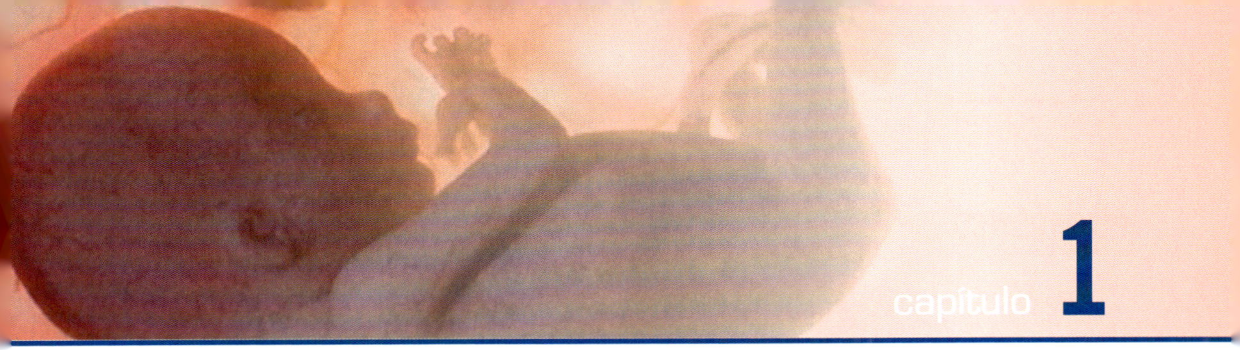

capítulo 1

Insuficiência istmo-cervical

▶ Marcelo Luís Nomura

INTRODUÇÃO

A insuficiência istmocervical ou insuficiência cervical é uma condição obstétrica conhecida há longo tempo, e a primeira descrição oficial do quadro clínico data de 1865[1]. A prevalência estimada é variável, a depender da conceituação, mas estima-se que a IC seja responsável por cerca de 8% das perdas gestacionais de segundo trimestre, e por 3-4% das perdas em gestantes com colo uterino curto e antecedente de parto prematuro.

É uma entidade cercada de controvérsias, uma vez que não há consenso na caracterização precisa, e a definição se fundamenta em história obstétrica sugestiva. Mais recentemente, com a vigilância do comprimento longitudinal do colo uterino pela ultrassonografia, alguns aspectos foram melhor elucidados, e o encurtamento cervical na ausência de atividade uterina no segundo trimestre se tornou um marcador biofísico de grande importância. Da mesma maneira, permitiu o conhecimento mais detalhado da evolução de gestantes com esse tipo de alteração, e estimar graus diferentes de severidade da IC a partir dessa observação.

Assim sendo, a função cervical é definida anatomicamente pelo comprimento longitudinal do colo uterino e fisiologicamente pela duração da gestação.

DIAGNÓSTICO

Classicamente, a IC é definida pela presença de alterações cervicais (encurtamento e dilatação, com ou sem protrusão de membranas) na ausência de contrações uterinas clinicamente detectáveis ou referidas pela gestante. Ainda que seja um diagnóstico retrospectivo em algumas mulheres, com todas as implicações e vieses relacionados a esse tipo de avaliação, a descoberta de alterações ultrassonográficas do colo uterino em avaliações de pacientes assintomáticas reforça esse conceito. É importante ressaltar que o achado de colo uterino curto não implica no diagnóstico de IC, uma vez que a maioria das gestantes com colo curto não evoluirá para parto prematuro ou perda de segundo trimestre. Estima-se que 3-4% de gestantes assintomáticas com colo curto (menor ou igual a 25 mm) no segundo trimestre evoluirão para perda gestacional[2].

A IC clássica, relacionada a defeitos estruturais ou funcionais do colo uterino, que perde sua função de retentor do conteúdo intrauterino (mecanismo semelhante a um esfíncter, porém sem as mesmas características musculares), está associada, então, a perdas indolores de segundo trimestre, que costumam se repetir em gestações subsequentes se não tratadas. Em contrapartida, dentro da perspectiva de que o colo uterino é uma variável contínua e não categórica, admite-se graus diferentes de IC. Essa gradação permite que ocorram manifestações clínicas dentro de um espectro amplo, indo desde perdas consecutivas de segundo trimestre, até partos chamados taquitócicos, no período pré-termo tardio ou termo precoce, com períodos de dilatação extremamente curtos, até rupturas prematuras de membrana de segundo trimestre de repetição[3].

A partir desse conceito, estabelecer o diagnóstico de IC se tornou menos nebuloso nos últimos anos, mas, com exceção de casos extremos, ainda é objeto de controvérsias. O diagnóstico correto é fundamental para determinar o tratamento que, de maneira geral, se resume a cerclagem do colo uterino, cujo sucesso depende de uma indicação precisa.

Clinicamente, a maioria das gestantes não apresenta sintomas ou sinais significativos até que já estejam presentes modificações mais severas do colo uterino. No entanto, deve-se valorizar queixas persistentes de pressão pélvica, aumento de secreções vaginais, sangramento e dor lombar, tendo como característica principal a persistência das queixas. Para essas gestantes, os exames clínico e ultrassonográfico devem ser realizados.

Mulheres com fatores de risco específicos, principalmente com lesões cervicais congênitas (como as associadas a alguns tipos de anomalias uterinas) ou adquiridas (conização, lacerações extensas pós-parto), devem ser avaliadas com mais cuidado e frequência durante o segundo trimestre.

No exame especular de uma gestante com IC, pode-se observar a dilatação cervical com a protrusão da bolsa amniótica. O toque vaginal, além de evidenciar achados mais avançados, pode mostrar em exames seriados mudanças progressivas, preenchimento dos fundos de saco vaginais pela bolsa e apresentação fetal, e afunilamento cervical[1].

TRATAMENTO

A cerclagem do colo uterino é o tratamento clássico para a insuficiência cervical, e para o colo uterino curto associado ao antecedente de parto prematuro.

O **Quadro 1** resume as principais indicações de cerclagem de acordo com o contexto clínico e as taxas de sucesso relatadas na literatura[4].

Quadro 1. Resumo das principais indicações de cerclagem

Tipo de cerclagem	Indicação	Idade gestacional de realização	Redução de prematuridade	Resultados perinatais
Indicada pela história obstétrica (I-A)	Perda de 2º trimestre ou PPT precoce	12-14 sem	De 17 para 13%	Mortalidade perinatal reduzida de 17 para 9%
Indicada por US (colo curto) (I-A)	PPT prévio e colo ≤ 25 mm	16-23 sem	PPT < 35 semanas de 41-28%a	Mortalidade perinatal reduzida de 25 para 16%
Exame físico (II-C)	Colo dilatado	16-23 sem	PPT < 34 sem 100 para 54% PPT < 28 sem 92% prolongamento 4-10 semanas	Mortalidade neonatal reduzida de 71 para 31%

Notas: PPT: parto pré-termo; US: ultrassonografia

Fonte: adaptado pelo autor com base em Roman et al. 2016[4].

Há inúmeras técnicas cirúrgicas de cerclagem, sendo as mais comuns pela via vaginal as de MacDonald, Shirodkar, Palmer, Espinosa (e a modificada por Bahamondes), dentre outras. A técnica de MacDonald consiste em um chuleio simples em bolsa, e é a menos complexa.

Não há estudos comparando a eficácia das diferentes técnicas, e o obstetra deve utilizar a que está mais familiarizado[8]. No entanto, alguns aspectos essenciais devem ser seguidos: inserir o ponto o mais próximo possível do orifício interno e utilizar fio inabsorvível (não havendo consenso da superioridade dos monofilamentares sobre os multifilamentares).

Técnicas de cerclagem pela via abdominal podem ser indicadas em casos excepcionais, em particular, nas pacientes com colo uterino extremamente curto por conização, por exemplo, pacientes com falhas de cerclagem vaginal em gestações anteriores e impossibilidade de realização pela via vaginal. As cerclagens abdominais podem ser realizadas durante a gestação ou antes, como no caso das cerclagens chamadas definitivas, e podem ser feitas por laparoscopia ou mais recentemente, assistidas pela robótica. Pacientes com múltiplas falhas de cerclagem vaginal durante a gestação podem se beneficiar da cerclagem definitiva pré-gestacional, e algumas séries de casos evidenciam significativa melhora do resultado perinatal.

A cerclagem primária, profilática ou indicada pela história deve ser realizada mais precocemente, uma vez que sua indicação está relacionada ao antecedente de dilatação indolor, ou a perdas de repetição, e que nos casos típicos, se repete em idades gestacionais mais precoces. Assim sendo, recomenda-se que logo após a ultrassonografia morfológica de primeiro trimestre ela deva ser realizada.

A cerclagem secundária, de urgência ou indicada pelo achado de colo uterino curto ao ultrassom, deve ser realizada logo após esse achado e, em geral, se recomenda o ponto de corte de 25mm no comprimento longitudinal. A monitorização do comprimento cervical deve ser realizada a cada duas semanas pelo menos, podendo ser semanal nos casos com fatores de risco mais importantes e nos casos em que o colo encontra-se entre 26 e 30 mm[8].

A cerclagem terciária, de emergência ou indicada pelo achado ao exame físico de dilatação cervical, com ou sem protrusão de membranas, deve ser imediatamente realizada e, de maneira geral, não se recomenda a realização da mesma após a viabilidade fetal (em torno de 24 semanas). Há inúmeras séries de casos, e as revisões mais recentes mostram que, quando comparada à conduta expectante, a gestação das pacientes submetidas à cerclagem de emergência em média dura 33 dias a mais e a sobrevida neonatal é 28% maior (71 *versus* 43%)[5]. Tal diferença, a depender da idade gestacional, leva a gestação até a viabilidade fetal, aumentando as chances de nascimento de um feto com possibilidade de sobrevida. No entanto, protocolos específicos em serviços de referência devem ser seguidos de forma a maximizar os resultados, que incluam um período mínimo de observação clínica e laboratorial para descartar corioamnionite subclínica já presente no momento do diagnóstico e atividade uterina, uso de antibióticos e indometacina perioperatórios, amniocentese esvaziadora se necessária, em particular, nos casos com protrusão de bolsa amniótica e técnica cirúrgica apropriada com equipe experiente[5].

A revisão sistemática mais recente, envolvendo 3.490 pacientes com gestações únicas, mostra que a cerclagem reduz o risco de parto prematuro em mulheres de alto risco, com tendência à redução da mortalidade perinatal.

O papel da cerclagem na prevenção do parto prematuro nas gestações gemelares é menos evidente, e há evidências mostrando que não há benefício e, eventualmente, até aumento do risco em algumas séries. Portanto, a cerclagem, no momento atual, não deve ser oferecida para gestações múltiplas (I-D)[6,7]. A cerclagem de emergência em gestações múltiplas apresenta resultados favoráveis em séries retrospectivas de casos, porém, não há evidências conclusivas que suportem a indicação de rotina (II-B)[7,9,10,11].

CONSIDERAÇÕES FINAIS

Apesar de cercada de controvérsias, a insuficiência cervical é uma entidade clinicamente reconhecida, cujo tratamento cirúrgico (cerclagem) melhora significativamente o resultado perinatal e dever ser oferecido a mulheres com gestações únicas nos seguintes contextos: com antecedentes de perdas de repetição de segundo trimestre ou parto prematuro extremo, com antecedente de parto prematuro e colo uterino curto na gestação atual, e nas gestantes com dilatação cervical assintomática no período pré-viabilidade fetal dentro de um protocolo específico de cerclagem de emergência, e no período pré-gestacional para mulheres com falhas de cerclagem convencional em gestações anteriores.

REFERÊNCIAS BIBLIOGRÁFICAS

1. Nomura ML, Passini Júnior R, Silva JCG da, Vaz MS, Amaral E, Pereira BG. Resultados gestacionais e perinatais de gestações com insuficiência cervical submetidas à circlagem eletiva. Rev. Bras. Ginecol. Obstet. [Internet]. 2003 Aug [cited 2020 Aug 11]; 25(7):483-89. Available from: http://www.scielo.br/scielo.php?script=sci_arttext&pid=S0100-72032003000700004&lng=en. https://doi.org/10.1590/S0100-72032003000700004
2. Berghella V, Rafael TJ, Szychowski J M, Rust, OA, Owen J. Cerclage for short cervix on ultrasonography in women with singleton gestations and previous preterm birth: a meta-analysis. Obstetrics & Gynecology. March 2011;117(Issue 3):663-71. doi: 10.1097/ AOG.0b013e31820ca847.
3. Jay DI, Francee FJ, Jiri S, Larry S, Cathy G, Philip S. Cervical competence as a continuum: a study of ultrasonographic cervical length and obstetric performance. American Journal of Obstetrics and Gynecology. 1995. 172(4), Part 1:1097-1106. https://doi.org/10.1016/0002-9378(95)91469-2.
4. Roman A, Suhag A, Berghella V. Cerclage: indications and patient counseling. Clinical Obstetrics and Gynecology. 2016. 59(Issue 2):264-69. doi: 10.1097/GRF.0000000000000185
5. Ehsanipoor RM, Seligman NS, Saccone G, et al. Physical examination-indicated cerclage: a systematic review and meta-analysis. Obstet Gynecol. 2015;126(1):125-135. doi:10.1097/AOG.0000000000000850
6. Alfirevic Z, Stampalija T, Medley N. Cervical stitch (cerclage) for preventing preterm birth in singleton pregnancy. Cochrane Database of Systematic Reviews 2017, Issue 6. Art. No.: CD008991. doi: 10.1002/14651858. CD008991.pub3.
7. Brown R, Gagnon, R, Delisle M-F et al. No. 373-cervical insufficiency and cervical cerclage. Journal of Obstetrics and Gynaecology. Canada. 2019;41(Issue 2):233-47.
8. American College of Obstetricians and Gynecologists. ACOG Practice Bulletin N.142: Cerclage for the management of cervical insufficiency. Obstet Gynecol. 2014;123(2Pt1):372-379. doi:10.1097/01.AOG.0000443276. 68274.cc
9. Berghella V, Lockwood, C, Barss, V. Cervical insufficiency. Available in https://www.uptodate.com/contents/cervical-insufficiency?search=insufici%____C3%AAncia%20cervical&sectionRank=3&usage_type=default&anchor=H34&source=machine-Learning&selectedTitle=1~49&display_rank=1#H263427240 Acesso em: 11 ago. 2020.
10. Berghella V, Roman A. Cerclage in twins: we can do better! American Journal of Obstetrics & Gynecology, 2014;211(Issue 1): 5-6.
11. Saccone G, Rust O, Althuisius S, Roman A, Berghella V. Cerclage for short cervix in twin pregnancies: systematic review and meta-analysis of randomized trials using individual patient-level data. Acta Obstet Gynecol Scand. 2015;94(4):352-358. doi:10.1111/aogs.12600

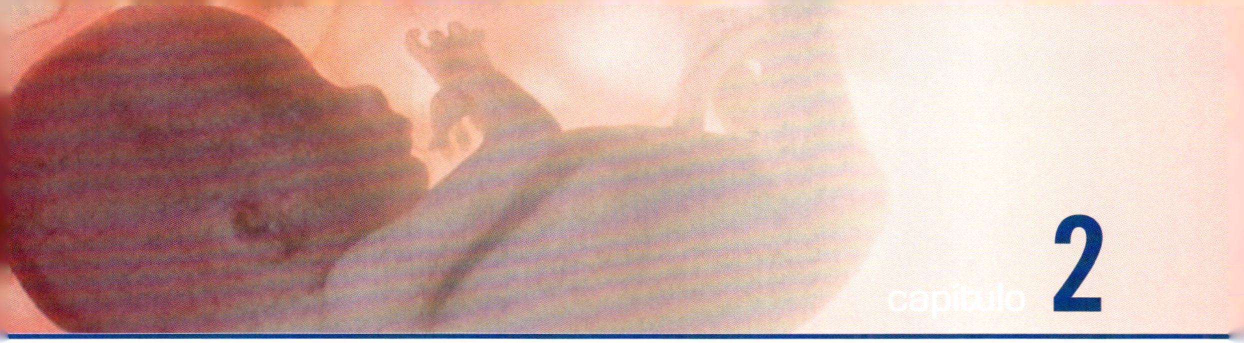

capítulo 2

Avaliação genética

▸ Wagner Antonio da Rosa Baratela

INTRODUÇÃO

Abortamento de repetição, ou perda gestacional recorrente (PGR) é classicamente definido como três ou mais eventos de perda gestacional espontânea, antes de 20 semanas de idade gestacional (IG), afetando por volta de 1 a 5% dos casais[1,2]. A perda gestacional precoce (PGP) antes de 12 semanas de IG, é o resultado final de 20 a 30% de todas as gestações. Trata-se de condição clínica de impacto global, que traz importantes repercussões econômicas e psicológicas na vida dos casais afetados.

A incidência de PGP é maior em gestantes com perdas anteriores (25-30%) e com idade acima de 40 anos (30-40%). O risco diminui ao longo da evolução da gestação. Gestantes com histórico de perda recorrente devem ser manejadas como gestação de alto risco, pois apresentam taxas maiores de parto prematuro, parto via cesariana, restrição de crescimento intrauterino (RCIU) e hemorragia pós-parto[3]. A maioria das PGP são decorrentes de aneuploidias cromossômicas, não herdadas, decorrentes de eventos de não disjunção meiótica na formação dos gametas[4] (Figura 1).

Alterações cromossômicas estão presentes em 50-70% dos produtos da concepção (***product of conception*** - POC), a depender da amostra obtida e tempo da gestação, p. ex.: biópsia de vilo corial realizada na 10ª semana ***versus*** material de abortamento obtido por curetagem mais tardia. A capacidade de detecção da metodologia de análise empregada, p. ex.: ***microarray*** cromossômico (CGH-***array***) *versus* citogenética convencional (cariótipo banda G), também interfere na identificação de alterações cromossômicas estruturais subjacentes[5,6]. Outros fatores como alterações anatômicas do útero materno, síndrome antifosfolípide e doenças endocrinológicas maternas, além de infecções e possíveis alterações imunológicas no casal, também são etiologias conhecidas de abortamento habitual. Entretanto, cerca de 30% dos casos permanecem sem uma causa definida[7,8].

As principais alterações cromossômicas encontradas em material de abortamento são as trissomias envolvendo cromossomos autossômicos (p. ex.: trissomia do 16, 21, 18 e 13), as triploidias (um conjunto extra de cromossomos de um genitor) e a monossomia do X (variantes de síndrome de Turner). Alterações cromossômicas estruturais são mais raras e exigem testes genéticos de maior nível de resolução para sua identificação, como o CGH-***array*** (Tabela 1[9]; Figura 1).

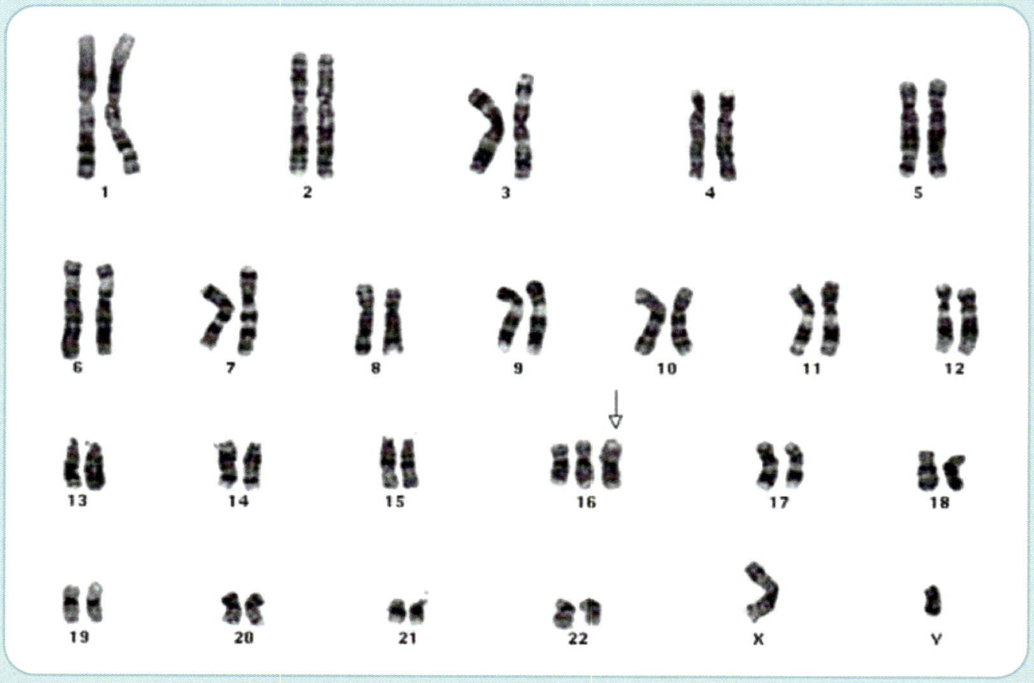

Nota: Trissomias livres estão associadas à idade materna avançada e apresentam baixo risco de recorrência para o casal (<1%).

Fonte: arquivo pessoal.

Figura 1. Trissomia livre do cromossomo 16 identificada por cariótipo banda G, em material de abortamento.

Tabela 1. Alterações cromossômicas identificadas em material de abortamento

Alteração cromossômica	Porcentagens %	
	Tipo de alteração	Abortos espontâneos
Trissomia autossômos	50	25
Triploidias (69,XXX; 69,XXY e 69,XYY)	15	7,5
45,X	10	5
Tetraploidias (92,XXXX ou 92,XXYY)	5	2,5
Alteração cromossômica estrutural desequilibrada	4	2

Fonte: adaptada pelo autor com base em Waters[9] (2017).

DIAGNÓSTICO

A obtenção de material do POC para a realização de testes genéticos é fundamental para auxiliar na definição da etiologia, em casais com histórico de perda gestacional recorrente. Exames de citogenética molecular, como as técnicas de QF-PCR (*Quantitative Fluorescence-Polymerase Chain Reaction*), MLPA (*Multiplex Ligation-dependent Probe Amplification*) e CGH-*array* (análise cromossômica comparativa por microarranjos, com ou sem análise de SNPs) apresentam vantagens frente ao cariótipo convencional, como ampliar a capacidade de detecção de alterações cromossômicas estruturais submicroscópicas, microdeleções e microduplicações (CNVs – variações do número de cópias), e não estão suscetíveis a falhas no crescimento celular em meios de cultura. Estudos de metanálise indicam que técnicas de *microarray* cromossômico apresentam concordância de 86% (95% IC, 77-96%) com o cariótipo banda G aplicados aos POCs, identificando, entretanto, 13% (95% IC, 8-21,%) mais alterações cromossômicas que a citogenética convencional[10]. Técnicas de sequenciamento genômico em larga escala, como o sequenciamento completo do Exoma, têm sido utilizadas não somente na identificação de variantes pontuais em genes associados a doenças de herança mendeliana, mas também na detecção de CNVs, definição de pontos de quebra e translocações/inversões de maneira mais precisa que o *CGH-array*[11]. A queda progressiva nos preços do sequenciamento por base de DNA está contribuindo para a popularização desses testes.

A avaliação inicial de casais com histórico de PGR deve, necessariamente, incluir a coleta de informações sobre os antecedentes médicos e comorbidades do casal. Obviamente, com dados detalhados de cada episódio (idade gestacional, exames realizados no pré-natal e material do POC), construção do heredograma familiar com informações de ao menos 3 gerações, focando especialmente em relatos de outros parentes com PGR, natimortos ou óbito neonatal, indivíduos com síndromes genéticas, malformações congênitas e deficiência intelectual. Embora exista controvérsia na literatura médica – se o estudo citogenético do casal deve ser solicitado a todos os pacientes com PGR, ou somente em caso de alteração cromossômica previamente identificada em material de abortamento –, verificamos em nosso meio a indicação do cariótipo banda G, virtualmente, a todos os casais em investigação de PGR[12].

Alterações cromossômicas são identificadas em aproximadamente 2-4% dos casais em investigação por PGR, comparativamente mais significativo que as taxas identificadas na população geral (0,3%)[13,14]. Estas incluem translocações cromossômicas equilibradas, inversões ou rearranjos estruturais mais complexos. Casais em que um dos genitores é portador assintomático de um evento genômico equilibrado, podem apresentar taxas de abortamento próximas de 50%, a depender dos cromossomos específicos envolvidos, tamanho e tipo da alteração estrutural e sexo do genitor acometido[15]. Gestantes portadoras de translocação robertsoniana (envolvendo cromossomos acrocêntricos), como a t(14;21), apresenta risco de gerar filhos com a trissomia do cromossomo 21 por translocação, entre 10-15%. Esse risco cai para menos de 1% quando o portador da translocação é o pai[15] (Figura 2).

Estudo recente, utilizando sequenciamento genômico – NGS em 1.044 casais com história de PGR e cariótipo normal –, encontrou alterações estruturais cromossômicas crípticas, inclusive translocações cromossômicas equilibradas, em 11,7% dos casos. O estudo demonstrou sensibilidade de 90,57% (IC 95%, 83,33-95,38%), especificidade de 100% (IC 95%, 99,82-100%), valor preditivo positivo (VPP) de 100%, valor preditivo negativo (VPN) de 99,52% e precisão de 99,54%, indicando aumento na resolução e taxa diagnóstica quando comparado à citogenética convencional[17].

TRATAMENTO

Casais em seguimento por PGR, com cariótipo banda G sem alterações, podem ser investigados sem o acompanhamento de um médico geneticista. Entretanto, os casos de perda recorrente significativa, acima de 3 perdas, com alterações cromossômicas identificadas no casal ou no material do POC, ou que apresentem história familiar sugestiva de perda recorrente ou síndromes genéticas, recomenda-se o encaminhamento para seguimento conjunto com especialista em genética médica.

As chances de sucesso para gestações subsequentes, quando uma aneuploidia cromossômica livre (trissomia de um cromossomo autossômo) foi identificada é de 68%. Essa taxa de sucesso cai para 41% quando o estudo genético do material de abortamento indica um feto euploide (46,XX ou 46,XY)[18].

Tratamentos de reprodução assistida que utilizam a tecnologia de diagnóstico pré-implantacional podem ser oferecidos aos casais com PGR, principalmente para os casos de idade materna avançada e aos portadores de translocações cromossômicas equilibradas, com risco aumentado para abortamento, ou para gerar prole com alterações cromossômicas viáveis. Obtêm-se células dos embriões estudados através de microbiópsia e a análise genômica pode ser realizada por metodologias diferentes. PGTa são exames voltados à detecção de aneuploidias cromossômicas, enquanto os testes conhecidos como PGTm buscam variantes patogênicas em genes associados a doenças de herança mendeliana, previamente identificadas no casal ou em gestações anteriores (doenças autossômicas recessivas, com risco de recorrência de 25%

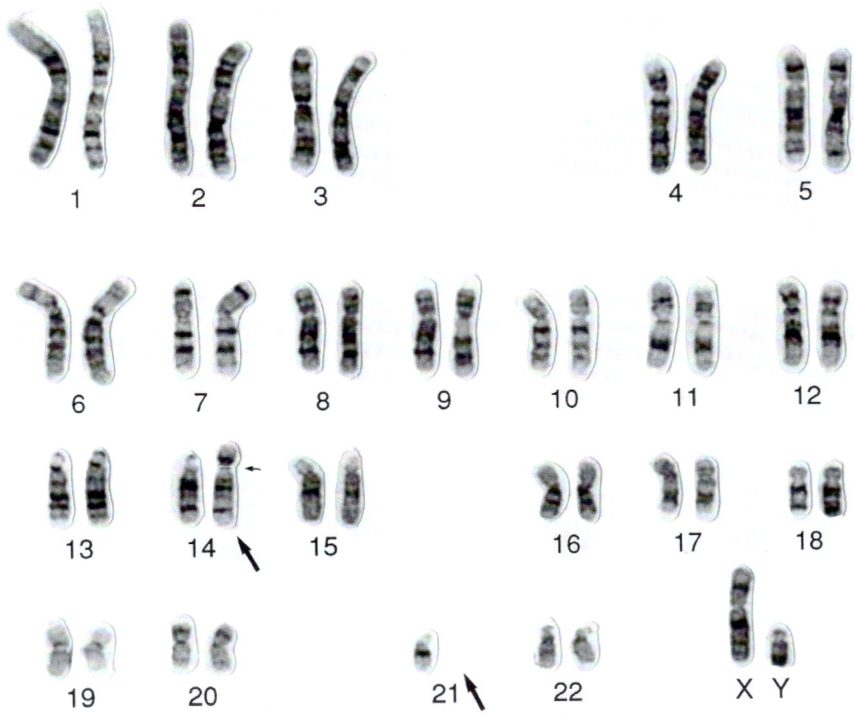

Nota: Risco de gerar filhos com trissomia do 21, por segregação adjacente é inferior a <1%.

Fonte: adaptada pelo autor de *Wessex reg. Genetics Centre.*

Figura 2. Homem portador de translocação robertsoniana, envolvendo os cromossomos 14 e 21.

para cada nova gestação). Estudos recentes não encontraram diferença estatística significativa nas taxas de nascidos vivos e de abortamento de casais com PGR, ou mesmo em casais com falha de implantação embrionária recorrente, com ou sem o uso de PGTa. Entretanto, foi observado aumento da taxa de nascidos vivos por procedimento de transferência de embrião em pacientes com PGR ou com falha de implantação utilizando PGTa[19].

CONSIDERAÇÕES FINAIS

Casais com histórico de PGR devem ter o material de POC, quando possível, reservado e solicitada análise genômica para a identificação de alterações cromossômicas causais. Pacientes portadores de translocações cromossômicas equilibradas, história familiar sugestiva de síndromes genéticas ou malformações congênitas, ou perda gestacional significativamente

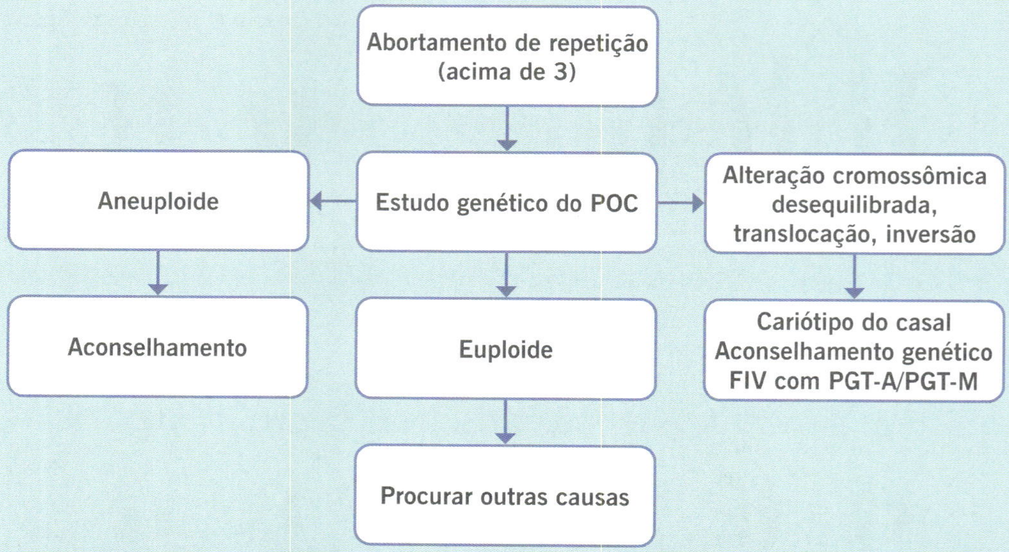

Figura 3. Fluxograma de atendimento para casais com perda gestacional recorrente.

recorrente devem ser encaminhados para aconselhamento genético com especialista. Tratamento de reprodução assistida com técnicas de diagnóstico pré-implantacional podem ser indicados para casos selecionados (Figura 3).

REFERÊNCIAS BIBLIOGRÁFICAS

1. Branch DW, Gibson M, Silver RM. Clinical practice. Recurrent miscarriage. N Engl J Med 2010;363(18):1740-7.
2. Royal College of obstetrics and gynecology green-top guideline n. 17. The investigation and treatment of couples with recurrent first-trimester and second-trimester miscarriage; 2011.
3. Jauniaux E, et al. Early pregnancy loss. In: Rimoin D, Pyeritz, R, Korf (eds.). Emery and Rimoin's principles and practice of medical genetics, 6th edn, Chapter 34.3. Churchill Livingstone, Edinburgh, 2013.
4. Sierra S, Stephenson M. Genetics of recurrent pregnancy loss. Semin Reprod Med 2006;24:17-24.
5. Schaeffer AJ, Chung J, Heretis K, Wong A, Ledbetter DH, Lese Martin C. Comparative genomic hybridization-array analysis enhances the detection of aneuploidies and submicroscopic imbalances in spontaneous miscarriages. Am J Hum Genet 2004; 74:1168-74.
6. Fritz B, Hallermann C, Olert J, et al. Cytogenetic analysis of cultured failures by comparative genome hybridization (CGH) - re-evaluation of chromosome aberration rates in early spontaneous abortions. Eur J Hum Genet 2001; 9:539-47.
7. Ford HB and Schust, DJ (2009). Recurrent pregnancy loss: etiology, diagnosis, and therapy. Rev. Obstet. Gynecol. 2,76-83.
8. Practice Committee of the American Society for Reproductive Medicine (2012). Evaluation and treatment of recurrent

pregnancy loss: a committee opinion. Fertil. Steril. 98,1103-11.

9. Waters J. Miscarriage and recurrent miscarriage. In. Firth HV, Hurst JA, editors. Oxford Desk Reference - Clinical Genetics and Genomics. Oxford. Oxford University Press; 2017. p. 760-61.

10. Dhillon RK, Hilman SC, Morris EK, et al. Additional information from chromosomal microarray analysis (CMA) over conventional karyotyping when diagnosting chromosomal abnormalities in miscarriage: a systematic review and meta-analysis. BJOG 2014;121:11-21.

11. Redin C, Brand H, Collins RL, Kammin T, Mitchell E, Hodge JC, et al. The genomic landscape of balanced cytogenetic abnormalities associated with human congenital anomalies. Nat Genet. 2017; 49:36-45.

12. Barber JC, Cockwell AR, Grant E, Williams S, Dunn R, Ogilvie CM. Is karyotyping couples experiencing recurrent miscarriage worth the cost? BJOG. 2010; 117:885-8.

13. Popescu F, Jaslow CR, and Kutteh WH. Recurrent pregancy loss evaluation combined with 24-chromosome microarray of miscarriage tissue provides a probable or definite cause of pregnancy loss in over 90% of patients. Hum Reprod. 2018; 33:579-87.

14. Levy B, Sigurjonsson S, Pettersen B, Maisenbacher MK, Hall, MP, Demko Z, et al. Genomic imbalance in products of conception: single-nucleotide polymorphism chromosomal microarray analysis. Obstet Gynecol. 2014; 124:202-09.

15. Franssen MT, Musters, AM, van der Veen, F, Repping, S, Leschot, NJ, Bossuyt, PM, et al. Reproductive outcome after PGD in couples with recurrent miscarriage carrying a structural chromosome abnormality: a systematic review. Hum Reprodut. Update. 2011; 17:467-75.

16. McKinlay Gardner RJ, Amor DJ. Robertsonian translocations. In. Gardner and Sutherland's Chromosome abnormalities and Genetic Conuseling - 5th ed. Oxford University Press; 2018.p.153-54.

17. Dong Z, Yan J, Xu F, Yuan J, Jiang H, Wang H, et al. Genome sequencing explores complexity of chromosomal abnormalities in recurrent miscarriage. Am J Hum Genet. 2019;105(6):1102-11.

18. Carp H, Toder V, Aviram A, Daniely M, Mashiach S, Barkai G. Karyotype of the abortus in recurrent miscarriage. Fertil Steril. 2001; 75:678-82.

19. Sato T, Sugiura-Ogasawara M, Ozawa F, Yamamoto T, Kato T, Kurahashi H. Preimplantation genetic testing for aneuploidy: a comparison of live birth rates in patients with recurrent pregnancy loss due to embryonic aneuploidy or recurrent implantation failure. Hum Reprod. 2019; 34(12):2340-48.

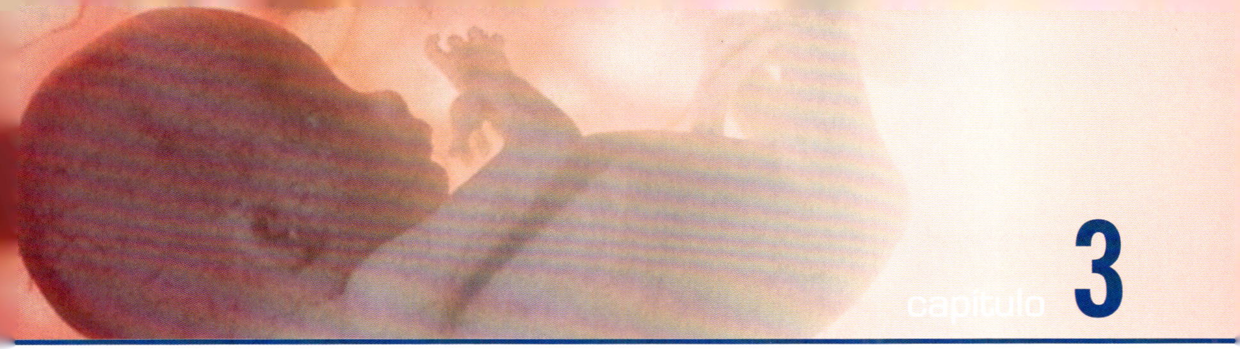

capítulo 3

Trombofilias: quando tratar

▸ André Luiz Malavasi Longo de Oliveira

INTRODUÇÃO

Os estados trombofílicos são um grupo de condições associadas ao aumento da predisposição a eventos tromboembólicos. Os estados trombofílicos hereditários bem reconhecidos incluem resistência à proteína C ativada (APC) (Fator V Leiden) e deficiências de antitrombina plasmática, proteína C e proteína S que, isoladamente ou em conjunto, causam alterações nos sistema de coagulação sanguínea. Outras causas de trombofilia hereditária incluem hiper-homocisteinemia, anormalidades nas proteínas do sistema fibrinolítico, disfibrinogenemias, deficiência do cofator II da heparina, trombomodulina anormal e a mutação no gene da protrombina. A maioria das anomalias hereditárias reconhecidas até o momento estão associadas a tromboembolismo venoso (TEV) em vez de trombose arterial. Aproximadamente metade dos episódios de TEV em pacientes com trombofilias hereditárias ocorrem em relação a eventos geralmente reconhecidos como estados predisponentes, como cirurgia, gravidez e imobilização[1,2,3].

Tabela 1. Trombofilias hereditárias e risco de tromboembolismo venoso (TEV)[4]

Trombofilia hereditária	Prevalência na população geral	Prevalência de TEV incidental	Risco relativo (IC 95%)	Prevalência de TEV recorrente	Risco relativo (IC 95%)
Fator V de Leiden G1691A	3%-7%	12%-20%	4,3 (1,9-9,7)	40%-50%	1,3 (1,0-3,3)
Protrombina mutante G20210A	1%-3%	3%-8%	1,9 (0,9-4,1)	15%-20%	1,4 (0,9-2,0)
Deficiência de proteína S	0,01%-1%	1%-3%	32,4 (16,7-62,9)	5%-10%	2,5
Deficiência de proteína C	0,02%-0,05%	2%-5%	11,3 (5,7-22,3)	5%-10%	2,5
Deficiência de antitrombina	0,02%-0,04%	1%-2%	17,5 (9,1-33,8)	2%-5%	2,5

CONDUTA

Apesar das trombofilias hereditárias poderem causar aumento nos riscos de abortamento, óbito fetal, pré-eclâmpsia, descolamento prematuro de placenta e restrição de crescimento fetal, não há benefício na prevenção dessas intercorrências com o uso de heparina não fracionada ou heparina de baixo peso molecular, provavelmente, porque essas medicações não atravessam a barreira placentária devido ao seu alto peso molecular, não evitando a trombose no compartimento fetal[2,3,4].

Situação diversa é a síndrome do anticorpo antifosfolípide (SAF), quando o uso de heparina associado ao ácido acetilsalicílico aumenta de forma significativa as chances de parto a termo[4,5].

Tabela 2. Complicações mediadas pela placenta em relação às diferentes trombofilias[1]

Tipo de trombofilia	(RR) Perda de primeiro trimestre	(RR) Abortamento de repetição	(RR) Perda de segundo trimestre	(RR) Perda de terceiro trimestre	(RR) Pré-eclâmpsia	(RR) DPP	(RR) RCF
Fator V de Leiden homozigoto	2.71	NA	NA	1.98	1.87	8.43	4.64

Tipo de trombofilia	(RR) Perda de primeiro trimestre	(RR) Abortamento de repetição	(RR) Perda de segundo trimestre	(RR) Perda de terceiro trimestre	(RR) Pré--eclâmpsia	(RR) DPP	(RR) RCF
Fator V de Leiden hoterozigoto	1.68	1.91	4.12	2.06	2.19	4.70	2.68
Mutação G202201A da protrombina heterozigoto	2.49	2.70	8.60	2.66	2.54	7.71	2.92
Mutação de MTHFR C 677T homozigoto	1.40	0.86	NA	1.31	1.37	1.47	1.24
Deficiência de antitrombina	0.88	NA	NA	7.63	3.89	1.08	NA
Deficiência de proteína C	2.29	NA	NA	3.05	5.15	5.93	NA
Deficiência de proteína S	3.55	NA	NA	20.09	2.83	2.11	NA
SAF	3.40	5.05	NA	3.30	2.73	1.42	6.91
Hiperhomocisteinemia	6.25	4.21	NA	0.98	3.49	2.40	NA

Tabela 3. Indicações de uso de HBPM nas diferentes trombofilias, de acordo com a 9ª ACCP[1]

HZ FVL/PM	Outras trambofilias	AP	AF	G	P	Referência 9ª ACC
•		•		+	+	*8.2.3* *8.2.1*
•			•	+	+	*9.2.1*
•				-	+	*9.2.3*
	•	•		+	+	*8.2.3* *8.2.1*
	•		•	-	+	*9.2.2*
	•			-	-	*9.2.4*
		•		-	+	*8.2.1*

Notas: HZ: homozigose, FVL: fator V de Leiden, PM: protrombina mutante, AP: antecedente pessoal de TVP ou TEP, AF: antecedente familiar de TVP ou TEP, G: profilaxia na gestação com HBPM, P: profilaxia no puerpério (final da 6ª semana pós-parto) com HBPM.

Sendo assim, citamos para o tratamento das trombofilias hereditárias o protocolo da Sociedade Internacional de Trombose e Hemostasia (ISTH).

REFERÊNCIAS BIBLIOGRÁFICAS

1. Bates SM, Greer IA, Middeldorp S, Veenstra DL, Prabulos AM, Vandvik PO, et al. VTE, thrombophilia, antithrombotic therapy, and pregnancy: Antithrombotic therapy and prevention of thrombosis. 9th ed: American College of Chest Physicians Evidence-Based Clinical Practice Guidelines. Chest. 2012;141(2 Suppl):e691S-736S.
2. Stevens SM, Woller SC, Bauer KA, Kasthuri R, Cushman M, Streiff M, et al. Guidance for the evaluation and treatment of hereditary and acquired thrombophilia. J Thromb Thrombolysis. 2016;41(1):154-64.
3. Heritable thrombophilia testing in British Columbia: A report on practice patterns and prevalence. BC Medical Journal. 55(3) Awbo.
4. Rodger MA, Hague WM, Kingdom J, Kahn SR, Karovitch A, Sermer M, et al. Antepartum dalteparin versus no antepartum dalteparin for the prevention of pregnancy complications in pregnant women with thrombophilia (TIPPS): a multinational open-label randomised trial. Lancet. 2014;384(9955):1673-83.
5. Heit JA. Thrombophilia: common questions on laboratory assessment and management. Hematology Am Soc Hematol Educ Program. 2007:127-35.

capítulo 4

Progesterona natural *versus* retroprogesterona

▶ Egle Couto

INTRODUÇÃO

O aborto espontâneo, ou seja, a perda gestacional até 20 semanas de gravidez, ocorre em 15 a 20% das gestações reconhecidas. Entretanto, estima-se que 75% de todas as gestações interrompidas na primeira metade sejam devidas a falhas de implantação, antes mesmo do conhecimento da gravidez[1].

O aborto espontâneo recorrente, definido como duas ou três perdas gestacionais antes da vigésima semana, ocorre em 2% a 5% dos casais, sendo responsável por grande sofrimento familiar.

Grande parte dos abortos espontâneos esporádicos decorre de alterações cromossômicas, sendo maior a probabilidade quanto mais precoce a perda. Estima-se que, em perdas até 6 semanas, 90% ocorram por alterações cromossômicas, caindo para menos de 50% em abortos com mais de 12 semanas[2]. Algumas perdas podem ser devidas à deficiência do corpo lúteo, que produz uma quantidade insuficiente de progesterona[3]. Quando o processo de aborto se inicia, o nível da fração beta da gonadotrofina coriônica humana (β-hCG) diminui, o corpo lúteo não é estimulado, e a concentração de progesterona se reduz. Em estudo observacional, o aumento da progesterona sérica nas primeiras quatro semanas de gravidez foi similar em mulheres que abortaram e que não abortaram, mas os níveis de progesterona foram significativamente menores nas mulheres que abortaram, a partir da sexta semana de gestação[4].

A implantação e a placentação são importantes para o sucesso da gravidez. A placentação estabelece a circulação uteroplacentária e permite que o trofoblasto entre em contato direto com o sangue materno[5]. Antes da oitava semana, as conexões arteriais maternas com o espaço interviloso são restritas a uma rede tortuosa de espaços intercelulares. Depois, forma-se uma rede de canais diretos. Até a 12ª semana, os capilares se tornam maduros, de tamanho adequado e claramente delineados[6]. As alterações vasculares que ocorrem no primeiro trimestre são cruciais para o desenvolvimento fetal[7].

DIAGNÓSTICO

Na década de 1930, o efeito protetor da progesterona na gravidez foi descrito pela primeira vez, e daí decorre o seu nome (*pro+gestare*).

A progesterona tem papel crucial na manutenção da gravidez[8]. É um hormônio esteroide produzido pelas células teca-luteínicas do corpo lúteo, durante a segunda fase do ciclo menstrual, e pelo sinciciotrofoblasto durante a gestação[9]. No início, o sinciciotrofoblasto secreta hCG, que estimula a produção de progesterona no corpo lúteo, para impedir sua regressão[10]. Depois da sétima semana, a progesterona é progressivamente secretada pelo trofoblasto[8,11].

Sob influência da progesterona, as glândulas e vasos endometriais tornam-se tortuosos, e o glicogênio se acumula nos vacúolos das células glandulares, levando à secreção de glicoproteínas e peptídeos na cavidade endometrial. O estroma torna-se edemaciado, formando células deciduais. Ocorre também infiltração de células NK, células T e macrófagos[12].

A formação de pinópodes coincide com níveis aumentados de progesterona durante a janela de implantação. Eles facilitam o contato mais próximo entre o blastocisto e o endométrio[13]. A progesterona também aumenta a osteopontina, molécula de ligação entre o embrião e o endométrio[12].

A progesterona age em todos os estágios da gestação, para manter a quiescência uterina até que o feto esteja maduro. O nível adequado de progesterona é fator importante, que determina o desenvolvimento embrionário não complicado ao estimular e manter funções uterinas necessárias para o desenvolvimento embrionário inicial, implantação, placentação e desenvolvimento fetal [7].

A progesterona também aumenta a produção de óxido nítrico no endométrio, auxiliando na manutenção do relaxamento uterino[14].

Johanson, em 1969, foi o primeiro a demonstrar que gestações iniciais anormais tinham menores concentrações de progesterona do que gestações que evoluíram para aborto[15]. Verhaegen et al. determinaram o valor de corte de progesterona sérica de 3.2-6 ng/mL para diferenciar gestações viáveis das não viáveis[16]. Perkins et al. sugeriram que a concentração de progesterona sérica menor que 45 nmol/L foi altamente preditiva (sensibilidade de 88,6% e especificidade de 87,5%) de gestação não viável em concepções espontâneas[17].

Estudo de coorte prospectivo, que envolveu gestantes entre quatro e doze semanas, relatou risco significativamente maior de aborto naquelas com taxa de progesterona sérica <38.3 nmol/L ou 12 ng/ml[18].

O nível sérico de progesterona de 35 nmol/L foi proposto como prognóstico de alto ou baixo risco de aborto na gestação inicial [19]. Para validar tal valor, uma coorte prospectiva com 346 mulheres, das quais 70 tiveram aborto até 16 semanas, foi avaliada. Os níveis de progesterona sérica foram significativamente mais baixos nas mulheres que abortaram do que naquelas que apresentaram boa evolução da gestação. A concentração de progesterona que permitiu maior sensibilidade e especificidade foi 35 nmol/L [20].

Nos primeiros meses de gestação, o processo inflamatório é essencial para proteger o hospedeiro de patógenos, permitindo sua continuação[21]. Tanto a inflamação excessiva quanto a imunossupressão podem levar à reabsorção embrionária, sendo necessário o equilíbrio adequado para manter a gestação saudável[22].

A progesterona modula a resposta imunológica da mãe para impedir que o embrião seja rejeitado[23]. As células T helper 1 (Th1) são envolvidas na imunidade celular, e as T helper 2 (Th2) na humoral, refletindo o tipo e prevalência das citocinas secretadas[24]. O interferon-gama (INFγ) e o fator de necrose tumoral-alfa (TNFα) são liberados pelas células Th1, assim como a IL (interleucina) 2 e pequenas quantidades do fator de crescimento tumoral-beta (TGFβ) e da IL10. A IL4 e IL5 são liberadas pelas células Th2, assim como grandes quantidades das IL 3, 6, 9, 10, 13, TGFβ, e pouco TNFα e IL2 [25].

A progesterona afeta o equilíbrio das citocinas Th1 e Th2 e a atividade das células NK na interface materno-fetal [26], e favorece a produção de anticorpos assimétricos protetores da gravidez [27]. Ela permite a sobrevida do embrião ao direcionar o sistema imunológico para a produção de citocinas não inflamatórias Th2 e células T regulatórias (TREGs) e estimular a produção de óxido nítrico, que amplia o fluxo sanguíneo e o suprimento de oxigênio [28].

As células Th1 estimulam macrófagos, linfócitos e células polimorfonucleares a destruir bactérias e induzem o desenvolvimento de células T citotóxicas, que têm papel essencial na resposta imune mediada por células contra agressões ou agentes externos[22]. As células Th2 estimulam fortes respostas de anticorpos e acúmulo de eosinófilos, além de inibir várias funções dos fagócitos[29].

As células TREGs reduzem a resposta imune, e têm papel importante nos processos de regulação imunológica e na indução da tolerância. Além disso, inibem a atividade citotóxica das células NK e a produção de imunoglobulina pelas células B. No desenvolvimento da gravidez, sabe-se que a inflamação é necessária para a implantação ser bem-sucedida[21]. Por outro lado, a inflamação excessiva pode causar reabsorção do embrião, processo mediado no útero pelas células TREGs [30].

Lédée et al. realizaram o perfil imunológico de pacientes com falha de implantação recorrente por meio de biomarcadores[31]. O endométrio é normalmente antiadesivo e necessita de quimocinas específicas ou moléculas de adesão de um sistema imunológico maduro durante a aderência embrionária[32]. Mulheres com menor ativação imune e níveis reduzidos de IL8 mostraram adesão e mecanismos de angiogênese inadequados[33].

A ativação dos receptores de progesterona nos linfócitos resulta na síntese da proteína PIBF (fator bloqueador induzido pela progesterona), que intermedeia a resposta das células NK no trofoblasto[34] e favorece a produção de anticorpos assimétricos protetores da gravidez[35]. O PIBF também inibe as citocinas Th1 e favorece a produção de citocinas Th2 [12].

TRATAMENTO

Foram descritos dois mecanismos para a ação da progesterona[36]:

- Parada dos processos imunológicos associados com amputação vascular na decídua, determinada por:

(a) redução das citocinas envolvidas na liberação da protrombinase (IL1, TNFα e INFγ) e na ativação dos polimorfonucleares (IL8); (b) aumento de citocinas que se opõem à destruição das células endoteliais na decidual pelos polimorfonucleares (IL4 e IL10);

- Ação angio-reconstrutora da progesterona, que contribui para a revascularização das áreas comprometidas.

A progesterona natural pode ser administrada por via oral, vaginal ou intramuscular[7]. A via de administração pode influenciar a eficácia do tratamento com progesterona. A administração vaginal de progesterona natural resulta em maior concentração no endométrio e níveis sanguíneos baixos e constantes, sendo considerada a melhor via[37]. A elevação seletiva da concentração de progesterona no endométrio pode ser secundária à existência de um "sistema porta" da vagina para o útero [38]. Outras possibilidades são difusão tecidual, transporte pelo canal cervical e transporte venoso e linfático [7].

A progesterona natural por via oral fornece concentrações plasmáticas variáveis, e pode provocar efeitos colaterais como náuseas, cefaleia e insônia. Os progestagênios sintéticos orais, como a diidrogesterona, foram desenvolvidos para eliminar questões relacionadas à biodisponibilidade variável das formulações orais da progesterona natural [37].

A diidrogesterona é um progestágeno sintético estrutural e farmacologicamente similar à progesterona natural, que possui boa biodisponibilidade, poucos efeitos colaterais, ausência de efeitos estrogênicos ou androgênicos no feto, e não altera a transformação secretora normal do endométrio, nem inibe a formação de progesterona pela placenta[39]. Ela se liga ao receptor de progesterona com 50% mais força do que a progesterona, é mais biologicamente disponível e seus metabólitos são mais ativos[40].

A via intramuscular fornece bons níveis séricos, mas podem-se formar abscessos, a injeção é dolorosa e menos aceita[7]. A administração intramuscular de progesterona foi associada com taxas de implantação, gestação clínica e partos comparáveis àquelas de ciclos de FIV com progesterona vaginal[41].

Uma metanálise da Biblioteca Cochrane que incluiu 14 estudos (158 mulheres) e avaliou a influência da suplementação com progestagênios na taxa de aborto espontâneo em mulheres com três ou mais abortos prévios, dois ou mais abortos prévios e em mulheres com ameaça de aborto, não mostrou diferença no risco entre os grupos tratados com progestágenos e placebo[42]. Não foi encontrada evidência para recomendar o uso rotineiro de progesterona para prevenir o aborto espontâneo, quando comparados grupos de progesterona e de placebo, ou nenhum tratamento. Entretanto, a análise do subgrupo de mulheres com aborto recorrente mostrou redução significativa na taxa de aborto com uso de progesterona. Não foram encontradas diferenças entre os grupos quanto aos efeitos colaterais, envolvendo parto prematuro, óbito neonatal, anomalias genitais ou virilização fetal.

Em nova revisão da Biblioteca Cochrane, com 12 estudos e 1.856 mulheres, em que foram incluídos estudos randomizados e quasi-randomizados que compararam o uso de progestágenos com placebo ou nenhum tratamento em mulheres com aborto recorrente, a metanálise sugeriu redução no número de abortos espontâneos nas mulheres que receberam progestágenos. A conclusão foi que, para mulheres com aborto recorrente sem etiologia definida, a suplementação com progestágenos pode reduzir a taxa de aborto espontâneo nas gestações subsequentes[43].

Da mesma forma, uma metanálise que envolveu dois estudos randomizados e um não randomizado, com 509 mulheres, sobre o uso de diidrogesterona em gestantes com aborto recorrente, mostrou redução significativa na taxa de aborto espontâneo no grupo medicado com progestágeno, quando comparado com o grupo controle [44].

Entretanto, não há concordância universal sobre o uso de progesterona ou progestágenos no aborto recorrente. No estudo PROMISE, que incluiu mais de 800 mulheres com três ou mais perdas de primeiro trimestre, randomizadas para uso de progesterona ou placebo na gestação subsequente, aproximadamente dois terços das mulheres de cada grupo tiveram nascidos vivos com mais de 24 semanas (progesterona 66% x placebo 63%). Também não foram vistas diferenças nos resultados gestacionais [45].

A análise de subgrupo de estudo subsequente com mulheres com três ou mais perdas anteriores mostrou maior taxa de nascidos vivos (parto com 34 semanas ou mais) após tratamento com progesterona, comparada com placebo[45].

Metanálise de estudos randomizados sobre o uso de progestágenos *versus* placebo ou nenhum tratamento para mulheres com aborto recorrente de causa desconhecida, relatou redução no risco de aborto espontâneo e maior taxa de nascidos vivos nas tratadas, embora o efeito tenha sido modesto, e vários tipos de progestágenos tenham sido utilizados [47].

Alguns estudos relacionaram o volume ultrassonográfico da placenta com perdas gestacionais. Schuchter et al. sugeriram que o menor volume placentário entre 11 e 14 semanas implica no desenvolvimento de complicações gestacionais [48]. Reus et al. mostraram que os volumes trofoblásticos em gestações que evoluíram para aborto eram significativamente menores do que os daquelas que resultaram em nascidos vivos ($p<0,01$) [49]. Outro estudo mostrou que os volumes placentários em mulheres com perfusão uterina com alta resistência no segundo trimestre eram marcadamente menores no primeiro trimestre, e sugeriu que a medida do volume placentário no primeiro trimestre é provavelmente o principal método para a identificação precoce de mulheres sob risco [50].

Com o objetivo de determinar o efeito da progesterona micronizada oral sobre o volume fetal e placentário, sessenta mulheres com ameaça de aborto que não tinham diferenças quanto ao volume do saco gestacional, líquido amniótico, placenta e embrião, foram tratadas e comparadas com o grupo controle não tratado. O volume placentário foi maior no grupo tratado do que no controle ($p=0.007$); as diferenças no volume do saco gestacional, amniótico e do embrião não foram estatisticamente significantes. O suporte com progesterona micronizada foi compatível com aumento do volume placentário no primeiro trimestre em mulheres com ameaça de aborto ($p=0.007$)[9].

O início do uso da progesterona na fase lútea do ciclo de concepção para mulheres com aborto recorrente é defendido por alguns, por seu efeito relacionado à imunomodulação. Em pequeno estudo de mulheres com duas ou mais perdas de primeiro trimestre, o tratamento com progesterona micronizada na fase lútea cursou com maior taxa de gravidez às 10 semanas, comparada com a taxa de sucesso de gestações anteriores [51].

Os progestágenos derivados da 19-nortestosterona foram associados à virilização da genitália externa em embriões femininos de cobaias[52], mas tal efeito nunca foi visto em embriões humanos ou com progestagênios derivados da progesterona. Alguns progestágenos possuem efeito antiandrogênico, e a suplementação foi associada ao maior risco de hipospádia nos fetos masculinos (OR 3.7)[53]. Entretanto, revisões recentes sobre o uso da diidrogesterona na gravidez não descreveram risco aumentado de malformações congênitas[54,55].

CONSIDERAÇÕES FINAIS

Mulheres com aborto recorrente naturalmente ficam estressadas na gestação subsequente, e acabam fazendo várias ultrassonografias com o intuito de aplacar a ansiedade, o que gera maior espera e custos.

A interpretação de estudos clínicos com progestágenos e progesterona natural é complicada pela ampla variação dos agentes utilizados, diferentes doses e vias de administração, e pela baixa qualidade metodológica[4].

A progesterona micronizada é considerada segura para uso na gravidez, e não aumenta a frequência de anomalias fetais, sendo classificada pela *Food and Drug Administration* dos Estados Unidos (FDA-US) como categoria B.

A diidrogesterona tem menor efeito antiandrogênico do que a própria progesterona[12]. Grandes estudos prospectivos e metanálises indicam que efeitos teratogênicos com seu uso são muito improváveis [56,57,58].

Os efeitos terapêuticos da progesterona na gestação inicial são muitos, variando do estabelecimento do repouso da musculatura uterina até modulações imunológicas complexas e essenciais para o bom desenvolvimento do concepto.

Hoje existe tendência mundial de, ao respeitar a medicina baseada em evidências, manter também condutas mais individualizadas nas avaliações e tratamentos[12]. Assim, apesar de os estudos que mostram melhores resultados gestacionais com o uso da progesterona/progestágenos em mulheres com aborto recorrente serem sujeitos a críticas, faz-se mister individualizar o atendimento à grávida com antecedente de perdas de repetição. Até que novos resultados sejam apresentados à literatura mundial, deve-se levar em conta aqueles até agora disponíveis.

REFERÊNCIAS BIBLIOGRÁFICAS

1. Wilcox AJ, Weinberg CR, O'Connor JF, Baird DD, Schlatterer JP, Canfield RE, Armstrong EG, Nisula BC. Incidence of early loss of pregnancy. N Engl J Med. 1988;319(4):189-94.
2. Weiss JL, Malone FD, Vidaver J, Ball RH, Nyberg DA, Comstock CH, Hankins GD, Berkowitz RL, Gross SJ, Dugoff L, Timor-Tritsch IE, D'Alton ME; FASTER Consortium. Threatened abortion: a risk factor for poor pregnancy outcome, a population-based screening study. Am J Obstet Gynecol. 2004;190(3):745-50.
3. Daya S. Efficacy of progesterone support for pregnancy in women with recurrent miscarriage. A meta-analysis of controlled trials. Br J Obstet Gynaecol. 1989;96(3):275-80.
4. Boza A, Api M, Kayatas S, Ceyhan M, Boza B. Is progestogen supplementation necessary to prevent abortion? J Obstet Gynaecol. 2016;36(8):1076-79.
5. Trayanov I, Dimitrakova E. Doppler velocimetry of the uterine arteries: an early screening test for miscarriage. Pril (Makedon Akad Nauk Umet Odd Med Nauki). 2016;37(1):51-6.
6. Burton GJ, Jauniaux E, Watson AL. Maternal arterial connections to the placental intervillous space during the first trimester of human pregnancy: the Boyd collection revisited. Am J Obstet Gynecol. 1999;181(3):718-24.
7. Czajkowski K, Sienko J, Mogilinski M, Bros M, Szczecina R, Czajkowska A.

Uteroplacental circulation in early pregnancy complicated by threatened abortion supplemented with vaginal micronized progesterone or oral dydrogesterone. Fertil Steril. 2007;87(3):613-8.

8. Chan DM, Cheung KW, Yung SS, Lee VC, Li RH, Ng EH. A randomized double-blind controlled trial of the use of dydrogesterone in women with threatened miscarriage in the first trimester: study protocol for a randomized controlled trial. Trials. 2016;17(1):408.

9. Turgal M, Aydin E, Ozyuncu O. Effect of micronized progesterone on fetal-placental volume in first trimester threatened abortion. J Clin Ultrasound. 2017;45(1):14-19. Carp HJA. Progestogens and pregnancy loss. Climacteric. 2017;21(4):380-384.

10. Nakajima ST, Nason FG, Badger GJ, Gibson M. Progesterone production in early pregnancy. Fertil Steril. 1991;55(3):516-21.

11. Shi CZ, Zhang ZY, Zhuang LZ. Study on reproductive endocrinology of human placenta (III) Hormonal regulation of progesterone production by trophoblast tissue of first trimester. Sci China B. 1991;34(9):1098-104.

12. Carp HJA. Progestogens and pregnancy loss. Climacteric. 2018;21(4):380-384.

13. Nikas G, Drakakis P, Loutradis D, Mara-Skoufari C, Koumantakis E, Michalas S, Psychoyos A. Uterine pinopodes as markers of the 'nidation window' in cycling women receiving exogenous oestradiol and progesterone. Hum Reprod. 1995;10(5):1208-13.

14. Wolfson ML, Schander JA, Bariani MV, Correa F, Franchi AM. Progesterone modulates the LPS-induced nitric oxide production by a progesterone-receptor independent mechanism. Eur J Pharmacol. 2015;769:110-6.

15. Johansson ED. Plasma levels of progesterone in pregnancy measured by a rapid competitive protein binding technique. Acta Endocrinol (Copenh) 1969;61:607–617.

16. Verhaegen J, Gallos ID, van Mello NM, Abdel-Aziz M, Takwoingi Y, Harb H, Deeks JJ, Mol BW, Coomarasamy A. Accuracy of single progesterone test to predict early pregnancy outcome in women with pain or bleeding: meta-analysis of cohort studies. BMJ. 2012;345:e6077.

17. Perkins SL, Al-Ramahi M, Claman P. Comparison of serum progesterone as an indicator of pregnancy nonviability in spontaneously pregnant emergency room and infertility clinic patient populations. Fertil Steril. 2000;73(3):499-504.

18. Arck PC, Rücke M, Rose M, Szekeres-Bartho J, Douglas AJ, Pritsch M, Blois SM, Pincus MK, Bärenstrauch N, Dudenhausen JW, Nakamura K, Sheps S, Klapp BF. Early risk factors for miscarriage: a prospective cohort study in pregnant women. Reprod Biomed Online. 2008;17(1):101-13.

19. Ku CW, Allen JC Jr, Malhotra R, Chong HC, Tan NS, Østbye T, Lek SM, Lie D, Tan TC. How can we better predict the risk of spontaneous miscarriage among women experiencing threatened miscarriage? Gynecol Endocrinol. 2015;31(8):647-51.

20. Lek SM, Ku CW, Allen JC Jr, Malhotra R, Tan NS, Østbye T, Tan TC. Validation of serum progesterone <35nmol/L as a predictor of miscarriage among women with threatened miscarriage. BMC Pregnancy Childbirth. 2017;17(1):78.

21. Mor G, Cardenas I, Abrahams V, Guller S. Inflammation and pregnancy: the role of the immune system at the implantation site. Ann N Y Acad Sci. 2011;1221:80-7.

22. Costantino M, Guaraldi C, Costantino D. Resolution of subchorionic hematoma and symptoms of threatened miscarriage using vaginal alpha lipoic acid or progesterone: clinical evidences. Eur Rev Med Pharmacol Sci. 2016;20(8):1656-63.

23. Szekeres-Bartho J, Wilczynski JR, Basta P, Kalinka J. Role of progesterone and progestin therapy in threatened abortion and preterm labour. Front Biosci. 2008;13:1981-90.

24. Romagnani P, Annunziato F, Piccinni MP, Maggi E, Romagnani S. Cytokines and chemokines in T lymphopoiesis and T-cell effector function. Immunol Today. 2000;21(9):416-8.

25. Raphael I, Nalawade S, Eagar TN, Forsthuber TG. T cell subsets and their signature cytokines in autoimmune and inflammatory diseases. Cytokine. 2015;74(1):5-17.

26. Bogdan A, Berta G, Szekeres-Bartho J. PIBF positive uterine NK cells in the mouse decidua. J Reprod Immunol. 2017;119:38-43.

27. Chernyshov VP, Vodyanik MA, Pisareva SP. Lack of soluble TNF-receptors in women with recurrent spontaneous abortion and possibility for its correction. Am J Reprod Immunol. 2005;54(5):284-91.

28. Schumacher A, Zenclussen AC. Effects of heme oxygenase-1 on innate and adaptive immune responses promoting pregnancy success and allograft tolerance. Front Pharmacol. 2015;5:288.

29. Romagnani S, Maggi E, Liotta F, Cosmi L, Annunziato F. Properties and origin of human Th17 cells. Mol Immunol. 2009;47(1):3-7.

30. Saito S, Nakashima A, Shima T, Ito M. Th1/Th2/Th17 and regulatory T-cell paradigm in pregnancy. Am J Reprod Immunol. 2010;63(6):601-10.

31. Lédée N, Petitbarat M, Chevrier L, Vitoux D, Vezmar K, Rahmati M, Dubanchet S, Gahéry H, Bensussan A, Chaouat G. The uterine immune profile may help women with repeated unexplained embryo implantation failure after in vitro fertilization. Am J Reprod Immunol. 2016;75(3):388-401.

32. Singh H, Aplin JD. Adhesion molecules in endometrial epithelium: tissue integrity and embryo implantation. J Anat. 2009;215(1):3-13.

33. Kasap B, Özel Türkçü Ü, Akbaba E, Sarıyıldız B, Küçük M, Turhan NÖ, Öner G, Özcan A. The predictive role of sTWEAK levels in pregnant women with first-trimester vaginal bleeding. J Matern Fetal Neonatal Med. 2018;31(13):1715-1719.

34. Szekeres-Bartho J, Barakonyi A, Polgar B, Par G, Faust Z, Palkovics T, Szereday L. The role of gamma/delta T cells in progesterone-mediated immunomodulation during pregnancy: a review. Am J Reprod Immunol. 1999;42(1):44-8.

35. Szekeres-Bartho J, Barakonyi A, Par G, Polgar B, Palkovics T, Szereday L. Progesterone as an immunomodulatory molecule. Int Immunopharmacol. 2001;1(6):1037-48.

36. Pelinescu-Onciul D. Subchorionic hemorrhage treatment with dydrogesterone. Gynecol Endocrinol. 2007;23 Suppl 1:77-81.

37. Di Renzo GC, Giardina I, Clerici G, Brillo E, Gerli S. Progesterone in normal and pathological pregnancy. Horm Mol Biol Clin Investig. 2016;27(1):35-48.

38. Cicinelli E, Sabatelli S, Petruzzi D, Stragapede S, Lapenna M, Balzano G. Transvaginal absorption of an oleic solution of progesterone (Gestone) in fertile women. Minerva Ginecol. 1995;47(3):99-102.

39. Pandian RU. Dydrogesterone in threatened miscarriage: a Malaysian experience. Maturitas. 2009;65 Suppl 1:S47-50.

40. Schindler AE, Carp H, Druckmann R, Genazzani AR, Huber J, Pasqualini J, Schweppe KW, Szekeres-Bartho J. European Progestin Club Guidelines for prevention and treatment of threatened or recurrent (habitual) miscarriage with progestogens. Gynecol Endocrinol. 2015;31(6):447-9.

41. Fatemi HM, Polyzos NP, van Vaerenbergh I, Bourgain C, Blockeel C, Alsbjerg B, Papanikolaou EG, Humaidan P. Early luteal phase endocrine profile is affected by the mode of triggering final oocyte maturation and the luteal phase support used in recombinant follicle-stimulating hormone-gonadotropin-releasing hormone antagonist in vitro fertilization cycles. Fertil Steril. 2013;100(3):742-7.
42. Haas DM, Ramsey PS. Progestogen for preventing miscarriage. Cochrane Database Syst Rev. 2013;(10):CD003511.
43. Haas DM, Hathaway TJ, Ramsey PS. Progestogen for preventing miscarriage in women with recurrent miscarriage of unclear etiology. Cochrane Database Syst Rev. 2019;2019(11):CD003511.
44. Carp H. A systematic review of dydrogesterone for the treatment of recurrent miscarriage. Gynecol Endocrinol. 2015;31(6):422-30.
45. Coomarasamy A, Williams H, Truchanowicz E, et al. PROMISE: first-trimester progesterone therapy in women with a history of unexplained recurrent miscarriages – a randomised, double-blind, placebo-controlled, international multicentre trial and economic evaluation. Health Technol Assess. 2016;20(41):1-92.
46. Coomarasamy A, Devall AJ, Cheed V, Harb H, Middleton LJ, Gallos ID, et al. A randomized trial of progesterone in women with bleeding in early pregnancy. N Engl J Med. 2019;380(19):1815.
47. Saccone G, Schoen C, Franasiak JM, Scott RT Jr, Berghella V. Supplementation with progestogens in the first trimester of pregnancy to prevent miscarriage in women with unexplained recurrent miscarriage: a systematic review and meta-analysis of randomized, controlled trials. Fertil Steril. 2017;107(2):430.
48. Schuchter K, Metzenbauer M, Hafner E, Philipp K. Uterine artery doppler and placental volume in the first trimester in the prediction of pregnancy complications. Ultrasound Obstet Gynecol. 2001;18(6):590-2.
49. Reus AD, El-Harbachi H, Rousian M, Willemsen SP, Steegers-Theunissen RP, Steegers EA, Exalto N. Early first-trimester trophoblast volume in pregnancies that result in live birth or miscarriage. Ultrasound Obstet Gynecol. 2013;42(5):577-84.
50. Hafner E, Metzenbauer M, Dillinger-Paller B, Hoefinger D, Schuchter K, Sommer-Wagner H, Philipp K. Correlation of first trimester placental volume and second trimester uterine artery doppler flow. Placenta. 2001;22(8-9):729-34.
51. Choi BC, Polgar K, Xiao L, Hill JA. Progesterone inhibits in-vitro embryotoxic Th1 cytokine production to trophoblast in women with recurrent pregnancy loss. Hum Reprod. 2000;15 Suppl 1:46.
52. Whalen RE, Peck CK, LoPiccolo J. Virilization of female rats by prenatally administered progestin. Endocrinology. 1966;78(5):965-70.
53. Carmichael SL, Shaw GM, Laurent C, Croughan MS, Olney RS, Lammer EJ. Maternal progestin intake and risk of hypospadias. Arch Pediatr Adolesc Med. 2005;159(10):957-62.
54. Queisser-Luft A. Dydrogesterone use during pregnancy: overview of birth defects reported since 1977. Early Hum Dev. 2009;85(6):375-7.
55. Carp H. A systematic review of dydrogesterone for the treatment of threatened miscarriage. Gynecol Endocrinol. 2012;28(12):983-90.
56. Resseguie LJ, Hick JF, Bruen JA, Noller KL, O'Fallon WM, Kurland LT. Congenital malformations among offspring exposed in utero to progestins, Olmsted

County, Minnesota, 1936-1974. Fertil Steril. 1985;43(4):514-9.

57. Katz Z, Lancet M, Skornik J, Chemke J, Mogilner BM, Klinberg M. Teratogenicity of progestogens given during the first trimester of pregnancy. Obstet Gynecol. 1985;65(6):775-80.

58. Raman-Wilms L, Tseng AL, Wighardt S, Einarson TR, Koren G. Fetal genital effects of first-trimester sex hormone exposure: a meta-analysis. Obstet Gynecol. 1995;85(1):141-9.

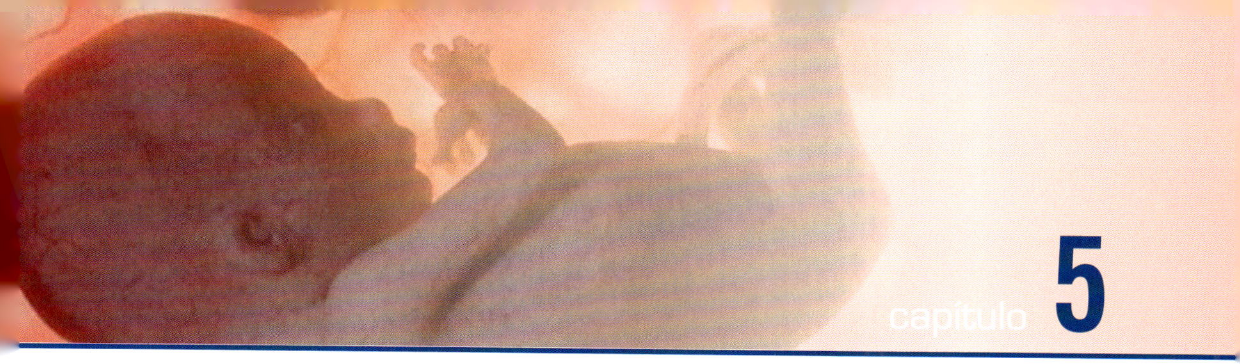

capítulo 5

Novas terapias em abortamento de repetição

▸ Rosiane Mattar

INTRODUÇÃO

O abortamento espontâneo de repetição (AER) é uma das áreas mais difíceis da medicina reprodutiva, pois dificilmente se estabelece uma causa para as perdas, o que acontece em menos de 50% das vezes. Mesmo quando identificamos uma causa, existem poucas estratégias de tratamento comprovadas.

Além disso, temos muita dificuldade na elaboração dos estudos de investigação sobre causa e tratamento, pois é difícil uniformizar tipo e número de perdas e, por existir grande chance de sucesso em futuras gestações, a comprovação da eficácia de um tratamento depende de grande número de casos e requer estudos multicêntricos com uniformização adequada de critérios.

Mas, as investigações recentes sobre causa de AER se voltam para as causas genéticas e imunológicas e o tratamento de distúrbios na interação materno-fetal.

Vários fatores bioquímicos têm sido implicados: mediadores inflamatórios locais, Ag HLA, e níveis elevados de células NK (Figura 1).

Com base na teoria de Wegmann da resposta do sistema imunológico materno frente aos tecidos paternos e utilizando predominantemente os linfócitos TH1 com citocinas pró-inflamatórias, cresceu a suspeita de que mulheres inflamadas seriam as que abortavam repetidas vezes.

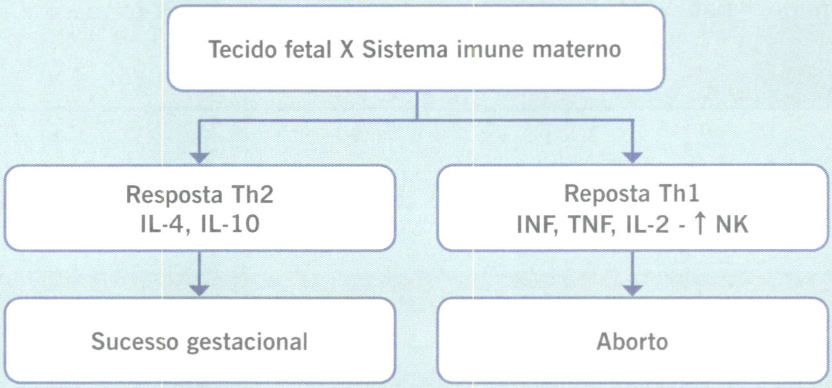

Fonte: adaptado de Daher, Torloni e Mattar (2014)[1].

Figura 1. Relação tecido fetal x Sistema imune materno.

DIAGNÓSTICO

Para identificar as abortadoras foram sugeridos alguns testes:

- **1** - Reação de Cross Match com linfócitos paternos: Pesquisa de Ig contra Ag paternos.
- **2** - Contagem de células NK em sangue periférico por citometria de fluxo, estudo dos níveis e tipos de células NK periféricas: % CD3– CD56+ NK e contagem de nº absoluto linfócitos.

TRATAMENTO

Para o tratamento dessa condição *r* foram sugeridos imunomoduladores.

Para pacientes com Reação de Cross Match com linfócitos paternos Negativa e/ ou com contagem de células NK em sangue periférico aumentados foram sugeridos: transfusão de linfócitos paternos SC, imunoglobulina EV, corticoide VO e intralípide EV.

1. Transfusão de linfócitos paternos

A transfusão de linfócitos paternos SC foi proibida há mais de década em países como a Inglaterra, Alemanha e Estados Unidos e, no Brasil, pela Anvisa há cerca de três anos pela ausência de comprovação de benefícios reais com seu uso e pela falta de segurança no processo de administração de material alogênico. Está, assim, restrita ao passado.

2. Imunoglobulinas (Grau C)

Imunoglobulinas (Ig) são proteínas presentes em grande concentração no plasma humano. São os vetores da imunidade humoral, modificam a produção de anticorpos. As preparações de Ig humana para uso terapêutico são obtidas a partir do fracionamento industrial do plasma, utilizadas para tratar defeitos do sistema imunológico.

Desde a década de 1960, diferentes preparados para uso EV foram desenvolvidos e utilizados, mas apenas ao final da década de 1970 passou a ser considerada no tratamento de pacientes.

As imunoglobulinas poliespecíficas são consideradas no tratamento do AER, antes e durante a gravidez[2].

Diversos mecanismos de ação têm sido propostos para explicar a eficácia no tratamento de doenças imunológicas: modulação da síntese e liberação das citocinas, diminuição da proliferação linfocitária e alteração da função e do número das células NK.

Diversos protocolos de uso de Ig foram propostos, mas as revisões publicadas e atualizadas pela Biblioteca Cochrane mostram que o uso de Ig não melhorou o prognóstico e não garantiu filho vivo em casa[3].

Por outro lado, a imunoglobulina EV é um tratamento extremamente caro. Custa de $7.000 a $14.000 uma única infusão. Imunoglobulina tem risco de anafilaxia e de transmissão de infecção. Por essas razões, os protocolos do ESHRE e do ACOG não recomendam o uso de Ig no tratamento do AER[4,5].

3. Intralípide (Grau C)

Intralípide é uma emulsão gordurosa que contém óleo de soja, glicerina e fosfolípides de ovo. Tradicionalmente, usada para nutrição parenteral.

As emulsões gordurosas parenterais podem se acumular nos macrófagos e causar comprometimento de suas várias funções. Várias demonstrações *in vitro* demonstraram que a intralípide diminui a ativação das células NK e produção de citocinas pró-inflamatórias. Por essa razão, passou a ser considerada alternativa menos cara, mais segura e equivalente ao uso de Ig.[6]

Estudos em animais e humanos indicaram que a intralípide EV poderia aumentar índices de gravidez evolutiva em mulheres com altos níveis de células NK.

Nos estudos em humanos, índices com > 19% NK são considerados elevados. Com intralípide, o objetivo é engravidar com níveis NK < 10%.

Existem várias formas de administração, sendo que a maioria indica infusão de solução de intralípide 20%, administrada 7-10 dias antes da ovulação. Se a paciente engravidar, deve ser repetido com 5-6 sem. e 10-11 sem. de gestação. A infusão deve ser administrada a 50 mL/h, e se bem tolerada, aumentada para completar em 90-120 min.[7]

Não existem estudos com evidência mostrando validade e os resultados publicados mostram controvérsia neste assunto. Revisão realizada por Coulam e Acacio[8] em que analisam 200 gestações em mulheres com AER e aumento de células NK mostraram 61% de nascidos vivos; já Martini et al[7], em 2018, ressaltaram não haver benefícios em seu uso. O protocolo do ESHRE refere não haver evidência suficiente para recomendar terapia intralípide para mulheres com AER sem causa apurada.

4. Corticoides (Grau C)

São hormônios produzidos pelas glândulas suprarrenais que possuem uma potente ação anti-inflamatória e imunossupressora: glico e mineralocorticoide.

Complexo glicocorticoide-receptor sofre transformação estrutural e se torna capaz de penetrar no núcleo celular no qual se liga a regiões promotoras de certos genes, produzindo efeito anti-inflamatório e imunossupressor, podendo assim melhorar o prognóstico das mulheres com AER.[9]

Os corticoides podem causar efeitos colaterais: rotura prematura pré-termo das membranas, Diabetes Mellitus Gestacional, aumento da pressão arterial, náuseas e vômitos, acne, aumento da transpiração, hiperemia, inquietação, excitação, confusão, insônia, aumento de peso e síndrome de Cushing.

Em vista da ausência de comprovação de melhora e dos possíveis efeitos colaterais, os protocolos mundiais não têm recomendado o uso de corticoides em pacientes com AER.

5. Terapia direcionada

Ledée, em 2018,[10] publicou teoria em que considera a implantação do embrião humano como um fenômeno complexo que requer no lado endometrial uma reação inicial transitória pseudoinflamatória, seguida do estabelecimento de ambiente local tolerante com resposta Th2 dominante.

No caso de haver no local pouca ativação imunológica não haveria citocinas Th-2 angiogênicas (IL-18), haveria células uNK imaturas (IL-15) e ausência de mobilização das células uNK que resultariam em não adesão do embrião na decídua por imunotropismo pobre no local. Por outro lado, se no local houver superestimulação imunológica haverá excesso de citocinas Th1, sem imunorregulação endometrial, excesso de mobilização de células uNK e rejeição do embrião.

Para proceder à Pesquisa Imunológica de Receptividade Uterina, sugere-se realizar biópsia do endométrio em fase lútea confirmada e estudo de biomarcadores imunológicos pela extração de RNA e quantificação de CD56, IL18/TWEAK e IL15/Fn-14. No Brasil, temos feito a caracterização das células uNK por citometria de fluxo.

O tratamento proposto baseia-se, então, na caracterização da resposta local:

- Resposta inflamatória aumentada: Intralípide + Corticoide + Antioxidante: Vitamina E

- Resposta inflamatória diminuída: Scratching endometrial e incentivar coito para recrutar células NK

- Resposta inflamatória considerada normal: não se indica tratamento

Os resultados desta abordagem parecem melhorar o resultado da gravidez futura, mas há necessidade de mais estudos com maior número de casos para termos reposta definitiva sobre este tratamento.

CONSIDERAÇÕES FINAIS

Embora continuemos com esperança em determinar um tratamento que assegure um filho vivo e saudável para o casal, esses novos tratamento ainda carecem de evidência científica e o casal deve ser alertado sobre esses resultados e a possibilidade de efeitos colaterais e gastos sem melhora do prognóstico.

REFERÊNCIA BIBLIOGRÁFICAS

1. Daher S, Torloni MR, Mattar R. Cytokines and cytokine gene polymorphisms. Cap 4. In. Recurrent Pregnancy Loss. In Christiansen OL. Recurrent Pregnancy Loss, 2014. 1st ed. Wiley Blackwell Ed.194p.
2. II Brazilian Consensus on the use of human immunoglobulin in patients with primary immunodeficiencies. Goudouris ES, Rego Silva AM, Ouricuri AL, Grumach AS, Condino-Neto A, Costa-Carvalho BT, Prando CC, Kokron CM, Vasconcelos DM, Tavares FS, Silva Segundo GR, Barreto IC, Dorna MB, Barros MA, Forte WCN. Einstein (São Paulo). 2017;15(1):1-16. doi: 10.1590/S1679-45082017AE3844
3. Wong LF, Porter TF, Scott JR. Immunotherapy for recurrent miscarriage. Cochrane Database Syst Rev. 2014. doi: 10.1002/14651858.CD000112.pub3.
4. European Society of Human Reproduction and Embryology. ESHRE Early Pregnancy Guideline Development Group. Guideline. Recurrente pregnancy Loss. Version 2. 2017. Published in 1 april 2019.

5. ACOG Practice Bulletin. Early pregnancy loss. 2018;132(5).
6. Meng L, Lin J, Chen L, Wang Z, Liu M, Liu Y, Chen X, Zhu, L, Chen H, Zhang J. Effectiveness and potential mechanisms of intralipid in treating unexplained recurrent spontaneous abortion. Arch Gynecol Obstet. DOI 10.1007/s00404-015-3922-8
7. Martini AE, JasulaitisS, FoggLF, Uhler ML, Hirshfeld-Cytron JE. Evaluating the utility of intralipid infusion to improve live birth rates in patients with recurrent pregnancy loss or recurrent implantation failure. 2018 Journal of Human Reproductive Sciences. DOI: 10.4103/jhrs.JHRS_28_18 Downloaded free from http://www.jhrsonline.org on Wednesday, May 8, 2019, IP: 201.6.132.61]
8. Coulam CB, Acacio B. Does immunotherapy for treatment of reproductive failure enhance live births? Am J Reprod Immunol 2012, 67:296-304.
9. Tang Tang AW, Alfirevic Z, Turner MA, Drury JA, Small R, Quenby S. A feasibility trial of screening women with idiopathic recurrent miscarriage for high uterine natural killer cell density and randomizing to prednisolone or placebo when pregnant. Hum Reprod 2013;28:1743-52.
10. Lédée N, Vasseur C, Petitbarat M, Chevrier L, Vezmar K, Dray G, ChenièreS, Lobersztajn C, Vitoux D, Cassuto GN, Chaouat G. Intralipid® may represent a new hope for patients with reproductive failures and simultaneously an over-immune endometrial activation. J Reprod Immunol. 2018 Nov;130:18-22. doi: 10.1016/j.jri.2018.09.050.

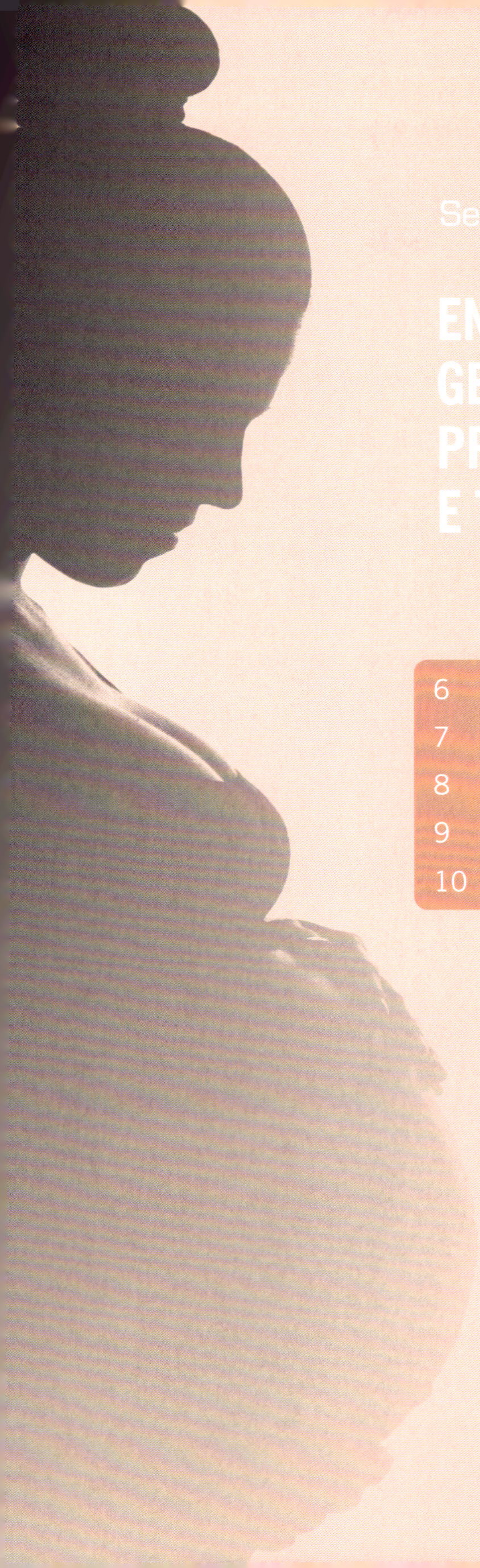

Seção 2

ENDOCRINOPATIAS NA GESTAÇÃO: ABORDAGEM PRÁTICA EM DIAGNÓSTICO E TRATAMENTO

ENDOCRINOPATIAS NA GESTAÇÃO: ABORDAGEM PRÁTICA EM DIAGNÓSTICO E TRATAMENTO

▶ Elaine Christine Dantas Moisés

O sistema endócrino é responsável pela produção e secreção na corrente sanguínea de substâncias denominadas hormônios, que atuam na regulação metabólica de células e tecidos orgânicos.

Diferentes distúrbios endócrinos podem acometer a mulher em fase reprodutiva e, consequentemente, influenciar nos desfechos obstétricos e perinatais quando presentes durante o ciclo gravídico-puerperal. O impacto destas alterações metabólicas depende da prevalência, tempo de doença e gravidade da disfunção orgânica decorrente. Por sua vez, o aprimoramento da ciência tem possibilitado o diagnóstico precoce e a realização de intervenções oportunas e eficazes, buscando-se melhoria desses indicadores de saúde materna e perinatal

Neste contexto, o "Manual de Obstetrícia Sogesp" propõe a atualização da temática "Endocrinopatias na gestação" apresentando uma abordagem prática em diagnóstico e tratamento dos distúrbios metabólicos: obesidade, dislipidemia, diabetes mellitus, hipertireoidismo, hiperprolactinemia.

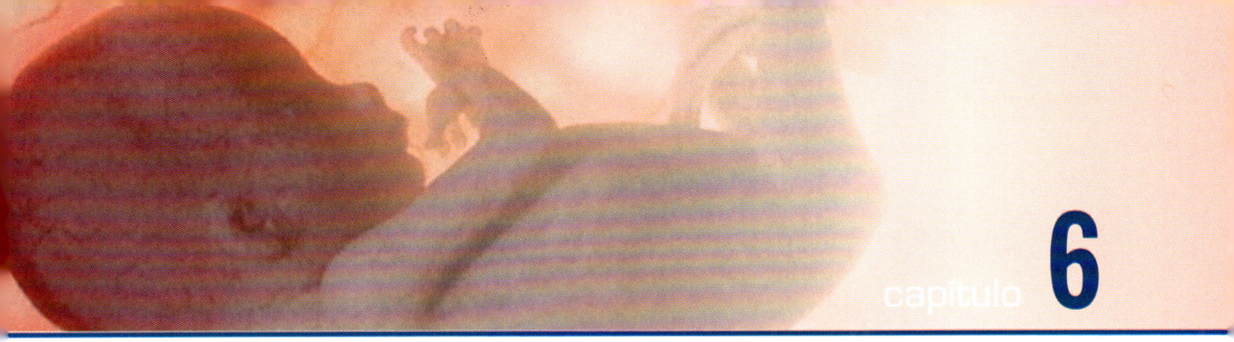

Obesidade na gestação

- Belmiro Gonçalves Pereira
- Giuliane Jesus Lajos

INTRODUÇÃO

A obesidade tornou-se epidemia mundial e com aumento significativo a cada década[1] e, em alguns países, tem se transformado em questão de saúde pública[2]. No Brasil, os dados disponíveis vêm de inquéritos obtidos por telefone pelo Instituto Brasileiro de Geografia e Estatística (IBGE) e mostram aumento de prevalência de obesidade em toda a população[3]. A população feminina, mais acometida, apresenta obesidade em todas as faixas etárias, porém a prevalência em idade fértil repercute de forma desfavorável na fertilidade e nas condições de gestação.

Segundo a Organização Mundial da Saúde (OMS), a obesidade é classificada através do índice de massa corporal (IMC), calculado como a razão do peso (em quilogramas) pelo quadrado da altura (em metros)[2]. Define-se sobrepeso quando o IMC obtido está entre 25 e 29,9 kg/m^2 e obesidade quando acima de 30 kg/m^2. Existem diferentes classes para obesidade: classe I se (IMC 30-34,9 kg/m^2), classe II se (IMC 35-39,9 kg/m^2), classe III se (IMC 40-49,9 kg/m^2) e superobesidade (IMC $\geq$ 50 kg/m^2) (Quadro 1). Esta classificação é útil para definir risco: o grau de obesidade está diretamente associado com repercussões desfavoráveis, tanto na fase pré-gestacional quanto na gestação, parto e no puerpério[4].

O aumento do IMC em mulheres tem sido observado como fenômeno mundial, o IMC médio de 22,1 em 1975 e de 24,4 em 2014. Entre 1980 e 2008 a prevalência de obesidade dobrou na população mundial[5]. Em estudo realizado entre 2005 e 2014, cerca de 37% das mulheres americanas entre 20 e 39 anos de idade possuíam obesidade[6]. Na Europa, a OMS estimou em 2013 que mais da metade das mulheres eram obesas ou com sobrepeso[7]. Em 2014, o Brasil ocupou o 5° lugar em obesidade na mulher, entre 186 países estudados, e o 4° lugar quando se fala em obesidade grau 2 ou mais, segundo estudo realizado pelo *NCD Risk Factor Collaboration* (*NCD-RiscC*)[5].

Quadro 1. Classificação de obesidade de acordo com o IMC

IMC Kg/m2	CLASSIFICAÇÃO
$<18{,}5$	Baixo peso
$\geq 18{,}5$ e $\leq 24{,}9$	Peso adequado
≥ 25 e $\leq 29{,}9$	Sobrepeso
≥ 30	Obesidade
≥ 50	Superobesidade

Fonte: Adaptado com base nos dados do IOM (2009)[26].

A obesidade parece ser uma condição bastante objetiva. Por exemplo: calcula-se o Índice de Massa Corporal (IMC) e se estiver acima de certo valor é obesidade; entretanto, há alguns parâmetros tais como a distribuição da gordura, a bioimpedância e a excessiva quantidade de massa magra (nos atletas) que merecem considerações especiais. No entanto, o IMC é um dado muito objetivo e juntamente com a distribuição da gordura corporal pode ser muito útil para padronizar a apresentação de resultados e compará-los. O IMC é usado, por exemplo, para definir o ganho de peso ideal para cada gestante que estaria associado ao desempenho mais fisiológico na evolução da gestação[8].

O aumento do sobrepeso e obesidade na população feminina é uma grande preocupação na saúde reprodutiva, uma vez que as mulheres com obesidade possuem risco aumentado de piores resultados na sua fertilidade, complicações na gestação: como abortamentos, o diabetes gestacional e a pré-eclâmpsia, além de piores desfechos no parto, recém-nascido e no puerpério[9].

OBESIDADE ANTES DA GESTAÇÃO

Partindo do princípio que a obesidade é uma doença crônica e que toda doença crônica deve ser tratada e controlada previamente à concepção, recomenda-se que a perda de peso faça parte do guia de recomendação para mulheres com obesidade que desejam engravidar[10].

A princípio, a obesidade já é uma condição associada com dificuldade de engravidar. Isto pode ser justificado pela maior prevalência de síndrome dos ovários policísticos (SOP), com anovulação crônica e hiperandrogenismo[11]. Naquelas que engravidam, há maiores taxas de abortamento espontâneo, com ou sem malformações, especialmente após o processo de técnicas de reprodução assistida[12].

Há ainda uma relação diretamente proporcional entre anomalias congênitas e obesidade materna, como defeitos de fechamento de tubo neural, defeitos cardíacos, lábio leporino e/ou fenda palatina, atresia anorretal, hidrocefalia e encurtamento de membros. Sugere-se que alterações no metabolismo de glicose e deficiências de nutrientes em gestantes obesas são os principais mecanismos associados a estas malformações fetais[13]. Neste sentido, é fundamental o bom controle glicêmico e a suplementação vitamínica com ácido fólico em mulheres com obesidade que desejam engravidar, assim como a manutenção destas medidas durante os primeiros meses de gestação[14].

O rastreamento e controle de doenças associadas à obesidade, como diabetes mellitus tipo 2 (DM2), hipertensão, dislipidemia, apneia do sono e esteatose hepática, são medidas fundamentais antes de uma gestação planejada[14].

Dependendo do grau de obesidade e o comprometimento na saúde da mulher que deseja engravidar, a cirurgia bariátrica pode estar indicada, como uma maneira de perder peso de forma consistente. Estas mulheres devem ser acompanhadas no pós-operatório e liberadas para engravidar quando estabilidade clínica, ponderal e sem déficits vitamínicos. Foi observada menor incidência de diabetes mellitus gestacional, desordens hipertensivas, hemorragia puerperal e macrossomia fetal entre mulheres que foram submetidas à cirurgia bariátrica, quando comparadas às obesas sem este tratamento prévio[15]. Em contrapartida, entre gestantes com antecedente de cirurgia bariátrica prévia, houve aumento nos partos prematuros e de recém-nascidos pequenos para a idade gestacional.

GESTAÇÃO NA MULHER COM OBESIDADE

A mulher com obesidade deve ser sempre considerada como uma candidata à gestação de alto risco, tendo aumento nas morbidades e mortalidade materna e fetal[14]. Em um estudo realizado no Reino Unido foi observado que 35% dos casos de morte materna aconteceram entre as mulheres com obesidade, em comparação com 23% na população materna geral[16].

O ambiente metabólico materno altera o desenvolvimento placentário e sua expressão genética, assim como a sua função, o que se manifestará clinicamente durante a gestação[17]. Na gestante com obesidade, o aumento da insulina, associada à resistência insulínica, pode acarretar diferentes respostas no desenvolvimento da placenta. Assim, na mulher com obesidade ao termo esta é caracterizada por aumento no conteúdo lipídico, acúmulo de macrófagos e mediadores pró-inflamatórios quando comparada à de mulheres com peso normal[18]. Estes mediadores inflamatórios se associam principalmente à pré-eclâmpsia, além do aumento da resistência insulínica, predispondo ao diabetes gestacional[19].

O rastreamento de hiperglicemia em gestantes com obesidade é imperativo. Além do diabetes preexistente, sabe-se que o IMC materno inicial é diretamente proporcional ao aumento no risco do desenvolvimento de diabetes mellitus gestacional (DMG)[20]. Gestantes com sobrepeso, avaliadas em uma revisão sistemática, quando comparadas a gestantes com IMC normal, tiveram OR para DMG de 1,97 (IC95%=1,77-2,19), as gestantes com obesidade classe I tiveram OR de 3,10 (IC95%=2,34-3,87) e com obesidade mórbida (classe II ou mais), OR para DMG de 5,55 (IC95%=4,27-7,21)[21].

A ocorrência de hipertensão gestacional e de pré-eclâmpsia na gestante com obesidade também é diretamente proporcional ao IMC inicial. Segundo uma revisão sistemática, para cada um kg/m^2 de IMC, há aumento de 0,54% (IC95%=0,27-0,80) no risco de pré-eclâmpsia, o que equivale ao dobro do risco desta complicação a cada 5 a 7 kg/m^2 de aumento no IMC[22]. Neste sentido, tem sido recomendada a tomada diária de 81-100 mg de ácido acetilsalicílico (AAS), da concepção até 37 semanas de gestação, além da ingesta adequada de cálcio, como estratégias de prevenção de pré-eclâmpsia em gestantes com obesidade[23].

O ganho de peso está diretamente associado a resultados adversos, como risco de desenvolver diabetes gestacional, diabetes tipo 2 e desordens hipertensivas, além de repercussões a curto e longo prazo em seu concepto, como macrossomia fetal ou recém-nascido grande para idade gestacional RN-GIG, além de síndrome metabólica e obesidade na infância[24]. Portanto, o ganho de peso gestacional deve ser foco de muita atenção, pois mulheres com sobrepeso e obesidade são mais susceptíveis ao excesso de ganho ponderal na gestação[25]. Segundo o *Institute of Medicine* (IOM) o ganho ponderal deve ser baseado no IMC materno anterior à gestação, sendo recomendado menor ganho ponderal para categorias de maior IMC. Assim, o ganho de peso máximo total recomendado para gestantes com sobrepeso é de 11,5 kg (7-11,5) o que representa cerca de 280g por semana em média; já para as pacientes com obesidade, o ganho máximo recomendado seria de nove quilos (5-9 kg) o que corresponde a cerca de 220 gramas por semana como ideal, podendo chegar a um máximo semanal de 270 gramas (Quadro 2)[26].

A meta do ganho ponderal deve ser calculada e discutida com a gestante no início do pré-natal. Além de dieta adequada, deve-se incentivar a prática de exercícios físicos aeróbicos regulares por cerca de 30 minutos (caso não haja outra contraindicação clínica), idealmente acompanhadas por especialistas[10].

Para a avaliação fetal, recomenda-se realização de ultrassonografia na primeira consulta, às doze e vinte semanas. No terceiro trimestre, a ecografia deve ser no mínimo mensal, a fim de avaliar o crescimento fetal, isto a depender da viabilidade técnica do serviço.

Os métodos de avaliação de vitalidade, como mobilograma, cardiotocografia, perfil biofísico fetal e dopplervelocimetria, a depender da associação com outras doenças e risco de sofrimento fetal[27].

PARTO E PUERPÉRIO DA GESTANTE COM OBESIDADE

O melhor momento do parto da gestante com obesidade envolve avaliação de outras doenças associadas, além de aspectos do próprio parto nas mulheres com este tipo de distúrbio. Sabe-se que a obesidade aumenta o risco de parto prematuro terapêutico, especialmente quando associado às complicações hipertensivas

Quadro 2. Ganho de peso por idade gestacional e IMC prévio à gestação

IMC prévio (Kg/m²)	Ganho até 14 semanas	Ganho semanal 2º e 3º trimestres	Ganho total
< 18,5	1,0- 3,0	0,51 (0,44-0,58)	12,5- 18,0
≥ 18,5 até 24,9	1,0- 3,0	0,42 (0,35-0,50)	11,5- 16,0
25,0 até 29,9	1,0- 3,0	0,28 (0,23-0,33)	7,0- 11,5
≥ 30	0,2- 2,0	0,22 (0,17-027)	5,0- 9,0

Fonte: Adaptado com base nos dados do IOM (2009)[26].

e ao diabetes. No entanto, os índices de prematuridade espontânea não são diferentes quando comparados com mulheres sem obesidade[28,29]. Quando não há indicação de parto terapêutico, há evidências que sugerem associação entre obesidade e gestação prolongada. As modificações hormonais ligadas à obesidade podem justificar o prolongamento do início do processo de parturição[30].

Diversos estudos mostram risco progressivamente maior de óbito fetal, conforme o IMC anterior à gestação – variando de 1,37 (IC 95% 1,02-1,85) nas mulheres com sobrepeso a 5,04 (IC 95% 1,79-14,07) nas mulheres com superobesidade –, quando comparadas àquelas com IMC normal[31]. As menores taxas de morte neonatal e paralisia cerebral estão associadas ao parto que ocorre até 39 semanas de gestação[32], sendo recomendável a indução eletiva do trabalho de parto, reduzindo o risco de cesárea e sem aumentar complicações[33].

A cesárea na mulher com obesidade é tecnicamente mais difícil de ser efetuada, sendo significativamente maior o risco de infecção de ferida operatória e infecções de parede ou uterina, independente do uso de antibióticos[34]. Há maior risco de tromboembolismo venoso (TEV) em cesáreas de mulheres com obesidade, portanto, o uso de heparina de baixo peso molecular ou de profilaxia mecânica devem ser considerados nas seguintes condições: cesáreas de emergência, associação de pelo menos um fator de risco adicional para TEV (como pré-eclâmpsia e/ou restrição de crescimento fetal intrauterino)[35].

As dificuldades nas técnicas anestésicas são outro fator complicador em cesáreas de mulheres com obesidade. Em anestesias regionais, pode haver múltiplas tentativas de punção, pela adiposidade, com maiores taxas de falha de bloqueios, e em anestesia geral, dificuldade de intubação maior que 33% entre mulheres obesas[36].

No puerpério, o risco de hemorragia é aproximadamente o dobro em mulheres com sobrepeso ou obesidade, independente da via de parto; uma das justificativas para isso é a atonia uterina, secundária à macrossomia fetal[37].

Além da hemorragia, a depressão puerperal foi cerca de 30% mais prevalente (IC 95% 1,20-1,42) entre puérperas obesas, segundo uma metanálise que avaliou 62 estudos que relacionavam obesidade e desordens mentais durante a gravidez e puerpério, quando comparado às puérperas com IMC normal[38].

A amamentação é altamente recomendável, uma vez que reduz risco cardiovascular futuro, desenvolvimento de diabetes tipo 2 (DM2) e a gordura visceral tardiamente[39-41]. Mesmo durante a amamentação, a dieta e a realização de exercício físico regular devem ser orientadas. Estudos mostram que o aumento do IMC no intervalo entre as gestações está associado a risco materno aumentado de hipertensão, pré-eclâmpsia e diabetes gestacional, além de risco aumentado de óbito fetal na gestação subsequente[42].

O CONCEPTO DA GESTANTE COM OBESIDADE: REPERCUSSÕES FETAIS, PERINATAIS E EM LONGO PRAZO

Os filhos de mulheres com obesidade podem apresentar diversas complicações, seja em curto ou longo prazo. O ambiente intrauterino, caracterizado por excesso de nutrientes ou por outras alterações metabólicas, já descritas anteriormente, além de mais abortamentos, malformações e óbitos fetais, pode ter como consequência um maior risco de recém-nascidos grandes para a idade gestacional (GIG) e suas complicações, como a distocia de ombro[43]. Além disso, podem sofrer diversas modificações metabólicas, como o aumento de resistência à insulina, mudanças na função mitocondrial, doenças cardiovasculares e esteatose hepática não alcoólica[44].

Em longo prazo, as modificações que se iniciam no ambiente intrauterino elevam o risco de obesidade e suas complicações na infância e na vida adulta. Este fenômeno é conhecido como "programação fetal"[45].

ACOMPANHAMENTO DAS MULHERES PORTADORAS DE IMC ACIMA DE 50 KG/M² OU SUPEROBESIDADE

As mulheres com obesidade mórbida, superobesas ou com IMC igual ou superior a 50 kg/m², ao engravidarem, precisam de cuidados muito especiais:

- Em geral descobrem a gestação muito tardiamente;
- O acompanhamento pré-natal precisa ser multiprofissional e multidisciplinar;
- A avaliação fetal é muito difícil;
- O parto sempre é complicado desde a anestesia à finalização;
- O puerpério precisa de cuidados intensivos;
- A anticoncepção é fundamental no período puerperal;
- O acompanhamento das outras doenças associadas é mandatório.

Acompanhamento durante a gestação necessita de avaliação nutricional, cardiológica e de possíveis alterações metabólicas como diabetes e dislipidemia. Estas complicações são muito prevalentes e precisam de cuidados direcionados e específicos, daí a necessidade de outras especialidades e profissionais habilitados[34,46].

Os cuidados na evolução da gestação vão além de uma avaliação rotineira: aferição do peso, da pressão arterial, o exame clínico, e certamente o exame obstétrico são por demais complexos; a medida da altura uterina, posição do feto, ausculta fetal entre outras avaliações são muito dificultadas. Portanto, é necessária equipe multiprofissional e/ou multidisciplinar experiente na tarefa da condução da gestação nestas pacientes[34,46].

A avaliação fetal, por exemplo, não é nada fácil: clinicamente é quase impossível e o que não dizer do ultrassom, que muito raramente consegue avaliar o conteúdo intrauterino. Possivelmente, uma das formas que melhor se adequa a esta avaliação seja a contagem dos movimentos fetais e seu registro em formulário próprio: o mobilograma. Este, para as gestantes sem obesidade mórbida mostra valor preditivo negativo acima de 98%, ou seja, quando o registro mostra sete ou mais movimentos em até uma hora, o feto está em boas condições. Existem vários formulários disponíveis para este registro. Entretanto, pode ser desenhado em receituário e passado para que as gestantes realizem esta tarefa. Sem dúvida, quando possível, devemos lançar mão da cardiotocografia (CTG) e/ou do ultrassom (US), embora saibamos que, de modo geral, são de difícil realização pela baixa qualidade de captação do som para a CTG e da imagem para o US. Os dados referentes às recomendações, por falta de literatura pertinente, representam a opinião dos autores e outros obstetras experientes.

A programação do parto, se possível, deve contar com internação de um ou dois dias de antecedência para que seja possível consulta com cardiologista, anestesista e eventualmente um profissional da cirurgia geral acostumado com grandes laparotomias[47].

Vale lembrar que, na maioria das vezes, a incisão para laparotomia não deve ser na dobra do tecido adiposo que constitui o avental de gordura presente em quase todas estas gestantes. Outro cuidado muito importante que não seja feito é o rechaço do avental de tecido adiposo por sobre o tórax da gestante. Este procedimento restringe a respiração da gestante causando insuficiência respiratória aguda, arritmias e até parada cardiorrespiratória. A anestesia recomendada e, às vezes, a única possível é a anestesia geral. Ainda com todos estes cuidados é uma cesárea difícil e o parto vaginal praticamente impossível ou, no mínimo, inviável.

É indispensável a presença de pediatra em sala, visto que por todas as dificuldades este recém-nascido nasce deprimido e necessita de reanimação imediata. As dificuldades resultam, não apenas da anestesia geral, mas também das dificuldades de extração.

Durante o pré-natal devemos discutir e estabelecer a necessidade de anticoncepção segura e promovê-la antes da alta da paciente ou intraparto. Alertar a paciente sobre o risco de futuras gestações, sabendo que voltar ao peso ideal é de extrema dificuldade.

A associação com outras doenças nos impele a orientar esta puérpera a fazer seguimento em unidades de assistência especializadas neste tipo de condição: a superobesidade ou obesidade mórbida.

CONSIDERAÇÕES FINAIS

A obesidade é uma doença com prevalência crescente e já muito elevada, que precisa de tratamento antes da gestação; na gestação precisa de acompanhamento especializado e o parto deve ser preferencialmente programado. O atendimento, sempre que possível, deve ser multiprofissional e o neonato será um paciente que vai necessitar de cuidados especiais, desde o berçário até a infância, adolescência e mesmo na vida adulta. O Quadro 3 resume as principais recomendações para o acompanhamento de mulheres com obesidade desde o período pré-concepcional, a gestação, o parto e o puerpério das mulheres com obesidade e sobre a gestação, parto e puerpério das mulheres classificadas com superobesas (Quadro 3).

Quadro 3. Acompanhamento das mulheres com obesidade e superobesidade desde a pré-concepção ao puerpério

OBESIDADE
▪ **Pré-concepção:** sugerir perda de peso, avaliar e tratar doenças associadas: DM2, hipertensão e dislipidemias. ▪ Orientar dieta, programa de exercícios físicos. Eventualmente, cirurgia bariátrica.
▪ **Na gestação:** investigar DM, prevenção de pré-eclâmpsia e tratamento das dislipidemias. ▪ Orientar dieta, exercícios físicos. ▪ Exames clínicos e laboratoriais e US frequente. ▪ Vitalidade fetal: mobilograma, CTG, PBF e Doppler.
▪ **Parto:** via obstétrica, ao termo e com monitorização ao menos intermitente, preferencialmente contínua.
▪ **Puerpério:** prevenção de hemorragia pós-parto e tromboembolismo. ▪ Anticoncepção aconselhável.
▪ **Parto nas superobesas:** avaliação com cardiologista, anestesista e evitar a prega cutânea suprapúbica para realização da cesárea.

REFERÊNCIAS BIBLIOGRÁFICAS

1. Flegal KM, Carroll MD, Kit BK, Ogden CL. Prevalence of obesity and trends in the distribution of body mass index among US adults, 1999-2010. Jama 2012; 307:491-7.
2. WHO. Obesity: preventing and managing the global epidemic. Report of a WHO consultation. WHO Technical Report series, 894. 2000. Available from: http://www.who.int/nutrition/publications/obesity/WHO_TRS_894/en/
3. Instituto Brasileiro de Geografia e Estatística. Pesquisa do Orçamento Familiar (Internet). Rio de Janeiro: IBGE; 2017-2018. Disponível em: https://www.ibge.gov.br/estatisticas/sociais/habitacao/24786-pesquisa-de-orcamentos-familiares-2.html?edicao=27139&t=sobre. Acesso em: 13 jul. 2020.
4. Lindsay CA, Huston L, Amini SB, Catalano PM. Longitudinal changes in the relationship between body mass index and percent bodyfat in pregnancy. Obstet Gynecol. 1997; 89(3):377-82.
5. NCD Risk Factor Collaboration (NCD-RisC). Trends in adult body mass index in 200 countries from 1975-2014: a pooled analysis of 1968 population-based measurements studies with 19.2 million participants. Lancet 2016; 387:1377-96.
6. Flegal KM, Kruszon-Moran D, Carroll MD, et al. Trends in obesity among adults in the United States, 2005 to 2014. Jama 2016; 315(21):2284-91.

7. WHO. Data and statistics. The challenge of obesity-quick statistics. 2013. Available from: http://www.euro.who.int/en/health-topics/noncommunicable-diseases/obesity/data-and-statistics
8. Lindsay CA, Huston L, Amini SB, Catalano PM. Longitudinal changes in the relationship between body mass index and percent body fat in pregnancy. Obstet Gynecol. 1997; 89(3):377-82.
9. Kominiarek MA, Chauhan SP. Obesity before, during, and after pregnancy: a review and comparison of five national guidelines. Am J Perinatol. 2016; 33(5):433-41doi: 10.1055/s-0035-1567856. Epub 2015 Nov 20. Review.
10. American College of Obstetricians and Gynecologists. ACOG practice bulletin no. 156: obesity in pregnancy. Obstet Gynecol. 2015;126(6):e112-126.
11. Nohr EA, Timpson NJ, Andersen CS, et al. Severe obesity in youg women and reproductive health: the Danish National Birth Cohort. PLoSOne. 2009; 4(12): e8444.
12. Sim KA, Partridge SR, Sainsbury A. Does weight loss in overweight or obese women improve fertility treatment outcomes? A systematic review. Obes Rev. 2014; 15(10):839-50.
13. Stothard KJ, Tennant PW, Bell R, et al. Maternal overweight and obesity and the risk of congenital anomalies: a systematic review and meta-analysis. Jama 2009;301(6):636-50.
14. Royal College of Obstetricians and Gynaecologists. Management of women with obesity in pregnancy. Joint Guideline. 2010. Available from: https://www.rcog.org.uk/globalassets/documents/guidelines/cmacercogjointguidelinemanagement-womenobesitypregnancya.pdf. Acesso em: 12 nov. 2019.
15. Yi XY, Li QF, Zhang J, et al. A meta-analysis of maternal and fetal outcomes of pregnancy after bariatric surgery. Int J Gynaecol Obstet. 2015;130(1):3-9.
16. Lewis G, editor. Why mothers die 2000-2002: the sixth report of the confidential enquires into maternal deaths in the United Kingdom. London: Cemach; 2004.
17. O'Tierney-Ginn P, Presley L, Myers S, Catalano P. Placental growth response to maternal insulin in early pregnancy. J Clin Endocrinol Metab. 2015;100(1):159-65. doi: 10.1210/jc.2014-3281.
18. Basu S, Haghiac M, Surace P, et al.Pregravid obesity associates with increased maternal endotoxemia and metabolic inflammation. Obesity (Silver Spring). 2011;19(3):476-82. doi: 10.1038/oby.2010.215. Epub 2010 Oct 7.
19. Lassance L, Haghiac M, Minium J, et al. Obesity-induced down-regulation of the mithocondrial translocator protein (TSPO) impairs placental steroid production. J Clin Endocrinol Metab. 2015;100(1):E11-8.doi: 10.1210/jc.2014-2792
20. Hughes RC, Moore MP, Gullam JE, et al. An early pregnancy HbA1c>/=5.9% (41 mmol/mol) is optimal for detecting diabetes and identifies women at increased risk of adverse pregnant outcomes. Diabetes Care. 2014; 37(11):2953-9.
21. Torlini MR, Betrán AP, Horta BL, et al. Prepregnancy BMI and the risk of gestational diabetes: a systematic review of the literature with meta-analysis. Obes Rev. 2009;10(2):194-203.
22. O'Brien TE, Ray JG, Chan WS. Maternal body mass index and the risk of preeclampsia: a systematic overview. Epidemiology. 2003;14(3):368-74.
23. American College of Obstetricians and Gynecologists. Task force on hypertension in pregnancy. Hypertension in pregnancy. Obstet Gynecol. 2013;122(5):1122-31.

24. Ferraro ZM, Barrowman N, Prud'homme D, et al. Excessive gestational weight gain predicts large for gestational age neonates independent of maternal body mass index. J Matern Fetal Neonatal Med. 2012;25(5):538-42.
25. Ferraro ZM, Contador F, Tawfiq A, et al. Gestational weight gain and medical outcomes of pregnancy. Obstet Med. 2015;8(3):133-7.
26. Institute of Medicine and National Research Council Committee to Reexamine IOM Pregnancy Weight Guidelines, Rasmussen KM, Yaktine AL, editors. Weight gain during pregnancy: reexamining the guidelines. Washington, DC: 2009.
27. Ministério da Saúde – Manual Técnico de Gestação de Alto Risco, 2010. Disponível em: https://bvsms.saude.gov.br/bvs/publicacoes/gestacao_alto_risco.pdf. Acesso em: 13 jul. 2020.
28. McDonald SD, Han Z, Mulla S, et al. Overweight and obesity in mothers and risk of preterm birth and low birth weight infants: systematic review and meta-analyses. BMJ. 2010;341:c3428.
29. Passini R Jr, Cecatti JG, Lajos GJ, et al; Brazilian Multicentre Study on Preterm Birth study group. Brazilian multicentre study on preterm birth (EMIP): prevalence and factors associated with spontaneous preterm birth. PLoS One. 2014; 9;9(10): e109069.
30. Halloran DR, Cheng YW, Wall TC, et al. Effect of maternal weight on postterm delivery. J Perinatol. 2012;32:85.
31. Jacob L, Kostev K, Kalder M. Risk of stillbirth in pregnant women with obesity in the United Kingdom. Obes Res Clin Pract. 2016;10(5):574-79.
32. Lee VR, Darney BG, Snowden JM, et al. Term elective induction of labour and perinatal outcomes in obese women: retrospective cohort study. BJOG. 2016;123(2):271-78.
33. Lee VR, Liu B, Anjali K, et al. Optimal timing of delivery in obese women: a decision analysis. Obstet Gynecol. 2014;123(S1):152S-153S.
34. Alanis MC, Villers MS, Law TL, et al. Complications of cesarean delivery in the massively obese parturiente. Am J Obstet Gynecol. 2010;203(3):71.
35. Bates SM, Greer IA, Middeldorp S, et al. VTE, thrombophilia, antithrombotic therapy, and pregnancy: antithrombotic therapy and prevention of thrombosis, 9th ed: American College of Chest Physicians evidence-based clinical practice guidelines. Chest 2012;141(2 Suppl):e691S-736S.
36. Tan T, Sia AT. Anesthesia considerations in the obese gravida. Semin Perinatol. 2011;35(6):350-55.
37. Fyfe EM, Thompson JM, Anderson NH, et al. Maternal obesity and postpartum haemorrhage after vaginal and caesarean delivery among nulliparous women at term: a retrospective cohort study. BMC Pregnancy Childbirth. 2012;12:112.
38. Moyneaux E, Poston L, Ashurst-Williams S, et al. Obesity and mental disorders during pregnancy and postpartum: a systematic review and meta-analysis. Obstet Gynecol. 2014;123:857.
39. Natland ST, Nilsen TI, Midthjell K, et al. Lactation and cardiovascular risk factors in mothers in a population-based study: the HUNT-study. IntBreastfeed J 2012;7(1):8.
40. Liu B, Jorm L, Banks E. Parity, breastfeeding, and the subsequent risk of maternal type 2 diabetes. Diabetes Care 2010; 33(6):1239-41.
41. Coitinho DC, Sichieri R, D'Aquino Benicio MH. Obesity and weight change related to parity and breast-feeding among

parous women in Brazil. Public Health Nutr 2001;4(4):865-70.

42. Villamor E, Cnattingius S. Interpregnancy weight change and risk of adverse pregnancy outcomes: a population-based study. Lancet 2006; 368(9542):1164-70.
43. Starling AP, Brinton JT, Glueck DH, et al. Associations of maternal BMI and gestational weight gain with neonatal adiposity in the Healthy Start study. Am J Clin Nutr. 2015;101(2):302-9.
44. Nicholas LM, Morrison JL, Rattanatray L, et al. The early origins of obesity and insulin resistance: timing, programming and mechanisms. Int J Obes (Lond). 2016;40(2):229-38.
45. Boyle KE, Patinkin ZW, Shapiro AL, et al. Mesenchymal stem cells from infants born to obese mothers exhibit greater potential for adipogenesis: the Healthy Start Baby BUMP Project. Diabetes 2016;65(3):647-59.
46. Hartge D, Spiegler J, Schroeer A, Deckwart V, Weichert J. Maternal super-obesity. Arch Gynecol Obstet. 2016;293(5):987-92.
47. Smid MC, Dotters-Katz SK, Silver RM, Kuller JA. Body Mass Index 50 kg/m2 and beyond: perioperative care of pregnant women with superobesity undergoing cesarean delivery. Obstet Gynecol Surv. 2017 Aug;72(8):500-510.

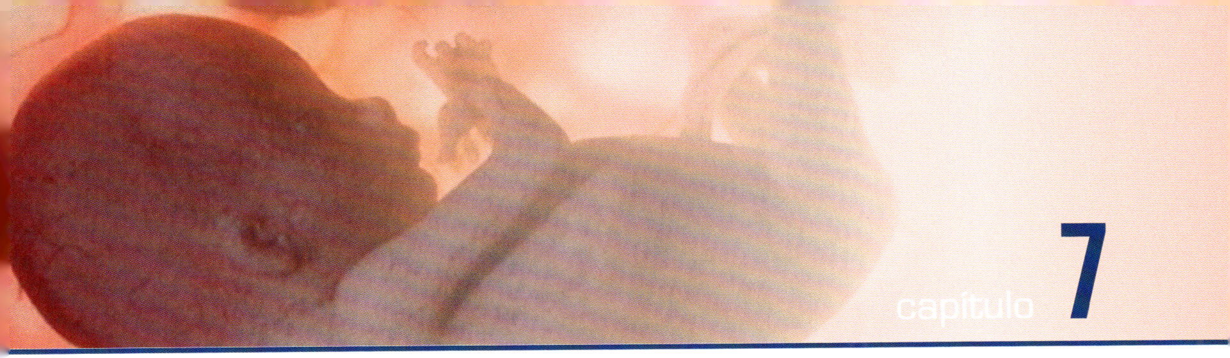

capítulo 7

Dislipidemia

- Carlos Antonio Negrato
- Lenita Zajdenverg

INTRODUÇÃO

HISTÓRICO

A dislipidemia na gestação, desde longa data, foi considerada fisiológica e recebeu pouca atenção até poucas décadas atrás, mesmo se conhecendo a importância que os lípides tinham na fisiopatologia das doenças cardiovasculares e seu possível papel negativo nos resultados adversos dessas gestações[1].

Em 1997, Napoli et al., publicaram os resultados de um estudo feito com aortas obtidas de fetos que nasceram prematuros que foram à óbito, ou que provinham de abortos espontâneos, obtidas com menos de doze horas após a morte. Estes fetos eram filhos de mães que apresentavam níveis normais de colesterol, ou de mães que apresentaram hipercolesterolemia somente na gravidez, ou ainda de mães que já tinham o diagnóstico de hipercolesterolemia antes da gravidez. Observou-se que as aortas de fetos cujas mães tinham níveis elevados de colesterol, apresentavam sinais de estrias gordurosas, possivelmente por deposição de LDL colesterol e de LDL colesterol oxidado, já nesta fase precoce do desenvolvimento[2].

A partir destes achados, um novo olhar foi lançado para o papel dos lípides na gestação. O colesterol é um elemento necessário para o desenvolvimento fetal, pois participa da formação de membranas celulares, na manutenção da integridade destas membranas, em cascatas de sinalização celular e também funciona como precursor de diversos hormônios esteroides, da vitamina D e de ácidos biliares[2,3].

Pensava-se há pouco tempo que o colesterol fetal advinha exclusivamente da síntese fetal ***de novo.*** Mais recentemente, foi demonstrado que o colesterol fetal provém tanto da produção endógena fetal, quanto de produção materna e que é captado pelo saco vitelino ou pela placenta, via receptores ou por transporte facilitado, sendo assim levado ao feto[3,4].

EFEITOS DOS LIPÍDEOS MATERNOS SOBRE O DESENVOLVIMENTO FETAL

A exposição fetal a níveis alterados de colesterol pode ser prejudicial tanto quando se encontra muito elevado, quanto como quando se encontra muito baixo, podendo causar redução do tamanho fetal e inclusive de microcefalia[2,5].

Os triglicérides não são permeáveis à placenta. Os ácidos graxos livres, glicerol e corpos cetônicos são capazes de sofrer transferência placentária e têm papel importante para o desenvolvimento fetal. A placenta possui receptores que promovem a metabolização das lipoproteínas ricas em triglicérides, estimulam a atividade da lipase lipoproteica, das lipases intracelulares e da fosfolipase[6].

A dislipidemia gestacional está frequentemente associada às condições em que já existe um aumento do risco de eventos cardiovasculares, como obesidade, síndrome metabólica, diabetes tipo 2 e diabetes gestacional[7]. A dislipidemia é um fator de risco para a ocorrência de pancreatite aguda, pré-eclâmpsia, parto pré-termo, colestase, macrossomia e retardo no crescimento fetal[1,8,9].Por sua vez, o aumento excessivo de triglicérides, no final da gravidez, está associado a um aumento no risco de nascimento de crianças grandes para idade gestacional, e também de dislipidemia e ateromatose futuras, na mãe e no feto[1,9].

ADAPTAÇÕES DO METABOLISMO LIPÍDICO DURANTE A GESTAÇÃO (QUADRO E FIGURA 1)

Os lipídeos e as lipoproteínas se alteram na gravidez por interação de diversos fatores, tais como causas genéticas, ambientais, de equilíbrio energético e hormonal. As alterações no perfil lipídico encontradas na gestação são fisiológicas e estão associadas ao aumento da resistência à insulina, que também é fisiológica na gestação, ao aumento da síntese de lipoproteínas e à lipólise aumentada. Na gravidez ocorre também mobilização importante de gorduras que servem como substrato para o crescimento fetal adequado[8].

As principais modificações lipídicas que ocorrem na gestação são o aumento dos triglicérides e do VLDL colesterol. Estas mudanças se dão de

Quadro 1. Adaptação do metabolismo lipídico na gestação[10]

Período gestacional	Primeiro trimestre	Segundo e terceiro trimestres
Mecanismo adaptativo	▪ Aumento da lipogênese materna. ▪ Ocorre armazenamento de ácidos graxos livres poli-insaturados de cadeia longa (LC-PUFA) no tecido adiposo materno.	▪ Estímulo dos mecanismos metabólicos maternos para a lipólise. ▪ Progressivo aumento das concentrações plasmáticas de triglicérides, fosfolipídeos e do colesterol materno.

Fonte: Adaptado de Herrera et al, 2006.

forma progressiva, tanto quantitativa quanto qualitativamente. O aumento dos triglicérides se dá principalmente pelo aumento da atividade da lipase lipoproteica, induzida pela progesterona, e serve para suprir as demandas aumentadas de energia da mãe durante o período gestacional. Os triglicérides também funcionam como precursores de hormônios para a placenta, além de fornecerem colesterol e ácidos graxos essenciais ao feto[1,9].

O aumento de colesterol se dá primordialmente no segundo e terceiro trimestres, atingindo seu valor máximo no termo. O aumento de LDL colesterol se dá por efeitos hepáticos do estradiol e da progesterona, elevando-se progressivamente ao longo da gestação e tendo um pico de produção na 36ª semana. O HDL colesterol aumenta seus níveis por ação do estradiol, geralmente na primeira metade da gestação, atingindo um pico em torno da 25ª semana e diminuindo até a 32ª semana, permanecendo constante até o término da gravidez. No final da gestação, geralmente, encontramos um aumento de 25 a 50% nos níveis de colesterol total e de 200 a 400% nos de triglicérides[1,9,10].

DIAGNÓSTICO

Não há critério estabelecido para o diagnóstico de dislipidemia durante o período gestacional. A dislipidemia na gravidez é geralmente avaliada pelo critério dos percentis, que considera valores de colesterol total, LDL colesterol e triglicérides, maiores que o percentil 95 e o HDL menor que o percentil 5, de acordo com o respectivo trimestre da gravidez. Deste modo, os valores de colesterol total não devem exceder 337 mg/dl e os de triglicérides não devem ultrapassar 332 mg/dl[11].

A investigação da dislipidemia na gravidez ainda é feita de modo insatisfatório. Isso se deve ao fato de que embora se saiba que ela ocorra na gestação, e possa ter consequências para mãe e feto, a avaliação do perfil lipídico não faz parte dos exames de

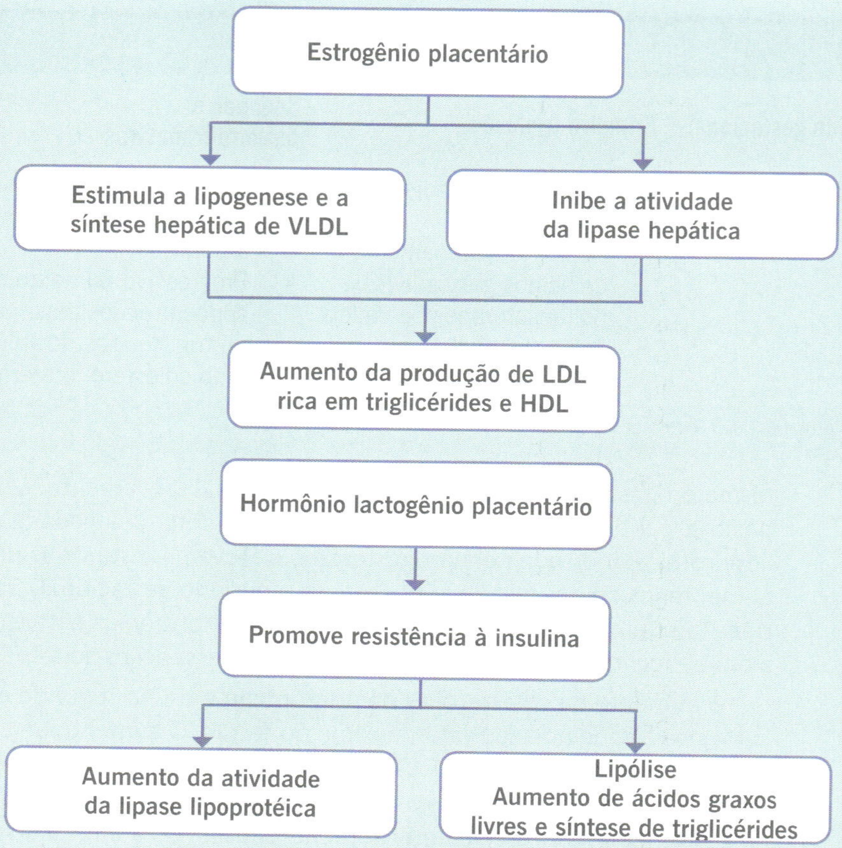

Figura 1. Adaptações do perfil lipídico materno no segundo e terceiro trimestres da gestação[10]
Fonte: Adapatado de herrera et al, 2006.

rotina do pré-natal. Também não existe um critério diagnóstico universal e nem estudos randomizados controlados mostrando benefícios claros de seu rastreamento e tratamento na gravidez[8,12].

TRATAMENTO

Ainda antes da gravidez, as pacientes que já têm o diagnóstico de dislipidemia, que estejam em idade fértil e sem fazer uma contracepção adequada, devem ser aconselhadas a promover mudanças no estilo de vida, com a realização de uma dieta com restrição de gordura saturada e carboidratos com alto índice glicêmico, manter controle rigoroso de seu peso, praticar atividades físicas regularmente e interromper o tabagismo. Se estiverem em uso de estatinas, estas devem ser interrompidas antes que ocorra a gravidez, ou assim que seja confirmada, devido a seu possível potencial risco teratogênico[13,14].

O uso das estatinas na gestação é classificado na categoria de risco X enquanto que os fibratos são classificados, na gestação, como C (www.portal.anvisa.gov.br).

A colestiramina é o único fármaco com segurança em relação à ausência de efeito teratogênico, entretanto seu uso deve ser feito com cautela por promover alteração da absorção gastrointestinal das vitaminas lipossolúveis (A, D, E e K). Todos os outros hipolipemiantes devem ser evitados neste período. O uso de fibratos podem ser considerados naquelas pacientes que apresentem valores de triglicérides > 1.000 mg/dl, porém nunca sem antes avaliar o risco/benefício de seu uso[13]. Não existem estudos randomizados e controlados que mostrem benefícios da suplementação oral de ômega 3 e fitosteróis na gravidez. O controle dietético é o tratamento de eleição e a aférese deve ser indicada em casos extremos de hipertrigliceridemia (Quadro 2)[13,15].

As pacientes com dislipidemia durante a gestação devem ser orientadas a ter uma dieta pobre em gorduras saturadas. Seu valor calórico total diário não deve ultrapassar os 20%. Porém, atenção deve ser dada para que as pacientes não façam dietas extremamente restritivas que possam acarretar deficiência de ômega 3 e 6, e de ácido linoleico (ALA), pois os fetos não convertem ácido eicosapentanoico (EPA) e o ácido docosahexaenoico (DHA)[14].

Devem, preferencialmente, fazer ingestão de peixes que vivem em águas profundas que são ricos em ômega 3. Devem ingerir alimentos ricos em EPA e DHA, tais como salmão, sardinha, atum, anchova, nozes, castanhas, chia, amêndoa, linhaça e de alimentos ricos em ALA, tais como soja e vegetais diversos. Devem evitar dietas hipercalóricas e com alto teor de açúcares livres e alimentos ricos em gorduras, tais como banha de porco, bacon, carne de vaca com gordura, frango com pele, salgadinho de pacote, bolachas recheadas, lasanha à bolonhesa congelada, salsicha, manteiga e óleo de coco[14].

CONSIDERAÇÕES FINAIS

A dislipidemia na gravidez deve ser investigada não de forma universal, mas sim, em populações específicas.

Seu tratamento deve, preferencialmente, ser feito por uma equipe multidisciplinar, envolvendo obstetra, nutricionista, endocrinologista e, quando necessário, cardiologista.

As pacientes com diagnóstico prévio de dislipidemia devem engravidar preferencialmente com a dislipidemia controlada.

Aquelas que planejam engravidar, ou não fazem contracepção segura, se estiverem fazendo uso de estatinas ou de outros antilipemiantes, devem interromper o uso assim que a gravidez for confirmada.

Maior atenção deve ser dada àquelas pacientes que já tiveram quadro prévio de pré-eclâmpsia ou de diabetes, pois têm um perfil metabólico pior.

Deve-se incentivar estas pacientes para que retornem ao seu peso normal o mais breve possível, ou que retornem ao peso que tinham antes da gravidez.

REFERÊNCIAS BIBLIOGRÁFICAS

1. Wild R, Weedin EA, Wilson D. Dyslipidemia in pregnancy. Cardiol Clin. 2015;33(2):209-15.
2. Napoli C, D'Armiento FP, Mancini FP, Postiglione A, Witztum JL, Palumbo G et al. Fatty streak formation occurs in human fetal aortas and is greatly enhanced by maternal hypercholesterolemia. J Clin Invest. 1997;100(11):2680-90.

Quadro 2. Tratamento da hiperlipidemia na gestação

Intervenção	Na gestação
Terapia Nutricional[14]	▪ Evitar dieta hipercalórica e ingestão de açúcar simples pois estimulam produção pós-prandial de triglicérides. ▪ Redução em até 20% a ingestão de gorduras saturadas e insaturadas. ▪ Ingestão materna mínima de ácido linoleico 0,7% ou 1,4 g/dia e/ou DHA e EPA 300–650 mg/dia, no mínimo 200–300 mg/dia de DHA.
Ácido eicosapentanoico	▪ Uso não recomendado. ▪ Necessária dose elevada para redução dos triglicérides. ▪ Riscos: Alteração plaquetária e insuficiência respiratória no RN.
Colestiramina	▪ FDA C ▪ Risco de hipovitaminose A,D,E,K.
Fibratos	▪ Uso não recomendado. ▪ Podem ser considerados em pacientes com triglicérides>1.000 mg/dl com risco de pancreatite. ▪ FDA: categoria não atribuída. ▪ Ultrapassam a placenta. ▪ Em ratos, foi teratogênica com doses 12x acima da dose terapêutica.
Ácido nicotínico	▪ FDA C ▪ Não há estudos em animais. Não há dados controlados na gravidez humana.
Estatina	▪ Uso não recomendado. ▪ FDA: categoria não atribuída. ▪ Dados limitados e insuficientes para determinar o risco associado ao medicamento com malformações congênitas graves ou aborto espontâneo.
Insulina	▪ Reduz triglicérides na gestante com diabetes prévio e no DMG.

Fonte: www.drugs.com.

3. Woollett LA. Where does fetal and embryonic cholesterol originate and what does it do? Annu Rev Nutr. 2008;28:97-114.
4. Woollett LA. Fetal lipid metabolism. Front Biosci. 2001;6:D536-45.
5. Edison RJ, Berg K, Remaley A, Kelley R, Rotimi C, Stevenson RE, et al. Adverse birth outcome among mothers with low serum cholesterol. Pediatrics. 2007;120(4):723-33.
6. Cummings SW, Hatley W, Simpson ER, Ohashi M. The binding of high and low density lipoproteins to human placental membrane fractions. J Clin Endocrinol Metab. 1982;54(5):903-08.
7. Kern Pessôa VN, Rodacki M, Negrato CA, Zajdenverg L. Changes in lipid profile after treatment of women with gestational diabetes mellitus. J Clin Lipidol. 2016;10(2):350-55.
8. Feitosa ACR, Barreto LT, da Silva IM, da Silva FF, Feitosa Filho GS. Impacto do uso de diferentes critérios diagnósticos na prevalência de dislipidemia em gestantes. Arq Bras Cardiol. 2017;109(1):30-8.
9. Sattar N, Greer IA, Louden J, Lindsay G, McConnell M, Shepherd J, et al. Lipoprotein subfraction changes in normal pregnancy: threshold effect of plasma triglyceride on appearance of small, dense low density lipoprotein. J Clin Endocrinol Metab. 1997;82(8):2483-91.
10. Herrera E, Amusquivar E, López-Soldado I, Ortega H. Maternal lipid metabolism and placental lipid transfer. Horm Res. 2006;65 Suppl3:59-4
11. Piechota W, Staszewski A. Reference ranges of lipids and apolipoproteins in pregnancy. Eur J Obstet Gynecol Reprod Biol. 1992;45(1):27-5.
12. Assistência Pré-Natal - Manual de orientação. Febrasgo; 2016.
13. Xavier HT, Izar MC, Faria Neto JR, Assad MH, Rocha VZ, Sposito AC, et al; Sociedade Brasileira de Cardiologia. [V Brazilian Guidelines on Dyslipidemias and Prevention of Atherosclerosis]. Arq Bras Cardiol. 2013;101(4 Suppl 1):1-20.
14. Endocrine Society Clinical Practice Guideline. The Journal of Clinical Endocrinology and Metabolism. 2012;97(9):2969-2989.
15. Gidding SS, Prospero C, Hossain J, Zappalla F, Balagopal PB, Falkner B et al. A double-blind randomized trial of fish oil to lower triglycerides and improve cardiometabolic risk in adolescents. J Pediatr. 2014;165(3):497-03.e2.

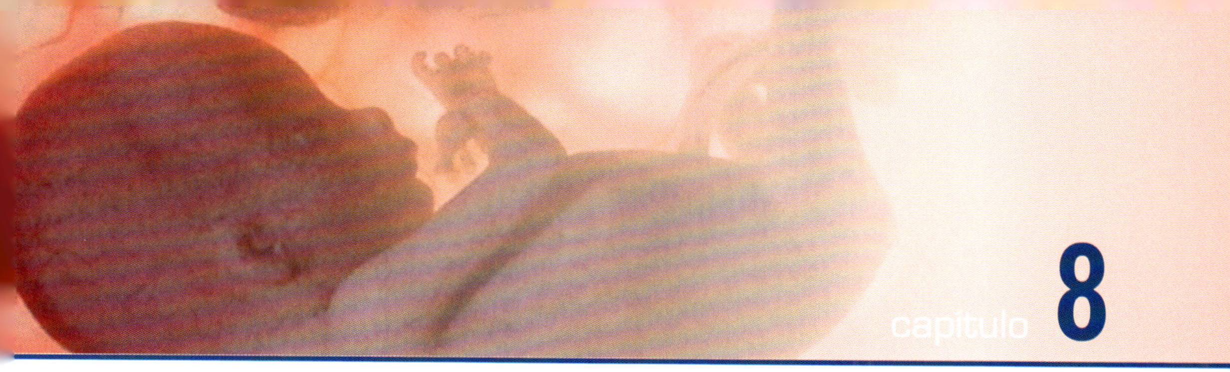

capítulo 8

Diabetes Mellitus

▶ Rosiane Mattar

INTRODUÇÃO

Nas últimas décadas temos observado aumento acentuado no número de pessoas com Diabetes Mellitus (DM) em quase todos os países. Isso provavelmente se deva às mudanças de condições de vida como maior facilidade de obter alimentos industrializados, consumo de alimentos artificiais e mais calóricos, o sedentarismo proporcionado pelas alterações nas atividades profissionais e sociais, que determinaram aumento de pessoas com sobrepeso e obesidade e perspectiva de vida mais longa.

Da mesma forma, temos verificado maior número de gestantes com DM e isso provavelmente se deve ao fato de muitas mulheres estarem engravidando mais idosas, com mais sobrepeso e mais sedentárias.

Diabetes Mellitus (DM) é o estado de hiperglicemia por diminuição da efetividade ou diminuição da produção de insulina. O ***Diabetes Mellitus Gestacional*** (DMG) é o diagnosticado na gravidez, excetuando o DM na gestação ou ***overt diabetes***[1].

Grupo de estudo multicêntrico constituído para analisar Hiperglicemia na gestação representando a Federação Internacional de Ginecologia e Obstetrícia (FIGO) referiu que um em cada seis nascimentos no mundo ocorre em mulheres com alguma forma de hiperglicemia durante a gestação, sendo 84% das quais devido à DMG[1]. Os outros 16% se devem a pacientes que começam a gravidez com diabetes prévio: tipo 1, tipo 2 ou outros tipos de diabetes. Essas mulheres, em geral, já têm o diagnóstico da patologia firmado antes da gestação.

A frequência de hiperglicemia na gestação, no Brasil, é difícil de estabelecer, pois este é um país grande com populações diferentes dentro de seu território e com hábitos diferentes, além de condições de assistência médica e de pesquisa diversas, porém estima-se que a prevalência de DMG no Sistema Único de Saúde (SUS) seja de aproximadamente 18%, utilizando-se os critérios diagnósticos atualmente propostos na literatura[2,3].

O diabetes determina morbimortalidade imediata para o concepto como abortamento, macrossomia, polidrâmnia, retardo no amadurecimento pulmonar, risco de prematuridade, risco de distócia, risco de malformação, etc. Para o RN há o risco de hipoglicemia e outros distúrbios metabólicos, risco de desconforto respiratório, icterícia, etc.

A longo prazo é, para as mulheres, o principal fator de risco de desenvolvimento do diabetes tipo 2 e síndrome metabólica no futuro. Também os filhos de mulheres com diabetes apresentam maior risco de desenvolverem obesidade, síndrome metabólica e diabetes na vida futura.

Para diminuir os agravos determinados pelo DMG, o diagnóstico e o manejo adequado deste distúrbio, é fundamental que ele seja considerado uma prioridade de saúde pública.

DIAGNÓSTICO DO DMG

A maioria das pacientes que desenvolvem esta patologia não apresenta nenhum sintoma, portanto, para fazermos diagnóstico, temos que lançar mão de exames laboratoriais.

Existem fatores de risco para o aparecimento de Diabetes Gestacional e que devem ser investigados pela anamnese e exame físico no início do pré-natal.

1 - Idade: aumento progressivo do risco com o aumento da idade
2 - Sobrepeso e obesidade
3 - Antecedentes familiares de DM em parentes de primeiro grau
4 - Antecedentes pessoais de alterações metabólicas:

- Síndrome dos ovários policísticos;
- Dislipidemias;
- Hipertensão arterial crônica;
- Resistência insulínica (acantose nigricans ou alteração laboratorial);
- Uso de medicamentos hiperglicemiantes.

5 - Antecedentes obstétricos:

- Perdas gestacionais de causa não apurada;
- Diabetes mellitus gestacional;
- Polidrâmnio;
- Macrossomia em gravidez anterior (peso ao nascimento ≥ 4.000g);

- Óbito fetal/neonatal sem causa determinada;
- Malformação fetal.

Para realizarmos a investigação laboratorial devemos ter em mente que a fisiologia própria da gravidez faz com que, na fase anabólica da gravidez que cursa até 24 semanas, o aumento de estrógeno e progesterona determine hipertrofia das células beta-pancreáticas e consequente aumento de insulina o que vai fazer com que a grávida normal apresente níveis de glicemia mais baixos que a não grávida. Já na fase catabólica, a partir de 24 semanas de gestação, a placenta vai determinar aumento de hormônios hiperglicemiantes e ocorre o aumento de resistência à insulina.

Assim, no início da gravidez, uma gestante normal apresenta níveis de glicemia mais baixos e o melhor momento para ver se a gravidez está determinando hiperglicemia será quando houver maior resistência à insulina, e ainda houver tempo hábil de corrigi-la, isto é, entre 24 e 28 semanas, quando deve ser preconizado o teste oral de tolerância à glicose.

Em 2010, *a International Association of Diabetes in Pregnancy Study Group* (IADPSG) realizou encontro de especialistas, com participação de várias sociedades médicas mundiais e propôs um consenso para o diagnóstico de DMG[4]. Nele foi definido o diagnóstico de diabetes mellitus anterior à gestação, porém ainda não diagnosticado (*Overt Diabetes*) e o DMG propriamente dito. Esse consenso se baseou no estudo HAPO (*Hiperglycemia and Adverse Pregnancy Outcomes*) que foi um estudo observacional prospectivo, que incluiu cerca de 25.000 gestantes, que realizaram o TTGO de 75g com duração de 2 horas (jejum, 1 e 2 horas pós-sobrecarga). Neste estudo foram avaliados resultados adversos na gestação que se correlacionavam aos valores de glicemia materna e foi verificada que a existência de um dos valores de glicemia do teste alterado era preditor independente da ocorrência de resultados neonatais adversos (macrossomia, hipoglicemia neonatal, cesariana, dosagem de peptídeo C no cordão)[5].

Em 2015, a Federação Internacional de Ginecologia e Obstetrícia (FIGO), publicou estudo em que aponta o Brasil como um dos oito países prioritários para definição de critérios para diagnóstico de diabetes gestacional, e sugere que, se houver condição econômica ideal, deve-se utilizar os critérios do IADPSG, que foram referendados pela OMS, além de recomendar que cada país analise e proponha a melhor forma possível de diagnóstico do diabetes gestacional, de acordo com os recursos disponíveis.

Levando em consideração essas recomendações da FIGO e também que o DMG é um problema de saúde pública que determina elevada morbimortalidade materna e fetal, a Federação Brasileira das Associações de Ginecologia e Obstetrícia (Febrasgo), a Sociedade Brasileira de Diabetes (SBD) com o apoio da OPAS (Organização Pan-Americana da Saúde) e do Ministério da Saúde do Brasil se reuniram para estabelecer consenso nacional para o diagnóstico do DMG[6], tendo como objetivo o diagnóstico universal no país. O objetivo é proporcionar a todas as gestantes a possibilidade de diagnóstico de DMG e, de acordo com a disponibilidade econômica de cada região do país, o uso do teste com melhor sensibilidade/especificidade que seria o TOTG 75g com valores propostos pela IADPSG e o uso de outras opções para diagnóstico de diabetes gestacional na população brasileira de áreas sem possibilidade técnica ou financeira.

Assim, considerando-se as especificidades do Brasil e a necessidade de realizar o diagnóstico de diabetes para o maior número de casos possível, foram propostas duas alternativas para o diagnóstico de diabetes na gravidez para a população brasileira, na dependência das condições de financiamento e de disponibilidade de exames.

Em situação de viabilidade financeira e disponibilidade técnica total, todas as mulheres devem realizar a glicemia de jejum na primeira consulta pré-natal, se esta ocorrer até 20 semanas de idade gestacional para o diagnóstico de DMG e de DM diagnosticado na gestação.

Com glicemia de jejum acima de 126 mg/dL se estabelecerá diagnóstico de DM na gestação. Se a glicemia de jejum ficar entre 92 e 125 se firmará o diagnóstico de DMG. As gestantes com glicemia de jejum inferior a 92 mg/dL devem realizar o TOTG com 75 g de glicose de 24 a 28 semanas.

Se o início do pré-natal se der após 20 semanas deve-se praticar o TOTG entre 24 e 28 semanas ou o mais imediato possível.

No TOTG com 75 g de glicose, considerando-se os pontos de corte jejum:

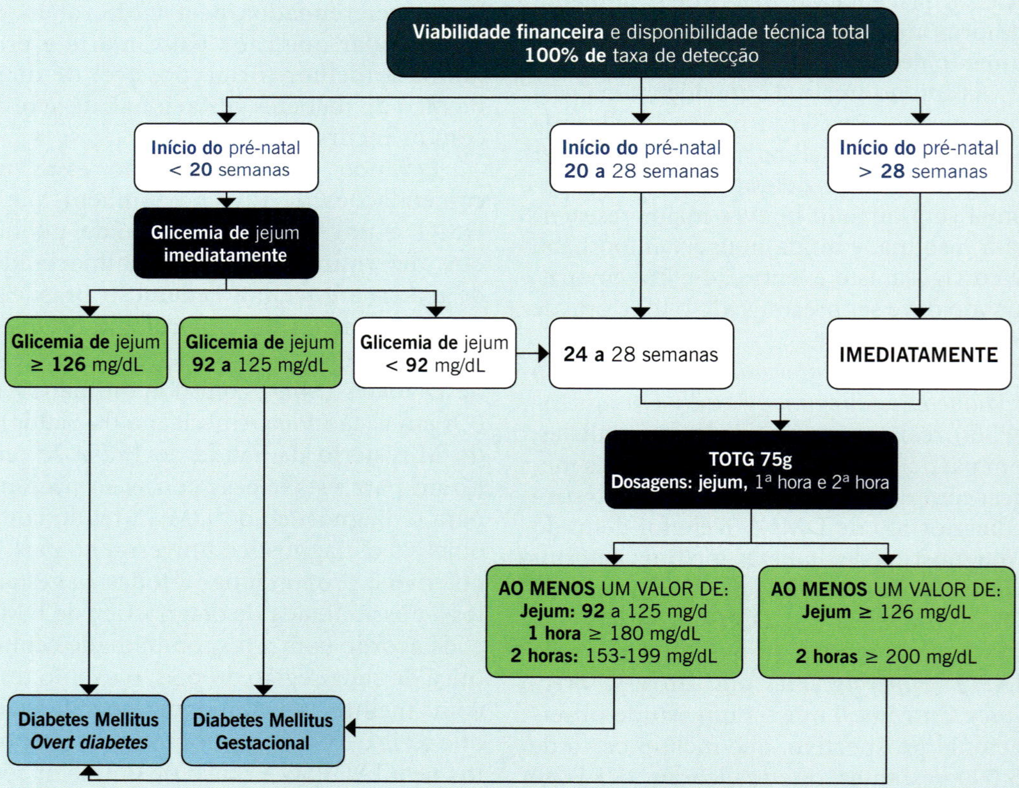

Figura 1. Diagnóstico de DMG em situação de viabilidade financeira e disponibilidade técnica total[9].

92 mg/dL, 1 hora: 180 mg/dL e 2h: 153 mg/dL, um único ponto alterado estabelecerá o diagnóstico de DMG.

Desta maneira, quase 100% dos casos de DMG serão identificados[6]. (Figura1)[6]

Nos locais em que não houver disponibilidade técnica ou em que não há viabilidade financeira, todas as gestantes deverão fazer a glicemia de jejum no início do pré-natal para diagnóstico de DMG e de DM diagnosticado na gestação. Se o resultado se mostrar acima de 126 mg/dL se estabelecerá diagnóstico de DM na gestação. Se a glicemia de jejum ficar entre 92 mg/dL e 125 mg/dL se firmará o diagnóstico de DMG. As gestantes com glicemia de jejum inferior a 92 mg/dL devem repetir a glicemia de jejum entre 24 a 28 semanas, utilizando-se os mesmos valores para diagnóstico.

Estima-se que assim sejam detectados 86% dos casos[6]. (Figura 2)[6]

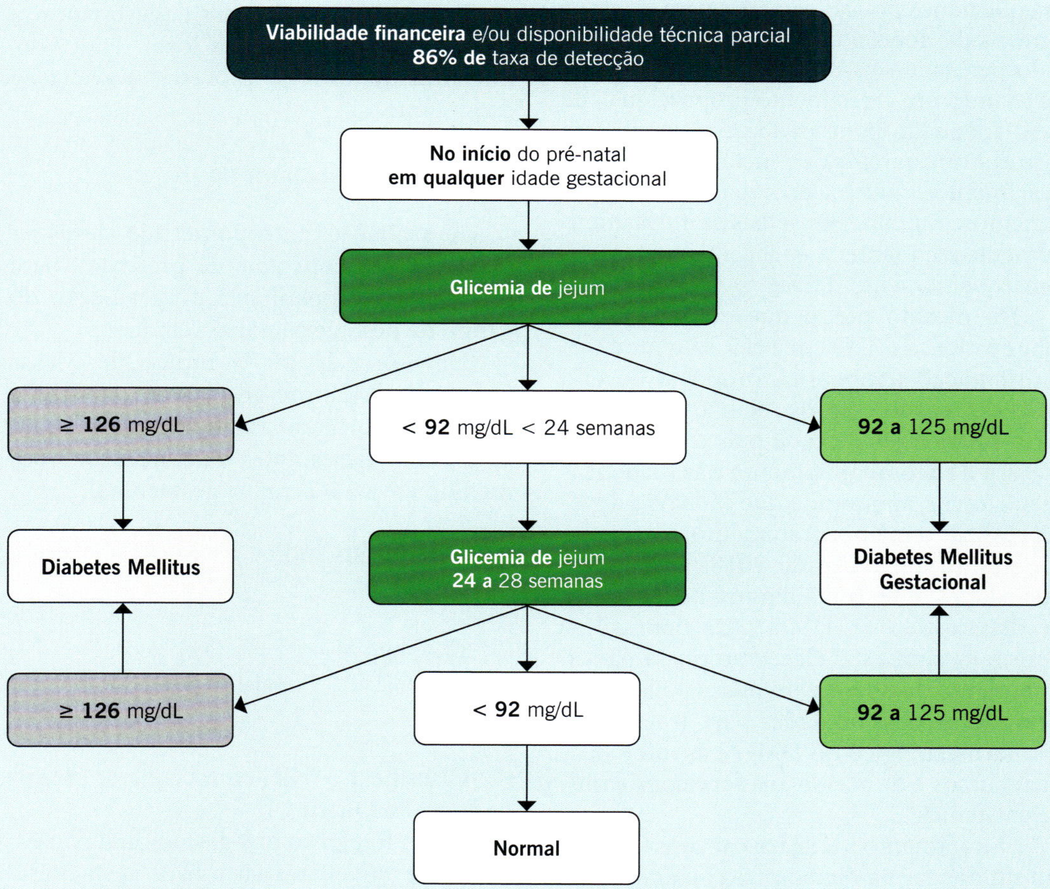

Figura 2. Diagnóstico de DMG em situação de viabilidade financeira e disponibilidade técnica parcial[9].

É importante que a pesquisa do diagnóstico de DMG seja feita assim que se iniciar o pré-natal, mas algumas vezes a pesquisa deverá ser repetida se no decorrer da gravidez for verificado aumento grande de peso materno e suspeita ou diagnóstico de líquido amniótico aumentado ou feto grande para a idade gestacional.

TRATAMENTO

O tratamento do DMG deve ser implementado o mais precocemente possível, uma vez que temos poucas semanas para evitar os agravos da doença de maneira que o resultado perinatal seja um recém-nascido vivo, de termo, com crescimento proporcional, de peso adequado para idade gestacional, sem distúrbios respiratórios e metabólicos após o nascimento e que seja acompanhado no alojamento conjunto. Ele se baseia fundamentalmente em manter a euglicemia materna e, consequentemente, a fetal.

Do mesmo modo que em relação ao diagnóstico, a FIGO em 2015, salientou que a orientação terapêutica proposta deveria estar de acordo com os recursos orçamentário-financeiros de cada país e da infraestrutura de acompanhamento das diabéticas gestacionais, apontando que cada país deveria realizar o melhor tratamento possível[1].

Assim, em julho de 2018, as mesmas Sociedades que trabalharam na proposta de diagnóstico do DMG para o Brasil se reuniram para estabelecer proposta para o tratamento da doença em nosso país, considerando as possibilidades para tratamento não farmacológico do DMG e as diferenças de recursos e de acesso aos serviços de saúde existentes[7].

O tratamento vai se basear inicialmente em mudanças na dieta, início ou adaptação de atividade/exercício físico e controle glicêmico rigoroso. O fundamental para essas orientações funcionarem é ganhar a adesão das pacientes e para isso é fundamental que os profissionais de saúde orientem e eduquem as gestantes com DMG e suas famílias sobre as ações que devem ser incluídas no seu dia a dia[7].

Orientação nutricional

A terapia nutricional deve ser baseada na avaliação do perfil antropométrico da gestante, na acessibilidade aos alimentos, características alimentares regionais e condições clínicas. A dieta deverá ser adaptada de acordo com a viabilidade financeira e disponibilidade técnica local. Para isso, inicialmente, deve-se proceder à avaliação da gestante.

Avaliação antropométrica

A avaliação antropométrica deve ser realizada nas consultas de pré-natal, para orientar e acompanhar a programação do ganho de peso gestacional semanal.

Deve-se calcular o Índice de Massa Corporal (IMC) pré-gestacional, com base no peso informado referente até, no máximo, dois meses antes da concepção ou o medido até a 14ª semana gestacional.

- Cálculo do Índice de Massa Corporal (IMC)

$$\text{IMC kg/m}^2 = \frac{\text{Peso (kg)}}{\text{Estatura}^2\text{ (m)}}$$

Classificar o IMC com base nos pontos de corte do Quadro 1[8].

Quando o peso pré-gestacional não estiver disponível, avaliar o IMC gestacional inicial, calculado com o peso atual (peso na consulta) e classificá-lo com base no Quadro 2.

Quadro 1. Faixas de ganho de peso gestacional semanal e total (kg) recomendadas até o termo, conforme o Índice de Massa Corporal (IMC) pré-gestacional para adultas

IMC pré-gestacional (kg/m²)	Ganho de peso (kg) total até a 14ª semana	Ganho de peso (kg) semanal no 2º e 3º trimestres (a partir da 14ª semana)	Ganho de peso (kg) total na gestação
Baixo Peso (BP) < 18,5	1,0-3,0	0,51 (0,44-0,58)	12,5-18,0
Adequado (A) entre 18,5 e 24,9	1,0-3,0	0,42 (0,35-0,50)	11,5-16,0
Sobrepeso (S) entre 25,0 e 29,9)	1,0-3,0	0,28 (0,23-0,33)	7,0-11,5
Obesidade (O) ≥ 30,0	0,2-2,0	0,22 (0,17-0,27)	5,0-9,0

Fonte: elaborada pela autora com base nos dados do IOM (2013)[8].

Quadro 2. Classificação do IMC (kg/m²) por semana gestacional, para gestantes adultas

Semana gestacional	Baixo peso (BP) - IMC ≤	Adequado (A) IMC entre		Sobrepeso (S) IMC entre		Obesidade (O) - IMC ≥
6	19,9	20,0	24,9	25,0	30,0	30,1
8	20,1	20,2	25,0	25,1	30,1	30,2
10	20,2	20,3	25,2	25,3	30,2	30,3
11	20,3	20,4	25,3	25,4	30,3	30,4
12	20,4	20,5	25,4	25,5	30,3	30,4
13	20,6	20,7	25,6	25,7	30,4	30,5
15	20,8	20,9	25,8	25,9	30,6	30,7
16	21,0	21,1	25,9	26,0	30,7	30,8
17	21,1	21,2	26,0	26,1	30,8	30,9

Continua...

... continuação

Quadro 2. Classificação do IMC (kg/m^2) por semana gestacional, para gestantes adultas

18	21,2	21,3	26,1	26,2	30,9	31,0
19	21,4	21,5	26,2	26,3	30,9	31,0
20	21,5	21,6	26,3	26,4	31,0	31,1
21	21,7	21,8	26,4	26,5	31,1	31,2
22	21,8	21,9	26,6	26,7	31,2	31,3
23	22,0	22,1	26,8	26,9	31,3	31,4
24	22,2	22,3	26,9	27,0	31,5	31,6
25	22,4	22,5	27,0	27,1	31,6	31,7
26	22,6	22,7	27,2	27,3	31,7	31,8
27	22,7	22,8	27,3	27,4	31,8	31,9
28	22,9	23,0	27,5	27,6	31,9	32,0
29	23,1	23,2	27,6	27,7	32,0	32,1
30	23,3	23,4	27,8	27,9	32,1	32,2
31	23,4	23,5	27,9	28,0	32,2	32,3
32	23,4	23,5	27,9	28,0	32,2	32,3
33	23,8	23,9	28,1	28,2	32,4	32,5
34	23,9	24,0	28,3	28,4	32,5	32,6
35	24,1	24,2	28,4	28,5	32,6	32,7
36	24,2	24,3	28,5	28,6	32,7	32,8
37	24,4	24,5	28,7	28,8	32,8	32,9
38	24,5	24,6	28,8	28,9	32,9	33,0
39	24,7	24,8	28,9	29,0	33,0	33,1
40	24,9	25,0	29,1	29,2	33,1	33,2
41	25,0	25,1	29,2	29,3	33,2	33,3
42	25,0	25,1	29,2	29,3	33,2	33,3

Fonte: elaborado com base em Atalah et al. (1997)[9] e IOM (2013)[8].

- Diante da classificação do IMC pré-gestacional ou inicial, deve-se programar o ganho de peso gestacional semanal e total até a 40ª semana.

Para avaliação do IMC pré-gestacional de adolescentes com diabetes, consultar as faixas de IMC propostas pela Organização Mundial da Saúde próprias para idade em anos e meses (disponível em: http://www.who.int/growthref/en/; WHO, 2007). Na classificação do IMC pré-gestacional utilizar a recomendação adotada no Brasil (MS, 2008.). Quando o peso pré-gestacional não estiver disponível, adotar o mesmo procedimento sugerido para adultas. Diante da classificação do IMC, deve-se programar o ganho de peso gestacional semanal e total até o parto, consultando-se o Quadro 1.

Avaliação dos hábitos alimentares

Avaliar a dieta habitual da gestante, investigar o número de refeições, grupos e quantidade de alimentos consumidos. Avaliar o consumo de refrigerantes, bebidas alcoólicas, alimentos com alto índice glicêmico, doces, de produtos diet e light. Avaliar o consumo de alimentos processados e ultraprocessados e os ricos em gorduras e a pressão arterial materna.

Na avaliação clínica, questionar a presença de sintomatologia digestiva (náuseas, vômitos, pirose, constipação, sialorreia), que podem interferir na alimentação da gestante.

Recomendações nutricionais quando há viabilidade financeira e disponibilidade técnica total

O acompanhamento nutricional individualizado deve ser realizado pelo nutricionista, devendo ser iniciado logo após o diagnóstico do DMG. O número de consultas individuais deve ser de 5-6, sendo que o intervalo entre as primeiras consultas deve ser de no máximo 15 dias e nas próximas consultas no máximo de 30 dias.

As recomendações nutricionais devem ser calculadas individualmente, considerando o IMC, a idade materna, o nível de atividade física, o ganho de peso esperado, as condições socioeconômicas e as condições clínicas.

Os métodos de orientação dietética recomendados podem ser: o baseado na distribuição energética dos macronutrientes por refeição e o da contagem de carboidratos, que é mais utilizado para gestantes diabéticas do tipo 1.

O plano alimentar deve ser fracionado em três grandes refeições e duas a três pequenas, conforme os hábitos e estilo de vida da gestante. A ceia é uma refeição importante para prevenção de episódios de hipoglicemia durante a noite naquelas que fazem uso de insulina à noite[7].

A distribuição energética por refeições pode ser: desjejum (10 a 15%), colação (5 a 10%), almoço (20 a 30%), lanche (10 a 15%), jantar (20 a 30%), ceia (5 a 10%), independente do método de orientação nutricional empregado.

Orientações gerais em situações de viabilidade financeira e/ou disponibilidade técnica parcial

Em situações de viabilidade financeira e/ou disponibilidade técnica parcial, a terapia nutricional deve ser prestada pelo nutricionista ou profissional de saúde, com calendário de consultas de pelo menos três consultas em grupo. Neste caso, serão fornecidas às gestantes orientações gerais que devem ser reforçadas em cada consulta[7].

- Estimular a gestante à adoção de uma alimentação saudável;

- Fracionar as refeições: pelo menos três refeições (café da manhã, almoço e jantar) e dois lanches saudáveis por dia, evitando intervalo maiores de três horas. Manter os horários fixos das refeições. Não "pular" as refeições e "beliscar" entre elas[7].

- Ingerir água, pelo menos 2 litros (de 6 a 8 copos) por dia, no intervalo entre as refeições.

- Desestimular o consumo de alimentos processados e ultraprocessados que são alimentos de alta densidade calórica e alto teor de sódio e estimular o consumo de alimentos *in natura* e minimamente processados.

- Orientar as principais refeições conforme a Figura 3, a seguir, considerando um prato de louça normal.

Programa de atividade física

O Colégio Americano de Medicina Esportiva define atividade física como qualquer movimento corporal produzido pela contração do músculo esquelético. Fazer tarefas de casa, andar, subir ou descer escadas, são exemplos de atividade física. Já o exercício é definido como a execução de movimentos corporais planejados, estruturados e repetitivos feitos para melhorar um ou mais componentes da aptidão física, como nadar, correr e caminhar em ritmo acelerado[11].

A atividade física na gravidez é segura e desejável, e as gestantes devem ser encorajadas a continuar ou a iniciar essa prática, optando por modalidades que ofereçam

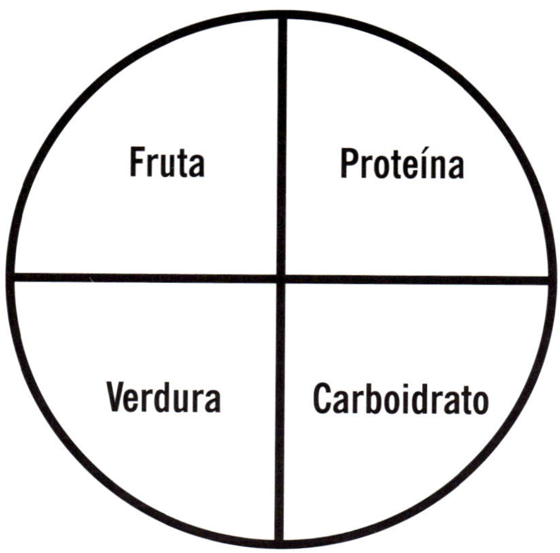

Figura 3. Orientação de composição de prato de refeição principal.

maior segurança e conforto para o período gestacional (ACOG)[10]. Exercícios que podem ser praticados: caminhada, natação, ciclismo (em bicicleta estacionária), aeróbica de baixo impacto, yoga (desde que evitadas posturas que dificultem o retorno venoso), pilates (desde que evitadas posturas que dificultem o retorno venoso).

Em mulheres com comorbidades obstétricas ou clínicas, os programas de exercícios devem ser individualizados. Médicos e demais profissionais da saúde no cuidado obstétrico devem avaliar cuidadosamente as mulheres com complicações antes recomendar atividade física durante a gravidez[10].

No período gestacional, é recomendável um programa de exercícios de intensidade moderada por 20 a 30 minutos por dia, na maioria ou em todos os dias da semana, na intensidade moderada em que a gestante se sinta ligeiramente cansada, mas podendo conversar.

Antes de iniciar o programa de caminhada, o profissional de saúde ou do esporte deverá orientar a gestante quanto a cuidados simples, mas importantes: hidratação antes, durante e após o exercício, não estar em jejum, fazer a atividade em locais com ventilação, com vestes e calçados confortáveis (preferencialmente tênis).

O seguimento de um programa de exercícios, além de todas as vantagens na saúde já reconhecidas, poderá também reduzir as concentrações glicêmicas por aumentar os carreadores de glicose da musculatura estriada – os GLUT 4.

Controle glicêmico

Para saber se o tratamento não farmacológico está adequado, o controle glicêmico pela glicosimetria seriada é fundamental.

Segundo critérios estabelecidos pela ADA e seguidos pela Febrasgo e SBD, as metas a serem atingidas são manter os níveis glicêmicos em:

- Jejum < 95 mg/dL
- Pós-prandial (1h) <140mg/dL
- Pós-prandial (2h) <120mg/dL

Deve-se orientar dieta e atividade física e solicitar que a gestante faça o controle glicêmico por uma semana, como visto na Figura 4, fazendo mediadas ao jejum, 1 hora após café, 1 hora após o almoço e 1 hora após o jantar.

Com viabilidade financeira total: 4 controles por dia, todos os dias da semana.

Com viabilidade financeira parcial: o controle glicêmico deverá ser feito na UBS 3 vezes por semana.

	2ª feira	3ª feira	4ª feira	5ª feira	6ª feira	sábado	domingo
Jejum ≤ 95 mg/dl							
1hPC ≤ 140 mg/dl							
1hPA ≤ 140 mg/dl							
1hPJ ≤ 140 mg/dl							

Figura 4. Exemplo de ficha de controle glicêmico.

Se ao término dos 7 dias menos que 30% dos valores estiverem alterados, Glicemia Média abaixo de 120 mg/dl e sem repercussões fetais, a conduta deverá ser mantida. Se 30% ou mais dos valores estiverem alterados, Glicemia Média ≥120 mg/dl e repercussões fetais, dever-se-á prescrever o tratamento farmacológico.

Tratamento farmacológico

Considerando as evidências atuais, a insulina continua como primeira escolha no tratamento medicamentoso para o controle da hiperglicemia na gestação. Ela não atravessa a barreira placentária.

Para tratar DMG, as insulinas mais usadas são a NPH de longa duração e a regular de curta duração.

O cálculo inicial da quantidade de insulina se baseia no peso da paciente e na idade gestacional.

DMG : 0,3-0,5 UI / Kg / 24hs no início da gestação;
0,6-0,7 UI / Kg / 24hs no 2º trimestre;
0,7 -1 UI / Kg / 24hs no 3º trimestre.

A maioria dos Serviços de Saúde preconiza 2/3 NPH de manhã e 1/3 à noite e resgate com IR, se necessário, nas refeições.

Os ajustes posteriores se basearão no controle glicêmico.

CONSIDERAÇÕES FINAIS

O DMG vem aumentando de incidência. Hoje é problema de saúde pública atingindo 17-18% das gestantes brasileiras.

Para fazer o diagnóstico, como não causa sintomatologia, há necessidade de exames laboratoriais: a glicemia de jejum e o teste oral de tolerância à glicose.

Cerca de 60-70% das pacientes ficam em euglicemia com dieta e atividade física durante a gestação e o controle glicêmico é fundamental.

Nas que não obtêm controle adequado, o tratamento farmacológico com insulina é a primeira escolha.

REFERÊNCIAS BIBLIOGRÁFICAS

1. Hod M, Kapur A, Sacks DA, Hadar E, Agarwal M, Di Rienzo GC, et al. The International Federation of Gynecology and Obstetrics (FIGO) Initiative on gestational diabetes mellitus: a pragmatic guide for diagnosis, management and care. Int J Gynaecol Obstet. 2015:131 Suppl3: S173-211.
2. Negrato CA, Montenegro RM, Mattar R, Zajdenverg L, Francisco RP, Pereira BG, et al. Dysglycemias in pregnancy: from diagnosis to treatment. Brazilian Consensus Statement. Diabetol Metab Syndr. 2010, 24: 2:27.
3. Trujillo J, Vigo A, Reichelt A, Duncan BB, Schmidt MI. Fasting plasma glucose to avoid a full OGTT in the diagnosis of gestational diabetes. Diabetes Res Clin Pract. 2016;105(3):322-6.
4. Metzger BE, Gabbe SG, Persson B, Buchanan TA, et al. International association of diabetes and pregnancy study groups recommendations on the diagnosis and classification of hyperglycemia in pregnancy. Diabetes Care. 2010;33(3):676-82.
5. Metzger BE, Lowe LP, Dyer AR, Trimble ER, Chaovarindr U, Coustan DR et al. Hyperglycemia and adverse pregnancy outcomes. N Engl J Med. 2008;358(19):1991-2002.
6. OPAS, MS, Febrasgo, SBD: Rastreamento e diagnóstico de diabetes mellitus gestacional no Brasil. Brasília, DF 2017. 32p
7. OPAS, MS, Febrasgo, SBD: Tratamento do diabetes mellitus gestacional no Brasil. Brasília, DF 2019. 56p

8. Institute of Medicine (IOM). Implementing guidelines on weight gain and pregnancy. Institute of Medicine and National Research Council. USA: National Research Council, 2013.
9. Atalah SE, Castillo CL, Castro RS. Propuesta de un nuevo estándar de evaluación nutricional em embarazadas. Rev Med Chile 1997;125(12):1429-36.
10. ACOG Practice Bulletin. Clinical Management Guidelines For Obstetrician–Gynecologists. Obstetrics & Gynecology 2018;131(2): e49-e64.
11. ACSM's Guidelines for Exercise Testing and Prescription the Ninth Edition-2014 Pescatello LS, Faha FACSM. Available from: http://forms.acsm.org/summit 2013/pdfs/84%20Pescatello%20Riebe.pdf

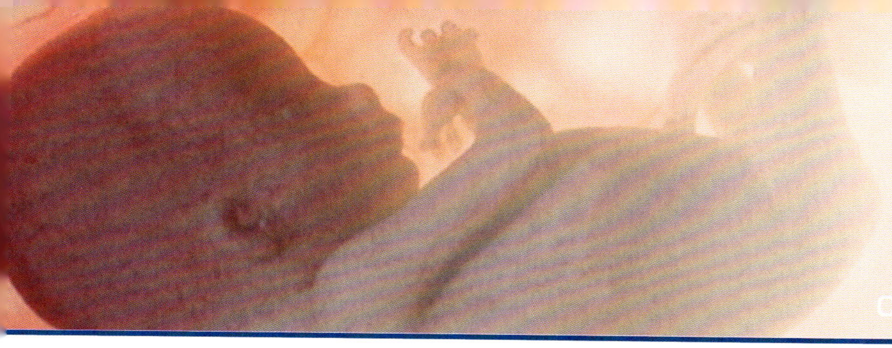

capítulo 9

Hipertireoidismo

- Elaine Christine Dantas Moisés
- Ênio Luis Damaso

INTRODUÇÃO

As disfunções tireoidianas acometem de 2 a 3% das mulheres durante o período gravídico e podem estar implicadas no aumento da morbimortalidade materna e fetal[1]. Para melhor abordagem diagnóstica, deve-se compreender as modificações fisiológicas, envolvendo o funcionamento tireoidiano durante o período gestacional.

As principais alterações na função tiroidiana caracterizam-se pelo aumento sérico da globulina ligadora da tiroxina (TBG, do inglês *thyroxine-binding globulin*) em resposta à elevação do estrogênio e que, consequentemente, determina aumento dos níveis séricos de tiroxina (T4) e de triiodotironina (T3). Paralelamente, o aumento da gonadotrofina coriônica humana (hCG, do inglês *Human chorionic gonadotropin*), por se comportar como fraco agonista dos receptores de hormônio estimulador da tireoide (TSH, do inglês *thyroid-stimulating hormone)*, pode determinar aumento reflexo da produção de hormônios tireoidianos e, por conseguinte, redução dos níveis séricos de TSH[2,3] (Figura 1).

O pico do hCG ocorre normalmente entre a 10ª e 12ª semana de idade gestacional, acarretando em níveis de TSH abaixo de 0,4 um/L (valor de referência para não gestantes) e de 0,01 mU/L em 10 a 20% e 0,7% gestantes normais, respectivamente[3].

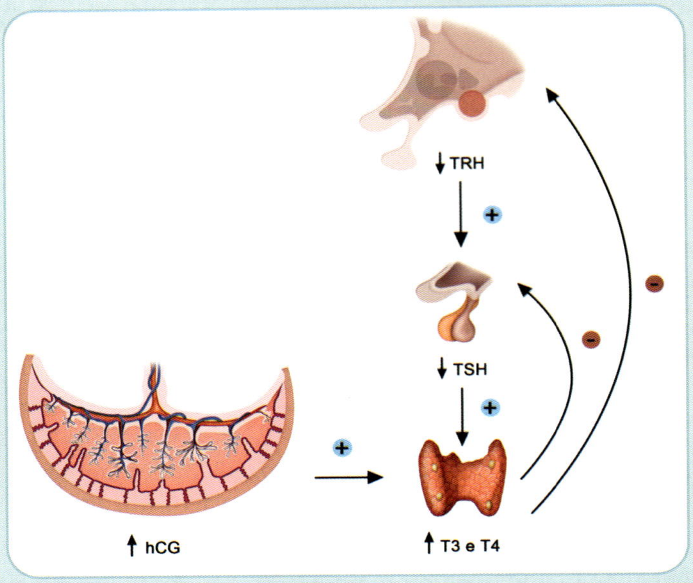

hCG: Gonadotrofina Coriônica humana;
TRH: Hormônio Liberador de Tireotrofina (do inglês: *thyrotropin-releasing hormone*);
TSH: Hormônio Estimulante da Tireoide / Tireotrofina (do inglês: *thyroid-stimulating hormone*);
T4: Hormônio Tiroxina;
T3: Hormônio Triiodotironina;
+: Estimulação;
-: Inibição

Figura 1. Adaptação gravídica do eixo tireoidiano[2,3].

Considerando essas alterações, os valores de referência do TSH, T4L e T4T durante o período gestacional estão ilustrados na Tabela 1.

Tabela 1. Valores de referência de hormônio estimulador da tireoide e de tiroxina, de acordo com a idade gestacional[4,5]

Trimestre	TSH (mUI/mL)*	T4L (ng/dL)	T4T (ng/dL)
Primeiro	0,1 a 2,5	1,08 a 1,82	> 1,5 vezes a referência para não gestante
Segundo	0,2 a 3,0	0,86 a 1,53	
Terceiro	0,3 a 3,0		

TSH: hormônio estimulador da tireoide; **T4L**: tiroxina livre; **T4T**: tiroxina total; >: maior que. ***TSH** é variável de acordo com a população.

CARACTERIZAÇÃO CLÍNICA

O hipertireoidismo pode ser entendido como a hiperatividade da glândula tireoide, que resulta no aumento da síntese e da liberação dos hormônios tireoidianos na circulação, sendo caracterizado pela redução dos níveis de TSH em face de concentrações séricas normais ou elevadas de T4. A síndrome clínica decorrente do excesso de hormônios tireoidianos circulantes denomina-se tireotoxicose. Essa disfunção é relativamente incomum, ocorrendo em 0,1 a 0,4% de todas as gestações[4].

A Doença de Graves é a causa mais prevalente de hipertireoidismo durante o período gestacional, sendo a tireotoxicose gravídica seu principal diagnóstico diferencial. Outras causas menos comuns seriam: doença trofoblástica gestacional, bócio nodular, adenoma tóxico, tireoidite subaguda e tireoidite linfocítica.

O hipertireoidismo pode acarretar em consequências para a saúde materna e fetal, aumentando a morbimortalidade. A tireotoxicose eleva o risco de síndromes hipertensivas, arritmias cardíacas, perdas fetais, restrição de crescimento intrauterino, descolamento prematuro de placenta, prematuridade e tireoidite pós-parto. No que lhe concerne, o período neonatal pode ser complicado pelo risco de hiper ou hipotiroidismo neonatal decorrentes da ação em tireoide fetal de medicações e anticorpos maternos que atravessam a barreira placentária[4,5].

Diagnóstico

O rastreio de doenças tireoidianas na gestação é assunto controverso, não sendo recomendado de forma universal. A Sociedade Brasileira de Endocrinologia e Metabologia (SBEM) publicou diretriz em 2013, relatando que não há evidências suficientes para se recomendar a favor ou contra o rastreamento universal, mas o consenso concorda com a recomendação de busca ativa em gestantes consideradas como grupo de risco para disfunções tireoidanas[6]. Por sua vez, a Associação Americana de Tireoide (ATA), em sua diretriz de 2017, mostra que não há evidências para se recomendar ou não a pesquisa de disfunções tireoidianas a todas as gestantes[7].

Considera-se como fatores de risco para disfunções tireoidianas: presença de sintomas sugestivos de hipermetabolismo, história pessoal ou familiar de tireoidopatia, procedência de áreas com deficiência de iodo, presença de bócio, histórico de radiação da região do pescoço, presença de anticorpos antitireoidianos, uso de amiodarona ou lítio, presença de doenças autoimunes, obesidade mórbida, idade acima de 30 anos, passado obstétrico de infertilidade, abortamento habitual ou duas gestações gemelares.

O diagnóstico das desordens tireoidianas, especificamente o hipertireoidismo durante a gravidez, é baseado na presença de marcadores clínicos e laboratoriais. Os principais sinais e sintomas do hipertireoidismo estão relacionados à situação clínica de hipermetabolismo: palpitações, tremores, perda de peso, intolerância ao calor, fadiga, ansiedade e insônia. Por serem inespecíficos, podem ser confundidos com sintomas típicos da gestação. Achados mais específicos como oftalmopatia, mixedema e bócio sugerem Doença de Graves[8].

Quando detectado nível de TSH supresso no primeiro trimestre, deve-se realizar anamnese e exame físico pormenorizados, além de complementar a propedêutica com dosagem de tiroxina livre (T4L) ou tiroxina total (T4T). A dosagem do TRAb pode auxiliar no diagnóstico etiológico da tireotoxicose[7] (B).

A tireotoxicose gravídica apresenta-se transitoriamente em 1 a 3% das gestações e representa o principal diagnóstico diferencial de hipertireoidismo clínico.

Relaciona-se ao aumento do hCG que ocasiona o declínio fisiológico dos níveis séricos de TSH e, consequentemente, elevação dos hormônios tireoidianos (T3 e T4) a níveis próximos ao limite superior da normalidade. A partir da estabilização dos níveis de hCG, observa-se normalização gradual dos níveis de TSH, principalmente após a 20ª semana de gestação (Tabela 2)[4,5].

Por sua vez, o diagnóstico do hipertireoidismo pode ser definido bioquimicamente pela presença de TSH suprimido (<0,1mU/L) ou indetectável (<0,01mU/L), associado ao aumento dos níveis séricos de T4L (excedendo os valores de referência da gestação) ou de T4T corrigido (acima de 1,5 vezes os valores de referência em não gestantes) (Tabela 2)[7,9].

A confirmação diagnóstica de Doença de Graves (DG), principal causa de hipertireoidismo clínico, é baseada na sintomatologia, dosagem da função tireoidiana e complementada pela identificação de anticorpos antirreceptores de TSH (TRAb) positivo[9].

A determinação sérica do TRAb está indicada em três situações: gestantes com DG ativa ou história médica pregressa positiva para avaliação de risco da tireotoxicose neonatal por passagem transplacentária dos anticorpos; no diagnóstico diferencial da tireotoxicose gestacional (1º trimestre); em indivíduos eutireoidianos com oftalmopatia[7]. A identificação desse marcador aumenta o risco de hipertireoidismo fetal e neonatal mesmo em mulheres eutireoideas, quando apresenta-se acima de três vezes o valor da referência ou acima de 5,0U/L[7].

Tratamento

Idealmente, pacientes com hipertireoidismo devem estar bem compensadas da doença antes de engravidarem, sendo a escolha terapêutica feita de maneira compartilhada e individualizada com cada paciente. Deve-se orientar uso de método contraceptivo durante todo o período de estabilização da doença e planejamento gestacional[7].

Tabela 2. Diagnóstico diferencial entre tireotoxicose gravídica e hipertireoidismo clínico por Doença de Graves[4,5,7,9]

Marcador laboratorial	Tireotoxicose gravídica	Doença de Graves
T4L	No limite superior de normalidade para o trimestre gestacional	Acima dos valores de referência para o trimestre gestacional
T4 total	Abaixo de 1,5 vezes os valores de referência em não gestantes	Acima de 1,5 vezes os valores de referência em não gestantes
TSH	Suprimido (<0,1mU/L)	Suprimido (<0,1mU/L) ou indetectável (<0,01mU/L)
TRAb	Negativo	Positivo

TSH: hormônio estimulador da tireoide; **T4L:** tiroxina livre; **T4T:** tiroxina total; **TRAb:** anticorpos antirreceptores de TSH.

A sintomatologia da tireotoxicose gravídica pode ser controlada com a administração de antieméticos e betabloqueadores, não havendo indicação de outras medicações. Também não está recomendada terapêutica específica em casos de hipertireoidismo subclínico (TSH subnormal, T4 livre dentro dos valores de referência para a idade gestacional, T4 total menor que 1,5 vezes o limite para não gestantes) e de hipertireoidismo assintomático (avaliar risco/ benefício)[7,9].

Para adequado controle do hipertireoidismo clínico (Doença de Graves) está recomendada administração de tionamidas, drogas inibidoras da síntese do hormônio tireoidiano, representadas pelo metimazol (MMZ) e pelo propiltiouracil (PTU).

Considerando que a equivalência entre as tionamidas é de 5mg de MMZ para cada 100mg de PTU, a posologia dessas medicações deve ser ajustada em momentos de transição entre ambas. O PTU é prescrito com dose de 200 a 400 mg/dia, dividido em três tomadas (8 em 8 horas) e dose máxima de 600 a 800 mg/dia. Por sua vez, o metimazol apresenta dose inicial de 10 a 15 mg/dia em dose única, com dose máxima de 30 mg/dia[7].

Tionamidas estão associadas a malformações fetais quando utilizadas no primeiro trimestre gestacional (MMZ 3 a 4% e PTU 2 a 3%) e efeitos colaterais, sendo estes divididos em maiores e menores. Por outro lado, quando são suspensas durante a gestação, acarreta-se maior probabilidade de descompensação da doença (Tabela 3)[7,8,9].

Sugere-se a troca de MMZ por PTU antes da concepção e manutenção do PTU no primeiro trimestre da gestação, para minimizar efeitos sobre o feto. O retorno ao uso de MMZ está recomendado a partir do segundo trimestre, como estratégia de prevenir hepatotoxicidade (Figura 2)[7].

Quando houver necessidade devido ao quadro clínico (taquicardia e tremores), sugere-se associar droga betabloqueadora para alívio de sintomas, podendo ser usado propranolol de 40 a 120 mg/dia ou metoprolol de 25 a 50 mg/dia.

A avaliação de controle terapêutico do hipertireoidismo é realizada por meio de dosagem de T4L e TSH a cada 2 a 4

Tabela 3. Efeitos colaterais das tionamidas[4,5]

Efeitos colaterais	Maiores	Menores
Prevalência	0,1 a 0,4%	3 a 5%
Quadro clínico	Agranulocitose* Colestase* Hepatotoxicidade** Vasculite**	Rash cutâneo Poliartralgia Artrite Cefaleia Náuseas Síndrome lúpus-like

* mais comuns com metimazol (MMZ); ** mais comum com propiltiouracil (PTU)

semanas, sendo os principais objetivos do tratamento de hipertireoidismo na gestação demonstrados na Tabela 4 [7].

Após o parto, orienta-se manter a dose de tionamidas utilizada ao final da gestação, sendo consideradas seguras durante a amamentação, em doses de até 20 mg/dia de metimazol (Figura 2). Com o objetivo de minimizar a passagem da medicação pelo leite materno, deve-se orientar paciente a fracionar a dose e ingeri-la apenas após as mamadas. A avaliação dos níveis de TSH e T4 livre deve ser solicitada em seis semanas, ou antes, caso a paciente apresente sinais ou sintomas de descompensação da doença[7].

CONSIDERAÇÕES FINAIS

O hipertireoidismo é um distúrbio de hiperfuncionamento da glândula tireoide, mais frequentemente causado pela Doença de Graves, que pode originar desfechos adversos maternais e fetais. Diante desses riscos, torna-se importante seu adequado seguimento e tratamento durante o ciclo gravídico-puerperal.

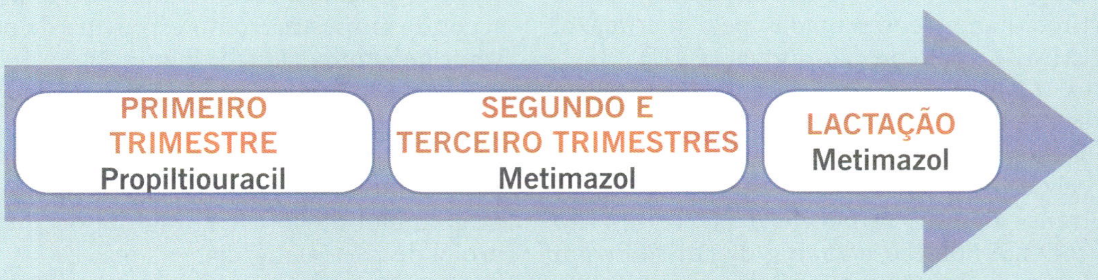

Figura 2. Sequência de tionamidas durante o ciclo gravídico-peuerperal[7].

Tabela 4. Objetivos do tratamento de hipertireoidismo na gestação[7]

Critério	Objetivo
Tionamida	Menor dose possível para evitar o hipotireoidismo e desenvolvimento anormal fetais devido à passagem transplacentária
T4L	Limite superior de normalidade
T4 total	Abaixo de 1,5 vezes os valores de não gestantes
TSH	Entre 0,1 a 0,3 mU/L

TSH: hormônio estimulador da tireoide; **T4L**: tiroxina livre; **T4T**: tiroxina total

PARA LEMBRAR

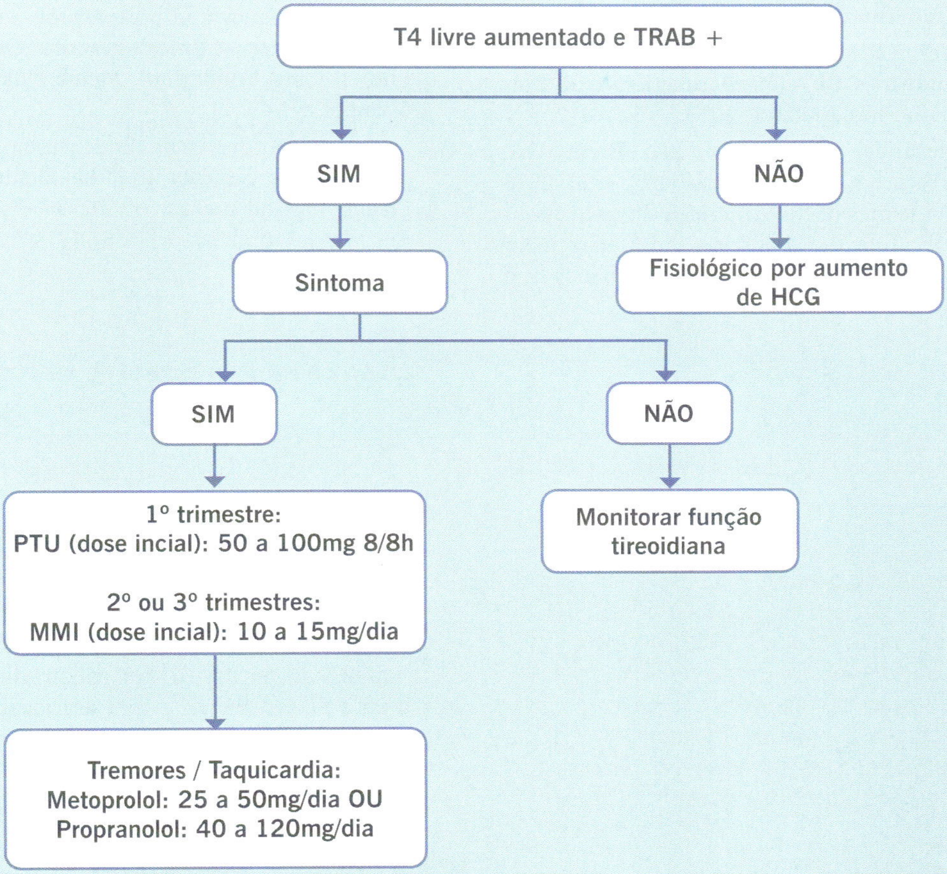

Figura 3. Resumo do diagnóstico e tratamento de hipertireoidismo na gestação[7].

REFERÊNCIAS BIBLIOGRÁFICAS

1. Negro R, Mestman JH. Thyroid disease in pregnancy. Best Pract Res Clin Endocrinol Metab. 2011;25(6):927-43.
2. Korevaar TIM, Medici M, Visser TJ, Peeters RP. Thyroid disease in pregnancy: new insights in diagnosis and clinical management. Nat Rev Endocrinol. 2017;13(10):610-22.
3. Glinoer D. The regulation of thyroid function in pregnancy: pathways of endocrine adaptation from physiology to pathology. Endocr Rev. 1997;18:404-33.
4. Sterrett M. Maternal and fetal thyroid physiology. Clin Obstet Gynecol. 2019;62(2):302-07.
5. Ross DS, Burch HB, Cooper DS, Greenlee MC, Laurberg P, Maia AL, et al. 2016

American Thyroid Association Guidelines for Diagnosis and Management of Hyperthyroidism and Other Causes of Thyrotoxicosis. Thyroid. 2016;26(10):1343-421.

6. Ward LS, Maciel LM. Thyroid consensuses: guidelines for clinical practice. Arq Bras Endocrinol Metabol. 2013;57(3):161-2.
7. Alexander EK, Pearce EN, Brent GA, Brown RS, Chen H, Dosiou C, et al. 2016 Guidelines of the American Thyroid Association for the Diagnosis and Management of Thyroid Disease during Pregnancy and the Postpartum. Thyroid. 2017.
8. Abalovich M, Amino N, Barbour LA, Cobin RH, De Groot LJ, Glinoer D, et al. Management of thyroid dysfunction during pregnancy and postpartum: an Endocrine Society Clinical Practice Guideline. J Clin Endocrinol Metab. 2007;92 (8 Suppl):S1-47.
9. Laurberg P, Andersen SL. Endocrinology in pregnancy: pregnancy and the incidence, diagnosing and therapy of Graves' disease. Eur J Endocrinol. 2016;175(5):R219-30.

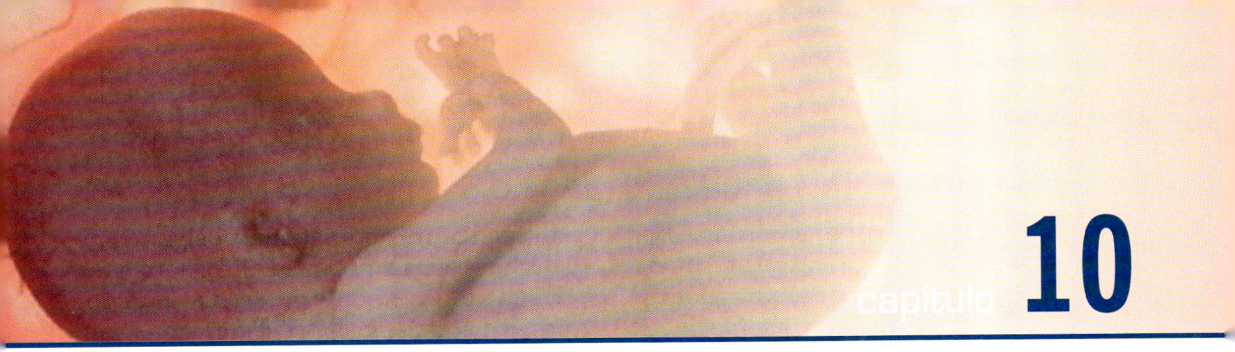

capítulo 10

Hiperprolactinemia

▸ Cristiane de Freitas Paganoti

INTRODUÇÃO

Dentre as principais causas de adenomas hipofisários, os prolactinomas destacam-se como a mais frequente, correspondendo a 40% dos casos[1-3]. Boa parte dos indivíduos afetados são mulheres em idade reprodutiva[1, 4] e, portanto, deve-se sempre considerar a possibilidade de gestação, sobretudo quando o tratamento visa reverter a irregularidade menstrual, um dos sintomas pelos quais a hiperprolactinemia é suspeitada. Objetiva-se, com isso, melhor abordagem pré-concepcional a fim de reduzir eventos adversos maternos, fetais e neonatais, decorrentes tanto de complicações diretas do tumor quanto pela ação das medicações agonistas dopaminérgicas no desenvolvimento fetal.

Dessa forma, é de essencial importância o diagnóstico correto de tal condição, a fim de se propor o melhor tratamento. Os agonistas dopaminérgicos (AD) permanecem como a primeira linha de tratamento dos prolactinomas, em especial a cabergolina, pela sua maior tolerabilidade e eficácia em se reduzir o tamanho tumoral e os níveis de prolactina (PRL)[2, 3]. Entretanto, seus efeitos em longo prazo sobre os filhos cujas mães utilizaram a medicação durante a gestação não estão totalmente elucidados, o que faz com que a bromocriptina ainda seja a medicação de escolha para o tratamento durante a gravidez, embora a cabergolina possa ser uma alternativa em casos selecionados[5-7].

A presente revisão tem por objetivo compilar as evidências atuais acerca do seguimento e tratamento do prolactinoma na gestação, bem como os cuidados em relação ao uso dos agonistas dopaminérgicos na gravidez.

DIAGNÓSTICO E TRATAMENTO

I – Prolactinomas

Os prolactinomas constituem adenomas hipofisários produtores de PRL, em graus variáveis, sendo em sua grande maioria benignos. Entretanto, podem tornar-se clinicamente significantes devido às manifestações resultantes da hiperprolactinemia, necessitando de adequado manejo[1-3, 5]. Sua classificação é baseada no tamanho do tumor e considerados microadenomas, quando o diâmetro tumoral é de até 10mm, ou macroadenomas, quando maior que 10mm[5]. Os macroadenomas são referidos como gigantes quando o diâmetro tumoral ultrapassa 40mm.

Dentre os adenomas hipofisários funcionantes, o prolactinoma representa 40% dos casos, acometendo, em sua maioria, mulheres entre a segunda e terceira décadas de vida, e sob a forma de microprolactinomas[1-3]. No sexo masculino, o macroprolactinoma é o achado mais frequente[1,5].

As principais funções da PRL são estimular a produção e a manutenção da lactação, além de agir como fator de crescimento, neurotransmissor ou imunomodulador[8]. A via de inibição tônica pela dopamina[1,3], secretada pelo hipotálamo, é responsável pela produção e liberação desse hormônio, que exerce ação sobre as glândulas mamárias (principal), fígado, ovário, testículo e próstata[3, 8].

Nas mulheres, as principais manifestações clínicas decorrentes da hiperprolactinemia são a galactorreia, os distúrbios menstruais (oligomenorreia/amenorreia) e a infertilidade[1, 3, 6]. Dessa forma, na grande maioria das vezes, o diagnóstico é realizado antes da concepção. Devido ao aumento fisiológico da prolactina na gravidez, a suspeita clínica no período gestacional é dada quando a paciente apresente sintomas resultantes do efeito de massa do tumor, tais como cefaleia e alterações visuais, decorrente da compressão do quiasma óptico pelo tumor[3]. Pode ocorrer, também, hipopituitarismo caso haja compressão da haste hipofisária.

A PRL reduz a frequência e a amplitude dos pulsos do hormônio liberador de gonadotrofinas (GnRH) e, consequentemente, do hormônio luteinizante (LH). Promove, também, redução da resposta de *feedback* positivo pelo estrogênio sobre a secreção de gonadotrofinas e ação direta sobre as células da granulosa dos ovários, levando à redução da secreção de estrogênio e de progesterona[1, 7, 9].

Dessa forma, pacientes que apresentem sinais e sintomas sugestivos de hiperprolactinemia devem realizar avaliação sérica deste hormônio. Entretanto, dentre os diagnósticos diferenciais, encontram-se as causas secundárias de hiperprolactinemia (Tabela 1)[1, 5, 10]. Para tanto, deve-se realizar adequada anamnese, exame físico e avaliação laboratorial.

Excluídas as causas secundárias, prossegue-se a investigação mediante solicitação de ressonância nuclear magnética de sela túrcica para identificação do prolactinoma. Em casos de suspeita de compressão do quiasma óptico, recomenda-se, também, a realização de avaliação neuroftalmológica[3].

Pode-se identificar certa correlação entre o tamanho tumoral e os níveis de PRL. Nos casos de microprolactinoma, os valores de PRL encontram-se entre 100-250ng/mL, chegando a níveis de 250-1000 ng/mL em pacientes com macroprolactinoma (valor de referência: até 25ng/mL). Quando a hiperprolactinemia ocorre por causas secundárias, os valores são de até 100ng/mL[1, 5].

Tabela 01. Causas de hiperprolactinemia

Fisiológicas	▪ Gestação e lactação ▪ Estresse ▪ Exercício físico ▪ Relação sexual
Farmacológicas	▪ **Antipsicóticos**: fenotiazinas, haloperidol, risperidona, clozapina, onlanzapina ▪ **Antidepressivos**: tricíclicos, inibidores da MAO, inibidores seletivos dos receptores de serotonina ▪ **Antihipertensivos**: verapamil, reserpina, alfa-metildopa ▪ **Antieméticos**: metoclopramida, domperidona ▪ **Bloqueadores dos receptores H2**: cimetidina, ranitidina ▪ **Opioides**: morfina, metadona ▪ **Outros**: estrógenos, cocaína, heroína, álcool, anestésicos
Patológicas	Adenomas hipofisários não funcionantes que comprimem a haste hipofisária: ▪ Craniofaringeomas ▪ Meningemomas ▪ Germinomas ▪ Síndrome da sela vazia ▪ Hipofisite linfocitária ▪ Doenças hipotálamo-hipofisárias ▪ Doenças infiltrativas
Outras doenças	▪ Hipotireoidismo primário ▪ Doença renal crônica ▪ Cirrose ou insuficiência hepática ▪ Secreção ectópica de prolactina ▪ Lesões de tórax: trauma, cirurgia, herpes zóster

Adaptado de Wong et al. *Update on prolactinomas. Part 1: clinical manifestations and diagnostic challenges*[1].

O tratamento da hiperprolactinemia tem por objetivos[1, 3]:

- restaurar a fertilidade;
- cessar a galactorreia;
- controlar o volume tumoral para reduzir os sintomas decorrentes dos efeitos de massa.

Para tanto, tem-se três opções terapêuticas:

1. **Medicamentosa:** os agonistas dopaminérgicos (principais opções: bromocriptina e cabergolina) são as medicações de escolha para o tratamento dos prolactinomas, com duração mínima de um ano[5]. Sua ação leva à redução dos níveis séricos de PRL e do volume tumoral[3, 5]. (Tabela 2)

Para os pacientes com microprolactinoma, objetiva-se reestabelecer a função gonadal[5, 13] e, uma vez normalizados os níveis de PRL, a avaliação torna-se anual, com possibilidade de suspensão da medicação. Já para os pacientes com macroprolactinomas, além da função gonadal, almeja-se a redução do volume tumoral. Dessa forma, nova RNM é solicitada cerca de dois a três meses após o início da terapia medicamentosa[5] e, a partir do momento em que se obteve valores normais de PRL por dois anos e redução de 50% do tamanho do tumor, inicia-se a redução gradual da dose do AD[5].

Tabela 2. Opções medicamentosas para o tratamento da hiperprolactinemia

	Cabergolina	Bromocriptina
Mecanismo de ação	Derivado do ergot que exerce seu efeito terapêutico por estimulação direta dos receptores dopaminérgicos	Liga-se seletivamente e ativa os receptores dopaminérgicos pós-sinápticos D2 no corpo estriado do sistema nervoso central. Também estimula a dopamina D2 receptores na hipófise anterior, resultando na inibição da secreção de prolactina e lactação
Posologia	0,25 – 0,5 mg, 1 ou 2x/semana (dose máxima: 3 mg) Aumentos mensais progressivos até normalização dos níveis de PRL[5]	0,625 – 1,25 mg/dia Aumentos a cada 1,25 mg / semana Dose máxima: 2,5 mg, 2 – 3x/semana[5]
Características	Melhor tolerabilidade Menor incidência de efeitos colaterais[11]	Efeitos colaterais: distúrbios gastrointestinais e hipotensão postural[12]

2. **Cirúrgica**: A ressecção transesfenoidal está indicada para pacientes com macroprolactinomas que apresentam:
   a. compressão de quiasma óptico e distúrbios visuais que não apresentaram melhora com o tratamento medicamentoso;
   b. não normalização dos níveis de PRL mesmo com altas doses do AD;
   c. apoplexia sintomática e fístula de fluido cerebrospinal[3, 5].

O sucesso da cirurgia depende da experiência do neurocirurgião, dos níveis séricos de PRL, do tamanho tumoral e do grau de invasão. As taxas de recorrência são maiores entre os macroprolactinomas.

3. **Radioterapia:** indicada para controlar o crescimento tumoral em casos resistentes aos AD que não foram adequadamente controlados por cirurgia. Entretanto, tem altas taxas de efeitos colaterais, como lesão de nervo óptico e hipopituiratismo[3, 5, 14-16].

II – Influência das modificações fisiológicas gravídicas sobre a hipófise

Durante a gestação, pela ação estrogênica placentária, ocorre hiperplasia dos lactotrofos e, consequentemente, aumento progressivo dos níveis de prolactina, que podem chegar a valores dez vezes maiores que a normalidade[1, 5]. A magnitude do aumento, no entanto, é bastante variável; em um estudo, o valor médio no termo foi de 207 ng/mL, mas o intervalo foi de 35 a 600 ng/mL. Seis semanas após o parto, a secreção de estradiol diminui e a concentração sérica basal de prolactina geralmente é normal, independentemente da amamentação[17].

No primeiro trimestre, ocorre aumento de tamanho e volume de cerca de 45% e, por volta do final da gestação, a hipófise cresceu em torno de 136%. O aumento máximo ocorre três dias após o parto, retornando à normalidade seis meses após o parto[7, 16, 18].

III – Agonistas dopaminérgicos e gestação

Cabergolina e bromocriptina apresentam passagem pela barreira placentária[9]. Dados de literatura demonstram maior frequência de uso e maior experiência com o uso da bromocriptina na gestação e estudos vêm sendo desenvolvidos para demonstrar a segurança da cabergolina na gravidez[5, 7, 18].

Entretanto, até o momento, não há evidências na literatura de que a cabergolina exerça efeito deletério sobre o desenvolvimento fetal, uma vez que as taxas de malformações entre as pacientes que usaram qualquer uma dessas medicações não é maior que a encontrada na população em geral[7, 9, 19].

Sendo assim, é de extrema importância que, durante a avaliação pré-concepcional, pacientes com prolactinomas sejam orientadas a informar, precocemente, quando do diagnóstico da gestação, para que se possa programar a melhor abordagem terapêutica durante a gestação (suspensão ou manutenção da medicação)[9, 19, 21], sempre esclarecendo sobre riscos e benefícios de cada opção.

Dados da literatura mostram em torno de 6.000 gestações cujas pacientes utilizaram bromocriptina e 968, que utilizaram cabergolina[12, 18, 20, 21]. A principal questão envolvendo o uso da cabergolina na gestação refere-se ao fato de que os neurônios dopaminérgicos se desenvolvem em fases precoces de embriogênese fetal (6 a

8 semanas) e a dopamina parece ter efeito importante sobre o desenvolvimento motor e cognitivo[20]. Lebbe et al realizaram seguimento em longo prazo de 88 crianças cujas mães utilizaram cabergolina na gestação e evidenciaram leve retardo na fluência verbal em duas crianças e atraso na continência aos quatro anos em outra criança[20].

IV – Prolactinoma – do aconselhamento pré-concepcional ao puerpério

Mulheres com prolactinoma e que desejam engravidar devem receber adequada avaliação antenatal multidisciplinar, envolvendo tanto o endocrinologista quanto o obstetra, para que sejam tratadas e orientadas quanto às possibilidades de eventos adversos maternos, fetais e neonatais, decorrentes tanto de complicações diretas do tumor, devido à influência hormonal da gestação, quanto pela ação das medicações agonistas dopaminérgicas no desenvolvimento fetal[7, 8, 21].

Considerando que o tratamento da hiperprolactinemia pode promover restauro da ovulação e da fertilidade de forma rápida, métodos contraceptivos devem ser iniciados e mantidos até que a doença esteja adequadamente tratada e a gestação possa ser liberada[5-7].

Para as pacientes com desejo reprodutivo, a bromocriptina acaba sendo a medicação de escolha do tratamento farmacológico, dada sua maior experiência na literatura[12, 14]. Entretanto, o manejo mais adequado deve ser individualizado e leva em conta o tamanho do tumor.

Devido à ação estimulatória do estrogênio placentário sobre os lactotrofos[12], há risco de aumento volumétrico do prolactinoma durante a gestação e, consequentemente, maior chance de aparecimento de distúrbios visuais decorrente da compressão do quiasma óptico pelo efeito de massa do tumor[5-8, 21]. Por outro lado, o aumento dos níveis de PRL não, necessariamente, refletem tal crescimento[5], uma vez que ocorre aumento fisiológico deste hormônio na gestação, o que faz com que sua dosagem rotineira durante a gravidez não seja de grande valia.

Pacientes com macroprolactinomas são aconselhadas a engravidar somente após ocorrer a normalização dos níveis séricos de PRL e a redução significativa do tamanho tumoral, para reduzir a chance de compressão do quiasma óptico durante a gravidez[3, 5, 13, 14].

O risco para crescimento tumoral durante a gestação é de 10%, para aquelas com microprolatinomas, elevando para 30% naquelas com macroprolactinomas[5, 7]. Dessa forma, pacientes com microprolactinomas podem ser orientadas a suspender o uso do AD assim que confirmada a gestação e a relatar, o mais precoce possível, o aparecimento de sintomas neurológicos que possam indicar crescimento tumoral, tais como cefaleia intensa e distúrbios visuais [3, 5, 7, 17].

Para as pacientes com macroprolactinomas, as condutas devem ser individualizadas caso a caso[23] e há duas abordagens possíveis:

a. Se tumor intraselar e paciente assintomática ou oligossintomática, pode-se considerar suspender a medicação assim que confirmada a gestação, com adequada vigilância de sintomas
b. Se tumor extraselar, com proximidade ao quiasma óptico, considera-se manter o AD durante toda a gravidez[5, 10, 14], independente da presença ou não de sintomas.

Para aquelas pacientes em que foi optado pela manutenção do AD, orientar a respeito do uso e da importância/necessidade de se manter a medicação, bem como os efeitos das drogas AD sobre o desenvolvimento e crescimento fetais, para que esta seja uma decisão compartilhada.

Para todas as pacientes, mediante queixa frequente de sintomas neurológicos, deve-se realizar ressonância nucelar magnética (RNM) de sela túrcica[3, 5, 11], sem contraste, bem como exame neuroftalmológico[13, 14], para avaliar crescimento tumoral. Se confirmado, a abordagem mais adequada irá depender da idade gestacional em que a paciente se encontra no momento do diagnóstico e da magnitude dos sintomas.

Em gestações mais avançadas, próximas ou após o termo, pode-se considerar a realização do parto e posterior tratamento, quando necessário. Alguns trabalhos têm demonstrado que muitas pacientes podem vir a apresentar remissão espontânea do volume do tumor no puerpério[9, 18, 22]. Na prematuridade tardia, a depender da magnitude do crescimento tumoral e dos sintomas apresentados pela paciente, outra opção é iniciar ou reintroduzir terapia medicamentosa, para que se possa atingir o termo, ponderando riscos e benefícios maternos e fetais.

Por outro lado, em idades gestacionais mais precoces, opta-se pela reintrodução da terapia medicamentosa, sendo a bromocriptina a primeira escolha. O uso de cabergolina é considerado caso não ocorra resposta adequada à bromocriptina ou em casos de avaliação individualizada, dependendo do tamanho tumoral, sintomas, estruturas próximas ao tumor e tratamento prévio. Em casos de falha ou resistência aos AD, pode-se considerar a realização de ressecção cirúrgica transesfenoidal no segundo trimestre da gestação[5-8, 22].

É importante, também, que as pacientes sejam encaminhadas para avaliação pré-anestésica durante o seguimento pré-natal, principalmente aquelas com macroprolactinoma pois, se houver risco para aumento de pressão intracraniana, a anestesia locorregional (raquianestesia ou anestesia peridural) pode ser contraindicada. Nesses casos, complementa-se tal avaliação com o parecer do neurocirurgião.

No puerpério, as pacientes que desejam amamentar não devem receber terapia com AD, dado seu efeito sobre a supressão da produção de PRL[5], o que poderia interferir na produção do leite materno. Se possível, suspender a medicação ao final da gestação para viabilizá-la. Caso seja necessário, o tratamento deve ser iniciado após a interrupção completa da amamentação. Não há evidências na literatura de que a amamentação esteja associada ao risco de crescimento tumoral[8, 17, 19, 23].

Entretanto, a amamentação é contraindicada em mulheres com comprometimento do campo visual, pois devem receber terapia medicamentosa com AD[21].

CONSIDERAÇÕES FINAIS

Os prolactinomas correspondem aos tumores de hipófise mais frequentes, atingindo, sobretudo, mulheres em idade reprodutiva. Boa parte dos sintomas são decorrentes da hiperprolactinemia, embora os macroprolactinomas possam causar sintomas decorrentes do efeitos de massa, como cefaleia e distúrbios neuroftalmológicos. Em mulheres com desejo reprodutivo, objetiva-se melhor abordagem pré-concepcional a fim de reduzir eventos adversos maternos, fetais e neonatais, decorrentes tanto de complicações diretas do tumor quanto pela ação das medicações agonistas dopaminérgicas no desenvolvimento fetal.

REFERÊNCIAS BIBLIOGRÁFICAS

1. Wong A, Eloy JA, Couldwell WT, Liu JK. Update on prolactinoms. Part 1: Clinical manifestations and diagnostic challenges. Journal of Clinical Neuroscience, 2015; 22: 1562-67.
2. Wong A, Eloy JA, Couldwell WT, Liu JK. Update on prolactinoms. Part 2: Treatment and management strategies. Journal of Clinical Neuroscience, 2015; 22: 1568-74.
3. Glezer A, Bronstein MD. Prolactinoma. Arq Bras Endocrinol Metab. 2014; 58(2): 118-23.
4. Gonzaga MFM, Casulari LA. Diagnóstico e tratamento dos prolactinomas sensíveis ou resistentes aos agonistas dos receptores de dopamina. Brasília Med 2014; 51(3.4): 225-236.
5. Casanueva FF, Molitch ME, Sclechte JA, Abs R, Bonert V, Bronstein MD et al. Guidelines of the Pituitary Society for the diagnosis and management of prolactinomas. Clinical Endocrinology 2006; 65: 265–73.
6. Melmed S, Casanueva FF, Hoffman AR, Kleinberg DL, Montori VM, Schlechte JA, et al. Diagnosis and treatment of hyperprolactinemia: an Endocrine Society clinical practice guideline. J Clin Endocrinol Metab 2011; 96(2): 273–88.
7. Molitch ME. Prolactinoma in pregnancy. Best Practice & Research Clinical Endocrinology & Metabolism, 2011; 25: 885-96.
8. Almalki MH, Alzahrani S, Alshahrani F, Alsherbeni S, Almoharib O, Aljohani N, et al. Managing prolactinomas during pregnancy. Frontiers in Endocrinology, 2015; 6: 1-5.
9. Molitch ME. Management of the pregnant patient with a prolactinoma. European Journal of Endocrinology. 2015; 172: 205-13.
10. Eschler DC, Javanmard P, Cox K, Geer EB. Prolactinomas through the female life cycle. Endocrine, 2018; 59: 16–29.
11. Tirosh A, Shimon I. Current approach to treatments for prolactinomas. Minerva Endocrinologica, 2016; 41(3): 316-23.
12. Glezer A, Bronstein MD. Prolactinomas, cabergoline and pregnancy. Endocrine, 2014; 47: 64-9.
13. Glezer A, Bronstein MD. Prolactinomas. Endocrinol Metab Clin N Am, 2015; 44: 71-8.
14. Araujo PB, Neto LV, Gadelha MR. Pituitary tumor management in pregnancy. Endocrinol Metab Clin N Am, 2015; 44: 181-97.
15. Bronstein MD, Paraiba DB, Jallad RS. Management of pituitary tumors in pregnancy. Nat. Rev. Endocrinol, 2011; 7: 301-10.
16. Foyouzi N, Frisbaek Y, Norwitz ER. Pituitary gland and pregnancy. Obstet Gynecol Clin N Am, 2004; 31: 873-92.
17. Snyder PJ. Causes of hyperprolactinemia. Martin KA, ed. UpToDate Inc. https://www.uptodate.com (Acesso em 22 de Maio de 2020).
18. Rabinovich IH, Gomez RC, Mouriz MG, García-Agullo DO. Guía clínica de diagnóstico y tratamento del prolactinoma y la hiperprolactinemia. Endocrinol Nutr. 2013; 60(6): 308-19.
19. Karaca Z, Yarman S, Ozbas I, Kadioglu P, Akturk M, Kilicli F, et al. How does pregnancy affect the patients with pituitary adenomas: a study on 114 pregnancies from Turkey. J Endocrinol Invest, 2018; 41: 129-41.
20. Auriemma RS, Perone Y, Di Sarno A, Grasso L F, Guerra E, Gasperi M, et al. Results of a single-center observational 10-year survey study on recurrence of hyperprolactinemia after pregnancy and lactation. J Clin Endocrinol Metab; 2013; 98(1): 372–9.
21. Snyder PJ. Management of lactotroph adenoma (prolactinoma) during pregnancy. Martin KA, ed. UpToDate Inc. https://www.uptodate.com (Acesso em 22 de Maio de 2020).

22. Maiter D. Prolactinoma and pregnacy: from the wish of conception to lactation. Annales d'Endocrinologie. 2016; 77: 128-34.
23. Saraiva J, Gomes L, Paiva S, Ruas L, Carvalheiro M. Giant macroprolactinoma and pregnancy. Arq Bras Endocrinol Metab. 2013; 57(7): 558-61.
24. Lebbe M, Hubinont C, Bernard P, Maiter D. Outcome of 100 pregnancies initiated under treatment with cabergoline in hyperprolactinaemic women. Clin Endocrinol, 2010; 73(2): 236–42.

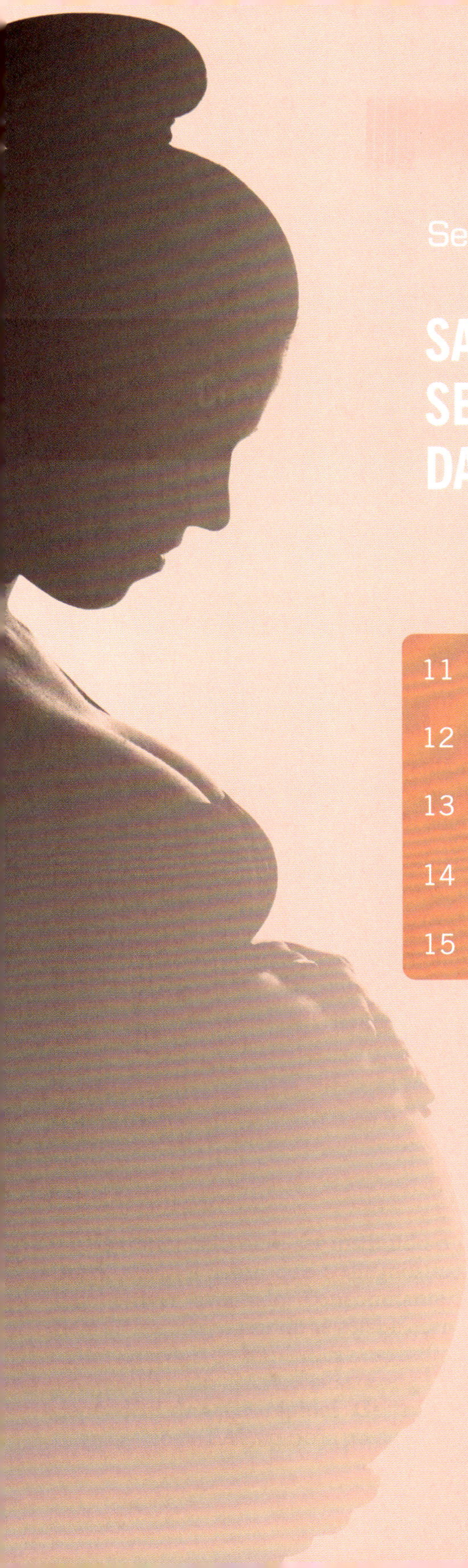

Seção 3

SANGRAMENTO DA SEGUNDA METADE DA GRAVIDEZ

SANGRAMENTO DA SEGUNDA METADE DA GRAVIDEZ

▸ Sue Yazaki Sun

Os principais sangramentos da segunda metade da gravidez são representados pela placenta prévia, acretismo placentário, descolamento prematuro de placenta e ruptura uterina.

A placenta prévia, o acretismo placentário e a ruptura uterina têm como fator predisponente, os partos cesáreos prévios, de modo que o incentivo ao parto normal é uma estratégia de prevenção destas doenças.

Quanto ao descolamento prematuro de placenta, o controle da pressão arterial durante o pré-natal, de forma rigorosa, faz com que a gestante tenha menor chance de sua ocorrência.

A hemorragia constitui a segunda causa de mortalidade materna nos países da América Latina, entre eles, o Brasil. Assim, a atualização visando ao diagnóstico e manejo destas doenças é importante para a preservação da saúde e vida das mulheres brasileiras, motivo pelo qual estes temas foram escolhidos pela Sogesp para compor este Top Tema.

capítulo 11

Acretismo placentário: suspeita e exames subsdiários

- Juliane Rosa Poiati
- Juliana Marques Simões Villas Bôas

INTRODUÇÃO

O acretismo placentário é uma condição complexa que apresenta potencial risco materno e fetal. Trata-se de um espectro amplo de alterações na interface materna da placenta que torna-se cada vez mais importante, pelo aumento progressivo da sua incidência ao longo dos anos[1]. Seu principal mecanismo fisiopatológico relaciona esse aumento às taxas de cesáreas[2] que em associação com a placenta prévia, determinam o principal fator de risco para essa complicação. Acredita-se que, a cicatriz na junção endométrio/miométrio provocada pela intervenção cirúrgica, determina uma falha na decidualização e consequente invasão do trofoblasto além dos seus limites fisiológicos[3]. O espectro do acretismo placentário (Figura 1) contempla os diferentes graus de invasão trofoblástica na parede uterina e segundo a sua extensão pode ser classificado em[4,5]:

- **Placenta acreta**: as vilosidades placentárias ultrapassam a camada basal da decídua e se fixam no miométrio;
- **Placenta increta**: as vilosidades placentárias penetram no miométrio;
- **Placenta percreta**: as vilosidades placentárias atravessam todo miométrio e atingem a serosa uterina ou órgãos adjacentes.

É importante salientar que essa classificação é proveniente de análises anatomopatológicas. A diferenciação pela clínica é impraticável e independente do grau de invasão, todas as formas de acretismo se manifestam com a impossibilidade de dequitação espontânea completa da placenta e, consequentemente, de hemorragia grave. Portanto, embora na prática a classificação seja empregada frequentemente, o mais correto seria utilizá-la somente após exame histopatológico.

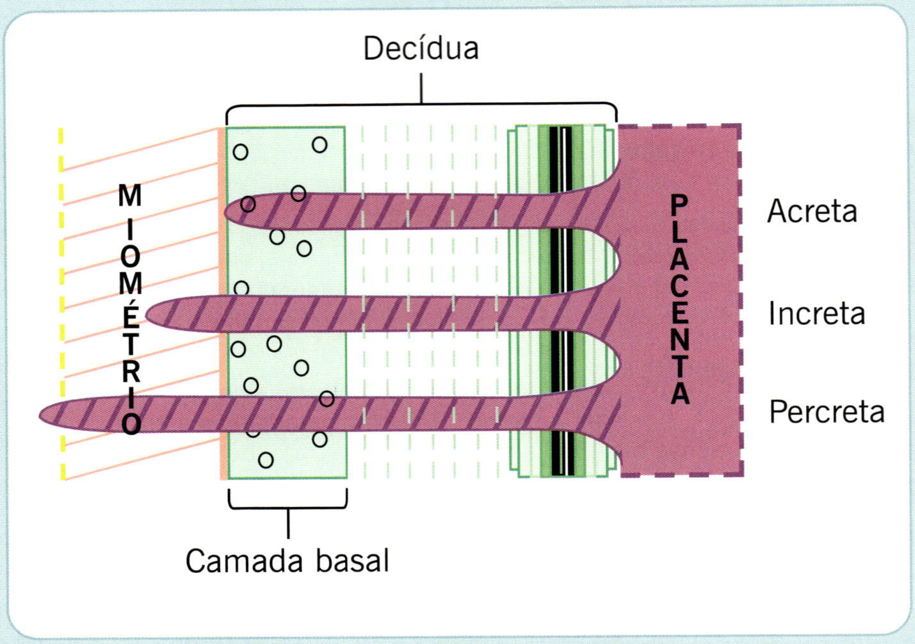

Figura 1. Representação gráfica do espectro do acretismo placentário.

Fonte: Produção própria dos autores

DIAGNÓSTICO

É relevante a desvantagem materna quando se comparam as complicações do acretismo no binômio materno-fetal. No geral, o prognóstico do feto é favorável e suas principais intercorrências estão relacionadas à antecipação do parto e consequente prematuridade. Para a mãe, o prognóstico demanda extremo cuidado, transita entre o *near miss* e a morte materna, tornando obrigatório o parto eletivo em serviço de saúde terciário. Dessa maneira, podemos afirmar que, realizar o diagnóstico durante a assistência pré-natal contribui para diminuir riscos e melhorar o prognóstico gestacional[6-10].

O diagnóstico se inicia a partir da suspeição de acretismo. Para isso, devemos identificar fatores de risco nos antecedentes pessoais e obstétricos através de anamnese detalhada. Pacientes que apresentem as condições relacionadas no Quadro 1 devem ser sinalizadas como de risco e encaminhadas

Quadro 1. Antecedentes pessoais e obstétricos de risco para acrestismo	
▪ Idade materna > 35 anos	▪ Cesárea
▪ Multiparidade	▪ Cirurgias uterinas/Curetagem
▪ Malformações uterinas	▪ Extração manual da placenta
▪ Infertilidade	▪ Reprodução assistida
▪ Endometrite pós-parto	▪ Radioterapia pélvica

para exames subsidiários com o objetivo de confirmar ou excluir o diagnóstico. A ultrassonografia é a ferramenta mais utilizada. Trata-se de exame amplamente disponível, inócuo, rápido e relativamente de baixo custo. No entanto, embora seja parte da rotina da assistência pré-natal, até 50% das pacientes com acretismo só recebem esse diagnóstico no momento do parto [11].

Essa "falha" na detecção pode ser justificada por dois aspectos principais: a expertise do examinador e/ou avaliação deficiente do leito placentário durante o exame. Atentar para a possibilidade do diagnóstico é uma estratégia factível e eficiente para prevenir essas limitações. Ainda em relação aos fatores de risco, devemos ressaltar os achados ultrassonográficos de alerta, ou seja, pacientes com placenta prévia ou inserção baixa em associação à cesárea prévia também são consideradas de alto risco e merecem avaliação detalhada da placenta por profissional habilitado.

Silver et al. (2006) demonstraram que, na presença de placenta prévia, o risco de acretismo aumenta gradativamente com o número de cesáreas anteriores. A incidência verificada nesse estudo variou de 3% em mulheres submetidas a uma única cesariana até 67% quando apresentavam cinco ou mais. Os autores também relataram que, embora expressivamente menor, a chance de acretismo na ausência de placenta prévia aumenta com o número de partos cesáreos.

Além de diagnosticar a placenta prévia/inserção baixa, a ultrassonografia é capaz de identificar características ecográficas que sinalizam a presença de acretismo. Em 2016, o grupo *The European Working Group on Abnormally Invasive Placenta*, propôs descrições padronizadas desses achados facilitando o diagnóstico durante o pré-natal[1]:

- **Interrupção/perda da "Clear Zone"**: trata-se de uma interrupção na zona hipoecoica retroplacentária. Esse achado é compatível com a extensão das vilosidades coriônicas através da camada basal da decídua[2].

- **Espessura miometrial**: espessura do miométrio inferior a 1 mm ou a não detecção dessa estrutura[12-14].

- **Lacunas placentárias e vasos**: presença de imagens hipoecoicas grandes e irregulares em região localizada da placenta[15]. Apresenta fluxo em seu interior capaz de distorcer a anatomia pontualmente ou de forma mais ampla, a depender dos vasos nutridores[16].

- **Interrupção/perda da linha vesical**: perda ou irregularidade da linha hiperecogênica que separa a serosa uterina e a cavidade da bexiga[15].

- **Abaulamento da placenta**: a placenta promove um abaulamento que rechaça estruturas adjacentes[17].

- **Massa exofítica**: presença de tecido placentário que se exterioriza através da serosa uterina[1].

- **Hipervascularização do leito placentário e/ou interface útero/bexiga**: decorre da excessiva vascularização útero-placentária que vai além das arteríolas espiraladas. Também inclui a neovascularização do peritônio entre a parede uterina anterior e posterior da bexiga[18].

- **Pontes vasculares**: trata-se de um artefato no qual é visualizado um vaso que emerge do miométrio e percorre a serosa uterina até o interior da bexiga antes de desaparecer.

Embora, tradicionalmente, as características acima sejam verificadas no segundo e terceiro trimestres, o seu papel em idades gestacionais precoces não deve ser ignorado[19].

A ressonância magnética é uma alternativa ao ultrassom em duas situações específicas: a) quando a placenta é posterior, o que dificulta sua adequada visualização e; b) nos casos de placenta percreta, para uma avaliação detalhada da extensão do comprometimento, em especial da bexiga e paramétrio[20,21]. Além da possível contribuição da ressonância indicada acima, a literatura não confirma sua maior acurácia em relação ao ultrassom.

TRATAMENTO

Como referido anteriormente, o manejo do acretismo se inicia com o diagnóstico pré-natal e idealmente antes da viabilidade do feto. Obter tempo suficiente, entre o diagnóstico e a resolução da gestação, permite o planejamento apropriado minimizando riscos. Devemos salientar que, na abordagem do espectro do acretismo placentário, a maior parte das informações/condutas preconizadas é produto da opinião de especialistas, dada a ausência de evidências científicas de alto nível.

Nesse contexto, descreveremos as possíveis ações no período que antecede o parto e no momento da resolução da gestação.

Antes do parto:

- **Otimização da concentração de hemoglobina (Hb)**[22,23]: imediatamente após o diagnóstico de acretismo, a concentração de Hb deve ser mensurada. Se o valor for menor que 110g/L antes de 28 semanas ou menor que 105g/L após 28 semanas, orienta-se investigação adicional e suplementação de ferro conforme a indicação.

- **Momento do parto**[23]: a resolução da gestação precisa ser programada e avaliado o risco da prematuridade e de um parto em situação de emergência. Para as gestantes assintomáticas e com baixo risco de trabalho de parto prematuro o ideal é postergar a resolução da gestação até 35 6/7 semanas[24]. Ao contrário, nas sintomáticas deve-se antecipar o nascimento para a 34ª semana[25].

- **Serviço de saúde terciário**: com objetivo de diminuir os riscos, a gestante deve ser encaminhada a um centro de referência que possa oferecer diagnóstico pré-natal e planejamento pré-operatório. Também tem que disponibilizar equipe multiprofissional com expertise no assunto e estrutura adequada para atender emergências que necessitem de suporte avançado de vida[6].

No parto:

- **Cateteres ureterais**: a curto prazo o uso de cateteres ureterais mostram diminuição de danos aos ureteres[26], contudo, sua utilização não está isenta de complicações. Não há evidências robustas que determinem sua utilização de rotina, ou seja, seu uso deve ser individualizado e reservado para os casos de placenta percreta com comprometimento vesical[23].

- **Oclusão intra-arterial com balão**: com objetivo de diminuir a perda volêmica se propõe a utilização profilática de balões endovasculares. Até o momento não existe suporte científico para seu uso rotineiro[23]. Além da extensa neovascularização, permitir que o fluxo em vasos colaterais se intensifique quando os principais são ocluídos, há potencial risco de graves complicações, como roturas vasculares e trombose.

- **Incisão cirúrgica**[23]: embora não haja evidências que apoiem o seu uso de rotina, a maior parte dos cirurgiões orientam incisão longitudinal para abertura da parede abdominal. Este tipo de acesso facilita a abordagem no fundo uterino e áreas superiores ao segmento. Não se contraindica o uso de incisão transversal como Maylard e Pfannenstiel, ficando a cargo da equipe cirúrgica decidir entre elas, dependendo das características da paciente. Uma das estratégias cirúrgicas mais importantes para prevenir hemorragia é evitar o sítio placentário, portanto, a decisão do local da histerotomia deve respeitar esse princípio básico. Não há estudos comparando os locais de abertura do útero, mas incisões fúndicas ou acima do segmento anterior é aconselhável em diversas situações.

- **Tratamento não conservador**: trata-se da realização da cesárea com posterior histerectomia. Neste tipo de abordagem, após a extração do recém-nascido executa-se a histerorrafia deixando a placenta *in situ*. A partir desse ponto diferentes condutas podem ser praticadas. Entre elas, estão a realização da histerectomia imediata (abordagem única) ou tardia[27], na qual uma segunda cirurgia para a remoção do útero é programada em torno de 3 a 12 semanas. Em relação à histerectomia subtotal ou total, embora a subtotal seja a preferida no contexto periparto, no cenário do espectro do acretismo placentário não existe evidências de que a morbimortalidade materna diminua com seu uso de rotina. A decisão, entre uma ou outra, deve ser individualizada, considerando o grau de invasão, perda sanguínea, experiência do cirurgião e anatomia da pelve[23].

- **Tratamento conservador**: são procedimentos realizados para preservação do útero. É uma opção ao tratamento não conservador, permanecendo restrito a situações em que a gestante recusa a histerectomia, deseja manter a fertilidade ou a remoção uterina implica em risco de complicações graves[6,28].

Diversas possibilidades para o tratamento conservador têm sido sugeridas, algumas factíveis e outras comprovadamente prejudiciais. Assim, descreveremos abaixo as principais opções:

- **Extração manual da placenta**: retirada forçada da placenta com o objetivo de esvaziar o útero. Esse procedimento aumenta o risco de hemorragia grave e seus desfechos (coagulopatia, múltiplas transfusões, infecção, histerectomia de urgência), em relação à adoção da conduta expectante, na qual a placenta permanece intocada[29].

- **Conduta expectante**: consiste em deixar a placenta *in situ*, sem qualquer manipulação, aguardando sua reabsorção. Sugere-se que se clampeie o cordão umbilical próximo ao local em que está implantado, evitando prolapsos durante o manejo expectante. Em associação com a conduta conservadora, alguns tratamentos adjuvantes foram propostos[10,30], dentre eles, a ressecção histeroscópica, o uso do metotrexato e a embolização arterial. A ressecção por histeroscopia é usada para a remoção da placenta residual, acelerando a resolução completa do quadro. Está indicada nos casos em que a invasão do trofoblasto não ultrapassa o miométrio, excluindo, dessa maneira, as placentas percretas. Embora existam poucos estudos na literatura, estes ressaltam a redução no tempo de recuperação e escassos efeitos adversos[31,32]. Em relação ao metotrexato[1,28] e a embolização das artérias uterinas[1,33], a falta de evidência e os potenciais danos impedem que sejam recomendados.

- **Remoção cirúrgica da área de invasão placentária**: consiste na ressecção e reconstrução imediata da área comprometida pelo acretismo[34]. Ainda que seja uma alternativa de tratamento, não existem evidências de que seja superior à histerectomia ou manejo conservador. As pacientes devem ser selecionadas de forma criteriosa, não podendo apresentar comprometimento maior que 50% da parede uterina anterior, invasão do colo ou do paramétrio[1].

CONSIDERAÇÕES FINAIS

O espectro do acretismo placentário é uma condição potencialmente grave e que não pode ser negligenciada. O seu diagnóstico pré-natal é fundamental para obtenção de melhores resultados maternos e perinatais através de adequada programação do parto. As diversas opções terapêuticas devem ser discutidas amplamente com a paciente e a equipe assistencial, valorizando a escassez de informações em relação a efetividade e segurança das possíveis abordagens.

REFERÊNCIAS BIBLIOGRÁFICAS

1. Frcog EJ, Collins S, Burton GJ. Expert review placenta accreta spectrum: pathophysiology and evidence-based anatomy for prenatal ultrasound imaging. Am J Obstet Gynecol [Internet]. 2017;(June). Available from: http://dx.doi.org/10.1016/j.ajog.2017.05.067
2. Jauniaux E, Expert M, Panel C. Guidelines Figo consensus guidelines on placenta accreta spectrum disorders: Introduction. 2018;261-4.
3. Jauniaux E, Jurkovic D. Placenta accreta: pathogenesis of a 20th century iatrogenic

uterine disease. Placenta [Internet]. 2012 Apr;33(4):244-51. Available from: https://linkinghub.elsevier.com/retrieve/pii/S014340041100542X

4. Luke RK, Sharpe JW, Greene RR. Placenta accreta: the adherent or invasive placenta. Am J Obstet Gynecol [Internet]. 1966 Jul;95(5):660-8. Available from: https://linkinghub.elsevier.com/retrieve/ pii/S000293781634741X
5. Benirschke K, Burton GJ, Baergen RN. Pathology of the human placenta [Internet]. Berlin, Heidelberg: Springer Berlin Heidelberg; 2012. Available from: http://link.springer.com/10.1007/978-3-642-23941-0
6. Eller A, Porter T, Soisson P, Silver R. Optimal management strategies for placenta accreta. BJOG An Int J Obstet Gynaecol [Internet]. 2009 Apr;116(5):648-54. Available from: http://doi.wiley.com/10.1111/j.1471-0528.2008.02037.x
7. Eller AG, Bennett MA, Sharshiner M, Masheter C, Soisson AP, Dodson M, et al. Maternal morbidity in cases of placenta accreta managed by a multidisciplinary care team compared with standard obstetric care. Obstet Gynecol [Internet]. 2011 Feb;117(2 Pt 1):331-7. Available from: http://www.ncbi.nlm.nih.gov/pubmed/21309195
8. Warshak CR, Ramos GA, Eskander R, Benirschke K, Saenz CC, Kelly TF, et al. Effect of predelivery diagnosis in 99 consecutive cases of placenta accreta. Obstet Gynecol [Internet]. 2010 Jan;115(1):65-9. Available from: http://journals.lww.com/00006250-201001000-00012
9. Egbor M, Ansari T, Morris N, Green CJ, Sibbons PD. Morphometric placental villous and vascular abnormalities in early- and late-onset pre-eclampsia with and without fetal growth restriction. BJOG [Internet]. 2006 May [cited 2014 Nov 20];113(5):580-9. Available from: http://www.ncbi.nlm.nih.gov/pubmed/16579806
10. Shamshirsaz AA, Fox KA, Salmanian B, Diaz-Arrastia CR, Lee W, Baker BW, et al. Maternal morbidity in patients with morbidly adherent placenta treated with and without a standardized multidisciplinary approach. Am J Obstet Gynecol [Internet]. 2015 Feb;212(2):218.e1-218.e9. Available from: https://linkinghub.elsevier.com/retrieve/pii/S0002937814008552
11. Fitzpatrick K, Sellers S, Spark P, Kurinczuk J, Brocklehurst P, Knight M. The management and outcomes of placenta accreta, increta, and percreta in the UK: a population-based descriptive study. BJOG An Int J Obstet Gynaecol [Internet]. 2014 Jan;121(1):62-71. Available from: http://doi.wiley.com/10.1111/1471-0528.12405
12. Twickler DM, Lucas MJ, Balis AB, Santos-Ramos R, Martin L, Malone S, et al. Color flow mapping for myometrial invasion in women with a prior cesarean delivery. J Matern Fetal Med [Internet]. 2000 Nov;9(6):330-5. Available from: http://doi.wiley.com/10.1002/1520-6661%28200011/12%299%3A6%3C330%3A%3AAID-MFM1002%3E3.0.CO%3B2-O
13. Rac MWF, Dashe JS, Wells CE, Moschos E, McIntire DD, Twickler DM. Ultrasound predictors of placental invasion: the placenta accreta index. Am J Obstet Gynecol [Internet]. 2015 Mar;212(3):343.e1-343.e7. Available from: https://linkinghub.elsevier.com/retrieve/pii/S0002937814010771
14. Wong HS, Cheung YK, Zuccollo J, Tait J, Pringle KC. Evaluation of sonographic diagnostic criteria for placenta accreta. J Clin Ultrasound [Internet]. 2008 Nov;36(9):551-9. Available from: http://doi.wiley.com/10.1002/jcu.20524
15. Finberg HJ, Williams JW. Placenta accreta: prospective sonographic diagnosis in patients with placenta previa and prior cesarean section. J Ultrasound Med [Internet].

1992 Jul;11(7):333-43. Available from: http://doi.wiley.com/10.7863/jum.1992.11.7.333

16. Cramer SF, Heller DS. Placenta accreta and placenta increta: an approach to pathogenesis based on the trophoblastic differentiation pathway. Pediatr Dev Pathol [Internet]. 2016 Jul;19(4):320-33. Available from: http://journals.sagepub.com/doi/10.2350/15-05-1641-OA.1
17. Matsuo K, Conturie CL, Lee RH. Snowman sign: a possible predictor of catastrophic abnormal placentation. Eur J Obstet Gynecol Reprod Biol [Internet]. 2014 Oct;181:341-2. Available from: https://linkinghub.elsevier.com/retrieve/pii/S0301211514004072
18. Chantraine F, Langhoff-Roos J. Abnormally invasive placenta - AIP. Awareness and pro-active management is necessary. Acta Obstet Gynecol Scand [Internet]. 2013 Apr;92(4):369-71. Available from: http://doi.wiley.com/10.1111/aogs.12130
19. Cali G. Objectives. 2018;0(0).
20. Kirkinen P, Helin-Martikainen H-L, Vanninen R, Partanen K. Placenta accreta: Imaging by gray-scale and contrast-enhanced color doppler sonography and magnetic resonance imaging. J Clin Ultrasound [Internet]. 1998 Feb;26(2):90-4. Available from: http://doi.wiley.com/10.1002/%28SICI%291097-0096%28199802%2926%3A2%3C90%3A%3AAID-JCU7%3E3.0.CO%3B2-D
21. Maldjian C, Adam R, Pelosi M, Pelosi M, Rudelli RD, Maldjian J. MRI appearance of placenta percreta and placenta accreta. Magn Reson Imaging [Internet]. 1999 Sep;17(7):965-71. Available from: https://linkinghub.elsevier.com/retrieve/pii/S0730725X99000351
22. Allen L, Jauniaux E, Papillon-smith SHJ, Belfort MA, Placenta F, Diagnosis A. Guidelines Figo consensus guidelines on placenta accreta spectrum disorders : Nonconservative surgical management. 2018;281-90.
23. Jauniaux E, Hussein AM, Fox KA, Collins SL. Best practice & research clinical obstetrics and gynaecology new evidence-based diagnostic and management strategies for placenta accreta spectrum disorders. Best Pract Res Clin Obstet Gynaecol [Internet]. 2019;(xxxx). Available from: https://doi.org/10.1016/j.bpobgyn.2019.04.006
24. Pri-Paz S, Fuchs KM, Gaddipati S, Lu Y-S, Wright JD, Devine PC. Comparison between emergent and elective delivery in women with placenta accreta. J Matern Neonatal Med [Internet]. 2013 Jul 14;26(10):1007-11. Available from: http://www.tandfonline.com/doi/full/10.3109/14767058.2013.766711
25. Bowman ZS, Manuck TA, Eller AG, Simons M, Silver RM. Risk factors for unscheduled delivery in patients with placenta accreta. Am J Obstet Gynecol [Internet]. 2014 Mar;210(3):241.e1-241.e6. Available from: https://linkinghub.elsevier.com/retrieve/pii/S0002937813010375
26. Tam Tam KB, Dozier J, Martin JN. Approaches to reduce urinary tract injury during management of placenta accreta, increta, and percreta: a systematic review. J Matern Neonatal Med [Internet]. 2012 Apr 25;25(4):329-34. Available from: http://www.tandfonline.com/doi/full/10.3109/14767058.2011.576720
27. Zuckerwise LC, Craig AM, Newton J, Zhao S, Bennett KA, Crispens MA. Outcomes following a clinical algorithm allowing for delayed hysterectomy in the management of severe placenta accreta spectrum. Am J Obstet Gynecol [Internet]. 2020 Feb;222(2):179.e1-179.e9. Available from: https://linkinghub.elsevier.com/retrieve/pii/S0002937819310373
28. Sentilhes L, Kayem G, Chandraharan E, Jauniaux E, Placenta F, Diagnosis A, et al. Guidelines Figo consensus guidelines on

placenta accreta spectrum disorders : Conservative management. 2018;291-8.

29. Kayem G, Anselem O, Schmitz T, Goffinet F, Davy C, Mignon A, et al. Comparaison historique de deux types de prises en charge de placenta accreta: radicale versus conservatrice. J Gynécologie Obs Biol la Reprod [Internet]. 2007 Nov;36(7):680-7. Available from: https://linkinghub.elsevier.com/retrieve/pii/S0368231507002293

30. O'Brien JM, Barton JR, Donaldson ES. The management of placenta percreta: conservative and operative strategies. Am J Obstet Gynecol. 1996;175(6):1632-8.

31. Silver RM, Fox KA, Barton JR, Abuhamad AZ, Simhan H, Huls CK, et al. Center of excellence for placenta accreta. Am J Obstet Gynecol [Internet]. 2015 May;212(5):561-8. Available from: https://linkinghub.elsevier.com/retrieve/pii/S0002937814022480

32. Legendre G, Zoulovits FJ, Kinn J, Senthiles L, Fernandez H. Conservative management of placenta accreta: hysteroscopic resection of retained tissues. J Minim Invasive Gynecol. 2014;21(5):910-3.

33. Bouvier A, Sentilhes L, Thouveny F, Bouet PE, Gillard P, Willoteaux S, et al. Planned caesarean in the interventional radiology cath lab to enable immediate uterine artery embolization for the conservative treatment of placenta accreta. Clin Radiol. 2012;67(11):1089-94.

34. Palacios Jaraquemada JM, Pesaresi M, Nassif JC, Hermosid S. Anterior placenta percreta: surgical approach, hemostasis and uterine repair. Acta Obstet Gynecol Scand [Internet]. 2004 Aug;83(8):738–44. Available from: http://www.blackwell-synergy.com/links/doi/10.1111%2Fj.0001-6349.2004.00517.x

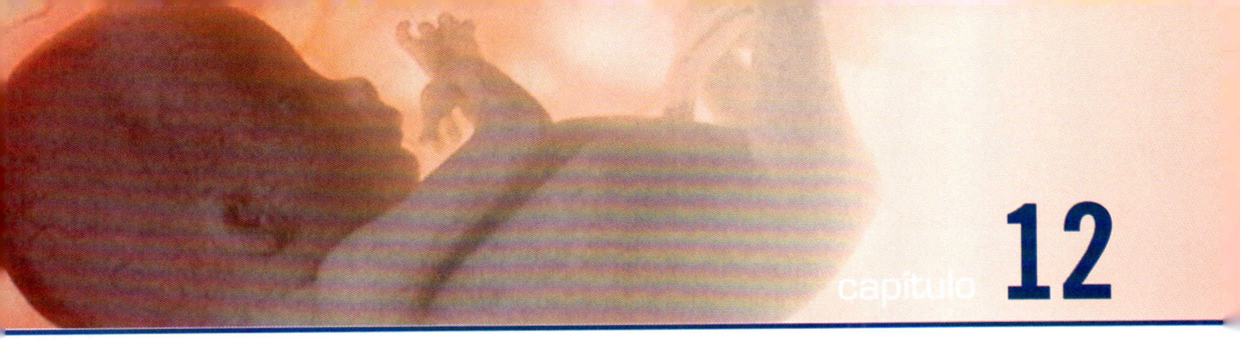

capítulo **12**

Planejamento do parto no acretismo placentário

▶ Sue Yazaki Sun

INTRODUÇÃO

O planejamento do parto em gestantes com diagnóstico de placenta acreta é de fundamental importância para a redução da morbimortalidade materna. O primeiro passo deste planejamento é estar alerta à possibilidade do acretismo. Lembrar que o antecedente de dois ou mais partos cesárea prévios e a presença de placenta prévia inserida em parede uterina anterior leva a 44% de chance de acretismo placentário na gestação atual[1]. Outro ponto a salientar é que a ultrassonografia obstétrica, nestes casos, deve ser complementada por avaliação transvaginal, realizada em torno de 28/30 semanas de gestação, na procura de sinais de aderência anormal da placenta ao miométrio, que pode ocorrer em diferentes graus: acretismo, aderência anormal da placenta ao miométrio, incretismo, a placenta invade o miométrio e percretismo, a placenta "perfura" o miométrio, atingindo órgãos vizinhos. Mesmo em casos onde não são encontrados sinais ultrassonográficos evidentes de aderência anormal da placenta, o parto em gestante com duas ou mais cesáreas e placenta prévia, deve ser igualmente planejado, pois o exame normal não exclui completamente seu diagnóstico [2,3].

DIAGNÓSTICO

O diagnóstico de acretismo placentário é baseado na história clínica e em exames de imagem (ultrassonografia obstétrica complementada pela via transvaginal e, em casos especiais, pela ressonância nuclear magnética)[4]. Na história clínica destaca-se o antecedente de partos cesáreos prévios e/ou outras cirurgias uterinas que alteram o endométrio, tais como, curetagens uterinas, histeroscopias, miomectomias. Os graus de aderência anormal da placenta ao miométrio são suspeitos pelos exames de imagem, mas a confirmação acontece durante o intraoperatório, quando se observa em segmento uterino inferior, intensa vascularização e por transparência, através do peritôneo visceral, áreas arroxeadas correspondendo à placenta[1].

TRATAMENTO

Neste tópico falaremos do planejamento do parto propriamente dito. O planejamento inicia-se durante a assistência pré-natal, salientando os seguintes pontos: explicar para o casal o risco e as características do sangramento durante a gravidez e fornecer orientações de como proceder caso ele ocorra (qual hospital deverão procurar, quem deverá ser comunicado e não permitir toque vaginal); manter níveis hematimétricos adequados otimizando a prescrição da suplementação de ferro; esclarecer à gestante sobre a possibilidade de incisão laparotômica longitudinal e de cesárea-histerectomia; esclarecer sobre o risco de hemorragia durante o intraoperatório e necessidade de transfusão sanguínea; prescrever betametasona 12 mg IM, duas doses, com intervalo de 24 horas, de 2 a 7 dias antes da data programada para o parto[2,3]. A internação durante o último trimestre da gravidez deve ser individualizada, considerando-se presença de sangramento e condições de acesso rápido ao hospital.

O parto deve ocorrer entre 34 0/7 a 35 6/7 semanas, para evitar parto na urgência e possibilitar seu planejamento eletivo[2,3], e realizado em centro de referência, caracterizado por hospital terciário, com recursos materiais disponíveis, destacando-se sala cirúrgica com radioscopia e banco de sangue, e equipe multiprofissional treinada.

A formação de centros de referência para o tratamento do acretismo placentário diminui a morbimortalidade materna, pois permite otimizar o manejo da doença por equipes familiarizadas com a mesma. A equipe multiprofissional deve ser composta por obstetra, obstetra especializado em medicina fetal, ginecologista cirurgião especialista em oncologia pélvica, anestesistas treinados em emergências hemorrágicas, cirurgião vascular habilitado a realizar procedimentos angiográficos – embolização de artérias uterinas, colocação de balão intra-arterial profilático – urologista, neonatologista e enfermagem especializada[2,3].

O treinamento e a boa comunicação entre a chefia de equipe e a equipe é fundamental para o desfecho favorável. É recomendado que se utilize um chek-list para documentar a comunicação e evitar falhas[2,3].

No check-list devem constar os itens: agendamento da internação da gestante para a véspera do procedimento; prescrição de betametasona entre 2 a 7 dias antes da internação; aplicação do termo de consentimento livre e esclarecido no momento da internação; solicitação de avaliação pré-anestésica e lembrete para todos os profissionais envolvidos sobre a cirurgia no dia seguinte; reserva de sala no centro cirúrgico preparada para radiologia intervencionista; reserva de leito de UTI para o pós-operatório; reserva de hemoderivados (concentrado de hemáceas, plasma fresco congelado, plaquetas); checar aparelho de ultrassonografia na sala operatória; checar materiais para recepção do recém-nascido; checar materiais para cistoscopia e cateter duplo J; checar materiais para radiologia intervencionista; checar perneiras para a mesa cirúrgica; checar disponibilidade de meias elásticas[2,3].

As perneiras para a mesa cirúrgica são necessárias porque a posição com abdução de coxas e flexão de pernas é recomendada durante a cirurgia, pois facilita acesso vesical e vaginal durante o intraoperatório[2].

Cada hospital deve ter seu protocolo de transfusão sanguínea maciça, lembrando que a sala cirúrgica deve ser mantida em temperatura ambiente de 26° e os fluidos a serem transfundidos aquecidos a 39° C, pois a hipotermia, em pacientes com hemorragia, potencializa o risco de coagulopatia[2].

Por fim, o uso rotineiro de balão intra-arterial profilático em artérias ilíacas internas não é recomendado pois não há comprovação de que seus riscos superam o benefício da colocação. Então, sua utilização deverá ser individualizada, caso a caso, especialmente nos casos de suspeita de percretismo placentário. Ressaltamos que o fator mais importante para evitar a hemorragia, é a experiência operatória adquirida do cirurgião no atendimento destes casos[1-3].

CONSIDERAÇÕES FINAIS

No planejamento do parto no acretismo placentário, programá-lo para 34 a 35 6/7 semanas em centro de referência e com equipe multidisciplinar treinada. Seguir um check-list como o recomendado anteriormente para evitar falhas na comunicação.

REFERÊNCIAS BIBLIOGRÁFICAS

1. Silver RM, Branch WD. Placenta accreta spectrum. N Engl J Med. 2018,378; 16:1529-1536.
2. ACOG American College of Obstetricians and Gynecologists. Obstetric care consensus placenta accreta spectrum. Obst Gynecol 2018. 132(6):e259:e273.
3. Society for Maternal Fetal Medicine. Obstetric care consensus placenta accreta spectrum. Am J Obst Gynecol 2018. 219(6):pb2-b16.
4. Jauniaux E, Bhide A. Prenatal ultrasound diagnosis and outcome of placenta previa accrete after cesarean delivery: a systematic review and meta-analysis. Am J Obst Gynecol 2017. 217(1):27-36.

capítulo **13**

Descolamento prematuro de placenta: diagnóstico e tratamento

▸ Eduardo Felix Martins Santana

INTRODUÇÃO

O sangramento vaginal após a segunda metade da gestação é uma das principais queixas obstétricas em serviços de pronto-atendimento. Considerando que as síndromes hemorrágicas contribuem – junto às doenças hipertensivas – como principal causa de morte materna no nosso país, cabe ao médico que presta o atendimento inicial a essas gestantes afastar as causas graves de sangramento, que poderiam levar a consequências devastadoras para o binômio materno-fetal. O descolamento prematuro da placenta (DPP) está entre as causas mais importantes de sangramento da segunda metade da gestação[1].

O DPP, por definição, consiste na separação intempestiva e prematura da placenta normoinserida após 20 semanas de gestação. Ocorre em cerca de 1-2% dos casos, sendo uma das piores complicações em obstetrícia. Sabe-se que as síndromes hipertensivas são responsáveis por 75% de sua ocorrência. Além disso, outros agravantes elevam o risco desta patologia, como o uso de drogas ilícitas vasoconstritoras (especialmente o ***crack*** e a cocaína), tabagismo, multiparidade, idade materna avançada, leiomiomatose, gemelaridade e polidramnia.[2]

As complicações relacionadas às hemorragias da segunda metade da gestação podem elevar substancialmente a morbimortalidade materna e fetal. O sangramento intenso e abrupto associado ao DPP também traz rápida condição de sofrimento ao concepto, com maior necessidade de transfusão sanguínea para a parturiente. Muitas vezes, a rápida instalação do quadro causa hipofluxo hipofisário com sua necrose aguda (Síndrome de Sheehan). O sangramento intrauterino pode penetrar diretamente no miométrio, tornando o útero embebido e de coloração arroxeada, condição conhecida como apoplexia uteroplacentária ou útero de Couvelaire (Figura 1). Neste contexto, estando as fibras uterinas incapazes de exercer contração, a paciente evolui sequencialmente com atonia uterina e quadro hemorrágico progressivo, que eleva o risco para coagulopatia intravascular disseminada (CIVD), histerectomia e óbito[3].

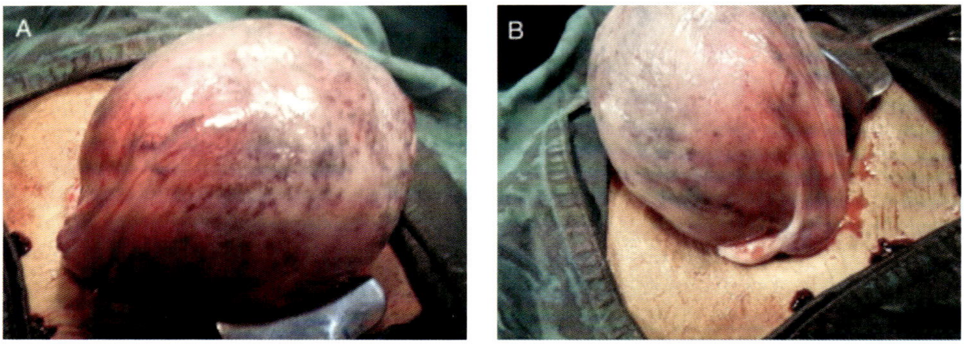

Fonte: Rathi et al., 2014.3.

Figura 1. (A,B): Equimose da superfície uterina por consequência da infiltração hemorrágica após descolamento prematuro da placenta-útero de Couvelaire ou apoplexia uterina.

DIAGNÓSTICO

O diagnóstico das síndromes hemorrágicas da segunda metade tem componente clínico importante. O quadro clínico que acompanha o DPP é de um sangramento de coloração escurecida, súbito, que pode estar oculto em cerca de 20% dos casos, doloroso, único, acompanhado de hipertonia uterina e sofrimento fetal frequente. O diagnóstico é essencialmente clínico. O exame ultrassonográfico não adiciona achados, se a anamnese e o exame físico forem feitos de maneira adequada; além disso, pode atrasar o tratamento, comprometendo ainda mais o quadro. Apenas em casos nebulosos – se a ultrassonografia estiver disponível em sala de exame físico – pode-se obter uma rápida avaliação do sítio placentário, buscando-se excluir uma inserção baixa de placenta. Deve-se sempre suspeitar de DPP quando as queixas incluírem dor abdominal intensa e sangramento vaginal. A atenção aos casos em que a gestante encontra-se em trabalho de parto, mas a dor persiste no intervalo entre as contrações uterinas, deve ser redobrada[4].

TRATAMENTO

Devido às potenciais complicações associadas ao DPP, exige-se conduta ativa e imediata por parte dos profissionais de saúde envolvidos no atendimento da gestante. Após estabilização hemodinâmica materna com garantia de acesso venoso periférico calibroso e coleta de exames laboratoriais de urgência (hemograma, coagulograma, reserva de sangue e tipagem sanguínea ABO/Rh), deve-se proceder à conduta obstétrica propriamente dita, que consiste inicialmente em realizar a amniotomia, se possível, ainda na sala de pronto-atendimento, evitando eventuais atrasos no tratamento. Essa medida, além de confirmar diagnóstico através da confirmação do hemoâmnio, promove a descompressão da cavidade uterina, retardando a passagem de fatores de coagulação para a circulação materna. A decisão sobre a via de parto depende da estabilidade hemodinâmica materna, iminência do parto e se o feto encontra-se vivo e viável.[5,6]

Nos casos de feto vivo e viável, se o parto vaginal não for iminente, opta-se pela cesárea. Antes do procedimento, atentar para eventual necessidade de transfusão de hemoderivados. Nos casos de feto inviável ou em óbito e gestante estável hemodinamicamente, pode-se aguardar o parto vaginal em até 4 horas. Se este não ocorrer ou a paciente se apresentar com choque / coagulação vascular disseminada, a cesariana é recomendada. Entretanto, o parto vaginal é o mais aconselhável. Nestes casos, pode-se realizar sedação e eventual infusão de ocitocina (mesmo diante da hipertonia uterina já instalada, alguns casos necessitam da infusão criteriosa de uterotônicos), e reavaliação do estado materno constantemente[7,8].

CONSIDERAÇÕES FINAIS

O diagnóstico do descolamento prematuro de placenta é eminentemente clínico e na presença de feto vivo, o parto deve ser ultimado pela via mais rápida possível.

REFERÊNCIAS BIBLIOGRÁFICAS

1. Managing Maternal Hemorrhage. American College of Obsetrics and Gynecology (ACOG), em http://www.acog.org/-/media/Districts/District-II/PDFs/SMI/v2/Hemorrhage-Poster-Other-Resources.pdf
2. Royal College of Obstetricians and Gynaecologists (RCOG). Antepartum haemorrhage. Green-top Guideline n. 63. Londres: RCOG, 2011.
3. Rathi M, Rathi SK, Purohit M, Pathak A. Couvelaire uterus. BMJ Case Rep. 2014 Mar 31;2014.
4. Tikkanen M. Placental abruption: epidemiology, risk factors and consequences. Acta Obstet Gynecol Scand. 2011 Feb;90(2):140-9.
5. Oyelese Y, Ananth CV. Placental abruption. Obstet Gynecol. 2006 Oct;108(4):1005-16.
6. Cunningham FG, Leveno KJ, Bloom SL et al. Obstetrícia de Williams. 23. ed. Artmed, 2012.
7. Downes KL, Grantz KL, Shenassa ED. Maternal, labor, delivery, and perinatal outcomes associated with placental abruption: a systematic review. Am J Perinatol. 2017 Aug;34(10):935-957.
8. Boisramé T, Sananès N, Fritz G, Boudier E, Aissi G, Favre R, Langer B. Placental abruption: risk factors, management and maternal-fetal prognosis. Cohort study over 10 years. Eur. J. Obstet. Gynecol. Reprod. Biol. 2014 Aug;179:100-4.

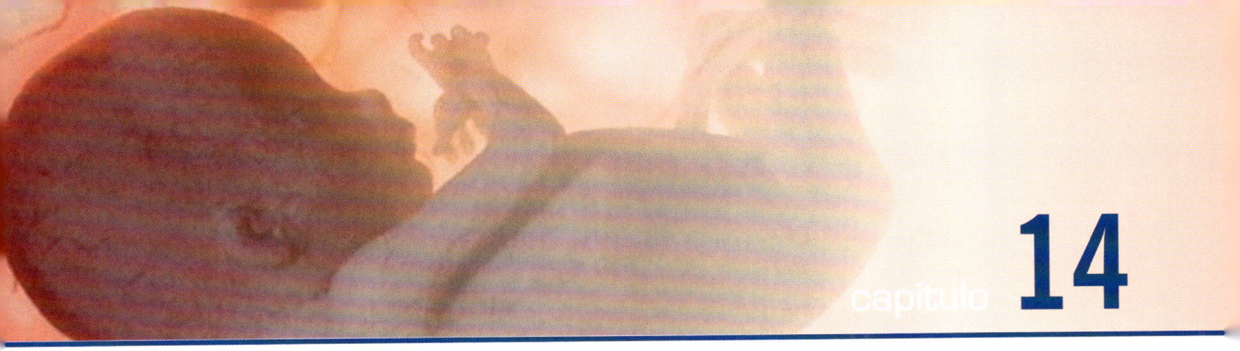

Rotura uterina: fatores de risco e sinais de alerta

▸ Romulo Negrini

INTRODUÇÃO

Entende-se por rotura uterina a perda da continuidade do miométrio, na gravidez e parto[1].

Felizmente, é situação rara, com frequência variável conforme a presença ou não de cesariana anterior. Na ausência de tal condição, a incidência varia de 0,006% a 0,02%, sendo de 0,4% a 0,9% na presença da mesma[2,3,4].

A mortalidade materna associada ao quadro é de 0,2%, entretanto, a morbidade é bem mais frequente, com chances de histerectomia variando de 15 a 30%, risco de mais 50% de transfusão sanguínea, além da possibilidade de lesões vesicais e intestinais[4]. Para os fetos, os riscos somados de óbito perinatal e encefalopatia isquêmica chegam a valores de 40%[4]. Isso mostra a importância de reconhecimento precoce e atuação rápida e assertiva nesta condição.

Pode ser classificada em duas formas principais: parcial, em que se acomete apenas miométrio com preservação da serosa; e completa, quando além do miométrio há perda de continuidade da serosa fazendo com que o líquido amniótico e sangue extravasem para a cavidade abdominal.

Outras classificações podem ser adotadas, conforme etiologia ou as alterações estruturais envolvidas:

- Etiologia- espontânea ou provocada (uso excessivo de uterotônicos);
- Localização- fúndica, corporal, segmentar ou segmento-corporal;
- Direção- longitudinal, transversal ou oblíqua;
- Propagação- simples ou complicada, esta última quando se propaga a órgãos vizinhos como bexiga e vagina.

Como citado acima, a presença de cesariana anterior é um importante fator de risco para rotura uterina. Deve-se destacar ainda que a administração de uterotônicos (prostaglandinas e ocitocina) podem elevar de 2 a 40 vezes o risco da ruptura do útero a depender da forma como são utilizados ou do passado obstétrico[5].

Diversos outros podem ser elencados, como[6,7,8]: altura da mãe, aplicação de manobra de Kristeller, cirurgia uterina anterior, período expulsivo prolongado (acima de 2 horas), rotura uterina prévia, multiparidade, macrossomia fetal, gemelaridade, polidrâmnio, anormalidades da inserção placentária.

DIAGNÓSTICO

É possível não só diagnosticar-se a rotura uterina como também predizer-se sua ocorrência.

Estudou-se a predição pela medida ultrassonográfica transabdominal da espessura do segmento uterino ao termo em mulheres com cesariana anterior, considerando-se alto risco (sensibilidade de 90,9% e especificidade de 84%) espessuras menores que 2,5mm[9,10]. Entretanto, tal medida ainda carece de padronização, especialmente quanto ao momento em que deve ser realizada, bem como não está estabelecido valor a partir do qual se deve indicar a via alta, de modo que mais estudos se fazem necessários neste sentido.

No trabalho de parto, a iminência do rompimento uterino pode ser clinicamente reconhecida por meio da presença de hipercontratilidade uterina associada aos sinais de Bandl (segmento uterino hipertônico, mobilizando o corpo do útero anteriormente) e de Frommel (retesamento dos ligamentos redondos do útero). Tais sinais modificam o formato uterino, que assume o aspecto de ampulheta.

Quando da ocorrência efetiva da ruptura, o diagnóstico será eminentemente clínico, com sintomatologia variável conforme o local de ruptura e a presença ou não de analgesia de parto. Por exemplo, rupturas que envolvem colo do útero são as que cursam com sangramento vaginal intenso, enquanto as posteriores se acompanham de alteração de sinais vitais apenas. As complexas com envolvimento de bexiga acompanham-se de hematúria.

Diversas outras podem ser as manifestações clínicas de uma rotura uterina sendo as principais[11,12,13]: deterioração da vitalidade fetal, traduzida por bradicardia ou redução de variabilidade à cardiotocografia, sinal importante a ser valorizado sobretudo durante o acompanhamento de trabalho de parto em parturiente com cesárea prévia; sinal de Recasens (subida da apresentação fetal, mais comum em período expulsivo); dor abdominal súbita e constante; sinal de Clark (presença de ar na cavidade abdominal); parada das contrações uterinas; fácil palpação de partes fetais (feto à flor da pele); sangramento vaginal, especialmente ao se mobilizar a apresentação.

Além disso, muitas vezes está presente choque hemorrágico decorrente da perda sanguínea, seja exteriorizada, seja oculta na cavidade abdominal.

Há quem advogue a realização de ultrassonografia para diagnóstico da ruptura uterina. Não se nega que tal exame seja capaz de detectar a perda de continuidade da parede do útero e ainda líquido livre na cavidade pélvica, entretanto, sua realização pouco acrescenta na taxa de detecção do quadro e ainda retarda a conduta, o que pode ser fatal para o feto e para a mãe.

Isso não significa que exames complementares não sejam necessários. Esses apresentam valia na avaliação de complicações, como coagulação intravascular disseminada (CIVD), bem como são importantes no estabelecimento de estratégias de compensação clínica. Assim sendo, deve-se colher hemograma e coagulograma, bem como tipagem sanguínea e função renal.

A utilidade de exames de imagem é maior em avaliação pós-parto, nos casos em que a ruptura tenha ocorrido no período expulsivo sem comprometer o desprendimento fetal, de forma a dificultar o diagnóstico imediato. Nesta situação, a suspeita da ruptura deve advir de dor abdominal acompanhada de anemia e a análise de imagens pode revelar: abertura do miométrio, hematoma adjacente à histerotomia e líquido livre na cavidade abdomino-pélvica[14].

Eventualmente, durante a gravidez, é possível flagrar-se deiscência de cicatriz uterina prévia, diagnosticada quando se observa herniação de bolsa amniótica em exame ultrassonográfico durante o pré-natal[15].

TRATAMENTO

O tratamento dependerá do momento em que a ruptura aconteceu e suas características. Em sendo ela total, deve-se inicialmente realizar-se o parto a fim de salvaguardar o bem-estar fetal. Este deve ser feito pela via mais rápida, ou seja, fórcipe ou vácuo extrator para fetos insinuados e dilatação total e cesarianas para as demais condições.

Findado o parto, caso ainda este não tenha sido realizado, será necessário estabelecer acesso à cavidade pélvica a fim de estancar o sangramento interno. Para tal hemostasia pode-se tentar o reparo da lesão uterina por meio de sutura, ou mesmo realizar histerectomia. Ressalta-se que esta não pode ser retardada diante da falha do tratamento conservador, mesmo que a paciente não tenha antecedentes reprodutivos[1]. Não se pode ainda negligenciar o reparo de órgãos adjacentes que porventura tenham sido acometidos em uma ruptura complexa, de tal sorte que o auxílio de cirurgião especialista pode ser necessária. Lesões vesicais que afetam região do trígono ou ureter, por exemplo, irão requerer o reimplante desta última estrutura.

Visando-se a compensação clínica e considerando-se o choque hemorrágico, dois acessos calibrosos e hidratação vigorosa são importantes, bem como avaliação hematimétrica e reposição de hemácias ou fatores de coagulação. Além disso, há a necessidade de sondagem vesical de demora e quantificação de diurese para verificar a manutenção da perfusão renal, importante para o funcionamento deste órgão.

Na iminência de rotura uterina intraparto deve-se suspender o uso de uterotônicos, estabelecer acesso venoso calibroso; usar uterolítico, como terbutalina 0,25 mg; e providenciar o nascimento pela via mais rápida conforme descrito anteriormente.

É preciso lembrar que mulheres Rh negativo com fetos Rh positivo ou desconhecido, e que não sejam aloimunizadas, devem receber imunoglobulina anti-D.

Finalmente, as mulheres com antecedente de rotura uterina e cujo útero foi preservado, em gestações subsequentes devem ser submetidas à cesariana eletiva no termo, isso porque em tais casos a recorrência, embora variável, pode chegar a quase 100%[16].

E em caso de deiscência de cicatriz uterina flagrada durante o acompanhamento pré-natal, deve-se programar cesariana até o termo mantendo-se acompanhamento estreito.

CONSIDERAÇÕES FINAIS

A ruptura uterina, situação rara, mas com altas morbidade e mortalidade maternas e neonatais tem como principais fatores de risco cesarianas anteriores, uso de uterotônicos, anomalias da placenta e passado da mesma condição. Seu reconhecimento é eminentemente clínico, com parada das contrações, dor abdominal súbita e subida da apresentação fetal. O tratamento deve ser o parto pela via mais rápida, exploração pélvica para hemostasia (com histerectomia muitas vezes necessária), e medidas de compensação clínica diante de choque hemorrágico.

REFERÊNCIAS BIBLIOGRÁFICAS

1. Landon MB. Up to date: uterina rupture after previus cesarean delivery. 2017.
2. National Institutes of Health Consensus Development Conference Panel. National Institutes of Health Consensus Development Conference Statement: vaginal birth after cesarean: new insights. March 8-10, 2010. Obstet Gynecol 2010; 115:1279.
3. Porreco RP, Clark SL, Belfort MA, et al. The changing specter of uterine rupture. Am J Obstet Gynecol 2009; 200:269.e1.
4. Porreco RP, Clark SL, Belfort MA. The changing specter of uterine rupture. Am J Obstet Gynecol. 2009;200:269.e1-4.
5. Al-Zirqi I, Daltveit AK, Forsén L, Stray-Pedersen B, Vangen S. Risk factors for complete uterine rupture. Am J Obstet Gynecol. 2017 Feb;216(2):165.e1-165.e8.
6. Gibbins KJ, Weber T, Holmgren CM, et al. Maternal and fetal morbidity associated with uterine rupture of the unscarred uterus. Am J Obstet Gynecol 2015; 213:382.e1.
7. Batra K, Gaikwad HS, Gutgutia I, et al. Determinants of rupture of the unscarred uterus and the related feto-maternal outcome: current scenario in a low-income country. Trop Doct 2016; 46:69.
8. Sturzenegger K, Schaffer L, Zimmermann R, Aslinger C. Risk factors of uterine rupture with a special interest to uterine fundal pressure. J Perinat Med. 2017 Apr 1;45(3):309-313.
9. Uharcek P, Bretansky A, Ravinger J et al. Sonographic assessment of lower uterine segment thickness at term in women with previous cesarean delivery. Arch Gynecol Obstet 2015 Sep;292(3):609-12
10. Kok N, Wiersma IC, Opmeer BC, et al. Sonographic measurement of lower uterine segment thickness to predict uterine rupture during a trial of labor in women with previous cesarean section: a meta-analysis. Ultrasound Obstet Gynecol 2013; 42:132.
11. Markou GA, Muray JM, Poncelet C. Risk factors and symptoms associated with maternal and neonatal complications in women with uterine rupture. A 16 years multicentric experience. Eur J Obstet Gynecol Reprod Biol 2017; 217:126.
12. Desseauve D, Bonifazi-Grenouilleau M, Fritel X, et al. Fetal heart rate abnormalities associated with uterine rupture: a case-control study: A new time-lapse approach using a standardized classification. Eur J Obstet Gynecol Reprod Biol 2016; 197:16.
13. Sheiner E, Levy A, Ofir K et al. Changes in fetal heart rate and uterine patterns associated with uterine rupture. J Reprod Med 2004; 49(5): 373-8.
14. Oba T, Hasegawa J, Arakaki T, et al. Reference values of focused assessment with sonography for obstetrics (FASO) in low-risk population. J Matern Fetal Neonatal Med 2016; 29:3449.
15. Sadeghi H, Rutherford T, Rackow BW, et al. Cesarean scar ectopic pregnancy: case series and review of the literature. Am J Perinatol 2010; 27:111.
16. Yazawa H, Endo S, Hayashi S, et al. Spontaneous uterine rupture in the 33rd week of IVF pregnancy after laparoscopically assisted enucleation of uterine adenomatoid tumor. J Obstet Gynaecol Res 2011; 37:452.

capítulo 15

Placenta prévia

► Roseli Mieko Yamamoto Nomura

INTRODUÇÃO

A placenta prévia ocorre quando a placenta se insere, total ou parcialmente, no segmento inferior do útero, a partir da 22ª semana. A prevalência geral de placenta previa é de 5,2 por 1.000 gestações (IC 95%: 4,5-5,9)[1] e tem aumentado com a maior realização de operações cesarianas. Representa elevado risco de morbidade, particularmente quando associada ao acretismo placentário, sendo responsável por índices elevados de prematuridade e mortalidade materna.

Além da cesárea anterior, outros fatores de risco incluem placenta prévia em gestação anterior, gestação múltipla, multiparidade, idade materna acima dos 35 anos, tabagismo, uso de cocaína, fertilização ***in vitro***, curetagens e cirurgias uterinas anteriores, bem como abortos eletivos e espontâneos[2,3]. O parto cesáreo é fator de risco independente consistentemente relatado para placenta prévia (OR 1,47; IC 95%: 1,44 a 1,51) e para placenta acreta (OR 1,96; IC 95%: 1,41 a 2,74) em gestações subsequentes[4]. A cesárea realizada antes do início do trabalho de parto pode aumentar o risco de placenta prévia em gestação subsequente mais do que a cesárea realizada no período intraparto[5].

A avaliação clínica associada à avaliação ultrassonográfica permite classificar a placenta prévia, segundo sua relação com o colo uterino[6], em quatro tipos, de acordo com o Quadro 1. A classificação é dinâmica, pois poderá variar com o avanço da idade gestacional e também se o colo apresentar algum grau de dilatação. Como as placentas prévias, ou de inserção baixa, detectadas após 20 semanas estão associadas à vasa prévia, e, consequentemente, a taxas de mortalidade perinatal elevadas, recomenda-se a ultrassonografia transvaginal com Doppler para descartar essa complicação.

Quadro 1. Classificação da placenta prévia de acordo com a sua relação com o colo uterino

Classificação	Descrição
Centro-total ou completa	A placenta cobre totalmente o orifício cervical interno.
Centro-parcial ou parcial	A placenta cobre parcialmente o orifício cervical interno.
Marginal	A borda da placenta alcança a borda do orifício cervical interno.
Lateral ou baixa	A implantação da placenta encontra-se no segmento inferior, sem atingir o orifício cervical interno.

DIAGNÓSTICO

O quadro clínico da placenta prévia tipicamente apresenta-se por sangramento vaginal, vermelho brilhante, sem dor, na segunda metade da gravidez, reincidente, progressiva, com início e cessamento súbitos. Entretanto, 10 a 20% dos casos podem apresentar contrações uterinas, sangramento vaginal e dor, quadro que se confunde com o descolamento prematuro da placenta. Muitas placentas prévias são diagnosticadas durante o pré-natal de rotina pela ultrassonografia.

O achado ultrassonográfico isolado de inserção placentária segmentar antes da 20ª semana é muito comum (até 25% das gestantes normais), mas boa parte dessas placentas irá "migrar" e se posicionar longe do colo no termo. Apenas nos casos em que a placenta recobre completamente o colo antes da 20ª semana terão maior risco de persistir como placenta prévia no termo. Mesmo após a 22ª semana, é possível haver "migração placentária". Portanto, quanto mais avançada a idade gestacional no diagnóstico ultrassonográfico, maior a probabilidade dela persistir até o termo.

Do ponto de vista clínico, na história verifica-se que se trata de hemorragia da segunda metade da gravidez, de início e cessar súbitos, imotivada, indolor, reincidente e progressiva. Decorre do desgarramento placentário conforme o segmento inferior se adelgaça (3º trimestre) e o colo se dilata (trabalho de parto). A perda sanguínea, em geral, não é intensa, pois os episódios costumam ser repetidos. O trabalho de parto espontâneo associa-se em 3,5% dos casos até 28 semanas, 12% até 32 semanas e 16% até 34 semanas[7].

No exame físico, em geral, o útero não está contraído e apresenta-se elástico, com tônus uterino normal, e batimentos cardíacos fetais preservados. As condições fetais não se deterioram, a não ser que a hemorragia seja grave e ocorra o choque hipovolêmico. A apresentação fetal, em geral, é anormal, com feto em apresentação córmica ou pélvica. Se a apresentação for cefálica, em geral, é alta e móvel. O exame especular revela sangramento variável, proveniente do orifício interno do colo uterino, ou sangue coletado na vagina. Não deve ser realizado o toque vaginal, pois pode desencadear hemorragia importante. Quando realizado, o toque revela sensação de massa esponjosa no segmento inferior.

Para uma boa avaliação do segmento inferior pela ultrassonografia pela via transabdominal é necessária a repleção vesical parcial. A repleção excessiva poderá provocar um diagnóstico falso-positivo de placenta prévia. A ultrassonografia transvaginal permite verificar melhor a localização placentária e sua relação com o orifício interno do colo uterino. A acurácia da ultrassonografia no diagnóstico é de 97-100%, com valor preditivo positivo de 90-93 % e valor preditivo negativo de 98-100%.

A menos que a paciente necessite de parto imediato por hemorragia materna ou condição fetal que indique sofrimento, a ultrassonografia transvaginal é o método de escolha para a confirmação do diagnóstico[8]. O doppler colorido é empregado nos casos em que há suspeita de acretismo placentário. Também é usado para excluir vasa prévia quando o cordão umbilical está no segmento inferior do útero. A placenta prévia de localização posterior no útero pode ser mais difícil de ser visualizada do que uma anterior, mesmo na ultrassonografia transvaginal. Além disso, um sangramento pode resultar na formação de hematoma próximo à placenta e dificultar a identificação da relação entre a borda da placenta e o orifício cervical, prejudicando o diagnóstico.

A ressonância magnética pode ser indicada para avaliar as relações entre a placenta e o colo, devido às diferentes características dos dois tecidos. No entanto, não é utilizada para o diagnóstico de placenta prévia devido ao seu alto custo, disponibilidade limitada e também pela segurança e precisão bem estabelecidas da ultrassonografia transvaginal.

A principal complicação é a hemorragia grave, com choque e morte materna. A hemorragia pós-parto ocorre em cerca de 22% dos casos[9]. Nos casos de placenta prévia com cesárea anterior, aumenta a possibilidade de acretismo placentário, com maior possibilidade de histerectomia, hemorragia, morbidade e mortalidade materna. O aumento de possibilidade de acretismo está diretamente relacionado ao número de cesáreas anteriores[10].

DIAGNÓSTICO DIFERENCIAL

Devem ser lembradas as seguintes situações: descolamento prematuro da placenta, vasa prévia, ruptura do seio marginal, sangramento do trato genital inferior (tumores, lacerações).

CONDUTA

A conduta obstétrica no manejo da paciente com placenta prévia depende dos elementos de conduta: quantidade de sangramento, maturidade fetal, condição fetal e presença ou não de trabalho de parto (Figura 1).

Todas as pacientes com sangramento da segunda metade da gravidez tem indicação de internação para avaliação materna e fetal. Em gestações com menos de

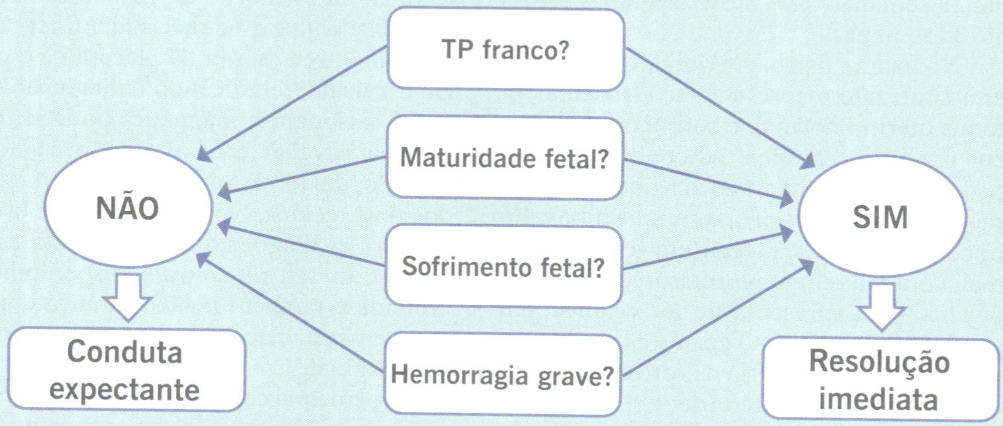

Figura 1. Elementos de conduta na placenta prévia.

36 semanas, em que não se espera maturidade fetal, indicada a conduta expectante, deve-se instituir acesso venoso para infusão de fluidos e manter repouso no leito até que a hemorragia seja estabilizada, com cessação do sangramento por seis horas. É importante alertar que, para as gestante com tipagem Rh negativo, deve ser realizada a profilaxia com imunoglobulina anti-D nas situações em que estiver indicada. A avaliação do bem-estar fetal é obrigatória, pois a anemia materna pode promover a hipóxia fetal. A avaliação laboratorial inclui tipagem sanguínea, hemograma completo e coagulograma. Pode haver a necessidade de transfusão sanguínea, principalmente, quando a hemoglobina materna for inferior a 8,0 g/dL. A ultrassonografia confirma o diagnóstico, avalia a idade gestacional e peso fetal, além de verificar a apresentação fetal. A corticoterapia materna para acelerar a maturidade pulmonar fetal é indicada nas gestações abaixo de 34 semanas. Não há evidência que justifique o uso da tocólise em casos de placenta prévia.

A internação hospitalar prolongada oferece à paciente a garantia do repouso, avaliação contínua da saúde materno-fetal e atendimento imediato em caso de nova hemorragia[11]. Porém tem custo financeiro e emocional elevados. Excepcionalmente, algumas pacientes selecionadas, após avaliação individual e do suporte familiar, podem se beneficiar com o repouso domiciliar e acompanhamento semanal, promovendo menor angústia emocional da gestante.

No período em que adota a conduta expectante, é indicada a avaliação periódica do crescimento fetal e da localização placentária para programação do parto (ultrassonografia quinzenal). Alcançada a maturidade fetal, com 36-37 semanas, é indicada a resolução da gestação[12].

Na presença de sangramento intenso, por levar a risco materno e fetal, a interrupção da gestação é obrigatória, independente da idade gestacional[13]. A cesariana é o parto preferencial, destacando-se a importância da anestesia regional como alternativa segura. Alguns autores advogam a incisão longitudinal no útero, quando o segmento inferior não comportar a histerotomia transversa, ou estiver vascularizado e nas apresentações anômalas. A decisão pelo tipo de incisão a ser realizada no útero deve ser tomada com a cavidade abdominal aberta, inspecionando-se minuciosamente a área do segmento inferior. Deve-se estar atento à possibilidade de acretismo placentário, principalmente nas pacientes com diagnóstico de placenta prévia que não apresentam episódios de sangramento.

Se houver cesariana prévia, deve-se descartar a possibilidade de acretismo. Em casos de acretismo focal, pratica-se a captonagem, que consiste em pregueamento endometrial no leito de implantação placentária, com o intuito de coibir a hemorragia. No acretismo parcial ou total, a histerectomia é a terapêutica mais indicada[14].

O parto vaginal poderá ser escolhido nas placentações laterais e/ou marginais. Se for optado pela via vaginal, as membranas deverão ser rompidas precocemente, pois o tamponamento do bordo placentário pela apresentação reduz o sangramento. A monitorização fetal no intraparto deve ser contínua e a ocitocina pode ser utilizada nas indicações habituais. O misoprostol não deve ser utilizado. O risco de hemorragia pós-parto também aumenta, pelas alterações de contratilidade uterina no segmento inferior afetado[6].

O prognóstico materno é favorável, relacionado à assistência prestada e à disponibilidade de transfusões sanguíneas. A morbidade materna está relacionada principalmente à hemorragia pré-parto e/ou pós-parto. Em revisão sistemática, 52% das mulheres com placenta prévia tiveram sangramento pré-parto (IC95% 42,7 a 60,6%) e 22% tiveram hemorragia pós-parto (IC95% 15,8 a 28,7%)[9]. Por causa do sangramento pré-parto e / ou pós-parto, as mulheres com placenta prévia são mais propensas a receber transfusões de sangue, a sofrer histerectomia pós-parto, ligação da artéria uterina ou ilíaca, ou embolização dos vasos pélvicos, particularmente no acretismo placentário.

CONSIDERAÇÕES FINAIS

O diagnóstico precoce da placenta prévia é necessário para fazer planejamento adequado. O momento da resolução da gestação deve ser individualizado, ponderando os riscos da hemorragia materna e do parto prematuro, além do uso pré-natal da corticoterapia, quando indicado.

REFERÊNCIAS BIBLIOGRÁFICAS

1. Cresswell JA, Ronsmans C, Calvert C, Filippi V. Prevalence of placenta praevia by world region: a systematic review and meta-analysis. Trop Med Int Health. 2013;18(6):712-24.
2. Martinelli KG, Garcia ÉM, Santos Neto ETD, Gama SGND. Advanced maternal age and its association with placenta praevia and placental abruption: a meta-analysis. Cad Saúde Pública. 2018 Feb 19;34(2):e00206116.
3. Ananth CV, Demissie K, Smulian JC, Vintzileos AM. Placenta previa in singleton and twin births in the United States, 1989 through 1998: a comparison of risk factor profiles and associated conditions. Am J Obstet Gynecol. 2003 Jan;188(1):275-81.
4. Klar M, Michels KB. Cesarean section and placental disorders in subsequent pregnancies – a meta-analysis. J Perinat Med. 2014 Sep;42(5):571-83.
5. Downes KL, Hinkle SN, Sjaarda LA, Albert PS, Grantz KL. Previous prelabor or intrapartum cesarean delivery and risk of placenta previa. Am J Obstet Gynecol. 2015;212(5):669.e1-669.e6696.

6. Ramos JGL, Müller ALL, Valério EG, Martins-Costa SH. Hemorragia de segundo e terceiro trimestres da gestação. In: Martins-Costa S, Ramos JGL, Magalhães J, Passos E, Freitas F, organizadores. Rotinas em obstetrícia. 7. ed. Porto Alegre: Artmed; 2017.
7. Zlatnik MG, Cheng YW, Norton ME, Thiet MP, Caughey AB. Placenta previa and the risk of preterm delivery. J Matern Fetal Neonatal Med. 2007 Oct;20(10):719-23.
8. Reddy UM, Abuhamad AZ, Levine D, Saade GR; Fetal Imaging Workshop Invited Participants. Fetal imaging: Executive summary of a Joint Eunice Kennedy Shriver National Institute of Child Health and Human Development, Society for Maternal-Fetal Medicine, American Institute of Ultrasound in Medicine, American College of Obstetricians and Gynecologists, American College of Radiology, Society for Pediatric Radiology, and Society of Radiologists in Ultrasound Fetal Imaging Workshop. Am J Obstet Gynecol. 2014;210(5):387-97.
9. Fan D, Xia Q, Liu L, Wu S, Tian G, Wang W, et al. The incidence of postpartum hemorrhage in pregnant women with placenta previa: a systematic review and meta-analysis. PLoS One. 2017;12(1):e0170194.
10. Silver RM, Landon MB, Rouse DJ, Leveno KJ, Spong CY, Thom EA, et al. Maternal morbidity associated with multiple repeat cesarean deliveries. Obstet Gynecol. 2006;107(6):1226-32.
11. Balachandar K, Melov SJ, Nayyar R. The risk of adverse maternal outcomes in cases of placenta praevia in an Australian population between 2007 and 2017. Aust N Z J Obstet Gynaecol. 2020 May 5. doi: 10.1111/ajo.13172. Epub ahead of print.
12. Durukan H, Durukan ÖB, Yazıcı FG. Planned versus urgent deliveries in placenta previa: maternal, surgical and neonatal results. Arch Gynecol Obstet. 2019;300(6):1541-1549.
13. Hofmeyr GJ, Qureshi Z. Preventing deaths due to haemorrhage. Best Pract Res Clin Obstet Gynaecol. 2016;36:68-82.
14. Lopez RD. Inserção baixa da placenta. In: Moron AF, Camano L, Kulay Jr. L, Eds. Obstetrícia. Barueri, SP: Manole, 2011. p. 891-7.

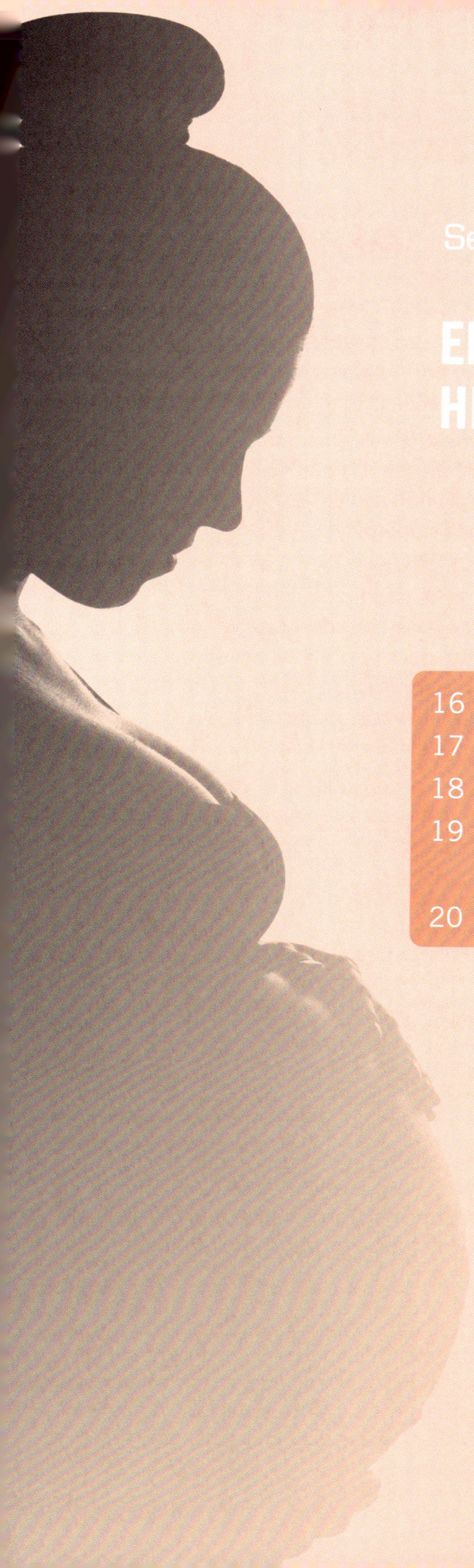

Seção 4

EMERGÊNCIAS HIPERTENSIVAS

EMERGÊNCIAS HIPERTENSIVAS

▶ Henri Augusto Korkes

As síndromes hipertensivas representam *o grande desafio da obstetrícia moderna.*

Juntamente com as síndromes hemorrágicas e infecciosas, são conhecidas como a "tríade maldita da obstetrícia" sendo responsáveis por milhares de mortes ano após ano. Dentre todas as patologias associadas à hipertensão, a pré-eclâmpsia desempenha papel de destaque no que diz respeito à morbimortalidade materna, que possui fisiopatologia complexa e, ainda hoje, minimamente conhecida pelos pesquisadores.

Essa falta de conhecimento promove uma perigosa confusão entre guidelines e protocolos e permite entendimentos distintos acerca de sua fisiopatologia, métodos de rastreio, prevenção e muitas diferenças ainda em seus critérios diagnósticos e classificação, o que contribui para elevadas taxas de mortes maternas, que seriam potencialmente evitáveis.

Dentro deste contexto, as emergências hipertensivas, representam uma série de complicações associadas às patologias hipertensivas, podendo elevar sobremaneira o risco de óbito destas pacientes. Quando presentes, exigem rápida identificação do quadro por parte de toda equipe assistente e ações imediatas que alcancem sua resolução, a redução de danos e a manutenção do bem-estar materno e fetal.

Neste capítulo, abordaremos diferentes situações ameaçadoras à vida, com seus diagnósticos precisos e condutas atualizadas para iniciarmos as primeiras ações necessárias. Uma vez que as primeiras medidas são fundamentais, é de extrema importância que o obstetra esteja atento a todas as suas peculiaridades e pronto para agir rapidamente em cada situação.

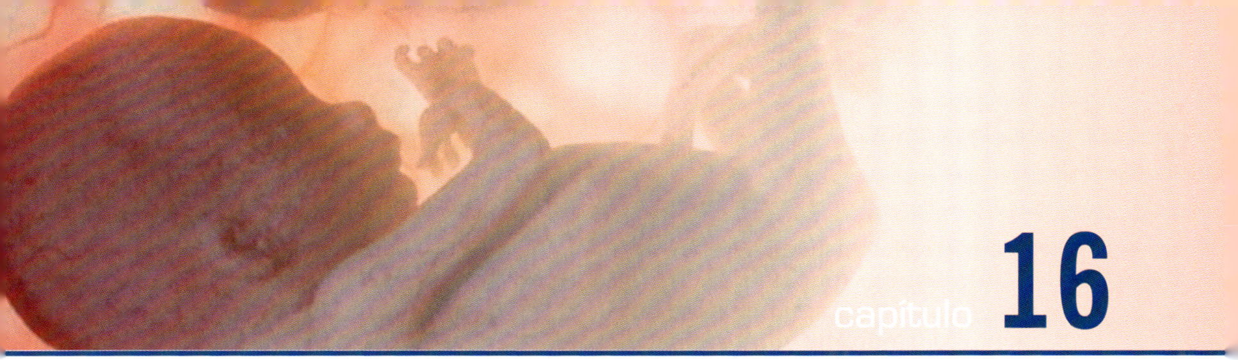

capítulo 16

Crise hipertensiva

▸ Vera Therezinha Medeiros Borges

INTRODUÇÃO

A pré-eclâmpsia é uma doença multifatorial e multissistêmica, sendo umas das principais causas de morbimortalidade materna e perinatal. É definida pelo aumento da pressão arterial sistólica maior ou igual a 140mmHg e/ou pressão arterial diastólica maior ou igual a 90mmHg, associada a proteinúria e/ou a lesão de órgãos-alvos, após a 20ª semana de gestação[1]. Entre as lesões de órgãos-alvo incluem-se insuficiência renal, síndrome HELLP (hemólise, elevação das enzimas hepáticas, baixa contagem de plaquetas), eclâmpsia iminente/eclâmpsia (sistema nervoso central) e restrição de crescimento fetal[2].

A crise hipertensiva na gravidez é definida pelo aumento agudo da pressão arterial sistólica (PAS) igual ou maior a 160mmHg e/ou pressão arterial diastólica (PAD) igual ou maior que 110mmHg, que persiste por mais de 15 minutos. Trata-se de uma emergência hipertensiva, necessitando de controle imediato da pressão arterial, geralmente ao longo de minutos a horas, sendo um dos critérios que classifica a pré-eclâmpsia como grave [2,3].

PREVENÇÃO DA CRISE HIPERTENSIVA

Sabe-se que a crise hipertensiva é um marcador para desfechos maternos e perinatais adversos, portanto, a prevenção pode ser útil [4]. A pré-eclâmpsia é a forma de manifestação mais frequente da emergência hipertensiva, seja isolada ou associada com hipertensão arterial crônica. Sendo assim a prevenção de crise hipertensiva está intimamente ligadas aos fatores de risco das mulheres desenvolverem a pré-eclâmpsia, sendo eles os seguintes: antecedente pessoal ou familiar (1º grau) de pré-eclâmpsia, hipertensão arterial sistêmica, obesidade (IMC > 30), diabetes tipo 1 e 2, doenças renais, doenças autoimunes (lúpus eritematoso sistêmico), síndrome antifosfolípide e gravidez múltipla.

As medidas de prevenção recomendadas e que podem diminuir os riscos de desenvolver pré-eclâmpsia são:

- Administração de ácido acetilsalicílico (AAS) - 100mg/dia à noite, a partir de 12 semanas (iniciar antes da 16ª semana) até a 34ª-36ª semana.
- Suplementação de cálcio - (carbonato de cálcio) - 1 a 2g dia em doses fracionadas, iniciando-se antes da 16ª semana e mantendo-se até a resolução da gestação.

Nos casos de mulheres com hipertensão arterial crônica recomendam-se adoção de medidas não farmacológicas e farmacológicas:

- Medidas não farmacológicas: dieta hipossódica, atividade física (caminhada/ duas a três vezes por

Tabela 1. Anti-hipertensivos para tratamento ambulatorial de hipertensão arterial na gestação no Brasil

Classe do agente	Agente	Posologia
Simpatolíticos de ação central, α_2-agonistas	Metildopa	750mg a 2.000mg/dia 2 a 4x/dia
	Clonidina	0,1mg a 0,2mg/dia/ máximo de 0,6mg/dia 2 a 3x/dia
	Prazosina	20mg 2 a 3x/dia
Bloqueadores de canal de cálcio	Nifedipino Retard	20mg a 60mg/dia 2 a 3x/dia
	Nifedipino Oros	30mg a 60mg/dia Dose única
	Anlodipino	2,5mg a 10mg/dia Dose única
Bloquedores adrenérgicos*	Metoprolol	50mg a 200mg/dia 1 a 2 x/dia

*__Pindolol__ foi retirado do mercado

Fonte: Tabela realizada pelo autor a partir de dados da prática assistencial.

semana/durante 30 a 40 minutos), orientação alimentar com nutricionista para gestantes com sobrepeso /obesidade, redução/ abolição do cigarro, evitar uso excessivo de substâncias que contêm cafeína (café, chás, chocolate, refrigerantes).

- Medidas farmacológicas: segundo alguns estudos, o uso de anti-hipertensivos em gestantes com hipertensão arterial leve/ moderada reduz a ocorrência de crise hipertensiva, entretanto, o efeito sobre outros desfechos ainda é incerto [5,6,7].

O uso dos anti-hipertensivos está indicado nas hipertensas crônicas com lesão de órgão-alvo. A escolha da medicação deve ser baseada na segurança e na experiencia com seu uso (Tabela 1). Lembramos que os anti-hipertensivos dos grupos inibidor da enzima conversora de angiotensina (IECA), antagonista de receptor de angiotensina (ARA) e inibidor direto da renina (Alquisteren) são contraindicados na gestação [8].

DIAGNÓSTICO DE CRISE HIPERTENSIVA

Basicamente, o diagnóstico é clínico, através da aferição da pressão arterial, que deve ser realizada após descanso de pelo menos 10 minutos, utilizando um manguito de tamanho adequado, especialmente em pacientes obesas.

Embora a maioria das gestantes possa estar assintomática no momento do diagnóstico, devemos pesquisar a presença de sinais e sintomas de lesão de órgãos-alvos. Os sintomas mais frequentes são: dor torácica, dispneia, dor epigástrica/hipocôndrio direito, cefaleia, alterações visuais (escotomas, fosfenas) convulsões, alteração da consciência. Geralmente, a dor de cabeça (50-75%) e os distúrbios visuais precedem as convulsões (19–32%) [9,10].

O exame físico deve se concentrar na identificação da lesão de órgãos-alvo. Deve ser avaliado o estado de consciência, pressão arterial, pulso, frequência cardíaca, ausculta cardiopulmonar (pesquisa de edema agudo de pulmão e presença de sopros ou sons anormais). A presença de edema de membros inferiores pode colaborar, mas não é mais considerado no diagnóstico de pré-eclâmpsia.

Uma vez diagnosticada a crise hipertensiva se faz necessário a realização dos exames para avaliar comprometimento dos órgãos alvos e/ou pesquisa de Síndrome HELLP (hemograma completo com contagem de plaquetas, função hepática, função renal) e ultrassonografia obstétrica (pesquisa de restrição de crescimento fetal, avaliação líquido amniótico e Dopplerfluxometria).

TRATAMENTO

Uma vez diagnosticada a crise hipertensiva, o ideal é que a gestante/puérpera seja encaminhada para uma unidade de terapia intensiva ou de cuidados intermédios. Entretanto, o início da terapêutica deverá ocorrer imediatamente, no local de atendimento, pois a demora pode resultar em complicações decorrentes da lesão do órgão-alvo. Preferencialmente, deve ocorrer dentro da primeira hora, com anti-hipertensivo de ação rápida e as drogas disponíveis no Brasil são: hidralazina, nifedipina oral de liberação rápida e nitroprussiato de sódio, sendo que esse último não deve ser usado apenas no puerpério [11].

A hidralazina é um vasodilatador arteriolar que diminui a pressão da artéria e aumenta o débito cardíaco e frequência cardíaca. É a droga mais utilizada no Brasil para o tratamento de crise hipertensiva.

É administrada por via intravenosa em "bolus", sendo que a ampola contém 1mL, na concentração de 20mg/mL. Recomenda-se diluir uma ampola (1mL) em 19mL de água destilada, obtendo a concentração de 1mg/m. A dose inicial recomendada é de 5mg (5mL), sendo que o início da ação ocorre aproximadamente entre 10 a 20minutos e seu tempo de ação persiste por 12 horas. Recomenda-se a medição da pressão arterial a cada 5 minutos, durante 20 minutos, após a dose inicial e toda vez que se administrar nova dose da droga, sendo a dose máxima de 30mg [12].

A nifedipina é um bloqueador de cálcio, administrada por via oral de liberação rápida, sendo também utilizado como terapia de primeira linha, principalmente quando o acesso intravenoso não é possível. A dose inicial é de 10mg a 20mg (cápsula = 10mg) podendo ser repetida a cada 20-30 minutos, até a dose máxima de 30mg. O tempo de duração varia de 2 a 4 horas e o pico de ação da medicação é de 30 a 60 minutos. Ressalta-se que a via sublingual está contraindicada pelos riscos de complicações maternas, tais como, acidente vascular cerebral, infarto agudo do miocárdio e hipotensão grave [13].

O uso concomitante do sulfato de magnésio com o bloqueador de canal de cálcio pode potencializar o risco de hipotensão materna e depressão miocárdica. Além disso acreditava-se que a nifedipina poderia potencializar e prolongar os efeitos bloqueadores neuromusculares do magnésio. Entretanto, num estudo retrospectivo isso não se comprovou [14].

O nitroprussiato de sódio (Nipride, Nitropress) é um potente vasodilatador arterial e venoso e somente deve ser usado como último recurso para o controle de emergência hipertensiva refratária e limitado a curto período. Pode ser uma boa opção para tratar crise hipertensiva no puerpério. Deve ser administrado por infusão intravenosa, tem ação imediata (menos de 60 segundos) e duração de apenas 2 a 3 minutos após interromper a administração. A ampola de nitroprussiato de sódio contém 2mL, na concentração de 50mg/2mL. Deve se diluir uma ampola (2mL) em 248mL de soro glicosado 5%, assim teremos a concentração de 200mcg/mL. A dose inicial é de 0,5 a 10mcg/kg/min, por via intravenosa com infusão contínua e a taxa não deve exceder 5 mg/kg/min.

Há necessidade de monitorização da pressão arterial e o principal cuidado com esta droga é a intoxicação do seu metabolito –cianeto – e o risco subsequente de toxicidade fetal por uso prolongado (maior de 4 horas). Portanto, a duração do tratamento deve ser a mais curta possível. É metabolizado pelo fígado e excretado por via renal.

O objetivo do tratamento é reduzir o valor da pressão arterial em 15% a 25%, tendo como meta atingir o valor de pressão arterial sistólica entre 140 a 150mmHg e a pressão arterial diastólica entre 90 a100mmHg. Importante ter o cuidado para não reduzir muito a pressão arterial, porque pode ocasionar diminuição da perfusão placentária e, consequentemente, hipóxia fetal [3,15].

Após a redução da pressão arterial pela ação do anti-hipertensivo de ação rápida, deve ser administrado anti-hipertensivo por via oral para controle de longa duração, antes da descontinuação do agente intravenoso.

Atualmente recomenda-se o uso do sulfato de magnésio (esquema de Zuspan ou de Pritchard) associado ao anti-hipertensivo nas mulheres que apresentarem o diagnóstico de crise hipertensiva, independentemente de sintomas, para evitar complicações graves como acidente vascular cerebral, insuficiência cardíaca, edema pulmonar, encefalopatia hipertensiva e insuficiência renal [3,8]. É importante ressaltar que, embora o sulfato de magnésio tenha um discreto efeito na redução da pressão arterial materna, a sua principal ação é a prevenção ou tratamento da convulsão da eclâmpsia[15].

Associada ao tratamento da crise hipertensiva deve-se realizar a pesquisa de síndrome HELLP (hemograma, enzimas hepáticas e bilirrubinas) e de pré-eclâmpsia, monitorização cardíaca materna, realizar sondagem vesical de demora para monitorar diurese, administração de anti-hipertensivos de manutenção, avaliação da vitalidade e do crescimento fetal e seguimento clínico e resolução da gestação de acordo com as condições maternas e fetais.

Após a resolução da gestação, deve-se ter atenção ao puerpério imediato, pois a pressão arterial atinge um pico entre três e seis dias pós-parto e pode ser maior no pós-parto imediato do que na gestação ou intraparto. Sabe-se que a maioria dos acidentes vasculares cerebrais ocorre nos primeiros 10 dias e mais frequentemente dentro de 48 horas pós-parto, sendo a hipertensão arterial o principal fator de risco, portanto deve ser receitado anti-hipertensivos a mulheres com hipertensão persistente no pós-parto imediato [16,17].

As mulheres que devem ser medicadas no puerpério deve ser: aquelas com história de hipertensão arterial crônica e que faziam uso de anti-hipertensivo prévio à gestação (preferencialmente reintroduzir a droga e dose usadas anteriormente), presença de comorbidades (doença renal), mesmo na ausência de hipertensão arterial, valor de pressão arterial sistólica ≥ 160mmHg e/ou diastólica ≥ 110mmHg. Após a alta hospitalar, essas mulheres devem ser avaliadas em uma semana e orientadas a fazer seguimento clínico.

O diagnóstico de crise hipertensiva é extremamente simples, dependendo apenas da aferição da pressão arterial (PA≥160x110mmHg) e uma vez diagnosticado ressaltamos a necessidade da administração de drogas anti-hipertensivas de ação rápida. A terapêutica deve ser iniciada imediatamente, com drogas anti-hipertensivas de ação rápida e logo após a gestante/puérpera deve ser encaminhada para uma unidade de terapia intensiva ou de cuidados intermediários.

Associada ao tratamento da crise hipertensiva deve ser introduzido o sulfato de magnésio para prevenção de complicações e avaliação laboratorial para pesquisa de síndrome HELLP.

REFERENCIAS BIBLIOGRÁFICAS

1. Brown MA, Magee LA, Kenny LC, Karumanchi SA, McCarthy FP, Saito S, Hall DR, Warren, CE, Adoyi G, Ishaku S.; on behalf of the International Society for the Study of Hypertension in Pregnancy (ISSHP). Hypertensive disorders of pregnancy ISSHP classification, diagnosis, and management recommendations for international practice hypertension. 2018;72: 24-43. doi: 10.1161/Hypertensionaha.117.10803.
2. Committee on Obstetric Practice. Committee opinion no. 623: emergent therapy for acute-onset, severe hypertension during pregnancy and the postpartum period. Obstet Gynecol. 2015; 125:521–5.
3. American College of Obstetricians and Gynecologists. Hypertension in pregnancy. Report of the American College of Obstetricians and Gynecologists' task force on hypertension in pregnancy. Obstet Gynecol. 2013; 122(5):1122-31.
4. Magee LA, von Dadelszen P, Singer J, Lee T, Rey E, Ross A, et al. The CHIPS randomized controlled trial (Control of Hypertension in Pregnancy Study): Is severe hypertension just an elevated blood pressure? Hypertension. 2016; 68(5):1153-9.
5. Magee LA, von Dadelszen P, Rey E, Ross S, Asztalos E, Murphy KE et al., Less-tight versus tight control of hypertension

in pregnancy. N Engl J Med. 2015; 372(5):407- 17.

6. Webster LM, Conti-Ramsden F, Seed PT, Webb AJ, Nelson-Piercy C, Chappell LC. Impact of antihypertensive treatment on maternal and perinatal outcomes in pregnancy complicated by chronic hypertension: a systematic review and meta-analysis. J Am Heart Assoc. 2017; 6(5).pii: e005526.
7. Abalos E, Duley L, Steyn DW, Gialdini C. Antihypertensive drug therapy for mild to moderate hypertension during pregnancy. Cochrane Database Syst Rev. 2018; CD002252.
8. August P. Management of hypertension in pregnant and postpartum women. Uptodate, Feb, 2018.
9. Zampaglione B, Pascale C, Marchisio M, Cavallo-Perin P. Hypertensive urgencies and emergencies: prevalence and clinical presentation. Hypertension. 1996; 27:144–147.
10. Vaughan CJ, Delanty N. Hypertensive emergencies. Lancet. 2000;356(9227):411–417.
11. Chobanian A, Bakris G, Black H, Cushman WC, Green LA, Izzo JL Jr, et al. The seventh report of the Joint National Committee on prevention, detection, evaluation, and treatment of high blood pressure: the JNC 7 report. JAMA. 2003; 289:2560–72.
12. Duley L, Enderson-Smart DJ, Meher S. Drugs for treatment of very high blood pressure during pregnancy. Cochrane Database Syst Rev. 2006;3:CD001449.
13. Raheem IA, Saaid R, Omar SZ, Tan PC. Oral nifedipine versus intravenous labetalol for acute blood pressure control in hypertensive emergencies of pregnancy: a randomised trial. BJOG. 2012;119(1):78–85.
14. Magee LA, Miremadi S, Li J, Cheng C, Ensom MH, Carleton B et al. Therapy with both magnesium sulfate and nifedipine does not increase the risk of serious magnesium-related maternal side effects in women with preeclampsia. Am J Obstet Gynecol. 2005; 193(1):153-63.
15. Amaral LM, Wallace K, Owens M, LaMarca B. Pathophysiology and current clinical management of preeclampsia. Curr Hypertens Rep. 2017; 19(8):61.
16. Kuklina EV, Tong X, Bansil P, George MG, Callaghan VM. Trends in pregnancy hospitalizations that included a stroke in the United States from 1994 to 2007: reasons for concern? Stroke. 2011; 42(9):2564-70.
17. Too G, Wen T, Boehme AK, Miller EC, Leffert LR, Attenello FJ, et al. Timing and risk factors of postpartum stroke. Obstet Gynecol. 2018; 131(1):70-8.

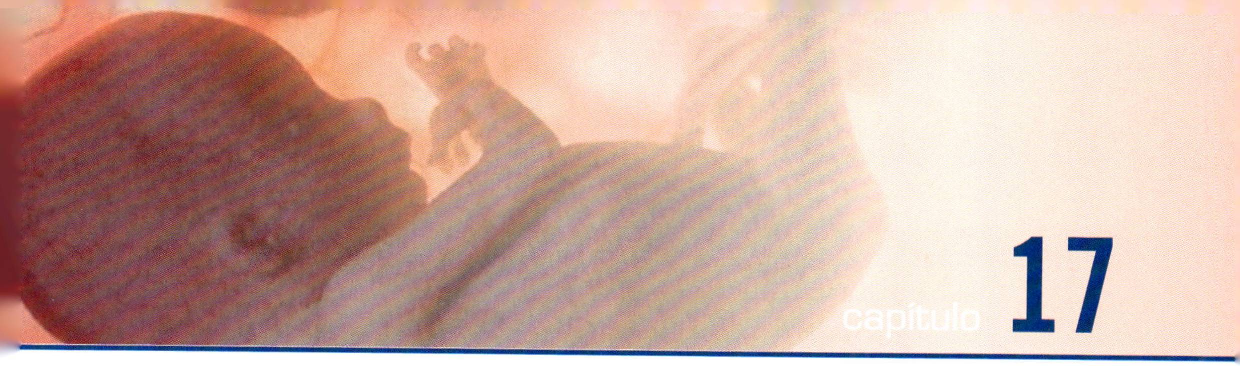

capítulo 17

Eclâmpsia

- Francisco Lázaro Pereira de Sousa
- Sérgio Floriano de Toledo
- Rogério Gomes dos Reis Guidoni

INTRODUÇÃO

A eclâmpsia (do grego *ἐκλαμψία, eklampsía*), significa "aparecer de repente", "prenúncio brilhante" ou "explosão", condição exclusiva da gravidez, e que permanece como um dos apanágios da Obstetrícia. Ao longo da história, ocorreram inúmeras estratégias, hoje curiosas, no intuito de dirimir danos, mas o desafio do seu enfrentamento permanece[1, 2, 3].

A incidência de eclâmpsia é variável, predominando em países em desenvolvimento. De modo geral, essa incidência é de 1,3 para cada 1.000 partos, variando de 0,6 nos países desenvolvidos até 4,5 nos países em desenvolvimento[4].

Representa a causa de morte de aproximadamente 50.000 mulheres anualmente pelo mundo[5], e no nosso País, contribui com o principal obituário materno, como um dos desfechos das síndromes hipertensivas[6].

A morte pode ocorrer subitamente, em decorrência de hemorragia cerebral volumosa ou por complicações associadas[7]. O estado comatoso pode se instalar subitamente, podendo mascarar convulsões precedentes, condição conhecida como *eclampsia sine eclampsia*[8].

A eclâmpsia contribui de maneira expressiva, com a morbidade materna grave[9], sendo uma oportunidade em se identificar melhorias na linha de cuidados, a partir do aprendizado ofertado "pelas sobreviventes", considerando que o modelo de "demoras" [10] para o acesso a um cuidado qualificado, encontra no cenário das síndromes hipertensivas, provavelmente, um dos mais completos exemplos da necessidade de intercâmbio efetivo entre as esferas ambulatoriais e hospitalares.

Algumas publicações caracterizam os aspectos da falha de prevenção de eclâmpsia como sendo: ocorrência em idade gestacional precoce (3%), ocorrência no puerpério (12%), falha da ação do sulfato de magnésio (13%), desencadeamento repentino (18%), falta de assistência pré-natal (19%), sendo de maior destaque a atuação inapropriada da equipe de cuidadores (36%), principalmente por não reconhecerem sinais e sintomas de gravidade.

Considerando que um pré-natal atuante e dinâmico tem um papel relevante em identificar formas graves e interceptar processos oportunamente[11] e que em um hospital com um desempenho sistematizado é imperativo para minimizar danos, revela-se o significado da frase "a maioria das mortes maternas poderia ser evitada se existisse diagnóstico oportuno e correto, além de plano de ação adequado"[12].

DIAGNÓSTICO

A eclâmpsia é definida pela manifestação de uma ou mais crises convulsivas tônico-clônicas generalizadas e/ou coma em gestantes com hipertensão gestacional ou pré-eclâmpsia (PE), na ausência de doenças neurológicas[13].

É importante lembrar que, entre 20 e 38% das gestantes, a pressão arterial (PA) tem valores inferiores a 140x90 mmHg antes do primeiro episódio convulsivo[14]. E na fase final da convulsão, parece ocorrer uma parada respiratória, sendo comum a redução da PA, o que pode confundir o diagnóstico[15].

É comum nestas mulheres a ocorrência de cefaleia (83%), a associação com alterações visuais (49%) caracterizadas por diplopia, visão turva e escotomas cintilantes, manifestações conjuntamente intituladas de iminência de eclâmpsia[15].

A literatura realça que estes sintomas não devem ser adotados como únicos critérios para a adoção de medidas profiláticas, pois em até 38% dos casos, a convulsão é a primeira expressão clínica, "abrindo" diretamente o quadro[14, 15].

O reconhecimento dos critérios de gravidade da pré-eclâmpsia (Quadro 1)[16] favorece para que ações sejam deflagradas no intuito de se prevenir a evolução para convulsão. A estratégia mais indicada para este fim inclui a infusão do sulfato de magnésio ($MgSO_4$)[17, 18].

O trabalho colaborativo de *The Magpie Trial*, incluiu 10.141 gestantes com PE grave, envolvendo 175 hospitais em 33 países, demonstrou uma redução de risco de convulsão de pelo menos 58% no grupo que utilizou $MgSO_4$[18].

Em revisão sistemática posterior, concluiu-se como implicação para a prática que "O sulfato de magnésio deve ser considerado para pacientes com pré-eclâmpsia quando existe a possibilidade de eclâmpsia. Sendo uma droga de baixo custo, este é especialmente recomendado em países com dificuldades socioeconômicas"[19].

Quanto à identificação de critérios para iniciar usar o $MgSO_4$, é importante a ponderação sobre se é seguro aguardar a mulher apresentar níveis pressóricos "bastante elevados", pois não está estabelecido este parâmetro e acredita-se que a alteração brusca da

Quadro 1. Pré-eclâmpsia grave: critérios associados ou isolados[16]

- PAS ≥ 160 mmHg
- PAD ≥ 110 mmHg
- Cefaleia / distúrbios visuais
- Edema pulmonar
- Epigastralgia / dor no hipocôndrio direito
- Diurese < 500 mL/ 24h
- Proteinúria > 2g/24h (isolada não indica parto)
- Plaquetas < 100.000/mm³
- TGO > 70 U/L (alteração de enzimas hepáticas)
- Creatinina > 1,1 mg/dL (ausente nefropatia prévia)
- Convulsão / coma

Fonte: elaborado pelos autores.

PA, e não o seu valor isolado, seja o principal fator desencadeante da crise convulsiva[20].

Ocorre frequentemente durante a gestação (80%), sendo metade na prematuridade, podendo ocorrer durante o trabalho de parto e no puerpério[14].

Raramente se manifesta antes da 20ª semana, se ocorrer, deve se conjecturar o diagnóstico de mola hidatiforme ou de síndrome dos anticorpos antifosfolípides[21].

Possui fisiopatologia complexa com compreensão total incompleta. Conhece-se que ocorre resistência cerebral aumentada, com redução do fluxo arterial e decréscimo na oferta de oxigênio. Alterações associadas da permeabilidade capilar promovem edema e hipóxia teciduais, culminando com convulsões e coma[14].

Mesmo sendo uma complicação característica da pré-eclâmpsia, em 1985, Chesley chamava a atenção de que 10% das convulsões ocorriam na ausência de proteinúria significativa, e outros autores apontavam cifras de 22%[22].

A eclâmpsia tem um lugar de destaque contextualizado, como principal hipótese diagnóstica diante de uma convulsão no ciclo gravídico-puerperal, os principais diagnósticos diferenciais estão dispostos no Quadro 2[21].

A associação com leucoencefalopatia posterior reversível tem sido documentada nos casos de eclâmpsia. Esta síndrome se caracteriza pela presença de encefalopatia, com ampla gama de sinais e sintomas como cefaleia, alteração visual, diminuição da acuidade auditiva, confusão mental, convulsões, estupor e alucinações. Exames de imagem, como tomografia computadorizada e ressonância nuclear magnética, contribuem para este diagnóstico[23].

É de enorme valia que os membros da equipe assistencial consigam realizar uma orientação objetiva e com postura acolhedora que compreenda a experiência para a família, particularmente devido à frequente instalação imprevista para eles da convulsão, devendo se expor no momento mais oportuno, as informações disponíveis sobre diagnóstico, o plano de ação e o prognóstico materno e neonatal.

TRATAMENTO

O tratamento deve seguir um sequenciamento padronizado, atuação transdisciplinar, priorizando os interesses maternos, sem pânico, reconhecendo prioridades, garantindo duas etapas: *suporte clínico* e *conduta obstétrica*.

Quadro 2. Eclâmpsia: diagnóstico diferencial[21]

Acidente vascular cerebral ▪ Hemorragia intracerebral ▪ Trombose arterial ou venosa	**Distúrbios metabólicos** ▪ Hipoglicemia ▪ Uremia
Doenças hipertensivas ▪ Encefalopatia hipertensiva ▪ Feocromocitoma	**Infecção** ▪ Meningites ▪ Encefalites
Lesão expansiva do sistema nervoso central ▪ Tumor ▪ Abscesso	**Púrpura trombocitopênica trombótica** **Epilepsia**

Fonte: elaborado pelos autores.

Suporte clínico

A meta do atendimento deve ser o controle clínico e o melhor indicador para este fim é a recuperação da consciência, estes pilares devem assegurar um plano de ação razoável que impeça procrastinações ou atitudes intempestivas[3].

Ressalta-se, portanto, que a prioridade não é interromper a primeira convulsão. Portanto, deve se evitar a ministração de benzodiazepínicos com este intuito, pois esta droga aumenta as chances de broncoaspiração, prejudica a avaliação neurossensorial materna e pode causar depressão neonatal[11].

As etapas recomendadas para o atendimento inicial da eclâmpsia estão resumidas no Quadro 3 [23].

Quanto ao atendimento inicial na fase de suporte clínico à eclâmpsia, inicialmente, se faz necessário acomodar a mulher em superfície segura, evitando quedas e outros traumatismos.

Na sequência, garantir a permeabilidade das vias aéreas pela elevação da mandíbula e/ou instalação da Câmara de Guedel e aspiração de secreções oronasais, se necessário. Associado a isso, ofertar oxigênio por pelo menos 5 a 10 litros por minuto por máscara facial ou cateter nasal.

Posteriormente, deve-se garantir venóclise em acesso venoso calibroso (Jelco 16 ou 18), apenas após ter cessado a convulsão. Neste momento, colher amostra sanguínea para pesquisa de Síndrome HELLP (hemoglobina, hematócritos, plaquetas, desidrogenase láctica, transaminase oxalacética, bilirrubina total e avaliação da função renal inicialmente pela solicitação de creatinina).

A condição de coagulação pode ser preliminarmente aferida por intermédio de Teste de Weiner modificado, pois infere-se a ausência de hipofibrogenemia quando o coágulo se torna firme após 10 minutos de coleta e permanece por pelo menos 15 minutos em tubo isento de anticoagulante[24].

E na sequência, instala-se o sulfato de magnésio, que é reconhecidamente o melhor anticonvulsivante que exerce este papel, sendo superior à Fenitoína, Diazepam ou Coquetel Lítico (Corpromazina, Prometazina e Petidina)[17, 25].

Quadro 3. Atendimento inicial na eclâmpsia [23]

Meta: controle clínico

1. Acomodação em local seguro;
2. Manter permeabilidade de vias aéreas;
3. Ministrar oxigênio por máscara ou cateter;
4. Providenciar venóclise calibrosa;
5. Colher exames para pesquisa de Síndrome HELLP e avaliação de função renal;
6. Infundir sulfato de magnésio;
7. Infundir hipotensor de ação rápida (se PAS $\geq$ 160 mmHg ou PAD $\geq$ 110 mmHg);
8. Planejar o parto após estabilização clínica.

Fonte: elaborado pelos autores.

Está estabelecido que esta droga reduz a pressão intracerebral e mantém o fluxo sanguíneo, adicionalmente reduz ou previne a encefalopatia hipertensiva e o barotrauma na microcirculação cerebral[26]. É capaz de reduzir a convulsão em 52% a mais que o Diazepam e 67% a mais que a Fenitoína, em comparação a esta última opção, o $MgSO_4$ promoveu o melhor desempenho quanto à necessidade de ventilação mecânica e complicação de pneumonia e internação em UTI[17].

O $MgSO_4$ é uma droga de baixo custo e segura, necessitando de monitoramento devido à potencial intoxicação, principalmente da frequência respiratória, do reflexo patelar (o primeiro reflexo tendíneo a se alterar), e da diurese (a droga não é nefrotóxica, mas necessita de excreção renal, que pode estar reduzida por eventual decréscimo da filtração glomerular)[11].

É possível se verificar, no Quadro 4 [17], a correlação entre os níveis de magnesemia e de efeitos colaterais, conseguindo-se perceber que ocorrem algumas etapas até a parada cardíaca secundária à intoxicação por $MgSO_4$, reforçando que um controle clínico regular seja capaz de identificar precocemente distúrbios e desencadear a ministração do antídoto potente (gluconato de cálcio a 10%)[11].

Adicionalmente, se demonstrou útil em diminuir o risco de paralisia cerebral e disfunção motora grave em recém-nascidos prematuros, principalmente em idade gestacional inferior a 32 semanas, após exposição intrauterina[27, 28].

A forma de eleição é o sulfato de magnésio hepta-hidratado ($MgSO_4 . 7H_2O$ USP) e as apresentações disponíveis variam quanto à concentração do medicamento[6]. Os principais esquemas de uso de $MgSO_4$ são: Esquema de Pritchard[29], de Zuspan[30] e de Sibai (Zuspan Modificado)[31] o que pode-se conferir no Quadro 5 [6, 11, 32].

Conduta obstétrica

Considerando que o parto é o único recurso que principia o tratamento definitivo de eclâmpsia, a conduta obstétrica possui um destaque especial. No entanto, o

Quadro 4. Níveis de magnésio (mg/dL) [17]	
▪ Normal: 1,3 a 2,6	▪ Depressão respiratória: 12 a 17
▪ Terapêutico: 4 a 8	▪ Paralisia: 15 a 17
▪ Perda de reflexo patelar: 8 a 10	▪ Parada cardíaca: 30 a 35
▪ Sonolência: 10 a 12	

Fonte: elaborado pelos autores.

tocólogo não deve enfrentar este momento com a crença de que extrairá "uma espécie de amuleto" e que logo após o parto ocorrerá remissão completa da gravidade ou com este intuito desencadear uma cascata de condutas inseguras.

A equipe multidisciplinar deve estabelecer uma tática planejada, corrigindo necessidades inerentes, como ventilação, oxigenação, volemia, coagulação, equilíbrio acidobásico e valores pressóricos[3] e considerar que a intubação orotraqueal aumenta a PA e os curares potencializam a ação do $MgSO_4$ [11].

Neste contexto, indica-se que o sulfato de magnésio não deve ser interrompido durante o parto e deve permanecer por pelo menos 24 horas após, época em que ainda é frequente ocorrerem convulsões, reconhece-se ainda que este fármaco contribui para a analgesia e o relaxamento muscular[33, 34].

A conduta mais segura deve indicar o parto após a estabilidade clínica da mulher, não fixando um período mínimo de tempo, antes, valorizando os dados clínicos e laboratoriais disponíveis, pois medidas de correção hemodinâmica, o que inclui hemoterapia para distúrbios de coagulação, potencialmente lograrão mais êxito se reconhecidas antecipadamente. As metas internacionais de segurança devem ser incluídas no plano de ação, salientando-se que a comunicação efetiva é um pilar imprescindível.

O principal motivo de intervenções imprópria é a motivação em "salvar o feto", enfatize-se que a prioridade materna deve ser a égide do plano de ação! Sob este princípio, não se justificam cirurgias em condições de instabilidade materna franca, pois é comum a ocorrência de bradicardia e/ou acelerações prolongadas e após a convulsão: taquicardia compensatória, decréscimo da variabilidade (inclusive pela ação do $MgSO_4$) e desacelerações tardias, geralmente por tempo limitado[4, 27].

Assim, é factível enquanto se institui medidas de suporte como mudança de decúbito materno, oferta de oxigênio e eventualmente tocólise aguda, se determina a condição clínica geral, o parto possa ser realizado em condição mais assegurada[27].

Devido à frequente instabilidade materna e fetal, a cesariana é mais liberal e deverá seguir os princípios obstétricos, particularmente em relação à escolha da incisão uterina na prematuridade. É inadiável o conhecimento sobre a associação de comorbidades e que sejam asseguradas as premissas de procedimentos assépticos.

Ressalte-se que a via vaginal para a parturição não está proscrita mediante a evolução obstétrica favorável.

Quadro 5. Métodos de uso de sulfato de magnésio para profilaxia na eclâmpsia: Esquemas e controle dos efeitos colaterais[11, 32, 6]

Método	Início (ataque)	Continuidade (manutenção)
Pritchard (1955)	4,0 gramas IV em 10-15 minutos + 5,0 gramas IM proferido em cada nádega	5,0 gramas IM proferido a cada quatro horas
Zuspan (1966)	4,0 gramas IV (10-15 minutos) SG 5% -- 92 mL Sulfato de Magnésio -- 08 mL	1,0 - 2,0 gramas* IV/hora Para se obter 2,0 gramas: SG 5% -- 230 mL Sulfato de magnésio 5% -- 200 mL (50 mL/hora)
Sibai (1981) (Zuspan Modificado)	6,0 gramas IV (10-15 minutos)	2,0 gramas IV/hora

* Na prática clínica, alguns serviços adotam a manutenção de 2,0 gramas IV/hora neste esquema.

Observações:

- Utilizar bomba de infusão contínua sendo possível adotar veia periférica.
- Registrar o monitoramento clínico de forma clara e de fácil acesso.
- Manter o gluconato de cálcio 1% prontamente disponível, devendo ser ministrado 1,0 grama EV a cada 3 minutos nos casos de intoxicação.
- Considerar a manutenção de 3,0 gramas em pacientes obesas (IMC 25 kg/m^2).
- Monitorar manutenção de 1,0 grama, se presentes alterações renais.
- Considerar controle de magnesemia, se creatinina > 1,2 mg/dL e/ou oligúria.
- Com a ocorrência de nova convulsão, ministrar 2,0 gramas IV adicionais.
- Se ocorrer interrupção de infusão por mais de seis horas e diurese normal (25 mL/hora), reiniciar o tratamento com dose de ataque.
- Efeitos colaterais como fogalhos, boca seca, náuseas e vômitos são geralmente breves: manter suporte e evitar interromper a medicação. No caso de hipotensão, ministrar cristaloides 500 mL EV (50 gotas/minuto).

Fonte: elaborado pelos autores.

As técnicas anestésicas devem ser individualizadas, considerando as particularidades fisiopatológicas do quadro, ponderando-se quanto à influência recíproca hemodinâmica sobre o fluxo uteroplacentário e à mobilização de líquidos. Nas situações em que a anestesia geral esteja indicada, especialmente quando intercorrente à coagulopatia, a proteção neurovegetativa deverá ser realçada.

Controle da condição materna

Recorrência das convulsões

Mesmo com o uso adequado do $MgSO_4$, a taxa de recorrência de convulsões após eclâmpsia atinge de 10 a 20% e incrementa o obituário materno[4]. Provavelmente, devido à vasculopatia parenquimatosa cerebral[35].

Correlaciona-se com edema pulmonar, hemorragia cerebral, insuficiência renal aguda, Síndrome HELLP, acidose metabólica persistente e coma [4].

No momento mais estável, exige-se a realização de exame de imagem do sistema nervoso central (SNC), buscando detectar sangramentos cerebrais [4]. É necessário ministrar duas gramas adicionais de sulfato de magnésio após medidas protetivas iniciais [11]. Poderá ser necessário associar a infusão de Fenitoína nas situações refratárias ao sulfato de magnésio, podendo ser adotado o esquema a seguir [36]:

- **Dose inicial**: 15-20 mg/kg ou 1.000 mg em dose de ataque (1 ampola de 05mL = 250mg) - diluir em 100 mL de solução salina (a Fenitoína precipita com solução glicosada, que não deve ser empregada) para infusão em 1 hora (velocidade máxima de infusão de 50 mg/minuto).

- **Dose suplementar**: 500 mg - diluir em 500 mL de solução salina para infusão IV em 4 horas (iniciar após dose de ataque). Repetir após 12 horas.

- **Dose de manutenção**: 100 mg VO de 8/8 horas. Manter por 24 horas. Iniciar após o término do esquema intravenoso.

A avaliação por imagem do SNC é necessária nas situações: presença de déficits neurológicos focais, coma prolongado, convulsões repetidas, cegueira, início anterior a 20 semanas de gestação ou superior a 48 horas após o parto[4].

Oligúria

Se a oligúria advém, são incrementados os riscos maternos, a excreção do $MgSO_4$ é prejudicada e as chances de impregnação por este fármaco são potencializadas.

Para direcionar o tratamento, é importante se estabelecer a etiologia, tarefa desafiadora pela sua característica multifatorial e eventual limitação propedêutica.

As possíveis causas serão expostas a seguir, juntamente com algumas estratégias de tratamento, como exemplificado no Quadro 6, devendo se particularizar o contexto clínico[4].

É imprescindível que a infusão de líquidos seja realizada com cautela, não excedendo 3.000mL/dia, ponderando-se sobre as características hemodinâmicas na PE que reduz o volume plasmático, e que a oligúria não reflete necessariamente depleção de volume. Neste cenário, a ministração de cristaloides pode precipitar sobrecarga cardiovascular e edema pulmonar[37], como também a infusão de coloides promove mobilização crítica líquida para o espaço intravascular[38].

Atenção ao puerpério

O puerpério da mulher após a eclâmpsia impõe a necessidade de avaliação contínua e criteriosa, devendo não sugerir que "o cuidado acabou com o parto". A expressiva maioria dos óbitos ocorre neste período, continuando a exigir cuidado qualificado[39, 40].

A equipe multiprofissional deverá estar atenta quanto à possibilidade de piora clínica no puerpério, existindo relatos de convulsões até um mês após o parto[41].

Sendo primordial que quando ocorrer a alta hospitalar, as informações sobre sinais de alarme estejam claras, com garantia de retorno para reavaliação breve e que sejam prestados aconselhamento sobre as repercussões futuras na vida da mulher pós pré-eclâmpsia/eclâmpsia e motivação para que ocorra acesso à orientação de planejamento familiar e singularmente pré-concepcional, considerando o seu porvir obstétrico.

Quadro 6. Causas mais frequentes e componente terapêutico para oligúria no contexto da pré-eclâmpsia[4]

Motivo	Componente terapêutico
▪ Elevação da resistência periférica	▪ Infusão de nitroprussiato de sódio
▪ Necrose tubular aguda/cortical	▪ Diuréticos de alga/diálise
▪ Vasoconstricção renal	▪ Venodilatadores
▪ Uruconcentração (creatinina normal/ levemente aumentada)	▪ Infusão controlada de volume

Fonte: elaborado pelos autores.

CONSIDERAÇÕES FINAIS

Em ampla perspectiva, as possibilidades para realizar profilaxia do desfecho em eclâmpsia durante toda a linha de cuidado materna precisa ser valorizada durante a atenção pré-natal e ao parto, considerando que:

- A eclâmpsia permanece como importante causa de morbimortalidade materna e perinatal.
- O sulfato de magnésio tem se mostrado uma medicação anticonvulsivante eficiente e deve ser incluído entre as estratégias de prevenção.
- É necessário corrigir com cautela as crises hipertensivas, se necessário, e pesquisar a associação com Síndrome HELLP e a qualidade da função renal.
- O parto deve ocorrer preferencialmente após a estabilização materna, pois o controle clínico da genitora é a principal meta, buscando-se evitar procrastinações ou atitudes intempestivas.
- Durante o puerpério, uma atenção qualificada continua sendo imprescindível.
- Deve-se valorizar a comunicação efetiva entre os membros da equipe que presta assistência, inclusive com os familiares.
- O acesso a ações de planejamento familiar, bem como, o aconselhamento sobre as repercussões futuras na vida da mulher deve integrar a oferta de cuidados.

Ponderando sobre a relevância em se considerar múltiplos aspectos no atendimento à eclâmpsia, poderíamos reunir o plano de ação na frase do Professor Luiz Camano: "Não olhe as árvores, olhe a floresta".

REFERÊNCIAS BIBLIOGRÁFICAS

1. Souza FLP, Sass N, Camano L. Hipertensão arterial na gravidez: nótulas históricas. In: Sass N, Camano L, Moron AF. Hipertensão arterial e nefropatias na gravidez. Rio de Janeiro: Guanabara Koogan, 2006. p. 1-21.
2. Cruz y Hermida J. Las gestosis en el pasado y el presente (aspectos clínicos y anecdóticos de la patogenia, semiología y terapéutica). An R Acad Nac Med. 1991;108(3):503-516.
3. Sibai BM. Hypertension in pregnancy. In: Gabbe SG, Niebyl JR, Simpson JL, editors. Obstetrics: normal and problem pregnancies. 5th ed. New York: Churchill Livingston. 1996. p. 935-96.
4. Amorim MMR, Santos LC, Porto AMF, Martins LKD, Vieira V. Recorrência da crise convulsiva após terapia anticonvulsivante com sulfato de magnésio em pacientes com eclâmpsia. Rev Bras Ginecol Obstet. 2000;22(3):159-65.
5. Walker JJ. Sever preeclampsia and eclampsia. Balliere's Best Pract Res Clin Obstet Gynecol 2000;14:57-71.
6. Peraçoli JC, Borges VTM, Ramos JGL. Pré-eclâmpsia/eclâmpsia. In: Fernandes CE, Sá MFS, Mariani Neto C. Tratado de obstetrícia Febrasgo. Rio de Janeiro: Elsevier. 2019. p. 252-69.
7. Sibai BM. Eclampsia. VI. Maternal-perinatal outcome in 254 consecutive cases. Am J Obstet Gynecol 1990; 163:1049-54.
8. Barton JR, Sibai BM. Cerebral pathology in eclampsia. Clin Perinatol 1991; 18:891-910.
9. Zanette E, Parpinelli MA, Surita FG, Costa ML, Haddad SM, Sousa MH, et al. Maternal near miss and death among women with severe hypertensive disorders: a Brazilian multicenter surveillance study. Reprod Health. 2014 Jan 16;11(1):4.
10. Thaddeus S, Maine D. Too far to walk: maternal mortality in context. Soc Sci Med. 1994;38(8):1091-1110.
11. Sass N, Rocha NSC, Mesquita MRS. Atualização terapêutica - Manual prático de diagnóstico e tratamento. 23. ed. São Paulo: Artes Médicas. 2007. p. 1.245.
12. Martins-Costa SH, Ramos JGL. Eclâmpsia. In: Freitas F, Martins-Costa SH, Ramos JGL, Magalhães JA. Rotinas em obstetrícia. 5. ed. Porto Alegre: ArtMed. 2006. p. 414-23.
13. Sibai B, Dekker G, Kupferminc M. Pre-eclampsia. Lancet. 2005;365(9461):785-799.
14. Douglas KA, Redman CW. Eclampsia in the United Kingdom. BMJ. 1994;309(6966):1395-1400.
15. Abramovici D, Matar F, Sibai BM. Hypertensive disorders in pregnancy. In: Ranson, SB. Practical strategies in obstetrics and gynecology. Philadelphia: W.B. Saunders Company. 2000. p. 380-9.
16. National High Blood Pressure Education Program Working Group. Report of the National High Blood Pressure Education Program Working Group on High Blood Pressure in Pregnancy. Am J Obstet Gynecol. 2000;183(1):S1-S22.
17. The eclampsia Trial Collaborative Group. Which anticonvulsant for women with eclampsia? Evidence from the collaborative eclampsia trial. Lancet. 1995;345(8963):1455-1463.
18. Altman D, Carroli G, Duley L, Farrell B, Moodley J, Neilson J, et al. Do women with pre-eclampsia, and their babies, benefit from magnesium sulphate? The magpie trial: a randomised placebo-controlled trial. Lancet. 2002;359(9321):1877-1890.
19. Duley L, Gulmezoglu AM, Henderson-Smart DJ. Anticonvulsants for women with pre-eclampsia. Cochrane Database Syst Rev. 2000;(2):CD000025.
20. Zeeman MD, Roberts JM, Cunningham FG. Cerebrovascular (patho) physiology in preeclampsia/eclampsia. In: Lindheimer et al. Chesley's hypertensive disorders in pregnancy. 3. ed. San Diego: Academic Press. 2009. p. 227.
21. Norwitz ER, Hsu C, Repke JT. Acute complications of preeclampsia. Clin Obstet Gynecol. 2002;45:308-29.

22. Cincotta R, Ross A. A review of eclampsia in Melbourne: 1978-1992. Aust N Z J Obstet Gynaecol. 1996; 36:264-7.

23. Lee VH, Wijdicks EF, Manno EM, Rabinstein AA. Clinical spectrum of reversible posterior leukoencephalopathy syndrome. Arch Neurol. 2008;65(2):205-210.

24. Baeseman JFZ, Leeman L. Hemorragia no final da gestação. In: Also Brasil cursos na área de saúde ltda. Also Brasil - Suporte avançado de vida em obstetrícia. São Paulo: Sarvier. 2020. p. 82-104.

25. Duley L, Henderson-Smart D. Magnesium sulphate versus phenytoin for eclampsia. Cochrane Database Syst Rev. 2003;(4):CD000128.

26. Belfort M, Allred J, Dildy G. Magnesium sulfate decreases cerebral perfusion pressure in preeclampsia. Hypertens Pregnancy. 2008;27(4):315-327.

27. Norwitz ER. Eclampsia. In: Lockwood CJ, Schachter SC, Barss VA, ed. Up-to-Date Internet. Waltham (MA): UpToDate; 2020. Disponível em: https://www.uptodate.com/contents/eclampsia. Acesso em: 18 jul. 2020.

28. Usman S, Foo L, Tay J, Bennett PR, Lees C. Use of magnesium sulfate in preterm deliveries for neuroprotection of the neonate. The Obstetrician & Gynaecologist. 2017;19:21-8.

29. Pritchard JA. The use of the magnesium ion in the management of eclamptogenic toxemias. Surg Gynecol Obstet. 1955;100(2):131-140.

30. Zuspan FP. Treatment of severe preeclampsia and eclampsia. Clin Obstet Gynecol. 1966;9(4):954-972.

31. Sibai BM, Lipshitz J, Anderson GD, Dilts PV Jr. Reassessment of intravenous MgSO4 therapy in preeclampsia-eclampsia. Obstet Gynecol. 1981;57(2):199-202.

32. Marçal VMG, Sousa FLP, Tosetto AM, Garcia JM,Toledo SF, Guidoni RGR, et al. P113 Results associated with continuous infusion of magnesium sulphate 2g per hour in severe preeclampsia. Pregnancy Hypertension. 2010;1(1):S72.

33. Herroeder S, Schönherr ME, De Hert SG, Hollmann MW. Magnesium - essentials for anesthesiologists. Anesthesiology. 2011;114(4):971-993.

34. Do SH. Magnesium: a versatile drug for anesthesiologists. Korean J Anesthesiol. 2013;65(1):4-8.

35. Thomas SV. Neurological aspectos OF eclampsia. J Neurol Sci. 1998;155:37-43.

36. Leeman L, Dresang L, Fontaine P. Complicações clínicas da gravidez. In: Also Brasil cursos na área de saúde ltda. Also Brasil - Suporte avançado de vida em obstetrícia. São Paulo: Sarvier. 2020. p. 29-81.

37. Duley L, Williams J, Henderson-Smart DJ. Plasma volume expansion for treatment of women with pre-eclampsia. Cochrane Database Syst Rev. 2000;(2):CD001805.

38. Roberts I, Alderson P, Bunn F, Chinnock P, Ker K, Schierhout G. Colloids versus crystalloids for fluid resuscitation in critically ill patients. Cochrane Database Syst Rev. 2004;(4):CD000567.

39. Bordinoski LF, Scarpelini M, Mesquita MR, Diniz MV, Toledo SF, Sousa FL, et al. PP045. Maternal mortality due to hypertension: A look at the puerperium. Pregnancy Hypertens. 2012;2(3):266.

40. Brasil, Ministério da Saúde. Banco de dados do Sistema Único de Saúde - Datasus. Informações de saúde, sistema de informações sobre mortalidade Internet. Disponível em: http://www2.datasus.gov.br/DATASUS/. Acesso em: 10 jul. 2020.

41. Karumanchi SA, Lindheimer MD. Advances in the understanding of eclampsia. Curr Hypertens Rep. 2008;10(4):305-312.

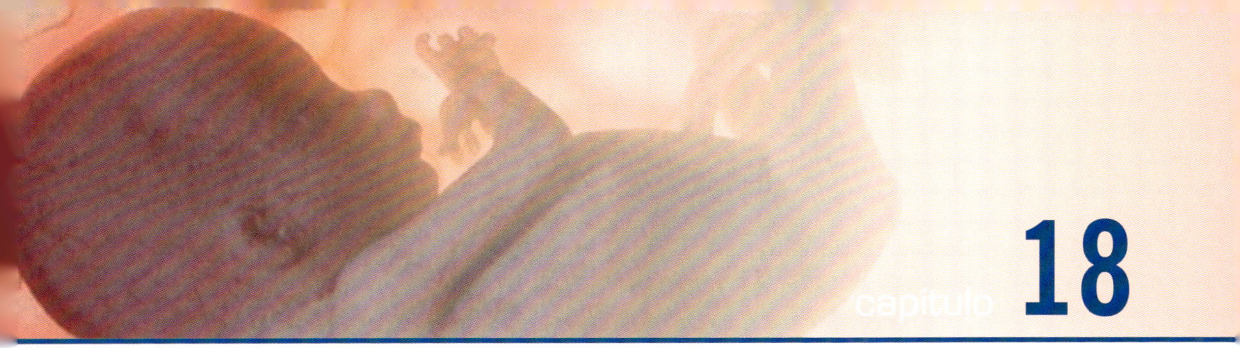

capítulo 18

Síndrome HELLP

- José Carlos Peraçoli
- Nelson Sass
- Leandro Gustavo de Oliveira

INTRODUÇÃO

Até 1982, a síndrome HELLP era uma manifestação grave da gestação, geralmente fatal, porém sem identidade própria, sendo geralmente confundida com a esteatose hepática aguda da gravidez e com as hepatites. No referido ano, Weinstein[1] caracterizou a doença por meio do acrônimo *HELLP*, onde o *H* significa hemólise microangiopática, o *EL* indica aumento das enzimas hepáticas e *LP* a baixa contagem de plaquetas.

Em 1990, Sibai[2] propôs os valores para os parâmetros que definem a síndrome HELLP e, em 2019 acrescenta a haptoglobina, considerada padrão ouro pelos hematologistas, como parâmetro de identificação da anemia microangiopática (Quadro 1) [3,4].

Entre os ***fatores de risco*** para desenvolver a doença destacam-se a história prévia de pré-eclâmpsia ou de síndrome HELLP e algumas variantes genéticas associadas ao maior risco de síndrome HELLP, porém sem significado no controle clínico[5]. A primiparidade não é fator de risco [4,6] enquanto na gestação múltipla o risco aumenta significativamente, quando comparada com a gestação única: gestação gemelar- 0,9 a 1,4% e trigemelar- 2,1 a 10,5%[7].

Analisando 442 casos de síndrome HELLP, Sibai[8] identifica suas ***principais complicações*** (Quadro 2).

Sua ***incidência*** varia de 0,1 a 1% em todas as gestações e de 1 até 2% na vigência de pré-eclâmpsia com sinais de gravidade (deterioração clínica e/ou laboratorial), sendo que 70% ocorrem durante a gestação e 30% no puerpério imediato dentro das primeiras 48 horas, mas pode se manifestar ocasionalmente até o 7º dia pós-parto[4,8].

A *recorrência* é rara em gestação subsequente, com risco médio de 7% (4 a 19%) [9], mas de alto risco em mulheres que tiveram a doença pré-termo (abaixo de 29 semanas)[10].

A taxa de mortalidade materna varia de 1 a 2% em países de alta renda até 24% em países de baixa renda, verificando-se a mesma tendência para a taxa de mortalidade perinatal, com variação de 7 a 20% em países de alta renda e países de baixa renda, respectivamente. O principal fator relacionado à morte materna é a plaquetopenia grave (abaixo de 50.000/mm³), que determina hemorragia cerebral e parada cardiorrespiratória[11].

Quadro 1. Parâmetros laboratoriais que definem a síndrome HELLP.

HELLP	Parâmetros laboratoriais	Valor
Hemólise (H)	Anemia grave	Hemoglobina < 8g%
	Bilirrubina total	≥ 1,2mg%
	DHL	≥ dobro do maior valor de normalidade do laboratório do serviço
	Haptoglobina	≤ 0,25g/dL
	Esquizócitos	Presentes
Enzimas hepáticas (EL)	TGO e/ou TGP DHL	≥ dobro do maior valor de normalidade do laboratório do serviço
Plaquetopenia (*LP*)	Contagem de plaquetas	< 100.000/mm³

Notas: DHL: desidrogenase láctica; **TGO**: transaminase glutâmica oxalacética; **TGP**: transaminase glutâmica pirúvica

Fonte: Sibai, 1990; 2019

DIAGNÓSTICO

A base da *fisiopatologia* da síndrome HELLP é a microangiopatia trombótica decorrente da lesão endotelial intensa[1,11,12,13]. As repercussões desta alteração constituem os critérios de diagnóstico da síndrome:

- **Hemólise**: a lesão endotelial e a vasoconstrição da pré-eclâmpsia comprometem a livre circulação de hemácias

Quadro 2. Complicações da síndrome HELLP – série de 442 casos.

Complicação	%
Coagulação intravascular disseminada	21
Descolamento prematuro da placenta	16
Insuficiência renal aguda	8
Edema pulmonar	6
Hematoma hepático	1
Descolamento de retina	1
Transfusão de sangue ou hemoderivados	55
Morte	1

Fonte: Sibai, 1993.

no vaso sanguíneo, provocando a destruição dessas células. O exame de esfregaço de sangue periférico identifica alterações morfológicas das hemácias, descritas como esquizócitos e equinócitos (Figura 1). Em decorrência da hemólise observa-se elevação da concentração da enzima desidrogenase láctica (DHL) e redução da concentração de haptoglobina, uma alfa-2-glicoproteína de fase aguda que se liga à hemoglobina após a hemólise. Também se observa aumento da concentração sérica de bilirrubina, sobretudo de sua forma indireta, ressaltando-se que esse aumento é indicador de fase avançada e de gravidade da doença.

- **Elevação de enzimas hepáticas**: a alteração das enzimas hepáticas é consequente à lesão direta dos hepatócitos por obstrução dos sinusoides hepáticos por fibrina. Os comprometimentos endotelial e circulatório são responsáveis por congestão e distensão da cápsula de Glisson, que causa dor intensa em hipocôndrio direito. Pode ocorrer necrose periportal e o desenvolvimento de focos hemorrágicos difusos ou confluentes, que se mantêm restritos à região subcapsular ou se rompem para a cavidade abdominal, gerando hemorragias de graus variados.

- **Plaquetopenia**: as lesões endoteliais são responsáveis por ativação e agregação plaquetária, formação de trombos e liberação de aminas vasoativas que agravam o vasoespasmo. Na fase inicial é preciso considerar que, a atividade plaquetária encontra-se extremamente exacerbada, facilitando os fenômenos tromboembólicos. Ao longo do desenvolvimento da doença, o consumo plaquetário associado à lesão hepática prejudica a formação de fatores de coagulação, sobretudo do fibrinogênio, culminando com quadros graves de coagulação intravascular

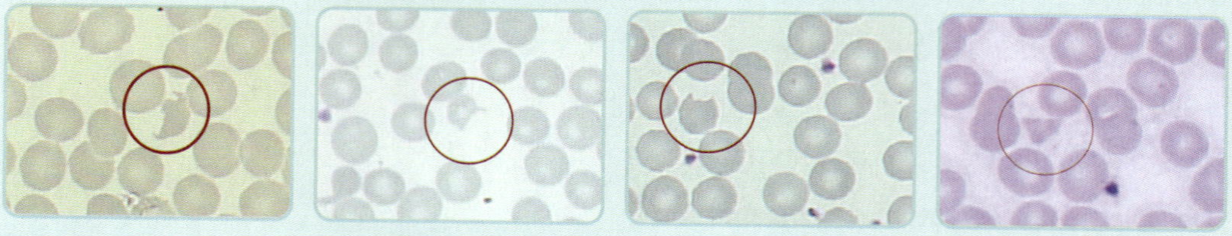

Fonte: Nascimento e Silva et al., 2008.

Figura 1. Presença de esquizócitos em esfregaço de sangue periférico.

disseminada, seguida de hemorragia de difícil controle.

A histologia hepática mostra deposição microvascular de fibrina, infiltrado neutrofílico, infiltração gordurosa, necrose lobular e hemorragia periportal[14]. Embora não se considere a disfunção renal como critério diagnóstico essencial, a disfunção microvascular também pode ocorrer no rim e aumentar sua vulnerabilidade à lesão isquêmica[15].

Nesse contexto, vale ressaltar que, embora a incidência de anemia seja alta (95 a 97% dos casos), a concentração de hemoglobina pode estar aumentada ou dentro dos limites normais devido à hemoconcentração que antecede a anemia[16]. Quando o valor da contagem de plaquetas é igual ou inferior a 50.000/mm³ pode se considerar um sinal de gravidade[17], pois se relaciona à maior taxa de mortalidade materna.

Considera-se como *síndrome HELLP parcial* quando, gestantes pré-eclâmpticas com sinais de gravidade (deterioração clínica e/ou laboratorial) apresentam anormalidades laboratoriais isoladas como hemólise ou baixa contagem de plaquetas ou enzimas hepáticas elevadas[6]. Esse achado não deve ser indicador de conduta mais agressiva, mas ser entendido como sinal de alerta, pois essa situação pode progredir para síndrome HELLP, uma vez que, as alterações observadas nos exames laboratoriais podem progredir decorrido algum tempo. Sua incidência pode variar entre 12,9%[18] e 21 a 24%[6,19].

É fundamental que, frente à situação de sinais de gravidade (deterioração clínica e/ou laboratorial) da pré-eclâmpsia, sejam avaliadas as alterações laboratoriais que identificam a síndrome HELLP, que geralmente precedem as suas manifestações clínicas, cujo início geralmente é abrupto e com piora progressiva da doença. Confirmada a presença das alterações compatíveis à síndrome HELLP deve-se colher coagulograma (concentração de fibrinogênio, tempo de protrombina, tempo parcial de tromboplastina ativado).

As principais *manifestações clínicas* se caracterizam por hipertensão arterial associada à dor no hipocôndrio direito ou na região epigástrica, que pode estar associada a mal-estar, náuseas e vômitos[11]. Em até 46% dos casos, a síndrome HELLP se manifesta com exacerbações episódicas e remissões transitórias[20], mas pode se tornar aguda em poucas horas, com risco de graves complicações e desenvolvimento de coagulopatia intravascular disseminada[21]. A ultrassonografia hepática deve ser um procedimento padrão em pacientes que manifestam dor no hipocôndrio direito ou na região epigástrica de forte intensidade, para excluir hematoma subcapsular ou rotura hepática[17].

O sangramento relacionado à trombocitopenia (mucosa, hematúria, hemorragia petequial, equimose) é raro[11]. Após a resolução da gestação, os achados clínicos e laboratoriais geralmente retornam à faixa normal dentro de sete a 10 dias[17].

Como *diagnóstico diferencial* destacam-se a esteatose hepática aguda da gravidez, a púrpura trombocitopênica trombótica e a síndrome hemolítica urêmica. Merece destaque que, na maioria das vezes estaremos diante de um quadro de síndrome HELLP, que deve ser a primeira hipótese. Esse diagnóstico diferencial é complexo e está apresentado segundo as manifestações clínicas (Quadro 3) e os exames laboratoriais (Quadro 4).

TRATAMENTO

Confirmado o diagnóstico de síndrome HELLP, se a gestante ainda não estiver, deve ser transferida para serviço de atenção à saúde terciário.

Quadro 3. Sinais e sintomas clínicos que caracterizam o diagnóstico diferencial de síndrome HELLP

Sinais e Sintomas Clínicos	Síndrome HELLP	Esteatose hepática aguda da gravidez	PTT	SHU
Manifestação clínica principal	Hipertensão arterial e proteinúria	Náusea, vômito, sensação de mal-estar	Sintomas neurológicos	Comprometimento renal
Púrpura	ausente	ausente	usualmente	ausente
Febre	ausente	ausente	usualmente	ausente
Alterações neurológicas	ausente	ausente	usualmente	ausente
Hipertensão arterial	usualmente	ocasionalmente	ocasionalmente	usualmente
Lesão renal aguda	leve/moderada	moderada	leve/moderada	grave
Icterícia	ocasionalmente	sempre	ocasionalmente	ocasionalmente
Náusea e vômito	ocasionalmente	ocasionalmente	usualmente	usualmente
Dor abdominal	ocasionalmente	ocasionalmente	usualmente	usualmente

Fonte: Lee, 2019; Lindor; Lee, 2019.

Quadro 4. Alterações laboratoriais que caracterizam o diagnóstico diferencial de síndrome HELLP

Exames Laboratoriais	Síndrome HELLP	Esteatose hepática aguda da gravidez	PTT	SHU
Anemia hemolítica	usualmente	ocasionalmente	sempre	usualmente
Aumento do tempo parcial de tromboplastina	ocasionalmente	usualmente	ausente	ausente
Hipoglicemia	ausente	usualmente	ausente	ausente
Trombocitopenia (<100.000/mm3)	> 20.000	> 50.000	≤ 20.000	> 20.000
Distúrbio de coagulação	< 20%	50–100%	raramente	raramente
DHL (UI/L)	600 ou mais	variável	> 1.000	> 1.000
Elevação de bilirrubina	ocasionalmente	usualmente	usualmente	ausente
Elevação de transaminase hepática	usualmente	sempre	ausente	ausente
Multímeros de fvW	ausente	ausente	usualmente	usualmente

Fonte: Lee, 2019; Lindor; Lee, 2019.

Em sua assistência se impõe providenciar acesso venoso calibroso, colher coagulograma, pois além de contagem baixa de plaquetas pode também haver deficiência de algum outro fator de coagulação, deve-se iniciar o esquema de Zuspan[24] do sulfato de magnésio, uma vez que a administração intramuscular oferece risco de complicações. O uso do sulfato de magnésio se justifica por ser a síndrome HELLP uma forma de pré-eclâmpsia com sinais de gravidade (deterioração clínica e/ou laboratorial) e estar associada a pelo menos 15% dos casos com eclâmpsia. A ação anti-inflamatória do magnésio é benéfica frente à fisiopatologia da doença[24].

Deve-se introduzir ou acertar a dose do anti-hipertensivo e transfundir plaquetas sempre que sua contagem estiver abaixo de 20.000/mm^3 ou abaixo de 70.000/mm^3 [4] ao se iniciar algum procedimento anestésico ou cirúrgico, manter controle de diurese e sinais de comprometimento do sistema nervoso central e solicitar exame de imagem hepática, se a queixa de dor no hipocôndrio direito ou região epigástrica for intensa (hematoma/rotura hepática).

Não existe tratamento clínico para essa doença, embora a administração de corticoide (dexametasona: 10mg/IV/100mL SF0,9% a cada 12 horas) possa aumentar a contagem de plaquetas e reduzir a concentração de enzimas hepáticas, não há confirmação de sua eficácia pela medicina baseada em evidências [25,26,27].

O princípio geral da *conduta obstétrica* é a resolução da gestação independentemente da idade gestacional.

Frente à idade gestacional abaixo de 24 semanas e a partir da 34ª semana de gestação recomenda-se a resolução imediata da gestação, que deve ser precedida da estabilização materna pela administração de anti-hipertensivos e profilaxia anticonvulsivante com sulfato de magnésio[4]. Na idade gestacional abaixo de 24 semanas, a conduta expectante se associa com alta mortalidade perinatal (>80%) e morbimortalidade materna (27% a 71%)[28,29].

Se a idade gestacional estiver entre 24 e abaixo de 34 semanas pode-se postergar a gestação até que se complete o ciclo de corticosteroide para acelerar a maturidade do pulmão fetal. Entretanto, a gestação deve ser interrompida na ocorrência das seguintes situações: óbito fetal, comprometimento do bem-estar fetal, piora da insuficiência renal, edema pulmonar, sinais de coagulopatia intravascular disseminada, descolamento prematuro da placenta, dor abdominal intensa persistente, sintomas súbitos do sistema nervoso central ou eclâmpsia.

Deve-se manter a avaliação laboratorial, com intervalo de pelo menos 12 horas, até a resolução da gestação e no puerpério imediato (48 horas).

A via de parto ideal é a vaginal, podendo-se iniciar sua indução, desde que o índice de Bishop seja favorável ou promover a condução se a paciente estiver em trabalho de parto, porém por tempo limitado. A indicação de cesárea se fundamenta no índice de Bishop desfavorável e no comprometimento da vitalidade fetal.

O planejamento cirúrgico é fundamental, pois pode influenciar o prognóstico materno. A incisão da pele pode ser a de Pfannenstiel, recomendando-se o descolamento cuidadoso e mínimo dos planos, sempre com o auxílio de bisturi elétrico. A decisão por incisão longitudinal mediana evita a necessidade de maiores descolamentos e fornece campo operatório seguro, sendo indicação absoluta para os casos de coagulopatia instalada e certamente mais prudente diante de dificuldades previstas, como nos casos de restrição de crescimento fetal importante, principalmente com feto em apresentação pélvica ou córmica e segmento inferior do útero inadequadamente formado. Quanto à abordagem uterina, preconiza-se a incisão segmentar transversa, porém, em determinadas situações será necessária a incisão segmento corporal, com intuito de facilitar e reduzir traumas na extração fetal e os riscos de hemorragia materna por prolongamentos da incisão ou lacerações relacionadas à abordagem inadequadamente planejada.

Frente à contagem de plaquetas inferior a 70.000/mm^3 estão contraindicados os bloqueios como procedimento anestésico e, portanto, a anestesia será geral. Cada bolsa de plaquetas fornece entre 5.000 e 10.000/mm^3 unidades. Concomitante à transfusão de plaquetas inicia-se o procedimento cirúrgico.

Na assistência ao puerpério, as primeiras 72 horas do período pós-parto são extremamente críticas pelo risco de piora da situação materna, decorrente do consumo de plaquetas e fatores de coagulação, das repercussões relacionadas a possíveis casos de sangramento excessivo, comprometimento renal ou instalação de síndrome hemolítica urêmica atípica. Frente a esse contexto amplo é recomendável:

- Manter a paciente sob rigorosa vigilância da equipe assistencial e, dependendo da situação, em unidade de terapia intensiva.
- Manter o sulfato de magnésio por 24 horas após o parto.
- Manter o controle da pressão arterial com os valores da pressão diastólica em torno de 85 mmHg[3].
- Acompanhar a evolução clínica e laboratorial por 48 horas ou até que se estabeleça uma curva de melhora dos exames de função hepática e contagem de plaquetas.
- Manter a diurese acima de 25 mL/hora.

A prevenção de *recorrência* em gestação subsequente inclui início precoce de assistência pré-natal e administração de aspirina – 100mg/dia a noite, a partir da 12ª semana (preferencialmente antes da 16ª semana) até a 36ª semana de gestação e de cálcio (carbonato de cálcio – 500mg a cada 8 horas ou citrato de cálcio – 1g a cada 8 horas)[3,27].

CONSIDERAÇÕES FINAIS

A síndrome HELLP, assim como a eclâmpsia, são os dois eventos de maior gravidade da pré-eclâmpsia. Na situação de eclâmpsia temos tratamento clínico eficaz (sulfato de magnésio), que associado à resolução da gestação, reduz o riso de morte materna e perinatal. Na situação de síndrome HELLP, pela tendência de deterioração rápida clínica e/ou laboratorial e pela falta de tratamento clínico, se impõe a prevenção de pré-eclâmpsia em toda gestante de risco e frente a qualquer sinal de gravidade da pré-eclâmpsia que se investigue laboratorialmente a manifestação da síndrome HELLP. Para que o desfecho materno e perinatal seja o melhor possível, frente ao diagnóstico de síndrome HELLP essa gestante deve receber assistência médica em serviço de atenção terciária.

REFERÊNCIAS BIBLIOGRÁFICAS

1. Weinstein L. Syndrome of hemolysis, elevated liver enzymes, and low platelet count: a severe consequence of hypertension in pregnancy. Am J Obstet Gynecol. 1982;142:159-67.
2. Sibai BM. The HELLP syndrome (hemolysis, elevated liver enzymes, and low platelets): much ado about nothing? Am J Obstet Gynecol 1990; 162:311.
3. ACOG Practice bulletin N. 202: Gestational hypertension and preeclampsia. Obstet Gynecol 2019;133:e1.
4. Sibai BM. HELLP syndrome (hemolysis, elevated liver enzymes, and low platelets). Up To Date, Aug 01, 2019.
5. Abildgaard U, Heimdal K. Pathogenesis of the syndrome of hemolysis, elevated liver enzymes, and low platelet count (HELLP): a review. Eur J Obstet Gynecol Reprod Biol 2013;166:117.

6. Audibert F, Friedman AS, Frangieh AY, Sibai BM. Clinical utility of strict diagnostic criteria for the HELLP (hemolysis, elevated liver enzymes, and low platelets) syndrome. Am J Obstet Gynecol. 1996; 175:460-4.
7. Minakami H, Maeda T, Fujii T, Hamada H, Iitsuka Y, Itakura A, et al., Guidelines for obstetrical practice in Japan: Japan Society of Obstetrics and Gynecology (JSOG) and Japan Association of Obstetricians and Gynecologists (JAOG) 2014 edition. J Obstet Gynaecol Res. 2014 Jun;40(6):1469-99. doi: 10.1111/jog.12419
8. Sibai BM, Ramadan MK, Usta I, Salama M, Mercer BM, Friedman SA. Maternal morbidity and mortality in 442 pregnancies with hemolysis, elevated liver enzymes, and low platelets (HELLP syndrome). Am J Obstet Gynecol 1993;169:1000.
9. Van Oostwaard M F, Langenveld J, Schuit E. Recurrence of hypertensive disorders of pregnancy: an individual patient data metaanalysis. Am J Obstet Gynecol. 2015; 212:6.240-6.
10. Malmströn O, Morken NH. HELLP syndrome, risk factors in first and second pregnancy: a population-based cohort study. Acta Obstet Gynecol scand. 2018;97:709-16.
11. Sibai BM. Diagnosis, controversies, and management of the syndrome of hemolysis, elevated liver enzymes, and low platelet count. Obstet Gynecol 2004;103:981.
12. Redman CW, Sargent IL. Latest advances in understanding preeclampsia. Science. 2005;308:1592-4.
13. Benedetto C, Marozio L, Tancredi A, Picardo E, Nardolillo P, Tavella AM et al. Biochemistry of HELLP syndrome. Adv Clin Chem. 2011; 53:85-104.
14. Barton JR, Riely CA, Adamec TA, Shanklin DR, Khoury AD, Sibai BM. Hepatic histopathologic condition does not correlate with laboratory abnormalities in HELLP syndrome (hemolysis, elevated liver enzymes, and low platelet count). Am J Obstet Gynecol 1992;167:1538.
15. Ye W, Shu H, Yu Y, Li H, Chen L, Liu J, Li XM. Acute kidney injury in patients with HELLP syndrome. Int Urol Nephrol 2019;51:1199.
16. Rath W, Tsikouras P, Stelzl P. HELLP syndrome or acute fatty liver of pregnancy: a differential diagnostic challenge. Geburtshilfe Frauenheilkd. 2020;80:499-507.
17. Martin JN Jr, Rose CH, Briery CM. Understanding and managing HELLP syndrome: the integral role of aggressive glucocorticoids for mother and child. Am J Obstet Gynecol 2006;195:914.
18. Abbade JF, Peraçoli JC, Costa RAA, Calderon IMP, Borges VTM, Rudge MVC. Partial HELLP Syndrome: maternal and perinatal outcome. Sao Paulo Med J. 2002;120:180-4.
19. Abramovici D, Friedman SA, Mercer BM, Audibert F, Kao L, Sibai BM. Neonatal outcome in severe preeclampsia at 24 to 36 weeks' gestation: Does the HELLP (hemolysis, elevated liver enzymes, and low platelet count) syndrome matter? Am J Obstet Gynecol. 1999;180:221-5.
20. Visser W, Wallenburg H C. Temporising management of severe preeclampsia with and without the HELLP syndrome. BJOG. 1995;102:111-17.
21. Rath W, Faridi A, Dudenhausen J W. HELLP syndrome. J Perinat Med. 2000;28:249-60.
22. Liu J, Ghaziani T T, Wolf J L. Acute fatty liver disease of pregnancy: Updates in pathogenesis, diagnosis, and management. Am J Gastroenterol. 2017;112:838-46.
23. Zuspan FP. Treatment of severe preeclampsia and eclampsia. Clin Obstet Gynecol. 1966;9:954-72.
24. Magee LA, Yong PJ, Espinosa V, Côté AM, Chen I, von Dadelszen P. Expectant

management of severe preeclampsia remote from term: a structured systematic review. Hypertens Pregnancy. 2009;28:312-47.

25. Fonseca JE, Méndez F, Cataño C, Arias F. Dexamethasone treatment does not improve the outcome of women with HELLP syndrome: a double-blind, placebo-controlled, randomized clinical trial. Am J Obstet Gynecol. 2005;193:1591.
26. Katz L, Amorim MM, Figueiroa JN, Pinto e Silva JL. Postpartum dexamethasone for women with hemolysis, elevated liver enzymes, and low platelets (HELLP) syndrome: a double-blind, placebo-controlled, randomized clinical trial. Am J Obstet Gynecol 2008;198:283.e1.
27. WHO Reproductive Health Library. WHO recommendation on the use of corticosteroids for treating HELLP syndrome (October 2011). The WHO Reproductive Health Library; Geneva: World Health Organization.
28. Ganzevoort W, Sibai BM. Temporising versus interventionist management (preterm and at term). Best Pract Res Clin Obstet Gynaecol. 2011;25:463-76.
29. Guida JP, Surita FG, Parpinelli MA, Costa ML. Preterm preeclampsia and timing of delivery: A systematic literature review. Rev Bras Ginecol Obstet. 2017;39:622-31.
30. Lee RH. Acute fatty liver of pregnancy. Uptodate, April, 2019.
31. Lindor KD, Lee RH. Intrahepatic cholestasis of pregnancy. Uptodate, March, 2019.
32. Nascimento e Silva RF, Ruiz e Resende LS, Cardoso BR, Abbade JF, Peraçoli JC. Ming of the presence of schistocytes in blood smear of preeclamptic pregnant women. Rev Bras Ginecol Obstet. 2008;30:406-12.

Edema Agudo de Pulmão e Injúria Renal Aguda

- Henri Augusto Korkes
- Ivan Fernandes Filho
- André Tabarassi

INTRODUÇÃO

CONSIDERAÇÕES GERAIS

Edema agudo de pulmão (EAP) pode ser definido como uma síndrome clínica na qual ocorre o acúmulo de fluido nos espaços alveolares e intersticiais do complexo alvéolo pulmonar, comprometendo a hematose, e com consequente evolução para hipoxemia e insuficiência respiratória[1]. É uma situação de elevada relevância e ameaçadora à vida, devido aos desfechos desfavoráveis, podendo levar a paciente e seu concepto a complicações severas. Por ser uma situação de ***near miss***, deve ser tratada com seriedade e rapidez, a fim de evitar o óbito materno e fetal[2].

ETIOLOGIA E CLASSIFICAÇÃO

A etiologia do EAP, está sintetizada na Tabela 1, sendo em sua maioria de origem cardiogênica. A Figura 1, mostra esquematicamente as causas de EAP.

Durante a gestação, em casos de pré-eclâmpsia (PE) e outras síndromes hipertensivas, pode ocorrer o EAP de forma mista ou combinada[2,3]. Na fisiopatologia da PE, ocorre diminuição na pressão coloidosmótica plasmática devido à diminuição da albumina sérica pela lesão renal, além de outros fatores cardiogênicos, como aumento de pós-carga pela hipertensão arterial, bem como uma hipertrofia de miocárdio em ventrículo esquerdo, facilitando a quebra de equilíbrio das Forças de Starling[4].

Muitas situações clínicas como anemia e infecções por exemplo, podem também agravar o quadro. Em Obstetrícia, ainda temos o EAP de origem iatrogênica, causado por terapias tocolíticas, principalmente quando se utiliza drogas beta-agonistas associadas ao aumento de volume (hiperhidratação com aumento de pré-carga), ou ainda em momentos de pós-operatório com hiperinfusão de cristaloides, muito comum em situações de hemorragia pós-parto. De acordo com Thornton et al.[5] há aumento de risco relativo duplicado de EAP com infusão de 5 litros no trabalho de parto comparado a infusão de 2 litros.

Ainda temos uma classificação do EAP, que a categoriza pelo estado da pressão arterial, como mostra a Tabela 2. Abordagens clínicas iniciais bem-feitas e de maneira rápida podem mudar significativamente o prognóstico e a evolução do paciente[2,6].

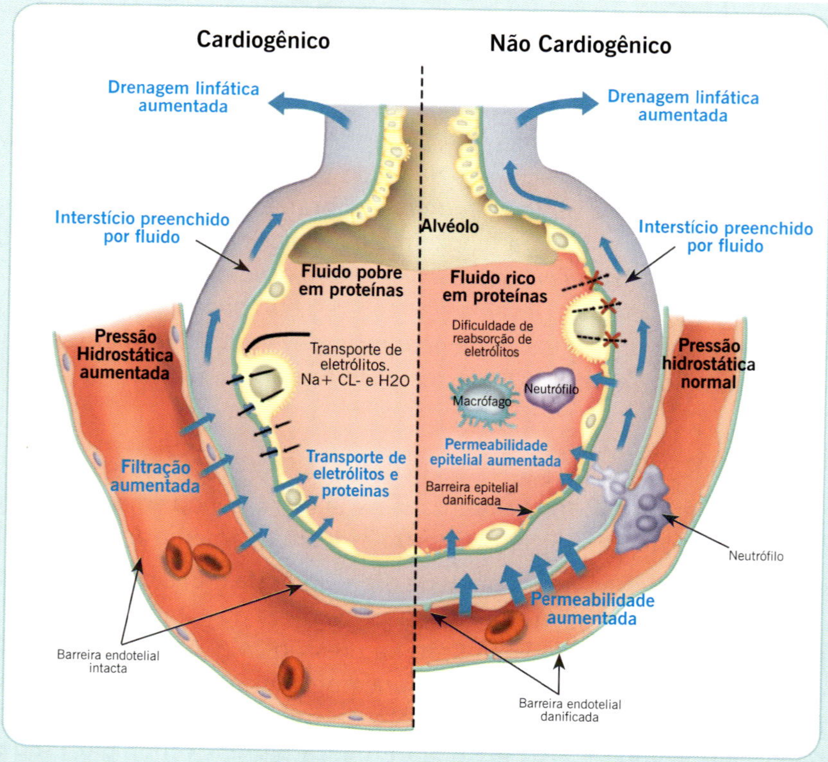

Fonte: Ware LB, Matthay MA, Clinical practice. Acute pulmonary edema. N Engl J Med. 2005 Dec 29; 353(26:2788-96).

Figura 1. Ilustração esquemática das causas de EAP cardiogênico e não cardiogênico.

Tabela 1. Classificação dos tipos de EAP

Cardiogênico	São mais comuns e prevalentes na prática clínica. Também denominado hidrostático ou hemodinâmico (lei de Starling), sendo a causa, valvulopatia (forma reumática mitral é a mais comum), miocardiopatia, IAM, crise hipertensiva, hipervolemia, tamponamento e arritmias.
Não Cardiogênico	Também denonimado lesão pulmonar aguda ou síndrome do desconforto respitatório agudo, sendo as causas: pneumonia, intoxicação, manifestações autoimunes, alterações na permeabilidade capilar eclâmpsia), anafilaxia, CIVD (HELLP), pós-transfusão e outras.
Misto	Quando mecanismos cardiogênicos e não cardiogênicos estão envolvidos no processo, sendo pré-eclâmpsia um exemplo clínico.

Tabela 2. Classificação do EAP conforme níveis pressóricos

Tipos	Causas
Paciente hipertensa	Pré-eclâmpsia, hipertensão crônica, desordens endocrinológicas, excesso de volume, drogas ilícitas, tocolíticos β-miméticos.
Paciente hipo ou normotensa	Cardiopatias, bloqueadores de canais de CA2+, sepse, embolia de líquido amniótico, aspiração. Geralmente, casos associados à cardiopatias são mais severos e estão relacionados à maior morbimortalidade.

DIAGNÓSTICO

O diagnóstico é baseado no quadro clínico, história pregressa e fatores de risco (Tabela 3), auxiliado por exames complementares de imagem, eletrocardiográficos e laboratoriais.

Quadro clínico

Quadros mais leves de EAP, podem se apresentar com taquipneia leve, dispneia caraterizada por mudança de decúbito, geralmente sem repercussões na oxigenação materna e fetal, sem alterações notáveis de repercussão na frequência cardíaca e com edema leve, principalmente em membros inferiores. À ausculta pulmonar, pode apresentar estertores de finas bolhas geralmente em bases pulmonares, sendo a ausculta cardíaca, geralmente normal[2,7].

Nos quadros mais severos de EAP têm-se taquipneia mais evidente, com dispneia severa, além de tosse com expectoração sero-sanguinolenta e espumosa, frequentemente associadas às alterações na oxigenação materna. Geralmente, verifica-se edema mais proeminente acometendo face

Tabela 3. Fatores de risco para EAP na gestação	
Condição pré-gestacional	Cardiopatia, arritmia, HAS, obesidade, idade avançada, hipertireoidismo
Desordens associadas à gestação	Pré-eclâmpsia, cardiopatias periparto, sepse, trabalho de parto prematuro, embolia do líquido amniótico, tromboembolismo pulmonar
Condições fetais	Gestação múltipla
Sobrecarga de volume	Muitas vezes iatrogênico, com sobrecarga de volume (balanço positivo acima de 2.000 mL)
Farmacológico	Tocolíticos ß adrenérgicos, AINH, drogas ilícitas e doses inadequadas de sulfato de magnésio
Imunológicas	Lúpus, colagenoses, trombocitopenias

e a presença de estase jugular. O quadro hipertensivo é notório, podendo ainda em fases mais severas, apresentar agitação, ansiedade, sudorese fria e perda de consciência[7]. Quando da ausculta pulmonar, podemos ter estertores de médias e grossas bolhas em todo campo pulmonar com abolição de murmúrio em bases, sendo em alguns casos verificado broncoespasmo reacional (asma cardíaca). Na ausculta cardíaca podemos ter arritmias, sopros com taquicardia evidente e dissociação frequência-pulso periférico[2,7]. A Tabela 4 resume o quadro clínico de EAP.

Exames complementares

Os exames complementares para o diagnóstico, a interpretação, os diagnósticos diferencial e etiológico estão apresentados na Tabela 5. Vamos lembrar que as medidas terapêuticas iniciais e a continuação da investigação devem ser concomitantes, sendo que algumas atitudes devem ser tomadas mesmo antes de diagnósticos específicos apenas com base no diagnóstico clínico. Enfatizamos que, em gestantes com quadros hipertensivos, o EAP já é isoladamente um critério diagnóstico para a PE, devendo nestas pacientes, afastar o diagnóstico da Síndrome HELLP e outras complicações[3,8,9].

TRATAMENTO

Neste capítulo, daremos maior ênfase ao EAP cardiogênico e suas particularidades em gestantes. Lembrando sempre de dar muita atenção a pacientes com PE e seus fatores combinados[2,3].

EAPs de origem não cardiogênica, dependendo do diagnóstico diferencial, terão suas terapias específicas, como sepse, SARS, Covid-19 e outras causas. EAPs não hipertensivos que são acompanhados de choque cardiogênico, também terão seus protocolos específicos conforme o diagnóstico etiológico, sendo casos de prognóstico mais reservado e mais direcionado ao escopo do intensivista, devendo o obstetra fazer parte da equipe para decisão do futuro fetal[10,11].

Tabela 4. Síntese do quadro clínico de EAP		
EAP leve	Taquipneia leve	Dispneia em decúbito dorsal horizontal
	Pequenos estertores sem tosse	Não há alterações de saturação de O_2
EAP grave	Dispneia severa	Sintomas neurovegetativos
	Estertores em todos os campos pulmonares	Alterações de saturação de O_2 e broncoespasmo

Tabela 5. Exames complementares para diagnóstico do EAP na gestação	
Eletrocardiograma	Investigar arritmias e sinais de isquemia, fibrilação atrial é o achado mais comum.
Radiografia de tórax	Verificar cardiomegalia e derrame pleural, o achado inicial é congestão peri-hilar seguida de cefalização da trama vascular e sinais de edema intersticial.
Tomografia de tórax	Achados principais: opacidade em vidro fosco, espessamento dos septos, derrame pleural e espessamento interstício peribroncovascular.
Gasometria arterial	Verificar equilíbrio ácido básico e auxiliar em terapias clínicas e suporte ventilatório.
Exames bioquímicos	Hemograma completo, coagulograma completo, função renal, função hepática, eletrólitos, lactato, troponina, bilirrubina totais e frações e DHL.
Cardiotocografia	Avaliar vitalidade fetal (não é exame diagnóstico para EAP).

O tratamento deve ser instituído o mais breve possível assim que o diagnóstico clínico estiver aventado, concomitante com demais exames, a fim de se estabelecer etiologias precisas e terapêuticas específicas. O prognóstico do EAP e suas complicações dependem de ações rápidas. Gestantes com diagnóstico de EAP, como já possuem fatores de riscos ainda mais severos, precisam de atendimento em unidades de referência em obstetrícia e UTI adulto e neonatal. Obviamente que os tratamentos de suporte iniciais devem ser realizados precocemente, ainda nos locais onde ocorreu o diagnóstico, a fim de não retardar o início da terapêutica, melhorando assim as chances da paciente.

Como princípios básicos, a gestante deve ser acomodada em posição semissentada e lateralizada para o lado esquerdo, ou até mesmo deitada em decúbito lateral esquerdo, deve-se oferecer em todos os casos oxigenação suplementar de imediato, controle de níveis pressóricos, sedativos para diminuir a ansiedade e melhorar a tolerância a hipercapnia, além de monitorização multiparamétrica. A seguir, estão as medidas terapêuticas comentadas e o sequenciamento proposto na sala de Urgência[1,2,3,11].

Suporte respiratório

Idealmente, a paciente deve estar em ambiente de terapia intensiva. De início, em muitas unidades intermediárias devemos oferecer o que temos em mãos, como cateter de O_2 nasal e máscara de Venturi até que se tenha condições para instalação de ventilação não invasiva (VNI) através de pressão positiva contínua em vias aéreas (CPAP) ou pressão positiva em vias aéreas (BiPAP)[1,2,6]. Muito importante lembrar que a VNI, quando instalada em fases iniciais, pode evitar a intubação orotraqueal em alguns casos.

A ventilação invasiva (VI), deve ser instalada após falha da VNI ou quando houver contraindicação a VNI como: instabilidade hemodinâmica, parada franca ou iminente, rebaixamento do nível de consciência, vômitos, fraturas e outros fatores[1,2,6].

Drogas habitualmente usadas no EAP (origem cardiogênica)

- *__Diuréticos__: Furosemida pode ser feita em "bolus" na dose de 0,5-1 mg-Kg IV ou por infusão contínua, não havendo diferenças significativas entre os esquemas[2,3]. A função da furosemida é diminuir substancialmente a pré-carga e, consequentemente, a pós-carga, reduzindo significativamente a congestão pulmonar e a sintomatologia[1,2,6,11,12].

- *__Vasodilatadores__: muito cuidado com essas medicações em EAP não hipertensivos, sempre mantendo a pressão arterial sistólica em torno de 90mmHg.
  - Nitroglicerina: é a droga de escolha para muitos autores. A dose usada inicialmente deve ser de 5-20μg/minuto-IV, podendo chegar até 50μg/minuto-IV, sempre em bomba de infusão contínua sendo seu objetivo provocar diminuição da pré e pós-cargas[1,2,11].
  - Nitroprussiato de sódio: droga muito utilizada para otimizar a pré e pós-cargas, à semelhança da nitroglicerina. Apresenta dose recomendada de 0,5 a 10 μg-kg-min IV sempre em bomba de infusão contínua[9].
  - Morfina: deve ser administrada na dose de 1-3mg-IV podendo ser repetida em intervalos determinados pelo quadro clínico, não devendo ultrapassar a dose de 15 mg-dia, sendo sua proposta a sedação, com venodilatação e maior tolerância a hipercapnia[2].
  - Hidralazina: é a droga de uso habitual e conhecida do obstetra, sendo usada para controle dos níveis pressóricos e tem como proposta a diminuição da pós-carga por vasodilatação arteriolar. Sendo usada na dose de 5,0mg-IV a cada 20 minutos até o limite de 45 mg[9].

- **Catecolaminas**: Podem ser usadas em casos específicos de EAP, geralmente acompanhados de quadro de choque cardiogênico e hipotensão, necessitando de acesso central, em ambiente de UTI[10].

- Dopamina é um precursor imediato da noradrenalina na via de síntese das catecolaminas. Ação terapêutica em receptores adrenérgicos e dopaminérgicos. Ampola de 10 ml/50 mg; diluição padrão: 5 ampolas de dopamina em 200 ml de SF 0,9% ou SG 5% (solução de 1mg/ml).
- Doses entre 0,5 a 3 µg/Kg/min – Ação em receptores D1 pós-sinápticos nos leitos mesentérico, cerebral, renal, coronariano e receptores D2 no tecido renal levando à vasodilatação e aumento do fluxo sanguíneo. Tem efeito natriurético, porém, não aumenta a TFG e o seu uso nesta dose é controverso.
- Dose entre 3 a 10 µg/Kg/min – Ação predominante em receptor β1 com aumento da contratilidade miocárdica e da FC e leve aumento da resistência vascular periférica (RVP).
- Dose entre 10 a 20 µg/Kg/min – Ação predominante α1 com vasoconstrição periférica e aumento da PA.[10]
- Dobutamina é uma catecolamina sintética com atividade primária β1 adrenérgica, com propriedades inotrópicas positivas e mínima vasodilatação periférica (efeito sobre receptor α é reduzido. Ampola de 20 ml/250 mg. Diluição padrão – 1 amp em 230 ml de SF 0,9% (1 mg/ml). Possui efeito dose dependente; administrado de 2 a 20 mcg/Kg/min; pode ocasionar leve vasodilatação em doses menores que 5 mcg/Kg/min[10].
- Noradrenalina é um agente simpatomimético com ação sobre receptores α e β adrenérgicos. Potente agonista do receptor α-adrenérgico levando à vasoconstrição periférica e menor efeito sobre receptores β (menor efeito inotrópico; menor aumento da frequência cardíaca); Ampolas de 4ml/4mg; Dose: 0,01 a 3 mcg/Kg/min; administrado sem diluição em bomba de seringa em acesso central ou diluição de 4 amp (16 mg) em 234 ml de SG 5% (recomendado) na concentração de 64 mcg/ml[10].

- **Sulfato de magnésio**: não é droga específica no tratamento do EAP, mas pode ser indicado em protocolos específicos de PE e HELLP se o quadro obstétrico indicar. Pode ser utilizada em concomitância com as drogas oferecidas para o EAP[9].

A Tabela 6 mostra a proposta de sequenciamento da abordagem do EAP na sala de urgência.

CONSIDERAÇÕES FINAIS

O EAP, deve ser considerado uma síndrome clínica, onde o diagnóstico clínico e as abordagens iniciais são determinantes para o sucesso do tratamento[12,13]. Muitas vezes, o obstetra se vê diante desse diagnóstico desafiador e não tem recursos ideais e acesso à UTI, devendo aplicar as medidas iniciais possíveis até conseguir referenciar a paciente para um local de melhor assistência. As gestantes com maiores chances de desenvolver o EAP são as pacientes com patologias hipertensivas, principalmente a PE, devendo o obstetra estar atento aos casos mais severos, realizando a suspeita clínica, bem como o diagnóstico precoce dos casos [2,9,14].

Tabela 6. Sequência nos passos do manejo de EAP na sala de emergência	
Passo 1	Ative código vermelho, chame equipe especializada, pois estamos diante de um caso de "NEAR MISS".
Passo 2	**Via aérea**: desobstrução, mantenha cabeceira elevada, administre O2, máscara não reinalante > 6l-min.
Passo 3	**Respiração**: avalie a FR, pulso, saturação de O2, realize ausculta torácica e cardíaca cuidosa, solicite exames para diagnóstico diferencial, como: gasometria, RX do tórax (no leito), considere VNI (exclua as contraindicações), usando conforme disponibilidade CPAP ou BPAP.
Passo 4	**Circulação**: diminua a compressão aortocaval com posição semissentada ou DLE, avalie a PA, ritmo e balanço hídrico, matenha em monitorização paramétrica contínua, dois acessos calibrosos de preferência, solicite os exames conforme Tabela 5, solicite ECG e, se disponível, ecocardiograma, instale a vitalidade fetal (cardiotocografia).
Passo 5	**Inicie a terapia:** medicamentos (atenção para os níveis pressóricos da paciente no tratamento do EAP, conforme Tabela 2). As medicações e a sequência são reservadas aos casos de EAP cardiogênicos, os casos não cardiogênicos terão suas terapias individualizadas conforme as causas. **Furosemida**: dose de 20-80 mg IV e, bolus ou infusão contínua, repetir se necessário, após 60 minutos. Efeito: redução na pré-carga devido queda da volemia com aumento da diurese e venodilatação. **Morfina**: dose de 2 mg IV lento, repetir se necessário a cada 30 minutos, podendo ser feito até 15 mg/dia. Efeito: diminuição da ansiedade e da atividade simpática, com venodilatação e maior tolerância hipercapnia. **Nitroglicerina**: dose de 5 µg-minuto, aumentando em 5 µg a cada 5 minutos, sendo dose máxima 50 µg-minuto. Efeito: redução da pré-carga através da venodilatação e consequentemente diminuição da pós-carga, atenção para os níveis pressóricos da paciente, e no EAP não hipertensivo a nitroglicerina é droga de escolha em alguns protocolos. **Hidralazina**: dose 5 mg IV lento, podendo ser repetido até 30 mg no máximo. Efeito: redução dos pós-carga por dilatação anteriolar e redução da PA, atenção para os níveis pressóricos da paciente. A hidralazina é mais do hábito do obstetra, mas não exclui a associação desta com a nitroglicerina. **Nitroprussiato**: dose 0,3 a 10 µg-minuto IV em bomba de infusão. Efeito: redução da pré-carga e da pós-carga, com redução da PA. Não deve ser usado por longo período por toxicidade fetal.
Passo 6	Establilize o paciente, planeje a assistência obstétrica, continue monitorando, transfira a paciente para a UTI.

Injúria Renal Aguda na Gravidez

INTRODUÇÃO

CONSIDERAÇÕES GERAIS

Descrita dentre as complicações mais sérias do ciclo gravídico-puerperal, a Injúria Renal Aguda (IRA) caracteriza a síndrome decorrente do déficit acelerado de filtração glomerular com subsequente prejuízo de função renal, compreendendo implicações sistêmicas como retenção de substâncias derivadas de nitrogênio e desequilíbrio hidroeletrolítico e acidobásico[15].

Sua incidência tem sofrido uma redução substancial nos últimos 60 anos, afetando aproximadamente 1:20.000 gestantes. Sua redução encontra justificativa, entre outros motivos, na diminuição da prática do abortamento provocado e pela otimização da assistência pré-natal e obstétrica[15,16].

A IRA presente no início ou término da gestação, permanecem como fonte importante de morbimortalidade materna, atingindo taxas de morte em aproximadamente 30% dos casos (Figura 2)[17]. Trata-se de situação ameaçadora à vida da paciente e deve ser encarada com total atenção[9]. Considera-se, diante desse contexto, que esta complicação ainda represente um grave problema de saúde pública, principalmente nos países em desenvolvimento como o Brasil, visto que o desfecho morte não é um evento esperado no ciclo gravídico-puerperal[18].

MECANISMOS ADAPTATIVOS DO SISTEMA URINÁRIO NA GRAVIDEZ

Algumas modificações anatômicas e fisiológicas do trato urinário são normalmente esperadas, em decorrência do processo gestacional e seus efeitos sistêmicos. Como resultado da ação da progesterona, ocorre uma queda da motilidade ureteral que, associada à compressão extrínseca pelo útero gravídico, implica em uma dilatação pielocalicial (80% dos casos), mais acentuada à direita. Ocorre, como consequência, uma estase urinária que predispõe as pacientes a infecções do trato urinário[19].

Além disso, observa-se um aumento fisiológico do fluxo sanguíneo renal com subsequente elevação da taxa de filtração glomerular (TFG) (40-65% a mais em relação ao basal) implicando em redução sérica de ureia, creatinina e ácido úrico[16,19]. Ainda, ocorre um aumento do tamanho renal (elevação de 1,5 cm de diâmetro) e redução da distensibilidade vesical[19].

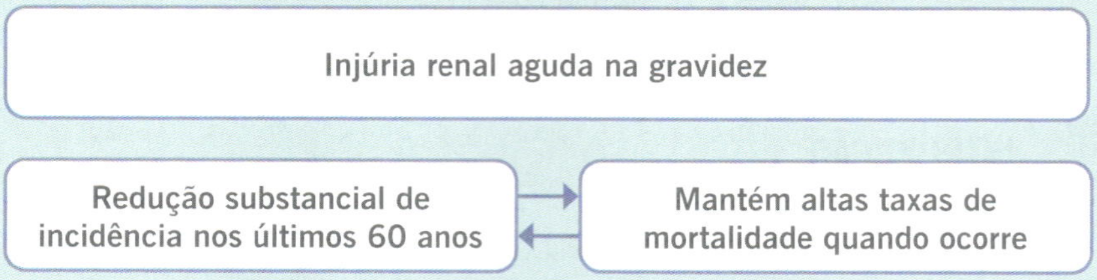

Figura 2. Dicotomia da IRA na gravidez.

O sistema renina-angiotensina-aldosterona, por sua vez, encontra-se constantemente ativado para evitar espoliação excessiva de sódio para sustentar a hemodiluição gravídica pela retenção de líquidos. Desenvolve-se, logo, uma refratariedade ao efeito da angiotensina II (níveis aumentados) para evitar hipoperfusão placentária, devido à sua ação vasoconstritora, e o hiperadosteronismo secundário da gravidez, auxiliando também na retenção de líquidos[16].

ETIOLOGIA E CLASSIFICAÇÃO

Os fatores clínicos implicados na etiologia da IRA na gestação são múltiplos e variados. Similarmente à população não obstétrica, a condição é categorizada em pré-renal, instrínseca (renal) e pós-renal, sendo a primeira a mais comum das três (Figura 3)[20].

Em ordem de frequência, a etiologia da IRA na gestação apresenta padrão bimodal, geralmente associada ao abortamento infectado no primeiro trimestre e às síndromes hipertensivas nas formas mais severas e complicações hemorrágicas (descolamento prematuro de placenta, placenta prévia e atonia uterina) no final da gravidez e puerpério. Outros fatores mais raros descritos e associados são hiperêmese gravídica, sepse, esteatose hepática aguda da gravidez e embolia de líquido amniótico[15].

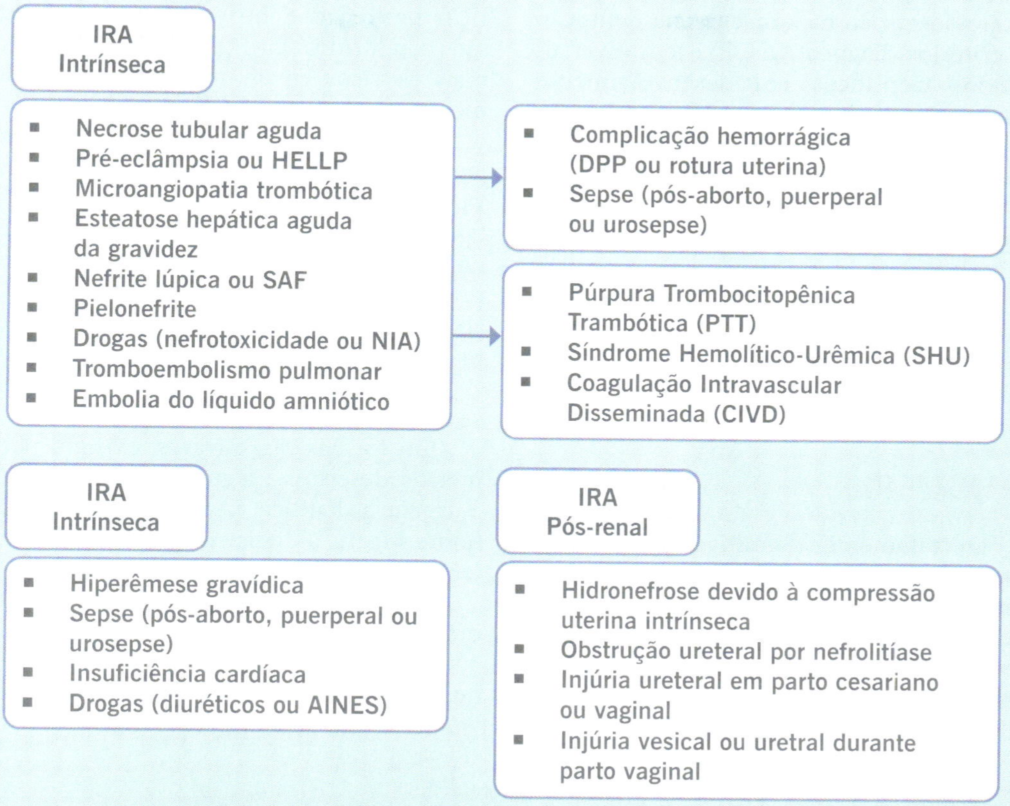

Figura 3. Classificação da IRA na gravidez.

DIAGNÓSTICO

Dificuldade de diagnóstico na gestação

Embora existam critérios diagnósticos bem claros para IRA em pacientes não gestantes estabelecidos pelo KDIGO (*Kidney Disease Improving Global Outcomes*) desde 2012, estes não apresentam validade para o uso na gravidez. Há diversos fatores implicados na dificuldade diagnóstica durante a gestação, relacionados ao desafio de identificar alterações leves/precoces da função renal devido à redução fisiológica da creatinina e à possibilidade de reduções de TFG (30-40%) sem aumentos significativos de creatinina[21].

No contexto específico das síndromes hipertensivas, a ACOG (*American College of Obstetricians and Gynecologists*) define IRA como nível sérico de creatinina > 1,1 mg/dL ou uma duplicação da concentração sérica de creatinina, na ausência de doença renal[21].

No entanto, em outras situações clínicas na gravidez, não há consenso na definição de critérios diagnósticos. Existem diversos estudos científicos em desenvolvimento atualmente que levam em conta a utilização de biomarcadores com resultados promissores, porém, ainda não conclusivos[21].

Prevenção

Existem algumas medidas clínicas que, quando empregadas em momento oportuno, evitam a progressão do quadro de IRA para formas mais graves[22]. Suas nuances estão destacadas logo a seguir na Tabela 7.

TRATAMENTO

O tratamento definitivo é vinculado intrinsecamente à etiologia subjacente ao quadro. Sem considerar particularidades das condições associadas, o manejo com reposição volêmica e correção de distúrbios hidroeletrolíticos e acidobásicos se fazem obrigatórios e prudentes[15].

De modo geral, os fatores implicados nas IRAs pré-renais e intrínsecas em obstetrícia são conduzidos cirurgicamente. Exemplos mais clássicos envolvem casos de descolamento prematuro de placenta e/ou atonia uterina pós-parto que cursam com hipovolemia grave decorrente de hemorragia massiva, exigindo intervenção. Ainda, a PE acaba figurando como causa importante de oligúria no terceiro trimestre, requerendo eventual resolução[15]. No primeiro trimestre, casos de abortamento séptico requerem retirada do material infectado por curetagem ou eventual abordagem mais agressiva, se houver presença de complicações que a justifiquem[22].

Em formas mais graves, existem parâmetros, descritos a seguir, que caracterizam a urgência dialítica, na qual, como próprio nome sugere, a diálise deve ser um método terapêutico considerado (Figura 4) [17].

Em parte das pacientes, a reversão do quadro é comumente observada após tratamento adequado, atingindo função renal normal ou quase normal, cuja fertilidade não sofre interferências para uma nova concepção[17,22].

Tabela 7. Medidas preventivas para IRA na gravidez
1. Reposição imediata e vigorosa de sangue em condições de hemorragia massiva (DPP, placenta anterior, ruptura uterina e atonia uterina).
2. Resolução das gestações complicadas por pré-eclâmpsia com sinais de severidade, quando indicado, associada à reposição sanguínea cautelosa, se perda excessiva.
3. Identificação precoce de sinais compatíveis com quadro de sepse em pacientes com infecções documentadas ou presumidas (pielonefrites, aborto séptico, corioamnionite, entre outras).
4. Evitar diuréticos para tratar oligúria sem garantir rendimento cardíaco adequado para perfusão renal.
5. Evitar vasoconstritores para tratar hipotensão, exceto se etiologia comprovada seja vasodilatação patológica.

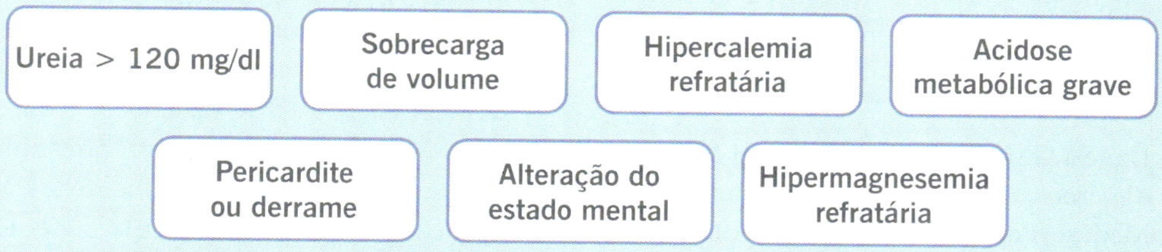

Figura 4. Critérios para urgência dialítica.

CONCLUSÃO

A IRA durante a gravidez, embora venha experimentando uma redução progressiva de sua incidência ao longo dos últimos 60 anos, apresenta ainda alta mortalidade quando presente. Logo, medidas preventivas são essenciais e devem ser empregadas, uma vez que o diagnóstico na gravidez, em muitas situações, acaba sendo desafiador por conta das mudanças gestacionais do sistema urinário. Uma vez presente, o tratamento da condição em obstetrícia é geralmente cirúrgico e requer olhar atento do obstetra aos critérios de urgência dialítica.

REFERÊNCIAS BIBLIOGRÁFICAS

1. Zancaner LF, Catto LFB. Edema agudo de pulmão na sala de urgência. Revista Qualidade HC. 2018 Retrieved from: http://www.hcrp.usp.br/ revistaqualidade/uploads/Artigos/173/173.p
2. Moisés ECD. Edema agudo de pulmão em gestantes. In: Curso teórico prático de emergências obstétricas. Sogesp; 2018.
3. Kahhale S, Francisco RPV, Zugaib M. Pré-eclampsia. Revista de Medicina, 97(2),226-234;2018. issn.1679-9836.v97i2p 226-234
4. Coelho EB. Mecanismos de formação de edemas. Medicina. Ribeirão Preto. 2004 jul/dez;37:189-98,.
5. Thornton CE, von Dadelszen P, Makris A, Tooher JM, Ogle RF, Hennessy A. acute pulmonary oedema as a complication of hypertension during pregnancy. Hypertens Pregnancy [Internet]. 2011 May 10;30(2):169-79. ISSN 1064-1955.
6. Maciel MVA. Insuficiência cardíaca. Arquivos Brasileiro de Cardiologia. 2009 Dec;93(6):146-52. ISSN 0066-782X.
7. Nardelli CCC. Abordagem do edema agudo de pulmão cardiogênico. In: Schettino G, Cardoso LF, Mattar Jr. J, Torggler-Filho F. Paciente crítico – diagnóstico e tratamento. Barueri: Manole; 2006;289-92.
8. Manual Suporte Avançado de Vida em Obstetrícia. Complicações médicas na gravidez. 2002;25-46. Also Brasil.
9. Peraçoli JC, Borges VT, Ramos JG, Cavalli RC, Costa SH, Oliveira LG et al. Pré-eclâmpsia/eclâmpsia. São Paulo: Federação Brasileira das Associações de Ginecologia e Obstetrícia; 2018. (Protocolo Febrasgo - Obstetrícia, no. 8/Comissão Nacional Especializada em Hipertensão na Gestação). São Paulo; 2018.
10. Gali LG, Miranda CH. Vasopressores e inotrópicos na sala de urgência. Revista Qualidade HC FMRP/USP. 2019. ISSN 2526-0162.

11. Nogueira AA, Reis FJC, Patrícia A.S. Reis. A paciente gestante na unidade de terapia intensiva. Medicina Ribeirão Preto. 2001;123-32.
12. Danesi GM, Xavier LL, Bertoluci MC, Baldisseroto S. Edema agudo de pulmão. Acta Médica.(Porto Alegre). 2016;37(6).LILACS ID: biblio-882994
13. Sampaio RO, Rasslan Z, et al. Edema agudo de pulmão. Revista Ed Cont Hospital Israelita Albert Eisten. 2012;10(1);19-22.
14. Protocolos de atenção básica. Biblioteca virtual em saúde do Ministério da Saúde: saúde da mulher. Instituto Sírio Libanês de Ensino e Pesquisa, 2016. ISBN 978-85-334-2360-2
15. Yoshizaki C. Doenças renais e do trato urinário. In: Zugaib M, Francisco R, ed. by. Zugaib Obstetrícia. 3rd ed. São Paulo: Manole; 2016. p. 964-82.
16. Machado S, Figueiredo N, Borges A, São José Pais M, Freitas L, Moura P, et al. Acute kidney injury in pregnancy: a clinical challenge. Journal of Nephrology. SAGE Publications; 2011;25(1):19-30. DOI: 10.5301/jn.5000013
17. Ramos J. Doença renal e do trato urinário na gestação. In: Martins-Costa S, ed. by. Rotinas em obstetrícia. 7th ed. Porto Alegre: Artmed; 2017. p. 555-57.
18. da Silva Junior GB, Saintrain SV, Castelo G de C, Vasconcelos VR de, Oliveira JGR de, Rocha AMT, et al. Acute kidney injury in critically ill obstetric patients: a cross-sectional study in an intensive care unit in Northeast Brazil. Jornal Brasileiro de Nefrologia. FapUnifesp (Scielo); 2017;39(4). DOI: 10.5935/0101-2800.20170066
19. Acharya A, Santos J, Linde B, Anis K. Acute kidney injury in pregnancy – current status. Advances in Chronic Kidney Disease. Elsevier BV; 2013;20(3):215-22. DOI: 10.1053/j.ackd.2013.02.002
20. Rao S, Jim B. Acute Kidney Injury in Pregnancy: The changing landscape for the 21st century. Kidney International Reports. Elsevier BV; 2018;3(2):247-57. DOI: 10.1016/j.ekir.2018.01.011
21. Szczepanski J, Griffin A, Novotny S, Wallace K. Acute kidney injury in pregnancies complicated with preeclampsia or HELLP syndrome. Frontiers in Medicine. Frontiers Media SA; 2020;7. DOI: 10.3389/fmed.2020.00022
22. Cunningham F. Distúrbios dos tratos urinário e renal. In: Cunningham F, ed. by. Obstetrícia de Williams. 23rd ed. São Paulo: Artmed; 2012. p. 1033-1048.

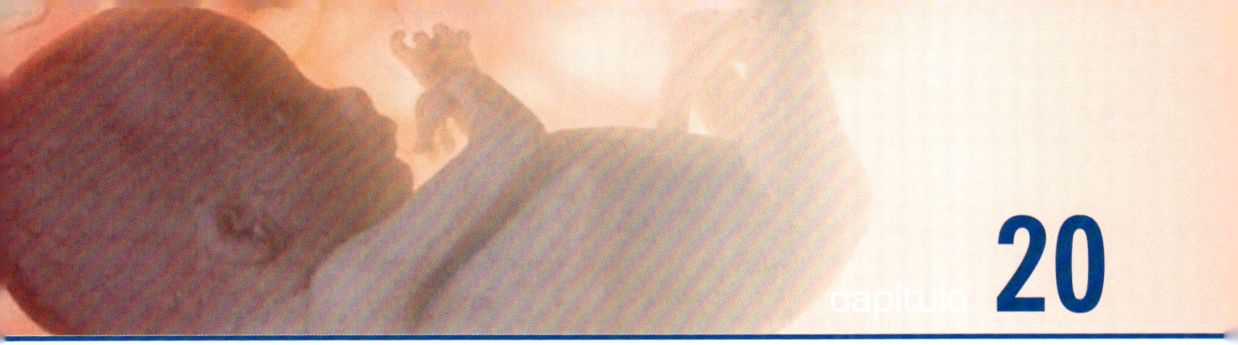

capítulo 20

Conduta obstétrica

- Ricardo de Carvalho Cavalli
- Henri Augusto Korkes
- Francisco Lázaro Pereira de Sousa

INTRODUÇÃO

As emergências hipertensivas na gestação trazem consigo uma grande preocupação ao organismo materno. Em sua maioria, são situações ameaçadoras à vida, e de ***near miss*** [1], exigindo rápida identificação, condutas imediatas e seguimento especializado em ambiente adequado[2].

Os níveis pressóricos alarmantes chamam atenção nos quadros de emergência hipertensiva, frequentemente acompanhados de sinais e/ou sintomas de lesões em órgãos-alvos, como cefaleia, escotomas, fosfenas, vômitos, epigastralgia, dor em quadrante superior direito, dispneia, além de ansiedade e mal-estar generalizado [3].

DIAGNÓSTICO

A crise hipertensiva caracteriza-se por níveis pressóricos, com pressão arterial sistólica (PAS) ≥ 160mmHg ou pressão arterial diastólica (PAD) ≥ 110mmHg. Estes, com potencial para causar lesões permanentes no sistema nervoso central, sequelas e até morte [4]. Divide-se em urgência ou emergência, esta última apresentando obrigatoriamente a presença de sintomatologia.

A diferenciação entre estas duas expressões clínicas frequentemente é desafiadora, pois é uma situação que se caracteriza por limites imprecisos, que contam com caráter progressivo, exigindo para esta diferenciação uma anamnese atenciosa e exame físico apurado.

O diagnóstico do estado hipertensivo deve ser realizado com esmero, utilizando-se técnica adequada de aferição da PA, caso se utilize aparelhos automáticos para este fim, verificar se estes são validados para uso no ciclo gravídico-puerperal.

Uma revisão demonstrou a frequência de modificações da PA durante o trabalho de parto em 1.013 pacientes, identificando que algumas apresentaram PA 140-90 mmHg até 160/110 mmHg (18%), um percentual desenvolveu formas graves de hipertensão, com PA que variou de 160/110 mmHg até 180/120 mmHg (5%) e até mulheres que cursou com PAS ≥180 mmHg. Justificando a importância do monitoramento da PA durante o trabalho de parto e a adoção de medidas farmacológicas oportunamente[5].

É imprescindível ainda que a equipe reconheça precocemente os indícios clínicos de complicações já instaladas, devendo considerar a suspeita de Acidente Vascular Encefálico quando forem identificados "fraqueza" muscular facial ou braços e déficit facial com ou sem convulsão[6].

Em paralelo à assistência prestada à gestante em situação de emergência hipertensiva, a equipe deve estar atenta à conduta obstétrica que virá a seguir. Diante de quadro materno muito grave, não será possível a manutenção da gestação. Assim, após estabilização do quadro emergencial, o obstetra deverá conduzir para a resolução da gestação, sempre priorizando os interesses da saúde materna.

Neste contexto, as situações que indicam a resolução da gestação são: HELLP síndrome, eclâmpsia manifesta e/ou estado de coma materno sem convulsões prévias (eclâmpsia *sine* eclâmpsia); descolamento prematuro de placenta; hipertensão de difícil controle, refratária ao tratamento com três ou mais drogas; edema agudo de pulmão; insuficiência cardíaca congestiva; alterações laboratoriais progressivas (plaquetas, TGO, creatinina); alterações na vitalidade fetal[3].

Em algumas situações, é possível que o quadro clínico e laboratorial permaneça estável nas horas e dias que se seguem. Neste cenário de estabilidade, é possível avaliar a possibilidade de manutenção da gestação. Importante salientar que essa conduta apenas se justifica em casos de prematuridade extrema e exige a estabilidade materna, além da possibilidade de seguimento adequado com exames para vitalidade fetal[3].

ASPECTOS TERAPÊUTICOS

O tratamento não deve ser postergado, devendo ser ministrado agentes de primeira linha após 30-60 minutos após realizado o diagnóstico[7].

A atenção, historicamente para decisão em adotar medidas, esteve baseada nos valores da PAD. Seria importante considerarmos a contribuição da pressão arterial sistólica para o desencadeamento de desfechos ominosos, valorizando assim o seu controle, uma revisão com dados do atendimento prestado a 28 mulheres com pré-eclâmpsia grave que evoluíram para AVE. No momento do diagnóstico em 90% das mesmas, a PAS se encontrava > 160 mmHg enquanto em 12,5%, a PA diastólica encontrava-se > 110 mmHg[8].

O objetivo do tratamento medicamentoso não é a normalização dos níveis pressóricos, mas a redução da PA, visando preservar os mecanismos de autocontrole e evitando danos permanentes no parênquima cerebral[9].

Esta cautela quanto à redução dos valores dos níveis tensionais é particularmente relevante quando se considera o tratamento de mulheres portadoras de hipertensão arterial crônica, sabe-se que neste grupo, a acomodação do fluxo vascular cerebral após um brusco decréscimo poderá consumir mais tempo para se instalar em relação a mulheres normais, como pode-se verificar no Quadro 1.

Intervenções intempestivas podem causar: acidente vascular encefálico (AVE), coma, infarto do miocárdio, insuficiência renal aguda, hipóxia fetal e morte materna e/ou fetal.

Medicações anti-hipertensivas consideradas de primeira linha para emergência

Quadro 1. Autorregulação do fluxo sanguíneo cerebral

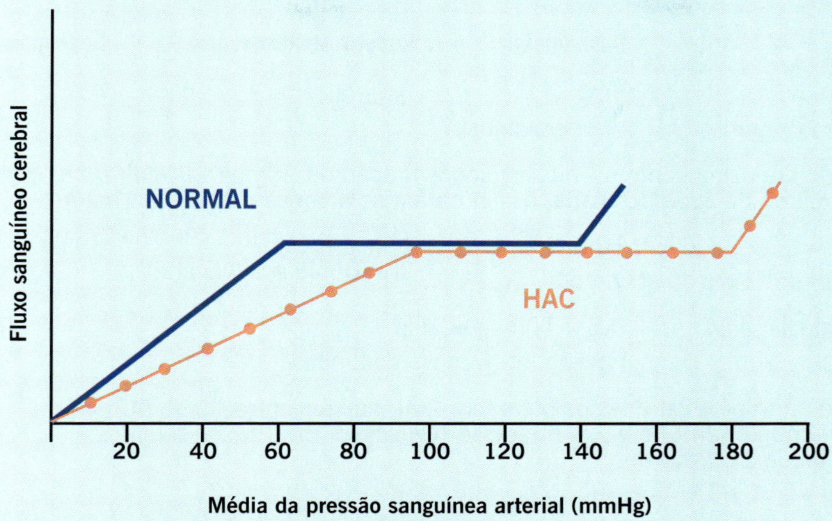

Fonte: adaptado de Strandgaard S., 1978 [28]

hipertensiva são: hidralazina, nifedipina e labetalol. A hidralazina intravenosa (IV) apresenta-se como a droga mais difundida na prática clínica. O labetalol não se encontra disponível no território brasileiro até o presente momento. A nifedipina por via oral, embora não muito utilizada na prática, é uma droga de primeira linha nas crises hipertensivas e aparece como uma boa opção em cenários extra-hospitalares. Quanto ao nitroprussiato de sódio, embora não seja uma droga de primeira linha para uso na gestação, apresenta papel de destaque em casos de emergência hipertensiva associados a edema agudo de pulmão (EAP) ou insuficiência cardíaca congestiva (ICC) [10, 11]. As medicações mais utilizadas na emergência hipertensiva, bem como suas apresentações e posologias, encontram-se na Tabela 1.

Muito importante lembrar que, em cenários de crise hipertensiva, quando a suspeita clínica é a PE, mesmo em pacientes assintomáticas, deve-se pensar na administração do sulfato de magnésio para prevenção de desfechos adversos e situações ameaçadoras à vida. Ressalta-se que a administração do sulfato de magnésio deverá sempre preceder o hipotensor de ação rápida [3, 4]. Os esquemas posológicos do sulfato de magnésio encontram-se na Tabela 2.

O sequenciamento sistematizado da atuação da equipe é um item de destaque para o atendimento para esta situação, que possibilite a oferta de cuidados de acordo com as prioridades listadas a seguir:

1. Posicionar a gestante em decúbito lateral;
2. Considerar instalação de máscara de oxigênio (5-8L/min);

Tabela 1. Medicações para uso na crise hipertensiva

Agente	Dose inicial	Repetir, se necessário	Dose máxima
Hidralazina Ampola de 20mg/ml	5mg Via intravenosa	5mg, a cada 20 minutos	45mg
Ampola de hidralazina contém 1mL, na concentração de 20mg/m;. Diluir uma ampola (1mL) em 19mL de água destilada, assim obtém-se a concentração de 1mg/mL			
Nifedipina Comprimido de 10mg	10mg Via oral	10mg, a cada 20-30 minutos (via oral)	30mg
Nitroprussiato de sódio Ampola 50mg/2ml	0,5 a 10mcg/kg/min Infusão intravenosa contínua		
A ampola de nitroprussiato de sódio contém 2ml, na concentração de 50mg/2mL. Diluir uma ampola (2mL) em 248mL de soro glicosado 5%, assim teremos a concentração de 200mcg/mL			

Fonte: Peraçoli et al., 2018 [3]. Extraído sem modificações.

Tabela 2. Esquemas de uso do sulfato de magnésio

Esquema do sulfato de magnésio	Dose incial	Dose de manutenção
Esquema de Pritchard Intravenoso e intramuscular	4g por via intravenosa (bolus), administrados lentamente[A] + 10gIM (5g em cada nádega)[B]	5g por via intramuscular profunda a cada 4 horas[B]
Esquema de Zuspan Intravenoso exclusivo	4g por via intravenosa (bolus) administrados lentamente[A]	1g por via intravenosa por hora em bomba de infusão contínua (BIC)[C]

[A] **Preparação da dose de ataque intravenosa:** MgSO4 50% - 1 ampola contém 10mL de MgSO4 50%. Outras apresentações devem ser utilizadas para este esquema devido ao volume excessivo das mesmas.

[B] **Preparação da dose de manutenção no esquema de Pritchard:** utilizar 10mL de ampola de MgSO4 50%. Outras apresentações devem ser utilizadas para este esquema devido ao volume excessivo das mesmas.

[C] **Preparação da dose de manutenção no esquema de Zuspan:** Diluir 10 de MgSO4 50% (1 ampola) em 490mL de soro fisiológico a 0,9%. A concentração final terá 1g/100mL. Infundir a solução por via intravenosa na velocidade de 100mL por hora.

Fonte: Peraçoli et al., 2018 [3]. Extraído sem modificações.

3. Aferir novamente a PA em até 15 minutos;
4. Instalar venóclise (soro Glicosado 5%);
5. Colher exames direcionados (pensar em HELLP/Hipertensão crônica secundária);
6. Considerar infusão de sulfato de magnésio (nos casos de pré-eclâmpsia grave);
7. Iniciar as drogas hipotensoras de primeira linha;
8. Monitorar a PA materna a cada 5 min por 20 min;
9. Infundir drogas hipotensoras de segunda linha (se hipertensão refratária, como nitroprussiato de sódio);
10. Monitorar atividade e tônus uterino;
11. Avaliar a vitalidade fetal quando houver viabilidade (BCF/Cardiotocografia);
12. Conhecer o resultado dos exames;
13. Registrar sinais vitais e vitalidade fetal em até 30 minutos até estabilização do quadro;
14. Individualizar a conduta clínica e obstétrica.

AVALIAÇÃO DA VITALIDADE FETAL

Devido ao caráter hipóxico envolvido nas diversas síndromes hipertensivas na gestação, a avaliação da vitalidade fetal anteparto, nestas situações, pressupõe um modelo de insuficiência uteroplacentária, e deve incluir uma propedêutica armada completa na avaliação da vitalidade fetal, utilizando-se de todos os métodos disponíveis para sua certificação.

Cardiotocografia

A cardiotocografia consiste no registro simultâneo e contínuo de três variáveis: frequência cardíaca fetal, movimentos corpóreos fetais e contrações uterinas. Pode ser realizada durante a gestação (CTG anteparto) ou durante o trabalho de parto (CTG intraparto). O método é amplamente utilizado na prática clínica, mas carece de sensibilidade confiável, induzindo a prática de cesáreas desnecessárias. Para as pacientes com quadros hipertensivos, fora de trabalho de parto, deve ser indicada a cardiotocografia anteparto de repouso com duração de 20 minutos e se necessário realizar o estímulo mecânico ou sonoro. Embora revisões sistemáticas não mostrem evidências de que a CTG anteparto em gestações de alto risco melhore o desfecho perinatal [12] seu uso é amplamente difundido como grande ferramenta de vitalidade fetal[13].

Sua avaliação global leva em consideração o conjunto de interpretações sobre a linha de base, variabilidade, acelerações transitórias e desacelerações transitórias.

A linha de base, avalia a frequência cardíaca fetal (FCF) e deve estar entre 110 e 160 bpm. Para avaliá-la precisa-se ter, no mínimo, 2 minutos de traçado com linha de base identificável, não necessariamente contínuo, em um segmento de 10 minutos, do contrário, a linha de base neste período será indeterminada [13].

A variabilidade é um parâmetro extremamente importante e deve ser avaliada cuidadosamente no papel milimetrado. Esta deve ser determinada num segmento de 10 minutos, excluindo-se as acelerações e desacelerações. Embora existam poucas discrepâncias entre autores, entende-se de forma geral que uma variabilidade adequada seria entre 6-25 bpm (variabilidade moderada). Abaixo de 6 bpm, temos o padrão conhecido como "mínimo" ou também chamado de "reduzido" ou "liso" [14]. Este pode indicar sofrimento fetal, principalmente quando associado a outros comemorativos, como desacelerações transitórias do tipo tardia ou variável de repetição, bem como quando associado à bradicardia. Também pode significar sono fetal ou hipoglicemia, devendo a equipe assistente estar atenta para realizar esse diagnóstico diferencial.

Variabilidades acima de 25 bpm, são conhecidas como "padrão saltatório" ou variabilidade "acentuada". Podem indicar movimentação excessiva, bem como compressões de cordão. Não devem ser interpretadas como normais.

Podemos ainda ter um padrão especial de variabilidade, raro de ser visualizado, porém com gravidade extrema. Trata-se do padrão chamado sinusoidal. Caracteriza-se pelo ritmo constante de ondas em forma de sino, com amplitude de 5-15 bpm, que persiste por tempo maior ou igual que 20 minutos, encontrado principalmente na hidropisia fetal decorrente da aloimunização Rh. É considerado terminal e associado com elevada mortalidade perinatal [14].

Acelerações transitórias (AT) são caracterizadas por elevações da FCF, sendo o intervalo entre o início e o pico da aceleração inferior a 30 segundos. São consideradas satisfatórias quando apresentam amplitude mínima de 15 bpm e duração mínima de 15 segundos para gestações acima de 32 semanas. Abaixo deste limite, considera-se normal amplitude mínima de 10 bpm e duração mínima de 10 segundos. A aceleração é considerada prolongada quando a duração é superior a 2 minutos e inferior a 10 minutos. Quando dura mais que 10 minutos, considera-se mudança da linha de base. As acelerações podem ser denominadas periódicas quando relacionadas à contração uterina e episódicas quando ocorrem com o útero em repouso.

As desacelerações transitórias constituem quedas da FCF, desencadeadas por contração uterina, movimentação, hipóxia fetal ou hipotensão materna. São classificadas em: episódicas e periódicas. São episódicas a espica e a desaceleração prolongada.

As desacelerações periódicas são representadas pela desaceleração precoce, desaceleração tardia e a desaceleração variável ou umbilical.

Espicas são desacelerações rápidas com recuperação imediata. Geralmente passam desapercebidas na interpretação. Sua presença geralmente não tem valor clínico.

Desacelerações precoces, são ocasionadas pela compressão do polo cefálico durante a contração uterina. É interpretada como uma resposta vagal fisiológica e não deve receber conduta diferenciada. Caracteriza-se pela queda gradual simétrica da FCF, sendo o intervalo entre o início e a queda máxima (nadir) da desaceleração superior a 30 segundos. Na maioria das vezes, o início, nadir e a recuperação da desaceleração coincidem respectivamente com o início, pico e término da contração, ganhando o nome de "imagem em espelho" [14].

Desacelerações tardias caracterizam-se pela "decalagem", ou seja, um intervalo de 20-30 segundos entre o pico da contração e o nadir da desaceleração. Deve sempre chamar a atenção para sofrimento fetal por mecanismos hipóxicos. Representa graficamente uma desaceleração gradual, ou seja, tem duração maior que 30 segundos do início ao nadir da desaceleração. Na maioria dos casos, o início, nadir e a recuperação da desaceleração ocorrem após o começo, pico e final da contração [14].

Desacelerações variáveis representam a enorme maioria das desacelerações verificadas na prática clínica. Caracterizam-se pela queda e retorno da linha de base abruptamente, com intervalo inferior a 30 segundos entre o início e o nadir da desaceleração e entre o nadir e o término da desaceleração. A queda deve ser de no mínimo 15 bpm, com duração mínima de 15 segundos e inferior a 2 minutos. Ocorre em qualquer fase da contração uterina, tendo aspecto variável, assemelhando-se às letras U, V ou

W, também chamadas de "ondas aberrantes". Apresenta como fatores predisponentes o oligoâmnio, rotura das membranas, circulares, prolapso ou nós verdadeiros de cordão. Deve ser chamada de "atípica" ou "desfavorável" quando apresenta: recuperação lenta à linha de base inicial, perda da variabilidade, ascensão prolongada da linha de base após a desaceleração (taquicardia compensatória ou "*overshoot*"), ausência de acelerações precedendo e sucedendo a desaceleração (*shoulders*), mudança da linha de base após a desaceleração, desaceleração em forma de W, nadir inferior a 70 bpm e duração maior que 60 segundos [14].

Após a análise de todos esses parâmetros apresentados, deve-se classificar o traçado em normal, suspeito ou patológico [13], ou ainda em categorias 1, 2 ou 3 [14].

Dopplervelocimetria

A avaliação hemodinâmica da circulação placentária, em ambos os compartimentos: materno representado pelas artérias uterinas (direita e esquerda) e fetal representado pelas artérias umbilicais – constitui, indubitavelmente, exame relevante nos cuidados pré-natais [15, 16]. Em revisão sistemática de 2017 que incluiu 10.667 gestantes de alto risco, principalmente complicadas por hipertensão arterial ou restrição do crescimento fetal, o uso do doppler resultou em redução do óbito perinatal, do número de indução do trabalho de parto e de cesáreas, sem que tenham sido identificados efeitos adversos maternos ou fetais [17].

Avaliação Dopplervelocimétrica

A artéria umbilical é o principal vaso analisado e reflete a circulação placentária. Sua onda de velocidade de fluxo (OVF) apresenta um pico de maior velocidade durante a sístole cardíaca (onda S ou A) e uma velocidade menor relacionada com a diástole (onda B). A partir do 2º trimestre a ausência de fluxo diastólico final (diástole zero) ou fluxo reverso demonstra comprometimento grave na oxigenação fetal.

O doppler da artéria umbilical traz informações sobre a perfusão da unidade feto-placentária e as anormalidades na análise do fluxo surgem após comprometimento de 60 a 70% do território vascular placentário. Valores de índices alterados devem considerar tabelas com IR ou IP acima do P95. Esta aferição não deve ser usada para rastreamento em gestações de risco habitual, porém, deve ser a escolha para o diagnóstico e seguimento de gestantes com insuficiência placentária e/ou restrição do crescimento fetal [18].

Em revisão sistemática de literatura publicada por Alfirevic em 2010 [18] foram avaliados 18 *trials* randomizados com inclusão de 10.000 pacientes e os resultados obtidos com uso do doppler da artéria umbilical na avaliação da vitalidade fetal demonstraram redução das mortes perinatais (RR 0,71 - IC95 0,52-0,98); diminuição das taxas de induções trabalho de parto (RR 0,89 - IC95 0,80-0,99); redução nas taxas de cesáreas (RR 0,90 - IC95 0,84-0,97) sem alterar resultados nas taxas de partos instrumentados (RR 0,95. IC95 0,80-1,14) e no índice de Apgar < 7 no 5º minuto (RR 0,92. IC95 0,69-1,24).

Os autores concluem que o doppler da artéria umbilical não deve ser usado para rastreamento em gestações de risco habitual, mas deve estar disponível para auxílio *diagnóstico* e no *seguimento* de gestantes com suspeita de *insuficiência placentária/ RCF* e as anormalidades configuram indicação de resolução da gestação ou propedêutica avançada de vitalidade fetal [18].

É utilizado para avaliar as alterações vasculares em fetos de alto risco, através do índice de resistência, índice de pulsatilidade e velocidade sistólica máxima. Na hipóxia fetal observamos diminuição do índice de resistência e pulsatilidade na artéria cerebral média do feto abaixo dos valores das curvas de normalidade, valores de índices alterados devem considerar tabelas com IR ou IP abaixo do percentil 5. A vasodilatação cerebral faz parte do mecanismo de proteção fetal para órgãos nobres em situações de risco (adrenais, coronárias e cerebrais) [19].

A relação cérebro-umbilical, quando abaixo do percentil 5, indica quadro hemodinâmico compatível com centralização do fluxo. As dificuldades da circulação feto-placentária são progressivas, sendo possível detectar características adaptativas nas diversas fases, com correlação a curvas de normalidade [19].

O ducto venoso comunica a veia umbilical à veia cava inferior. Sua OVF apresenta padrão trifásico e unidirecional com onda "a" positiva em fetos normais. Quando o feto apresenta hipoxemia, inicialmente, o fluxo aumenta. Com o agravamento da hipoxemia, ocorre diminuição do fluxo na contração atrial podendo até ser reverso. Sua avaliação pode ser feita pela morfologia da onda e índice de pulsatilidade para veias (IPV). Valores acima de percentil 95 ou acima de 1,0 a 1,5 indicam comprometimento fetal grave [20]. Conseguimos verificar os achados do doppler e implicações clínicas na Tabela 3.

Avaliação do líquido amniótico

Pode ser realizada de forma subjetiva ou através de métodos semiquantitativos, utilizando-se o índice de líquido amniótico (ILA), no qual se faz uma divisão imaginária

Tabela 3. Achados do doppler e implicações clínicas

Artérias umbilicais	IR, IP ou A/B > percentil 95 da curva de normalidade Diástole zero ou reversa (DZ)	Placentação inadequada ou infartos placentários caracterizando a insuficiência placentária.
Artéria cerebral média	IR, IP ou A/B < percentil 5 da curva de normalidade	É a primeira a se manifestar diante da hipoxemia. É preciso ter cuidado na análise da centralização fetal quando verificado isoladamente. Seus valores anormais não devem ser considerados indicativos de resolução obstétrica.
Relação cerebroplacentária	RCP < do percentil 5	Representa o estudo da resposta hemodinâmica fetal à hipoxemia.
Ducto venoso	IPV acima do percentil 95 IPV 1,0 a 1,5	Possível insuficiência placentária grave relacionada à probabilidade de acidose fetal instalada.

Fonte: adaptado de Alfirevic et al., 2017 [17]; Tarzamni et al.,2009 [25]; Maeda et al., 2010 [26]; Alves et al., 2008 [27].

do útero em quatro quadrantes e a medida do maior bolsão vertical nestes, a somatória constitui o ILA. O aumento do diagnóstico de oligoâmnio com a utilização deste, levou a intervenções como indução do trabalho de parto ou indicação de cesáreas sem melhorar o desfecho perinatal. A medida do maior bolsão (Tabela 4) é atualmente preconizada pelas revisões sistemáticas, considerando-se polidrâmnio quando está acima de 8 cm e oligoâmnio quando abaixo de 2 cm até 20 semanas; acima de 20 semanas oligoâmnio quando abaixo de 2 cm e polidrâmnio acima de 10 cm, estes parâmetros também são utilizados nas gestações gemelares [19]. Portanto, são técnicas adotadas para aferição do volume do líquido amniótico.

Medida única do bolsão mais profundo

Devendo ser obtida a medida do maior bolsão vertical com pelo menos, 2 cm de largura (Tabela 4) [20].

Índice de líquido amniótico [21]

A avaliação do Índice de Líquido amniótico segue a técnica descrita a seguir (Tabela 5):

- Soma das dimensões do maior bolsão vertical de cada quadrante que não contenha cordão ou partes fetais, com o transdutor perpendicular ao solo;
- Abaixo de 20 semanas: apenas 2 bolsões inferiores.

Estudos avaliando uso do ILA em comparação com a medida do maior bolsão avaliaram 5 *trials* randomizados controlados com 3.226 pacientes. Os resultados não demonstraram diferença pelos dois métodos nas taxas de admissões em unidade de terapia intensiva neonatal; valores de pH fetal < 7,1; presença de mecônio no líquido amniótico, e nos valores do índice de Apgar < 7 no 5º minuto e evidenciaram que o uso do ILA

Tabela 4. Valores da avaliação do maior bolsão do líquido amniótico [20]

Volume de Líquido Amniótico	Bolsão mais profundo (cm)
Oligoâmnio	<2
Normal	2 a 8
Polidrâmnio	> 8

Fonte: adaptado de Chamberlain et al., 1984 [20]

Tabela 5. Interpretação do Índice de líquido amniótico [21]

Volume de Líquido Amniótico a Termo	ILA (cm)
Reduzido (severo): oligoâmnio	<5
Reduzido (moderado)	5,1 a 8,0
Normal	8,1 a 18
Elevado (moderado)	18,1 a 24
Elevado (severo)	>24

Fonte: adaptado de Phelan et al.,1987 [21].

aumenta a taxa de diagnóstico de oligoâmnio (RR 2,39. IC95% 1,73-3,28); aumenta as taxas de induções de trabalho de parto (RR 1,92. IC95% 1,50-2,46) e aumenta as taxas de cesáreas por sofrimento fetal agudo (RR 1,46. IC95% 1,08-1,96) com tendência atual em se utilizar a medida do maior bolsão para avaliar o líquido amniótico [22].

Perfil Biofísico Fetal (PBF)

É a análise de múltiplas variáveis biofísicas combinadas com o objetivo de avaliar a vitalidade fetal [23]. Utiliza-se de ultrassonografia e cardiotocografia para aferir a reatividade cardíaca, movimentos respiratórios, movimentos corpóreos, tônus fetal e volume de líquido amniótico. Padroniza-se o exame, dando-se pontos de 0 ou 2. Pontua-se quando presentes:

1. Reatividade cardíaca, utilizando cardiotocografia convencional, com classificação: "normal" ou categoria 1;
2. Movimentos respiratórios fetais - um ou mais episódios de movimentos respiratórios fetais rítmicos de 30 segundos ou mais em 30 minutos;
3. Movimento fetal - três ou mais movimentos discretos do corpo ou dos membros em 30 minutos;
4. Tônus fetal - um ou mais episódios de extensão de uma extremidade fetal com retorno à flexão, abertura ou fechamento de uma mão;
5. Determinação do volume do líquido amniótico - um bolsão vertical maior que 2 cm é considerado evidência de líquido amniótico adequado.

O PBF na prática clínica atual é comumente realizado frente à queixa de diminuição do movimento fetal, bem como em gestações com idade gestacional acima de 40 semanas. No entanto, muitas condições obstétricas e fetais de alto risco requerem o PBF para complementar e auxiliar na tomada de decisão [24].

Valores de 8 ou 10 (com líquido normal) traduzem baixo risco para hipoxemia aguda ou crônica. Valor de 8 (com líquido reduzido) pode indicar risco para hipoxemia crônica. Valor de 6 (com líquido normal) pode indicar possível hipoxemia aguda. Valor de 6 (com líquido reduzido) provável hipoxemia aguda e crônica. Valores de 0-2-4 indicam quadros mais graves, provavelmente relacionados a sofrimento fetal crônico.

Saliente-se que antes de intervenções cirúrgicas, será necessário um planejamento tático da equipe multiprofissional, sendo inadiável a compensação clínica materna, visando favorecer a estabilidade hemodinâmica e a correção de eventual coagulopatia ou outros distúrbios relacionados ao quadro. É oportuno também realçar que a cesariana não é uma via de parto exclusiva para estas situações, em cenários em que a condição obstétrica favoreça, resguardados os interesses maternos e fetais, a parturição via vaginal espontânea ou eventualmente induzida, seguindo os preceitos de cada método, poderá ser privilegiada.

CONSIDERAÇÕES FINAIS

Quadros de crise hipertensiva na gestação carreiam grandes preocupações e merecem toda atenção do obstetra e sua equipe. Sua rápida identificação deve se traduzir em pronta assistência, ajudando a reduzir desfechos adversos, tanto para a mãe quanto para o concepto. Sempre com o foco na saúde materna, deve-se avaliar com cautela a manutenção da gestação. Em casos onde haja justificativa para conduta expectante, a avaliação completa do quadro materno, bem como da saúde fetal, através de exames de vitalidade, torna-se imprescindível.

REFERÊNCIAS BIBLIOGRÁFICAS

1. World Health Organization. The WHO near-miss approach for maternal health. Who Internet. 2011;1-34. Disponível em: http://apps.who.int/iris/bitstream/10665/44692/1/9789241502221_eng.pdf.
2. Moller AB, Patten JH, Hanson C, Morgan A, Say L, Diaz T, et al. Monitoring maternal and newborn health outcomes globally: a brief history of key events and initiatives. Trop Med Int Heal. 2019;24:1342-68.
3. Peraçoli JC, Borges VT, Ramos JG, Cavalli RC, Costa SH, Oliveira LG et al. Pré-eclâmpsia/eclâmpsia. São Paulo: Federação Brasileira das Associações de Ginecologia e Obstetrícia; 2018. (Protocolo Febrasgo - Obstetrícia, n. 8/ Comissão Nacional Especializada em Hipertensão na Gestação). São Paulo; 2018.
4. American College of Obstetricians and Gynecologists. ACOG Committee Opinion No 767: Emergent therapy for acute-onset, severe hypertension during pregnancy and the postpartum period. Obstet Gynecol. 2019;133(2):e174-e180.
5. Ohno Y, Kawai M, Morikawa S, Sakakibara K, Tanaka K, Ishikawa K, et al. Management of eclampsia and stroke during pregnancy. Neurol Med Chir (Tokyo). 2013;53:513-9.
6. Hurwitz AS, Brice JH, Overby BA, Evenson KR. Directed use of the Cincinnati prehospital stroke scale by laypersons. Prehosp Emerg Care. 2005;9(3):292-96.
7. Council on Patient Safety in Women's Health Care. Patient safety bundle: hypertension. Washington, DC: American College of Obstetricians and Gynecologists; 2015 Internet. Disponívem em: http://safehealthcareforeverywoman.org/wp-content/uploads/2016/09/Hypertension-Bundle-Final-05-14-15.pdf
8. Martin JN Jr, Thigpen BD, Moore RC, Rose CH, Cushman J, May W. Stroke and severe preeclampsia and eclampsia: a paradigm shift focusing on systolic blood pressure. Obstet Gynecol. 2005 Feb;105(2):246-54.
9. Korkes HA, Sousa FL, Cunha Filho EV. Hipertensão arterial crônica e gravidez. In: Protocolo Febrasgo Obstetrícia, n. 40. São Paulo: Federação Brasileira das Associações de Ginecologia e Obstetrícia (Febrasgo); 2018.
10. Malachias M, Souza W, Plavnik F, Rodrigues C, Brandão A, Neves M, et al. 7a Diretriz brasileira de hipertensão arterial. Arq Bras Cardiol Internet. 2016;107. Disponível em: http://publicacoes.cardiol.br/2014/diretrizes/2016/ 05_HIPERTENSAO_ARTERIAL.pdf.
11. Sass N, Itamoto CH, Silva MP, Torloni MR, Atallah NA. Does sodium nitroprusside kill babies? A systematic review. São Paulo Med J. 2007;125(2):108-11.
12. Grivell RM, Alfirevic Z, Gyte GM, Devane D. Antenatal cardiotocography for fetal assessment. Cochrane Database Syst Rev. 2015;2015(9):CD007863.
13. Santo S, Ayres-de-Campos D, Costa-Santos C, Schnettler W, Ugwumadu A, da Graça LM. Agreement and accuracy using the FIGO, ACOg and NICE cardiotocography interpretation guidelines. Acta Obstet Gynecol Scand. 2017;96:166–75.
14. American College of Obstetricians and Gynecologists. ACOG Practice Bulletin No. 106: Intrapartum fetal heart rate monitoring: nomenclature, interpretation, and general management principles. Obstet Gynecol. 2009;114(1):192-202.
15. Arduini D, Rizzo G. Normal values of Pulsatility Index from fetal vessels: a cross-sectional study on 1556 healthy fetuses. J Perinat Med. 1990;18:165-72.
16. Miyadahira S. Avaliação da função placentária por meio da dopplervelocimetria das artérias umbilicais: relação com os resultados dos exames de avaliação da

vitalidade fetal e com os pós-natais tese livr.. São Paulo: Faculdade de Medicina, Universidade de São Paulo. 2002.

17. Alfirevic Z, Stampalija T, Dowswell T. Fetal and umbilical doppler ultrasound in high-risk pregnancies. Cochrane database Syst Rev. 2017;6:CD007529.
18. Alfirevic Z, Stampalija T, Gyte GM. Fetal and umbilical doppler ultrasound in normal pregnancy. Cochrane Database Syst Rev 2010;(8):CD001450.
19. Santana EF, Peixoto AB, Traina E BE. Ultrassonografia no primeiro trimestre da gravidez. In: Protocolo Febrasgo Obstetrícia, n. 77. São Paulo: Febrasgo; 2018.
20. Chamberlain PF, Manning FA, Morrison I, Harman CR, Lange IR. Ultrasound evaluation of amniotic fluid volume: II. The relationship of increased amniotic fluid volume to perinatal outcome. Am J Obstet Gynecol. 1984;150:250-4.
21. Phelan JP, Smith C V, Broussard P, Small M. Amniotic fluid volume assessment with the four-quadrant technique at 36-42 weeks' gestation. J Reprod Med. 1987;32:540-2.
22. Nabhan AF, Abdelmoula YA. Amniotic fluid index versus single deepest vertical pocket as a screening test for preventing adverse pregnancy outcome. Cochrane Database Syst Rev. 2008;2008(3):CD006593.
23. Manning FA, Platt LD, Sipos L. Antepartum fetal evaluation: development of a fetal biophysical profile. Am J Obstet Gynecol. 1980;136:787-95.
24. Sapoval J, Carter RE. Ultrasound biophysical profile. In: Stat Pearls. Treasure Island (FL): StatPearls Publishing; 2020.
25. Tarzamni MK, Nezami N, Samani, FG, Vahedinia S, Tarzamni M. Waveform indices of fetal middle cerebral artery in normal 20 to 40 weeks pregnancies. Arch Iran Med. 2009;12(1):29-34.
26. Maeda Mde F, Nomura RM, Niigaki JI, Miyadahira S, Zugaib M. Cerebroplacental ratio and acidemia to the birth in placental insufficiency detected before 34th week's gestation. Rev Bras Ginecol Obstet. 2010;32(10):510-515.
27. Alves SK, Francisco RP, Miyadahira S, Krebs VL, Vaz FA, Zugaib M. Ductus venosus doppler and postnatal outcomes in fetuses with absent or reversed end-diastolic flow in the umbilical arteries. Eur J Obstet Gynecol Reprod Biol. 2008;141(2):100-3.
28. Strandgaard S. Autoregulation of cerebral circulation in hypertension. Acta Neurol Scand Suppl. 1978;66:1-82.

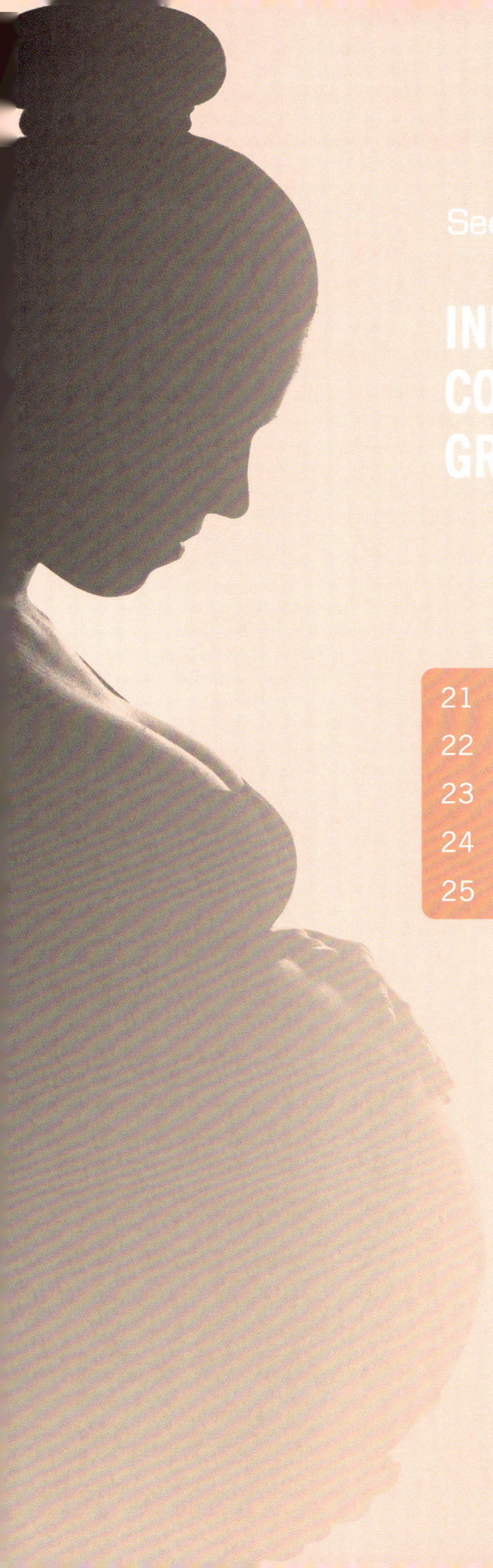

Seção 5

INFECÇÕES MATERNAS COMPLICANDO O CICLO GRAVÍDICO PUERPERAL

INFECÇÕES MATERNAS COMPLICANDO O CICLO GRAVÍDICO PUERPERAL

▸ Silvana Maria Quintana

As infecções podem complicar a evolução da gestação e puerpério, culminando com desfechos desfavoráveis para o binômio materno fetal.

A ocorrência de infecções vaginais (vulvovaginite) e as infecções urinárias, tão frequentes em gestantes, podem se associar com prematuridade e graves infecções maternas. As infecções puerperais como a infecção do sítio cirúrgico, a endometrite e as mastites são complicações que necessitam imediato diagnóstico e tratamento, pois o atraso no manejo eleva consideravelmente a morbimortalidade materna.

Neste top tema, esses importantes temas serão abordados com o objetivo de oferecer aos obstetras um conteúdo atualizado para a condução de suas pacientes.

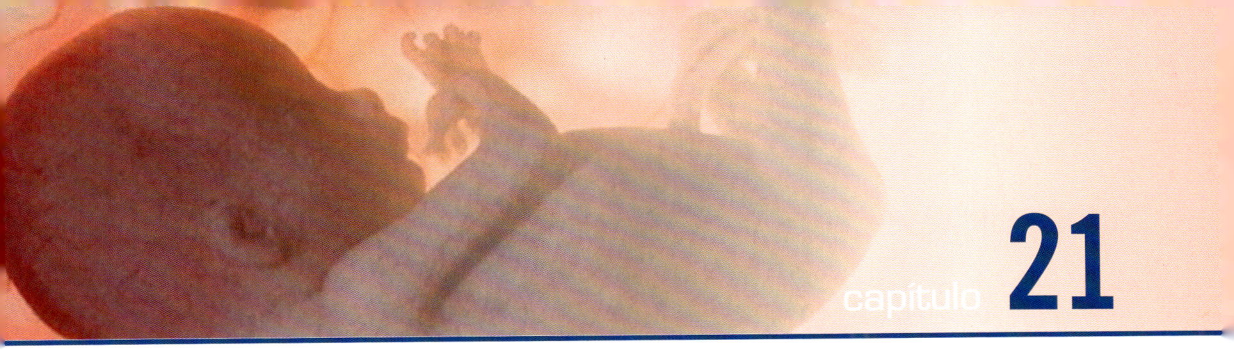

capítulo 21

Infecção do trato urinário

- Anic Campos Alves
- Maíra Rossmann Machado
- Renato Teixeira Souza

INTRODUÇÃO

A infecção do trato urinário durante a gestação é um tópico de extrema importância, seja pela sua ocorrência comum ou pela sua potencial gravidade, uma vez que está associada com maior ocorrência de complicações maternas e perinatais como sepse, prematuridade e infecção neonatal. Em torno de 10% das mulheres desenvolvem alguma manifestação relacionada a infecção do trato urinário[1-3]. As formas clínicas mais comuns de infecção do trato urinário são basicamente a bacteriúria assintomática, a cistite (infecção urinária baixa) e a pielonefrite aguda. Essas formas clínicas se relacionam com o grau de acometimento do trato urinário, incluindo desde a presença maciça e assintomática de microrganismos patogênicos na urina, o acometimento do tecido urinário baixo (uretra e bexiga), até os rins (acometimento sistêmico). Os principais mecanismos facilitadores da infecção urinária na gestação são o relaxamento da musculatura lisa da via urinária, decorrente da ação da progesterona e do hormônio lactogênico placentário, o aumento da concentração de glicose e aminoácido na urina e da hidrólise da ureia em amônia e carbonato, resultando no aumento do pH urinário.

Neste capítulo, serão abordados os diferentes tipos de manifestações clínicas da infecção urinária na gestação, assim como estratégias de prevenção de sua recorrência e, quando são necessárias, investigações adicionais do trato urinário. Essa abordagem objetiva contemplar recomendações sobre o rastreamento, prevenção, identificação e tratamento precoces, que são essenciais para minimizar a ocorrência de desfechos maternos e neonatais adversos relacionados à infecção do trato urinário da gestação.

BACTERIÚRIA ASSINTOMÁTICA

Definição e etiologia

A bacteriúria assintomática (BA) é definida como a presença de 1 ou mais espécies de bactérias identificadas em uma amostra de urina em quantidade superior a 10^5 unidades formadoras de colônia (UFC) por mililitros (mL), mesmo na ausência de sinais e sintomas de infecção do trato urinário e independentemente da existência de piúria[1].

Na gravidez, a BA é um achado comum, ocorrendo em cerca de 2 a 15% das mulheres, podendo atingir taxas de prevalência superiores a 20% em países de baixa renda[2,3]. A BA está relacionada a um risco aumentado de infecção do trato urinário (ITU) sintomática (incluindo a pielonefrite), com descrição de progressão para ITU em torno de 25% das gestantes[4,5]. O fatores de risco para BA incluem higiene íntima precária, presença de diabetes e anormalidades congênitas do trato genitourinário[2].

Alterações anatômicas e fisiológicas próprias da gestação também podem favorecer o crescimento bacteriano, como alterações do pH e osmolaridade urinários, glicosúria e aminoacidúria[2]. A compressão mecânica dos ureteres causada pelo útero gravídico associada à ação miorrelaxante da progesterona contribuem para estase urinária e o desenvolvimento de BA. Além disso, o consequente refluxo ascendente de urina pode predispor a uma progressão mais rápida para um quadro de pielonefrite[3].

Principais agentes

Escherichia coli é o patógeno mais comum associado à bacteriúria assintomática, representando cerca de 80% dos casos[3]. Outros microrganismos incluem bactérias Gram-negativas, como *Klebsiella spp.*, *Enterobacter spp* e *Proteus mirabilis*. Dentre as Gram-positivas, as mais encontradas são *Staphylococcus saprophyticus* e o *Streptococcus agalactiae* (*Streptococcus* do grupo B)[2,5]. O Quadro 1 mostra os principais agentes etiológicos da BA na gestação.

Importância clínica

Bacteriúria assintomática na gestação tem sido associada a riscos aumentados de pielonefrite, baixo peso ao nascer e parto pré-termo[2,6]. Caso seja identificado *Streptococcus agalactiae* (GBS), está bem estabelecida a associação com desfechos neonatais desfavoráveis. O Guideline publicado em 2019 pela Sociedade Americana de Infectologia (IDSA - *Infectious Diseases Society*

Quadro 1. Principais agentes etiológicos da BA em gestantes

Agente etiológico*
Escherichia coli
Streptococcus agalactiae
Staphylococcus spp.
Klebsiella pneumoniae
Gardnerella vaginalis
U. ureolyticum
Proteus spp.
Enterobacter spp.
Providencia spp.
Enterococcus spp.
Pseudomonas spp.

Nota: *por ordem de frequência.

Fonte: adaptado pelos autores com base em Rossi et al. (2020)[5].

of America) baseia-se em estudos recentes que observaram uma proporção elevada de pielonefrite e desfechos neonatais negativos em gestantes que tiveram diagnóstico de BA persistente no início da gestação[1].

Outros estudos observacionais também demonstraram que gestantes com BA não submetidas ao tratamento específico apresentaram maiores taxas de pielonefrite, condição associada a piores desfechos maternos e fetais[1,4,7]. Uma revisão sistemática da Cochrane de 2019 concluiu que a instituição de tratamento antimicrobiano em mulheres grávidas com diagnóstico de BA provavelmente reduz o risco de desenvolvimento de pielonefrite e pode reduzir o risco de baixo peso ao nascer e de trabalho de parto pré-termo[2].

Especificamente em gestantes, o GBS possui especial importância devido à sua associação com morbidade e mortalidade perinatal. Aproximadamente de 6 a 36% das pacientes apresentam colonização positiva para GBS, embora apenas 0,4 a 5% destas tenham concentração maiores do que 10^5 UFC/mL na urina. A colonização por GBS pode ser crônica, intermitente ou transitória e a recomendação atual é a pesquisa com *swab* vaginal e retal entre 35 e 37 semanas, a menos que já exista diagnóstico prévio de bacteriúria por GBS nesta gestação[6].

Por esse motivo, a evidência científica atual aponta para o benefício em realizar o rastreamento universal da BA durante a gestação através de urocultura de jato médio da primeira urina da manhã. Além disso, recomenda-se que seja instituída antibioticoprofilaxia intraparto e em caso de ruptura de membranas em mulheres que tenham documentação de GBS positivo em qualquer momento da gestação (independentemente da quantidade de UFC/ml identificada), como forma de prevenção de sepse neonatal[3,6].

DIAGNÓSTICO

Um recente consenso reunindo a Sociedade Brasileira de Infectologia, a Federação Brasileira de Ginecologia e Obstetrícia (Febrasgo), a Sociedade Brasileira de Urologia e a Sociedade Brasileira de Patologia Clínica e Medicina Laboratorial trouxe uma compilação das evidências e recomendações sobre infecção urinária em mulheres. O consenso recomenda o rastreamento de BA com exame de urocultura no início do pré-natal e também do terceiro trimestre da gestação[5]. O rastreio universal parece ter benefício por estar associado à redução das taxas de pielonefrite e de baixo peso ao nascer[1,4,5]. Recomenda-se, então, iniciar o rastreio de bacteriúria assintomática entre 12 e 16 semanas ou na primeira visita pré-natal para todas as gestantes.

O diagnóstico é realizado com a cultura de urina, preferencialmente o jato médio da primeira amostra da manhã. Caso não seja possível, a urina deve ser retida na bexiga por no mínimo 2 horas antes da coleta. A ingesta hídrica aumentada não é recomendada, uma vez que o excesso de fluido pode causar diluição da urina, predispondo a resultados falso negativos[5]. A identificação de 1 ou mais bactérias em quantidade $\geq 10^5$ UFC/mL faz o diagnóstico de BA, na ausência de sintomas clínicos[1,4,5].

TRATAMENTO

Todas as gestantes com diagnóstico de BA devem ser tratadas. A escolha do antibiótico deve se basear no perfil de sensibilidade antimicrobiano do patógeno identificado, do perfil de segurança durante a gravidez, da disponibilidade e acesso da paciente a medicação[5]. A duração ótima do tratamento depende do medicamento prescrito, sendo ideal a escolha daquele com menor tempo de tratamento e maior efetividade[1].

Uma revisão sistemática da Cochrane de 2015 incluiu 13 estudos envolvendo 1.622 gestantes com BA comparando a antibioticoterapia como dose única ou períodos curtos de tratamento (4 a 7 dias). O tratamento em dose única poderia aumentar a adesão das pacientes bem como reduzir o custo – o que seria especialmente relevante em países de baixa renda. No entanto, as evidências sugeriram que a duração de 4 a 7 dias possuía maior efetividade quando comparado ao da dose única, em que se demonstrou menor clareamento da bacteriúria[7].

A recomendação atual de tratamento da bacteriúria assintomática na gestação incluem amoxacilina, cefalexina, cefuroxima, fosfomicina e nitrofurantoína. A duração da antibioticoterapia determinada é de 5 dias para nitrofurantoína, 7 dias para beta-lactâmicos (amoxicilina, cefalexina, cefuroxima) e uma dose única para a fosfomicina[5]. Com relação à fosfomicina, seu uso em dose única é efetivo no clareamento de bactérias na urina, porém ainda há evidências limitadas sobre seu uso na gravidez e relação com possíveis desfechos, como redução do risco de pielonefrite e parto pré-termo[1].

O exame de urocultura de controle deve ser solicitado após 1 a 2 semanas do fim do tratamento. Se positivo, deve-se prescrever novamente o tratamento com antibiótico guiado pelo antibiograma[5]. Mulheres com bacteriúria recorrente ou reinfecção, incluindo por GBS, também devem ser retratadas com base no perfil de sensibilidade do patógeno identificado[6].

Caso ocorra um segundo episódio de bacteriúria assintomática na gravidez, a profilaxia antibiótica deve ser instituída após o tratamento. Caso haja antecedente de ITU de repetição, a recomendação, todavia, é realizar antibioticoprofilaxia logo após o primeiro episódio de BA na gestação atual. Os antibióticos atualmente recomendados são a nitrofurantoína 100 mg/dia (não recomendado o uso após as

Quadro 2. Antibióticos recomendados para tratamento de BA na gestação

Droga	Dose	Duração	Observação
Fosfomicina	3g	Dose única	
Nitrofurantoína	100 mg 6/6hs	5 dias	Não use se IG > 37 semanas
Cefalexina	500 mg 6/6hs	7 dias	Outras cefalosporinas podem ser usadas
Cefuroxima	250 mg 12/12hs	7 dias	
Amoxicilina	500mg 8/8hs ou 875mg 12/12hs	7 dias	Tratamento de escolha para GBS e E. faecalis

Fonte: adaptado pelos autores com base em Rossi et al. (2020)[5].

37 semanas de gestação) e a cefalexina de 250 a 500 mg/dia[5].

CISTITE NA GRAVIDEZ

Definição e etiologia

Quadros de cistite compreendem a manifestação clínica da infecção do trato urinário da bexiga e uretra, acometem cerca de 2% das gestantes. A cistite é frequentemente precedida por um episódio de bacteriúria assintomática não tratada[5]. A bacteriúria, seja na forma clínica de BA ou de cistite, pode evoluir para pielonefrite na gestação em 20 a 30% dos casos, além de estar relacionada com significativa morbidade materna e neonatal, incluindo parto pré-termo, sepse materna e/ou neonatal e rotura prematura de membranas ovulares[8].

Em mulheres, a proximidade da área periuretral com o ânus facilita a ocorrência de infecções do trato urinário, sobretudo por enteropatógenos. Em gestantes, alterações anatômicas e funcionais do trato urinário contribuem ainda mais com o desenvolvimento de ITU, como já elucidado neste capítulo. Os patógenos causadores de ITU em gestantes são similares ao das mulheres não grávidas[9].

Quadro clínico

A apresentação clínica da infecção do trato urinário na gestação pode ser distinta quando comparada a mulheres não grávidas. Usualmente, os sintomas mais comuns em mulheres são disúria, poliúria, urgência miccional, incontinência urinária, noctúria, dor suprapúbica e hematúria. Em gestantes, a queixa de disúria deve ser mais valorizada, tendo em vista que poliúria e urgência miccional podem ser frequentes no período gestacional mesmo na ausência de infecção urinária[5].

Em mulheres com disúria e aumento da frequência urinária, na ausência de leucorreia ou irritação vulvovaginal, a probabilidade de ITU é superior a 90%. Com relação ao sedimento urinário, as alterações mais frequentemente encontradas são hematúria, leucocitúria e aumento de bactérias[5].

Principais agentes

A prevalência dos patógenos é semelhante ao descrito para bacteriúria assintomática. *Escherichia coli* é o agente principal, representando cerca de 70 a 80% das infecções do trato urinário baixo em gestantes. *Enterobacteriaceae* (incluindo *Klebsiella* and *Enterobacter*) também são comuns. Infecções por outras bactérias Gram-negativas como *Proteus, Pseudomonas* e *Citrobacter* também pode ocorrer, porém em menor proporção. Bactérias Gram-positivas, a maioria estreptococos do grupo B, podem acometer até 10% dos casos de ITU na gestação. [5,8].

Diagnóstico

O diagnóstico de cistite em gestantes é baseado na apresentação clínica, sem necessidade de exame complementar. Em mulheres não grávidas com apresentação típica e não complicada de ITU, não há recomendação de realização de urocultura ou qualquer outro exame complementar para confirmação diagnóstica. Contudo, em gestantes, mulheres com suspeita de pielonefrite e em casos de infecção recorrente, a coleta de cultura de urina com antibiograma é recomendada[5].

A aparência da urina não deve ser utilizada como critério isolado para diagnóstico ou instituição de tratamento. Da mesma forma, a presença de piúria também não é uma característica específica de ITU, e não é suficiente para confirmar o diagnóstico na ausência de outros sinais e sintomas. No sedimento urinário, as alterações mais frequentemente encontradas são hematúria, leucocitúria e aumento de bactérias[5].

O diagnóstico diferencial é fundamental, e deve incluir quadros iniciais de pielonefrite, vulvovaginites (candidíase, tricomoníase e herpes genital) e uretrites (por *Neisseria gonorrhoeae, Chlamydia trachomatis ou Ureaplasma spp*)[5].

Tratamento

Todas as gestantes com diagnóstico de ITU devem ter prescrito tratamento antimicrobiano adequado. Idealmente, deve-se colher a urocultura antes do início da antibioticoterapia e após 1 a 2 semanas do fim do tratamento, como controle[5].

A primeira linha de tratamento de cistite em gestantes inclui a nitrofurantoína e a fosfomicina. Amoxacilina com clavulanato e cefuroxima são as principais alternativas possíveis. Cefalosporinas (por exemplo, cefalexina) ou amoxacilina também podem ser utilizadas, porém há maior possibilidade de resistência bacteriana com consequente maior chance de falha de tratamento. Fluoroquinolonas (ciprofloxacino, norfloxacino, levofloxacino) não devem ser utilizadas na gestação ou durante amamentação. Em casos de disúria intensa, está autorizado o uso de fenazopiridina na dose de 200mg a cada 8 horas, por 48 horas[5].

A nitrofurantoína tem boa atividade contra *E. coli* (> 90% dos casos), *Enterococcus spp., S. aureus, S. saprophyticus e estreptococcus* do grupo B (*S. agalactiae*), enquanto *Proteus spp.* e *Pseudomonas spp.* são resistentes a este antibiótico. Com relação à fosfomicina, patógenos como *E. coli* (incluindo cepas ESBL), *Enterococcus spp., S. aureus* e *S. epidermidis* são sensíveis à sua ação[5].

O estudo ARESC, publicado pela Associação Europeia de Urologia em 2008, traçou um panorama atualizado sobre a etiologia e o perfil de sensibilidade bacteriana nos casos de cistites em mulheres no Brasil e em mais nove países europeus. Esse estudo demonstrou que tanto a nitrofurantoína como a fosfomicina foram as drogas com maior poder de efetividade no tratamento da cistite não complicada em mulheres. Para *E. coli*, principal patógeno causador da cistite em gestantes, o perfil de sensibilidade

Quadro 3. Antibióticos recomendados para tratamento de cistite na gestação

Droga	Dose	Duração	Observação
Fosfomicina	3g	Dose única	
Nitrofurantoína	100 mg 6/6hs	5 dias	Não use se IG > 37 semanas
Amoxicilina + clavulanato	500/125mg 8/8hs ou 875/125mg 12/12hs	7 dias	
Cefuroxima	250 mg 12/12hs	7 dias	

Fonte: adaptado pelos autores com base em Rossi et al. (2020)[5].

de ambos antibióticos chegou a ser superior a 90%. As maiores taxas de resistência antimicrobiana foram registradas para a ampicilina e o sulfametoxazol-trimetoprima[10].

PIELONEFRITE AGUDA

A Pielonefrite Aguda (PNA) ou infecção do trato urinário "alto" designa um processo inflamatório e infeccioso que acomete o rim e suas estruturas adjacentes, advindo de uma infecção bacteriana ascendente[5,11]. Geralmente é unilateral, sendo mais comum à direita pela dextrorrotação uterina e compressão ureteral ipsilateral. Atinge cerca de 2% das gestações, sendo mais comum no segundo e terceiro trimestres[11,12].

Clinicamente, a pielonefrite costuma se diferenciar da cistite pela presença de sintomas clínicos sistêmicos e mais graves. As manifestações são semelhantes às pacientes não grávidas e incluem: febre maior que 38ºC, náuseas, vômitos, taquicardia, adinamia, prostração, desconforto costovertebral e dor lombar que piora a punho percussão (Sinal de Giordano). Os sintomas de cistite podem não estar presentes[11].

Diagnóstico

O diagnóstico é feito através de história clínica e exame físico, sendo febre e dor lombar os sintomas mais comuns. Durante a avaliação da paciente, é mandatório coleta de amostra urinária para urinálise. Neste exame, o achado mais comum é a piúria, mas também é frequente encontrar bacteriúria e leucocitúria. Proteinúria e hematúria também podem estar presentes. Todas as gestantes também devem ser submetidas à urocultura com antibiograma antes do início do tratamento, a fim de orientar, se necessário, a otimização e descalonamento do esquema antibiótico. Ainda na admissão da paciente, a propedêutica complementar deve incluir hemograma, eletrólitos e função renal. A gasometria, lactato, função hepática e hemoculturas podem ser associados, sobretudo quando suspeita de sepse de foco urinário[13-15].

Exames de imagem não fazem parte da rotina diagnóstica, mas podem ser empregados nos casos mais graves, para descartar complicações locais como abscessos ou cálculos, por exemplo (ver adiante)[15].

Dentre os diferentes agentes etiológicos, a bactéria mais frequente é a *Escherichia coli*. Podem aparecer *Klebsiella pneumoniae, Proteus mirabilis, Enterobacter sp, Streptococcus agalactiae, Staphylococcus saprophyticus* e outros agentes variados, mas com menor prevalência[15].

É importante ressaltar a importância em iniciar o tratamento antibiótico e suporte clínico necessários assim que houver suspeita de pielonefrite, tendo em vista as complicações e resultados adversos da gravidez com pielonefrite não tratada. É melhor optar pelo tratamento precoce do que postergar o início do tratamento para aguardar exames adicionais ou o resultado da urocultura, mesmo que ainda seja indicada investigação de diagnóstico diferencial. Ademais, alguns casos de pielonefrite podem apresentar urocultura negativa, principalmente naquelas com concomitante obstrução de vias urinárias. Portanto, a antibioticoterapia endovenosa empírica deve ser iniciada precocemente, ou seja, imediatamente após a coleta da urocultura. A gestante deve ficar internada até a melhora clínica e ausência de febre por pelo menos 24 a 48 horas. A monitorização clínica intra-hospitalar é crucial para identificar precocemente sinais de gravidade, como sepse ou falha terapêutica. Ademais, iniciar hidratação, analgesia e controle de temperatura conforme quadro clínico da paciente[16].

Na escolha do antibiótico, deve-se sempre dar preferência aos de amplo espectro, levando em conta as nuances da sensibilidade bacteriana regional[11,14]. Os antibióticos descritos no Quadro 4 demonstram efeitos terapêuticos semelhantes e são os preferencialmente empregados na gestação, principalmente pela elevada taxa de sensibilidade da *E. coli* a essas drogas[11,16].

Conforme dito anteriormente, a introdução do antibiótico deve ser precoce, empírica e intra-hospitalar. Deve-se proceder, se necessário, o ajuste do antibiótico guiado pelo resultado da urocultura e antibiograma, realizando o descalonamento terapêutico conforme a melhora clínica[14,16]. O tempo total de tratamento é de 10 a 14 dias. Após a alta hospitalar, deve-se utilizar antibiótico equivalente ao parenteral utilizado. Por exemplo, usar a Cefuroxima via oral quando utilizado Ceftriaxona endovenosa. Após sete dias do término do tratamento, deve-se proceder a coleta de nova urocultura[15,16].

De forma geral, dentre as complicações maternas destaca-se a evolução para sepse em até 20% das pielonefrites graves. A falência renal aguda secundária, a lesão de tecido renal, abcessos e microabscessos são raras. Os desfechos adversos perinatais incluem trabalho de parto e o parto pré-termo, a ruptura prematura de membranas amnióticas, os recém-nascidos de baixo peso ao nascer e o óbito perinatal[17].

Usualmente, a pielonefrite não impõe condição clínica grave que indique resolução da gestação. Ademais, ter tido um episódio de pielonefrite na gestação não modifica o planejamento obstétrico de parto, sendo a indicação da via de parto definida pelos critérios habituais. Caso haja indicação de resolução da gestação (por indução ou cesariana) em vigência de tratamento de pielonefrite, deve-se preferencialmente aguardar que a mesma esteja afebril e com melhora clínica[11].

Profilaxia de recorrência de infecção do trato urinário

Uma parcela das gestantes que têm infecção urinária vai apresentar recorrência da doença e para estes casos a profilaxia desempenha papel importante[18,19].

No Quadro 5 estão descritas as indicações de profilaxia de ITU de repetição na gestação e os principais antibióticos recomendados na prevenção destes quadros[5,11,15].

A Nitrofurantoína e a Cefalexina demonstram eficácia em reduzir recorrências comparativamente ao placebo. A Nitrofurantoína deve ser evitada após a 37ª semana pelo risco de anemia hemolítica

Quadro 4. Antibióticos indicados na pielonefrite aguda na gestação

Antibioticoterapia na Pielonefrite Aguda
Cefalotina: 1g a cada 6 horas
Cefazolina: 1g EV a cada 8 horas
Ceftriaxona: 1g a cada 12 horas ou 2g a cada 24 horas
Gentamicina: 5mg/Kg/dia dividido em 3 doses diárias – uma a cada 8 horas

Fonte: elaborado pelos autores com base em Hooton e Grupta[11] e Jolley e Wing[16].

neonatal, secundária a imaturidade enzimática eritrocitária[14].

Para os casos em que a história de ITU de repetição é principalmente relacionada ao coito, pode-se indicar 1 comprimido de Nitrofurantoína ou Cefalexina até 2h após a relação sexual[5,11,15].

As intervenções não farmacológicas incluem modificações comportamentais como micção pós-coito, não adiar a micção, orientar a técnica de higiene após a evacuação, aumento da ingesta de líquidos e suspensão de duchas vaginais[5]. Tais medidas ainda têm evidência limitada, mas podem ser utilizadas para reduzir o risco[5].

Outras alternativas não farmacológicas tais como o consumo de cranberry ainda tem sua eficácia questionada. Os estudos *in vitro* demonstraram redução da aderência da *E. Coli* ao epitélio urotelial. Entretanto, os resultados dos ensaios clínicos randomizados comparando o uso de cranberry com placebo ainda são conflitantes[5,20]. As evidências são igualmente insuficientes para corroborar a recomendação do uso de probióticos contendo lactobacilos[12,15].

Investigações adicionais das vias urinárias

A presença de algumas complicações associadas com a infecção urinária podem dificultar o tratamento adequado e a melhora clínica satisfatória, expondo a paciente a situações de maior gravidade e morbidade. As principais condições associadas são o cálculo renal e o abscesso renal.

A litíase urinária (cálculo renal; urolitíase) é a condição associada mais comum,

Quadro 5. Indicações de profilaxia e esquemas terapêuticos recomendados

Profilaxia de ITU de repetição em gestantes	
Indicações	**Antibióticos**
Após um episódio de pielonefrite Se antecedente de ITU de repetição anterior à gestação, principalmente relacionada ao coito Falha terapêutica evidenciada após tratamento correto do agente com antibiótico para o qual tenha sensibilidade Na ocorrência de dois ou mais episódios de infecção do trato urinário baixa ou bacteriúria assintomática[15]	▪ Nitrofurantoína 100mg - 1 comprimido via oral ao dia até 36 semanas[5,11] ▪ Cefalexina 500mg - 1 comprimido via oral ao dia até o parto[5,11]

Fonte: elaborado pelos autores com base em Rossi et al. (2020)[5], Hooton e Grupta (2019)[11] e Haddad e Fernandes (2018)[15].

sendo também frequente causa de dor e necessidade de internação durante a gestação. Na população em geral, o cálculo renal pode acometer até 10% das pessoas. Durante a gestação, o relaxamento da parede do ureter, a dilatação da via urinária e a maior estase da urina são fatores que predispõe a agregação de cristais formadores de cálculos (pedras) nas vias urinárias; por outro lado, todavia, a maior produção de citrato urinário protege a formação dos cálculos.

Outra importante condição associada é o abscesso renal; senão pela sua frequência, que é baixa, mas pela sua gravidade. O abscesso renal é considerado uma complicação da manifestação da pielonefrite, manifestando-se com a supuração renal e perirenal. Os fatores de risco para abscesso renal incluem diabetes mellitus, gestação, cálculo renal e anormalidades congênitas do trato urinário. Na manifestação clínica, os sinais e sintomas locais como disúria, urgência miccional e polaciúra são menos comuns. O quadro costuma se caracterizar com manifestações sistêmicas como febre, taquicardia, adinamia, fadiga, lombalgia. O tratamento pode requerer, além de antibioticoterapia, drenagem cirúrgica e acompanhamento especializado com equipe de urologia.

A investigação adicional das vias urinárias fundamenta-se basicamente na necessidade de se descartar a presença de cálculo ou abscesso renal, sendo indicada em situações de recorrência de infecção urinária baixa, quadro de pielonefrite aguda com resposta insatisfatória ao tratamento ou paciente com histórico de urolitíase[21]. Uma resposta insatisfatória ao tratamento da infecção urinária, sobretudo da pielonefrite, é definida pela manutenção das queixas e manifestações clínicas como dor, febre, disúria, hematúria, lombalgia mesmo após 48-72 horas de vigência de tratamento adequado.

O exame complementar de escolha na investigação inicial do trato urinário é o ultrassom de rins e vias urinárias, haja visto sua praticidade, disponibilidade, menor custo e menor risco à paciente e ao feto. A ressonância magnética do trato urinário (uroressonância) é método também de menor risco, embora de menor disponibilidade e maior custo. A tomografia computadorizada com baixa dose de radiação (urotomografia com protocolo de baixa dose), por sua vez, é um método altamente sensível e específico para detectar cálculos e abscessos renais, sendo considerado principalmente em casos em que o ultrassom possa ter falhado na detecção de complicações e a uroressonância não é disponível. O principal objetivo da investigação adicional é propiciar um diagnóstico com boa acurácia, rápido e que implica no menor risco e custo adicionais possível. A Figura 1 mostra um fluxograma da investigação adicional do trato urinário recomendado na gestação. Por fim, destacam-se as principais terapias adicionais que podem ser recomendadas, a depender dos achados da investigação adicional cuja avaliação será realizada em conjunto com a equipe especializada de urologia.

CONSIDERAÇÕES FINAIS

Dadas as complicações graves discutidas, não podemos negligenciar o diagnóstico e o tratamento das infecções urinárias na gravidez. Destacam-se os seguintes pontos fundamentais:

1. Rastreamento pré-natal adequado para diagnóstico da bacteriúria assintomática a fim de evitar as formas mais complicadas de ITU. Deve ser coletada uma urocultura na primeira consulta pré-natal e outra no início do terceiro trimestre.
2. Adequação dos antibiogramas, específicos para gestantes, para melhor opção de escolha dos antibióticos, procurando prescrever aqueles com a

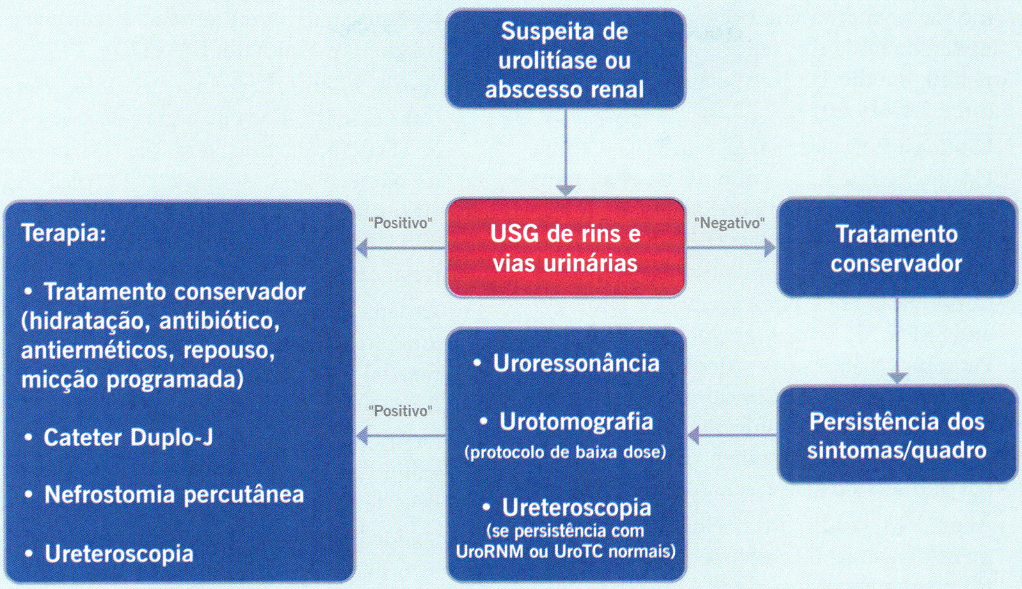

Figura 1. Fluxograma de investigação adicional do trato urinário.

menor concentração inibitória bacteriana e respeitando a tolerabilidade, disponibilidade e segurança para o binômio materno-fetal.

3. Valorização dos sinais clínicos das formas sintomáticas para diagnóstico e tratamento precoces visando à prevenção secundária da evolução para sepse e complicações graves.
4. Escolha empírica da antibioticoterapia, obedecendo à epidemiologia e à sensibilidade bacteriana regional na escolha da droga.
5. Identificar os casos com fatores de risco, critérios para recorrência e necessidade de profilaxia com antibióticos e/ou adjuvantes.
6. Finalmente, orientar as gestantes e puérperas no tocante aos hábitos de ingestão hídrica, diurese e higiene íntima.

REFERÊNCIAS BIBLIOGRÁFICAS

1. Nicolle LE, Gupta K, Bradley SF, Colgan R, DeMuri GP, Drekonja D, et al. Clinical practice guideline for the management of asymptomatic bacteriuria: 2019 update by the Infectious Diseases Society of America. Clinical Infectious Diseases. 2019;68(10):E83-E75.
2. Smaill FM, Vazquez JC. Antibiotics for asymptomatic bacteriuria in pregnancy. Cochrane Database of Systematic Reviews. 2019;2019(11).
3. Ipe DS, Sundac L, Benjamin WH, Moore KH, Ulett GC. Asymptomatic bacteriuria: Prevalence rates of causal microorganisms, etiology of infection in different patient populations, and recent advances in molecular detection. FEMS Microbiology Letters. 2013;346(1):1-10.

4. Henderson JT, Webber EM, Bean SI. Screening for asymptomatic bacteriuria in adults: updated evidence report and systematic review for the US preventive services task force. JAMA. 2019;322(12):1195-205.
5. De Rossi P, Cimerman S, Truzzi JC, Cunha CA da, Mattar R, Martino MDV, et al. Joint report of SBI (Brazilian Society of Infectious Diseases), Febrasgo (Brazilian Federation of Gynecology and Obstetrics Associations), SBU (Brazilian Society of Urology) and SBPC/ML (Brazilian Society of Clinical Pathology/Laboratory Medicine): recommendations for the clinical management of lower urinary tract infections in pregnant and non-pregnant women. Brazilian Journal of Infectious Diseases. 2020;4(2):110–9.
6. Allen VM, Yudin MH. No. 276-Management of Group B Streptococcal bacteriuria in pregnancy. Journal of Obstetrics and Gynaecology Canada. 2018;40(2):e181-6. Available from: https://doi.org/10.1016/j.jogc.2017.11.025
7. Widmer M, Lopez I, Gülmezoglu AM, Mignini L, Roganti A. Duration of treatment for asymptomatic bacteriuria during pregnancy. Cochrane Database of Systematic Reviews. 2015;2015(11).
8. Glaser AP, Schaeffer AJ. Urinary tract infection and bacteriuria in pregnancy. Urologic Clinics of NA [Internet]. 2015;42(4):547-60. Available from: http://dx.doi.org/10.1016/j.ucl.2015.05.004
9. FitzGerald MP, Graziano S. Anatomic and functional changes of the lower urinary tract during pregnancy. Urologic Clinics of North America. 2007;34(1):7-12.
10. Naber KG, Schito G, Botto H, Palou J, Mazzei T. Surveillance study in Europe and Brazil on clinical aspects and antimicrobial resistance epidemiology in females with cystitis (ARESC): Implications for Empiric Therapy. European Urology. 2008;54(5):1164-78.
11. Hooton TM, Grupta K. Urinary tract infections and asymptomatic bacteriuria in pregnancy. Waltham, UpToDate; 2019.
12. Santos Filho OO, Telini AH. Infecções do trato urinário durante a gravidez. São Paulo: Federação Brasileira das Associações de Ginecologia e Obstetrícia (Febrasgo) (Protocolo Febrasgo - Obstetrícia, no. 87/ Comissão Nacional Especializada em Gestação de Alto Risco); 2018.
13. Zanatta DAL, Rossini MM, Júnior AT. Pyelonephritis in pregnancy: clinical and laboratorial aspects and perinatal results. Rev Bras Ginecol Obstet; 2017; 39(12): 653-58.
14. Duarte G, Marcolin AC, Quintana SM, Cavalli RC. Infecção urinária na gravidez. Rev. Bras. Ginecol. Obstet. 2008; 30(2): 93-100.
15. Haddad JM, Fernandes DA. Infecção do trato urinário. São Paulo: Federação Brasileira das Associações de Ginecologia e Obstetrícia (Febrasgo); 2018. (Protocolo Febrasgo – Ginecologia, nº 63/Comissão Nacional Especializada em Uroginecologia e Cirurgia Vaginal).
16. Jolley JA, Wing DA. Pyelonephritis in pregnancy an update on treatment options for optimal outcomes. Drugs 2010;70:1643-55
17. Wing DA, Fassett MJ, Getahun D. Acute pyelonephritis in pregnancy: an 18-year retrospective analysis. Am J Obstet Gynecol. 2014;210(3):219.e1-219.e2196.
18. Schneeberger C, Geerlings SE, Middleton P, Crowther CA. Interventions for preventing recurrent urinary tract infection during pregnancy. Cochrane Database Syst Rev. 2015.
19. Hooton TM, Grupta K. Recurrent simple cystitis in women. Waltham, UpToDate; 2019.
20. Jepson RG, Williams G, Craig JC. Cranberries for preventing urinary tract infections. Cochrane Database Syst Rev. 2012;(10):CD001321.
21. Masselli G, et al. Stone disease in pregnancy: imaging-guided therapy Insights Imaging . 2014 Dec;5(6):691-96.

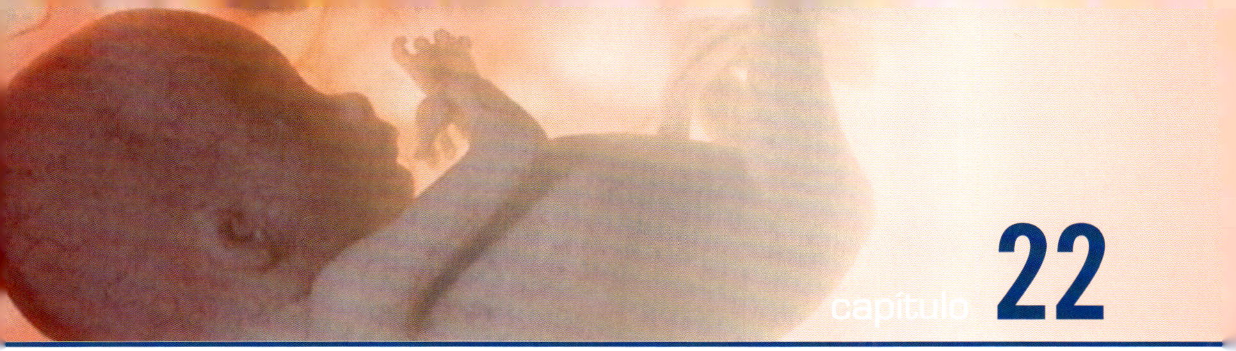

capítulo 22

Vulvovaginite

- Silvana Maria Quintana
- Larissa Brito Bastos
- Patrícia Pereira dos Santos Melli

INTRODUÇÃO

As modificações do organismo materno durante a gestação promovem aumento da temperatura e da umidade do trato genital inferior feminino, sendo o aumento do conteúdo vaginal uma queixa frequente durante a gestação[1]. Entretanto, é importante a avaliação do profissional de saúde para diferenciar entre o conteúdo vaginal fisiológico e as vulvovaginites, isto é, processos infecciosos da mucosa vaginal e epitélio vulvar. Estudo nacional realizado em população de gestantes de baixo risco obstétrico apontou que 66,1% das gestantes apresentavam queixa de corrimento[2]. As principais vulvovaginites, tanto na gestação como fora deste período, são a vaginose bacteriana (VB), a candidíase e a tricomoníase.

Durante a consulta pré-natal, caso a gestante não tenha queixas, o profissional de saúde deve questionar sobre corrimento e/ou perdas vaginais. Caso a resposta seja afirmativa, é importante:

a) Caracterizar o fluxo genital: cor, quantidade, odor e sintomas associados como prurido e ardor;

b) Realizar o exame ginecológico e especular: observar lesões no epitélio vulvar como hiperemia, fissuras, edema e as características do conteúdo vaginal (quantidade, grumos, coloração e odor).

A anamnese e o exame ginecológico, embora importantes, apresentam sensibilidade de 50% para o diagnóstico etiológico das vulvovaginites. Os testes diagnósticos são rápidos, fáceis, de baixo custo e elevam a sensibilidade do diagnóstico etiológico para 80 a 85%. Os testes utilizados são:

- **Aferição do pH vaginal:** deve utilizar fita própria para este fim e o material deve ser colhido do 1/3 médio das paredes vaginais laterais, pois o material do fundo de saco vaginal está misturado com muco cervical que altera o pH.
- **Teste de Whiff ou teste das aminas:** consiste na liberação de aminas voláteis quando o KOH 10% é misturado ao conteúdo vaginal. Estas aminas são a putrescina, a cadaverina e a trimetilamina e o odor liberado é semelhante a peixe podre.
- **Bacterioscopia:** poderá ser realizada a fresco com SF 0,9% ou com KOH 10% ou pela coloração pelo Gram.
    - Bacterioscopia direta: consiste em colocar uma gota de SF 0,9% no conteúdo vaginal depositado em lâmina de vidro, cobrir com lamínula e observar no microscópio. Nesta visualização procuram-se as ***clue cells*** e o tricomonas. Se for utilizado o KOH 10% ocorrerá a destruição das células epiteliais e será mais fácil a visualização das pseudohifas.
    - Bacterioscopia corada pelo método de Gram é considerada o padrão ouro para o diagnóstico da vaginose bacteriana.

Mais recentemente, os testes rápidos utilizando biologia molecular têm sido preconizados para o diagnóstico das vulvovaginites.

ATENÇÃO

- O esfregaço vaginal corado pela técnica de Papanicolaou pode ser utilizado para o diagnóstico etiológico das vulvovaginites, entretanto, o principal objetivo deste exame é o diagnóstico de lesões pré-neoplásicas e/ou neoplásicas do colo uterino. Além disto, a identificação de alterações celulares inflamatórias com ou sem a identificação de um agente específico em mulheres assintomáticas não deve ser sempre sinônimo de tratamento.
- As culturas de conteúdo vaginal, apesar de altamente específicas, são reservadas para as vulvovaginites de repetição ou em pacientes com quadros importantes com bacterioscopia negativa. As culturas de conteúdo vaginal de mulheres adultas, quando realizadas em meio de cultura inespecífico, ***não tem valor para o diagnóstico etiológico das vulvovaginites***.

VAGINOSE BACTERIANA

A vaginose bacteriana (VB) é considerada uma disbiose, ou seja, um desequilíbrio da flora vaginal com substituição dos lactobacilos por uma flora de bactérias anaeróbias que fazem parte do microambiente vaginal. É a infecção vaginal mais prevalente durante o menacme e nos Estados Unidos um terço das gestantes apresentam esta vulvovaginite[3]. A ocorrência de VB na gestação está associada a desfechos obstétricos desfavoráveis como maior risco de abortamento tardio, infecção da cavidade amniótica, rotura prematura de membranas, trabalho de parto pré-termo e recém-nascido de baixo peso[3,4]. A mudança da flora vaginal com predomínio de bactérias anaeróbias potencialmente patogênicas consiste no principal fator predisponente para as complicações obstétricas previamente citadas. O desequilíbrio da flora vaginal levaria à produção de endotoxinas, tornando algumas mulheres mais suscetíveis a iniciar uma resposta inflamatória com produção de citocinas e prostaglandinas, culminando com o desencadeamento do trabalho de parto[2]. Um segundo mecanismo estaria associado à ascensão da flora bacteriana dominante na VB, invadindo as membranas corioamnióticas, decídua e líquido amniótico. Esta flora produz diversas enzimas como as proteases, sialidases e prolidases que desempenham diferentes funções como a degradação da matriz extracelular, facilitação da infiltração celular, contribui na quebra da barreira de proteção das mucosas e participa da patogênese da rotura prematura de membranas[5,6].

DIAGNÓSTICO

Quadro clínico

- Assintomática/oligossintomática: até 50% das mulheres com esta mudança na flora são assintomáticas;
- Corrimento homogêneo, acinzentado com odor podre que piora pós-coito e menstruação;
- Ocasionalmente prurido, dispareunia e sintomas urinários;
- Exame ginecológico não evidencia alterações como hiperemia ou fissuras, apenas aumento do conteúdo vaginal, geralmente com odor.

Testes diagnósticos

- pH > 4,5;
- Teste das aminas (Whiff): positivo;
- Bacterioscopia:
  - Técnica a fresco: *Clue cells*;
  - Coloração de Gram: escore ≥ 7.

Critérios diagnósticos

1- Critérios de Amsel

- Corrimento homogêneo, acinzentado, baixa viscosidade;
- pH > 4,5;
- Teste das aminas (Whiff): positivo;
- Técnica a fresco: *Clue cells* e redução ou ausência de BD.

Para o diagnóstico de vaginose bacteriana é necessária a presença de pelo menos três dos quatro critérios de Amsel.

2- Escore de Nugent: Coloração pela técnica de Gram

Este método é considerado o padrão ouro para o diagnóstico da VB e se baseia na soma de valores diferenciados para a análise microscópica quantitativa de esfregaços vaginais corados pelo método de Gram. Os morfotipos bacterianos, tais como Lactobacillus, Mobiluncus e G. vaginalis, são identificados e quantificados. Os critérios de Nugent, apesar de serem menos sensíveis na identificação da VB, parecem ser mais confiáveis do ponto de vista de reprodutibilidade, pois eliminam os aspectos subjetivos encontrados nos critérios de Amsel[7]. Além disso, é um método rápido, de baixo custo e altamente utilizado em muitos laboratórios.[8] Os possíveis resultados na pontuação obtida são:

- Escore de 0-3: é considerado saudável e caracteriza-se pela predominância de bastonetes Gram-positivos (lactobacilos).
- Escore de 7-10: confere o diagnóstico de VB e é marcado pela ausência de lactobacilos e a presença de elevadas concentrações de morfotipos de G. vaginalis ou Mobiluncus spp.
- Escore de 4-6: é compatível com um quadro intermediário, e tem morfotipos característicos de ambos os polos[9,10].

Estas informações estão expostas no Quadro 1.

TRATAMENTO DA VB

Todas as gestantes com VB sintomática devem ser tratadas para aliviar os sintomas incômodos. A droga de escolha é o

Quadro 1. Pontuação obtida pela coloração de Gram

Escore	BD longos Gram +	GV e Bacteroides	Bacilos curvos: Gram variável
0	4+	0	0
1	3+	1+	1+ ou 2+
2	2+	2+	3+ ou 4+
3	2+	3+	
4	0	4+	

Pontuação	Interpretação
0-3	Flora normal
4-6	Flora intermediária
≥ 7	Flora de vaginose

Fonte: elaborado pelas autoras com base em Nugent, Krohn e Hillier[10].

metronidazol que sabidamente atravessa a placenta[11]. Embora estudos sugiram que o medicamento seja mutagênico em bactérias e carcinogênico em camundongos, estudos transversais e de coorte não relataram teratogenicidade ou efeitos mutagênicos em humanos[13,14,15,16]. Visto que a eficácia da terapia tópica é semelhante à terapia oral na efetivação da cura da VB ou na prevenção de resultados adversos da gravidez como o parto pré-termo, o CDC recomenda a terapia oral ou tópica para o tratamento de gestantes sintomáticas[17].

Posologia:

- **Tratamento via oral**
  - 1ª escolha: Metronidazol
  - 500 mg por via oral duas vezes ao dia por sete dias
  - 250 mg por via oral três vezes ao dia por sete dias
  - 2ª escolha: clindamicina 300 mg por via oral duas vezes ao dia por sete dias
- **Tratamento via vaginal:** metronidazol gel 0,75%, 1 aplicador via vaginal à noite até o final do tubo (7 a 10 noites).

Apesar da associação entre BV e resultado obstétrico adverso, a triagem e o tratamento da BV assintomática durante a gravidez são controversos e variam em parte com base no risco inicial da gestante para o parto pré-termo[18]. Metanálises de estudos randomizados realizados em populações obstétricas gerais demonstraram que o tratamento da infecção assintomática não reduz a incidência de trabalho de parto pré-termo na população obstétrica geral[19,20,21], mas em alguns subgrupos de mulheres, como aqueles com alto risco de parto pré-termo poderia reduzir este risco. A evidência disponível é discordante devido a diferenças na seleção de estudos e diferenças entre os estudos incluídos. Até este momento, a recomendação do Colégio Americano de Obstetras e Ginecologistas (ACOG),[22] USPSTF, CDC e Sociedade de Obstetras e Ginecologistas do Canadá é de não rastrear e tratar rotineiramente todas as gestantes com BV assintomática para prevenir o parto pré-termo e suas consequências[17,18,20,22,23] visto que não é possível caracterizar um subgrupo de gestantes que possam responder favoravelmente a um protocolo de triagem e tratamento.

AMAMENTAÇÃO

O tratamento da VB sintomática durante a amamentação deve ser realizado com metronidazol 500 mg duas vezes ao dia por sete dias[17]. A segunda escolha, a clindamicina tem o potencial de causar efeitos adversos na flora gastrointestinal da criança amamentada, de modo que a criança deve ser monitorada quanto a diarreia, candidíase (assaduras) ou, raramente, sangue nas fezes, indicando possível colite associada a antibióticos[24]. Os efeitos colaterais do recém-nascido são menos prováveis com o uso vaginal do que com o oral, uma vez que apenas aproximadamente 30% da dose vaginal é absorvida.

CANDIDÍASE VULVOVAGINAL

A candidíase é causada por um fungo que em 80 a 90% dos casos é da espécie albicans. Sabe-se que esta infecção ocupa o segundo lugar entre as infecções do trato genital inferior, após a vaginose bacteriana. Até 75% das mulheres apresentarão pelo menos um episódio em suas vidas, mas as manifestações clínicas podem ser muito variáveis onde 10 a 20% serão assintomáticas e 5 a 10% terão a chamada candidíase recorrente que significa três ou mais episódios em um ano[25].

A candidíase vaginal pode ser classificada em complicada e não complicada. No Quadro 2 estão as principais características das duas formas. No período gestacional a candidíase é classificada como complicada devido às adaptações imunológicas do organismo materno e a prevalência pode atingir de 12,5 a 33%[26,27].

Fatores predisponentes para a infecção por cândida:

- Gravidez;
- Anticoncepcional Hormonal Oral (ACHO);
- Diabetes;
- Antibióticos / imunossupressores;
- Roupas justas / absorventes diários;
- Duchas vaginais;
- Agentes irritativos.

Quadro clínico

- Prurido vulvovaginal (89%);
- Corrimento branco, espesso, inodoro e grumoso;

Quadro 2. Classificação da candidíase

Simples ou não complicada	Complicada
Quadro clínico leve a moderado	Sinais e sintomas exuberantes <u>ou</u>
Episódios anuais	Recorrência maior 3 episódios ao ano <u>ou</u>
Candida albicans	Bacterioscopia KOH 10%: blastosporos sem hifas (espécies não albicans) <u>ou</u>
Mulheres saudáveis	Mulheres com resposta imune inadequada: Gestantes Mulheres vivendo com HIV Uso de corticoide em altas doses e/ou drogas imunossupressoras Depressão Diabetes
Boa resposta ao tratamento qualquer via	Preferencialmente via oral e prolongado

Fonte: elaborado pelas autoras.

- Escoriação, edema, eritema vulvar;
- Ardor urinário (66%).

Testes diagnósticos

- pH < 4,5;
- Teste das aminas: negativo;
- Bacterioscopia;
  - Técnica a fresco (SF 0,9% e KOH-84%): visualização pseudohifas;
  - Coloração de Gram;
- Cultura (Sabouraud, Nickerson – 95%).

TRATAMENTO

Orientações

- Higiene genital;
- Evitar substâncias irritantes;
- Aeração dos genitais;
- Evitar roupas justas ou sintéticas;
- Tratamento / controle fatores predisponentes.
- **Medicamentos:** apesar da candidíase na gestação ser classificada como complicada, a recomendação é o tratamento via vaginal com creme de miconazol a 2% ou clotrimazol 1% por sete noites. O tratamento do parceiro só está indicado se ele apresentar sintomas. Durante a gravidez, principalmente durante o primeiro trimestre, não se recomenda o uso oral dos derivados triazólicos como fluconazol, porque pode aumentar o risco de aborto espontâneo e seu impacto sobre defeitos congênitos não é claro[29]. A terapia oral com fluconazol não parece aumentar o risco de natimortos ou morte neonatal[29]. Como a terapia tópica é uma alternativa eficaz à dosagem oral, recomenda-se o tratamento vaginal até que mais dados estejam disponíveis para apoiar a segurança do tratamento oral em baixa dose. Não se recomenda o tratamento de gestantes assintomáticas com exames identificando cândida.

TRICOMONÍASE

Vulvovaginite causada por um protozoário que apresenta grande mobilidade por apresentar seis flagelos: o *Trichomonas vaginalis.* Este parasita acomete o epitélio escamoso do trato urogenital: vagina, uretra e glândulas parauretrais, as glândulas de Bartholin e a bexiga, promovendo sintomatologia desconfortável e facilitando complicações como a Doença Inflamatória Pélvica (DIP) e aquisição da infecção pelo HIV. É frequente a associação com o gonococo, clamídia, HPV e estreptococo grupo B. **Esta vulvovaginite é uma Infecção Sexualmente Transmissível (IST),** portanto, justificam-se as ações complementares de controle das IST que incluem aconselhamento e oferecimento das sorologias (HIV, Hepatites e VDRL), assim como o tratamento do parceiro sexual.

A infecção por T. vaginalis durante a gravidez está associada a resultados obstétricos adversos, incluindo ruptura prematura das membranas, parto pré-termo e baixo peso ao nascer[30-34]. Em uma revisão sistemática de 2014 e uma metanálise da associação entre T. vaginalis e resultados perinatais, o risco de parto pré-termo aumentou 42%

entre as mulheres infectadas (risco relativo 1,42, IC 95% 1,15-1,75; nove estudos)[35]. Os riscos de ruptura prematura de membranas e recém-nascido pequeno para a idade gestacional também aumentaram, mas estes achados foram observados em apenas dois estudos. Se o tratamento na gravidez afeta esses riscos, positiva ou negativamente, não está claro[17].

Quadro clínico

- Fluxo genital amarelo esverdeado, bolhoso e abundante;
- Ardor, odor e prurido;
- Exame ginecológico: hiperemia vaginal, fluxo esverdeado bolhoso e fétido, colpite focal (framboesa).

Testes diagnósticos

- pH > 4,5;
- Teste das aminas: positivo;
- Bacterioscopia: Técnica a fresco: visualização do parasita em movimento;
- Testes Point Of Care (POC): consistem em testes rápidos realizados durante o atendimento das pacientes e podem ser úteis em áreas de elevada prevalência como serviços de referência para IST ou quando a microscopia ou a cultura não estão disponíveis. São kits disponíveis comercialmente que utilizam sondas de hibridação rápida de antígeno e DNA. Os principais são:
  - AFFIRM VPIII - O teste *Affirm VPIII Microbial Identification System (Becton Dickinson)* usa uma sonda de hibridação de DNA em uma amostra de swab vaginal. Os resultados estão disponíveis em 45 minutos e a sensibilidade pode variar de 63 a 95%[25];
  - Teste rápido *Osom Trichomonas* (*Sekisui Diagnostics*) é um teste rápido de antígeno que utiliza uma tecnologia imunocromatográfica em uma amostra de swab vaginal. Os testes podem ser feitos no ponto de atendimento e os resultados estão disponíveis em 10 minutos. Possui sensibilidade de 82 a 95% e especificidade de 97 a 100%[36].
  - NAAT: o teste de amplificação de ácido nucleico detecta RNA por amplificação mediada pela transcrição (reação em cadeia da polimerase [PCR] ou transcriptase reversa). São altamente sensíveis e específicos e se tornaram o padrão ouro aceito para o diagnóstico de T. vaginalis.[37] Um dos testes mais comumente usados, o Aptima T. vaginalis assay (Hologic), usa captura de alvo e amplificação de ácido nucleico mediada pela transcrição para detectar o ácido ribonucleico (RNA) específico da espécie para o T. vaginalis em um único swab vaginal ou amostra de urina. A sensibilidade relatada varia de 95 a 100% e a especificidade varia de 95 a 100%[38]. O ensaio Aptima T. vaginalis é aprovado pela US Food and Drug Administration (FDA).

Tratamento da Tricomoníase

Recomenda-se que o tratamento deva ser sistêmico e prolongado. Os cremes vaginais podem ser utilizados para alívio dos sintomas, mas não atingem níveis séricos adequados para produzir cura.

A droga de escolha é o metronidazol que sabidamente atravessa a placenta[11]. Embora estudos sugiram que o medicamento seja mutagênico em bactérias e carcinogênico em camundongos, estudos transversais e de coorte não relataram teratogenicidade ou efeitos mutagênicos em humanos[12-16].

- Posologia: 500mg (2 comprimidos de 250mg) 12/12 horas por 7 dias ou 250 mg 8/8horas por 7 dias.

Embora os esquemas de dose única sejam aceitáveis, devem ser reservados para gestantes que não conseguem completar sete dias de tratamento ou preferem terapia de dose única. Não há dados específicos comparando regimes de dose única e de dose múltipla em gestantes.

A tricomoníase assintomática pode ser diagnosticada durante a gravidez com triagem de rotina de mulheres infectadas pelo HIV ou de alto risco para prematuridade. Embora o tratamento de mulheres grávidas assintomáticas não seja universal[17], acreditamos que os benefícios do tratamento superam os riscos potenciais. Uma preocupação histórica em relação ao tratamento de mulheres grávidas assintomáticas vem de um estudo[39] e subsequente metanálise baseada nesta revisão[12], que relataram um risco aumentado de nascimento prematuro em mulheres tratadas com metronidazol em comparação com mulheres não tratadas. No entanto, o estudo teve múltiplas limitações, incluindo o início da triagem no segundo trimestre, e estudos subsequentes não relataram resultados adversos do tratamento[35,13-15].

- Parceria sexual: Como se trata de uma IST o parceiro deve ser tratado, preferencialmente com dose única para melhor adesão ao tratamento. Poderá ser prescrito tinidazol ou secnidazol 2 gramas via oral dose única. Uma opção é prescrever 2 gramas de metronidazol (8 comprimidos de 250mg) na posologia de 4 comprimidos no almoço e 4 comprimidos no jantar.

ATENÇÃO:

- O casal deve ser orientado a não ingerir álcool durante o tratamento.
- É importante o controle de cura reavaliando a gestante em três semanas.

- Mulheres que amamentam: Devem ser tratadas com metronidazol via oral na dose de 400 mg por via oral 8/8 horas por sete dias. Este regime produz uma menor concentração de metronidazol no leite materno e é considerado compatível com a amamentação[17].

No Quadro 3 estão resumidas as principais características e o manejo das vulvovaginites durante a gravidez.

REFERÊNCIAS BIBLIOGRÁFICAS

1. Menezes ML, Faúndes AE. Validação do fluxograma de corrimento vaginal em gestantes. J Bras Doenças Sex Transm. 2004;16(1):38-44.

Quadro 3. Diagnóstico e manejo das vulvovaginites na gravidez

Vulvovaginite	Candidíase	Vaginose bacteriana	Tricomoníase
Etiologia	FÚNGICA Candida albicans (80%) Candida não *albicans* (glabrata)	BACTERIANA Redução Lactobacilos anaeróbios facultativos: Gardnerella vaginalis, peptoestreptococos, mobiluncus, Prevotela, Sneathia, etc	PROTOZOÁRIO Trichomonas vaginalis
Quadro clínico	Prurido e ardor Conteúdo vaginal esbranquiçado sem odor, com grumos ou placas, escoriações	Conteúdo branco acinzentado, homogêneo, com poucas e pequenas bolhas, odor fétido (piora com sêmen e sangue), sem prurido	Conteúdo amarelo esverdeado fétido, com muitas bolhas, colpite, prurido vaginal
Teste das aminas (Whiff teste)	NEGATIVO	POSITIVO	POSITIVO
pH	≤ 4,5	> 4,5	>4,5
Exame a fresco	Pseudohifas ou esporos (KOH 10%)	*Clue cells* (SF 0,9%)	Protozoário flagelado (SF 0,9%)
Diagnóstico	Clínica + Exame a fresco (pseudohifas)	Clínica + Critérios de Amsel (3 de 4: corrimento, pH, teste do KOH e presença de *clue cells*) Padrão ouro: Gram (critérios de Nugent)	Clínica + Exame a fresco Padrão ouro: NAAT
Tratamento	Eficácia VO = VV Tópico: • Miconazol 2% • Clotrimazol 1%	Eficácia VO = VV VO: • Metronidazol *400mg VO 12/12h/ 7dd *250mg VO 8/8h/ 7dd *500mg VO 12/12h/ 7dd Tópico:• Metronidazol	Eficácia VO maior VV VO: •Metronidazol: 500mg VO 12/12h/ 7dd Tratar parceiro (dose única)

Fonte: elaborado pelas autoras.

2. Gondo DCAF, Duarte MTC, Silva MG, Parada CMGL. Alteração de flora vaginal em gestantes de baixo risco, atendidas em serviço público de saúde: prevalência e associação à sintomatologia e achados do exame ginecológico. Rev. Latino-Am. Enfermagem, 18(5):[09 telas] set-out 2010.
3. Klebanoff MA, Hillier SL, Nugent RP, et al. Is bacterial vaginosis a stronger risk factor for preterm birth when it is diagnosed earlier in gestation? Am J Obstet Gynecol 2005; 192:470.
4. Guerra B, Chi T, Quarta S, Morselli-Labate AM, Lazzarotto T, Pilu G, et al. Pregnancy outcome after early detection of bacterial vaginosis. Eur J Obstet Gynecol Reprod Biol. 2006; 128(1):40-5. 2.
5. Fachini AM, Giraldo PC, Eleutério J Jr, Jacyntho C, Gonçalves AK, Linhares I. Vaginose bacteriana e trabalho de parto prematuro: uma associação não muito bem compreendida. J Bras Doenças Sex Transm. 2005;17(2):149-52.
6. McGregor JA, French JI, Jones W, Milligan K, McKinney PJ, Patterson E, et al. Bacterial vaginosis is associated with prematurity and vaginal fluid mucinase and sialidase: results of a controlled trial of topical clindamicyn cream. Am J Obstet Gynecol. 1994;170(4):1048-59.
7. Giraldo PC, Passos MRL, Bravo R, Varella RQ, Campos WN, Amaral RL, et al. O frequente desafio do entendimento e do manuseio da vaginose bacteriana. DST-J Bras Doenças Sex Transm. Rio de Janeiro. 2007;19(2):84-91.
8. Vespero EC, Azevedo EMM, Pelisson M, Perugini MRE. Correlação entre critérios clínicos e critérios laboratoriais no diagnóstico de vaginose bacteriana. Semina: Ciências Biológicas e da Saúde. 1999;20(2):57-66.
9. Backer E, Verhelst R, Verstraelen H, Alqumber MA, Burton JP, Tagg JR, et al. Quantitative determination by real-time PCR of four vaginal Lactobacillus species, Gardnerella vaginalis and Atopobium vaginae indicates an inverse relationship between L. gasseri and L. iners. BMC microbiology. 2007;7(1):115.
10. Nugent RP, Krohn MA, Hillier SL. Reliability of diagnosing bacterial vaginosis is improved by a standardized method of gram stain interpretation. J Clin Microbiol. 1991 Feb;29(2):297-301.
11. Briggs GG, Freeman RK. Drugs in Pregnancy and Lactation, 10, (Eds), Wolters Kluwer Health, Philadelphia 2015. p.905.
12. Gülmezoglu AM, Azhar M. Interventions for trichomoniasis in pregnancy. Cochrane Database Syst Rev 2011:CD000220.
13. Mann JR, McDermott S, Zhou L, et al. Treatment of trichomoniasis in pregnancy and preterm birth: An observational study. J Womens Health (Larchmt) 2009;18:493.c
14. Stringer E, Read JS, Hoffman I, et al. Treatment of trichomoniasis in pregnancy in sub-Saharan Africa does not appear to be associated with low birth weight or preterm birth. S Afr Med J 2010; 100:58.
15. Koss CA, Baras DC, Lane SD, et al. Investigation of metronidazole use during pregnancy and adverse birth outcomes. Antimicrob Agents Chemother 2012; 56:4800.
16. Goldenberg RL, Mwatha A, Read JS, et al. The HPTN 024 Study: The efficacy of antibiotics to prevent chorioamnionitis and preterm birth. Am J Obstet Gynecol 2006; 194:650.
17. Workowski KA, Bolan GA, Centers for Disease Control and Prevention. Sexually transmitted diseases treatment guidelines, 2015. MMWR Recomm Rep 2015; 64:1.
18. US Preventive Services Task Force, Owens DK, Davidson KW, et al. Screening for Bacterial Vaginosis in Pregnant Persons to Prevent Preterm Delivery: US Preventive Services Task Force Recommendation Statement. JAMA 2020; 323:1286.
19. Brocklehurst P, Gordon A, Heatley E. Antibiotics for treating bacterial vaginosis in pregnancy. Cochrane Library. 2013, Available from:

https://doi.org/10.1002/14651858.CD000262.pub4

20. Nygren P, Fu R, Freeman M, et al. Evidence on the benefits and harms of screening and treating pregnant women who are asymptomatic for bacterial vaginosis: an update review for the U.S. Preventive Services Task Force. Ann Intern Med 2008; 148:220.
21. Lamont RF, Nhan-Chang CL, Sobel JD, et al. Treatment of abnormal vaginal flora in early pregnancy with clindamycin for the prevention of spontaneous preterm birth: a systematic review and metaanalysis. Am J Obstet Gynecol 2011; 205:177.
22. Committee on Practice Bulletins-Obstetrics, The American College of Obstetricians and Gynecologists. Practice bulletin no. 130: prediction and prevention of preterm birth. Obstet Gynecol 2012; 120:964. Reaffirmed 2018.
23. Yudin MH, Money DM, Infectious Diseases Committee. Screening and management of bacterial vaginosis in pregnancy. J Obstet Gynaecol Can 2008; 30:702.
24. LactMed. https://toxnet.nlm.nih.gov/newtoxnet/lactmed.htm. Accessed on: May 5, 2020.
25. Sobel J, Mitchell C, UPTODATE, 2020.
26. Nikolov A, Shopova E, Müseva A, Dimitrov A. Vaginal candida infection in the third trimester of pregnancy. Akush Ginekol (Sofiia). 2006;45(6):7-9.
27. Akinbiyi AA, Watson R, Feyi-Waboso P. Prevalence of Candida albicans and bacterial vaginosis in asymptomatic pregnant women in South Yorkshire, United Kingdom. Outcome of a prospective study. Arch Gynecol Obstet. 2008;278(5):463-6.
28. Bérard A, Sheehy O, Zhao JP, et al. Associations between low- and high-dose oral fluconazole and pregnancy outcomes: 3 nested case-control studies. CMAJ 2019; 191:E179.
29. Pasternak B, Wintzell V, Furu K, et al. Oral Fluconazole in Pregnancy and Risk of Stillbirth and Neonatal Death. JAMA 2018; 319:2333.
30. Cotch MF, Pastorek JG 2nd, Nugent RP, et al. Trichomonas vaginalis associated with low birth weight and preterm delivery. The Vaginal Infections and Prematurity Study Group. Sex Transm Dis 1997; 24:353.
31. Mann JR, McDermott S, Barnes TL, et al. Trichomoniasis in pregnancy and mental retardation in children. Ann Epidemiol 2009; 19:891.a
32. Mann JR, McDermott S, Gregg A, Gill TJ. Maternal genitourinary infection and small for gestational age. Am J Perinatol 2009; 26:667.b
33. Mann JR, McDermott S, Gill T. Sexually transmitted infection is associated with increased risk of preterm birth in South Carolina women insured by Medicaid. J Matern Fetal Neonatal Med 2010; 23:563.
34. Mann JR, McDermott S. Are maternal genitourinary infection and pre-eclampsia associated with ADHD in school-aged children? J Atten Disord 2011; 15:667.
35. Silver BJ, Guy RJ, Kaldor JM, et al. Trichomonas vaginalis as a cause of perinatal morbidity: A systematic review and meta-analysis. Sex Transm Dis 2014; 41:369.
36. Gaydos CA, Klausner JD, Pai NP, et al. Rapid and point-of-care tests for the diagnosis of Trichomonas vaginalis in women and men. Sex Transm Infect 2017; 93:S31.
37. Miller JM, Binnicker MJ, Campbell S, et al. A Guide to Utilization of the Microbiology Laboratory for Diagnosis of Infectious Diseases: 2018 Update by the Infectious Diseases Society of America and the American Society for Microbiology. Clin Infect Dis 2018; 67:e1.
38. Schwebke JR, Hobbs MM, Taylor SN, et al. Molecular testing for Trichomonas vaginalis in women: Results from a prospective U.S. clinical trial. J Clin Microbiol 2011; 49:4106.
39. Okun N, Gronau KA, Hannah ME. Antibiotics for bacterial vaginosis or Trichomonas vaginalis in pregnancy: A systematic review. Obstet Gynecol 2005; 105:857.

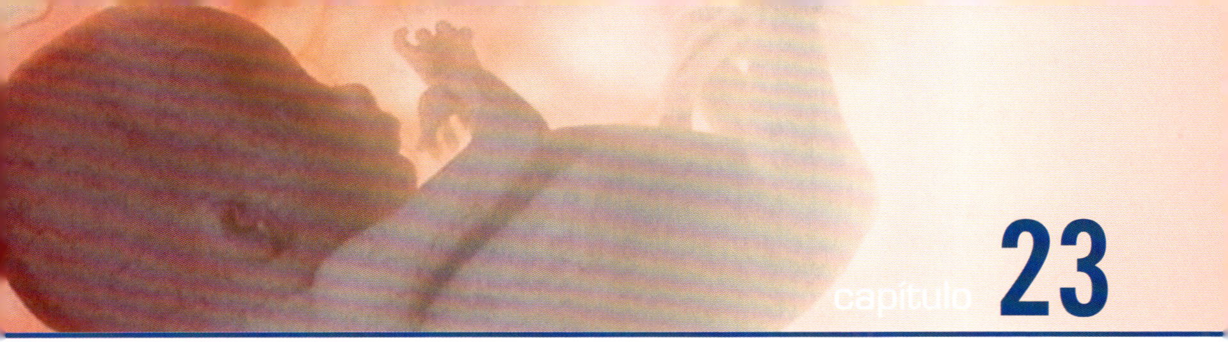

capítulo 23

Endometrite

- Eliana Amaral
- Tábata Regina Zumpano dos Santos

INTRODUÇÃO

Infecção puerperal é aquela ocasionada por patógenos que penetram o organismo através dos órgãos genitais da parturiente ou puérpera. Quando essa infecção é acrescida de manifestações sistêmicas, denomina-se sepse, que é considerada grave quando há disfunção orgânica ou hipoperfusão tecidual. O chamado choque séptico ocorre quando há persistência da hipoperfusão, apesar de adequada terapia de reposição de fluidos[1].

Embora a maioria destas mortes sejam registradas em países de baixa renda, infecções relacionadas ao parto também são importantes causas diretas de mortalidade materna nos demais países. Além de morbidade grave e morte, mulheres que experimentam infecções periparto são também propensas a complicações de longo prazo, como a dor pélvica crônica, bloqueio das trompas de falópio e infertilidade[2].

As infecções puerperais apresentam índices que oscilam entre 3 e 20%, com valores médios de 9% na literatura internacional. No Brasil, ainda existem poucos dados sobre sepse puerperal, baseados em estudos descritivos de centros isolados. Em Goiânia, 2,9% das mulheres submetidas a partos humanizados em uma maternidade pública municipal evoluíram com infecção, sendo mais frequente naquelas submetidas a cirurgia cesariana. Na Unidade de Terapia Intensiva (UTI) obstétrica do Instituto de Medicina Integral Prof. Fernando Figueira (IMIP), em Recife (PE), a infecção puerperal foi a terceira causa de internação, correspondendo a 7,5% das admissões de 2003 a 2007. No Estado do Paraná, as infecções pós-parto foram a segunda causa de mortalidade em hospitais de referência para gestação de alto risco no triênio 2008-2010[3].

Os dados do Sistema Único de Saúde (SUS) mostram que há 4,35 vezes mais risco de infecção puerperal e três vezes mais risco de mortalidade materna após a cesariana do que o parto normal. Como o Brasil é um dos países com maiores proporções de partos cesarianos no mundo, estes partos operatórios certamente têm contribuído para o aumento das taxas de infecção puerperal, visto que uma das principais complicações da cesárea é a endometrite[3].

No entanto, existe subnotificação frequente das infecções puerperais, uma vez que a maioria (94%) ocorre após a alta hospitalar, 60 a 70% são diagnosticadas e tratadas ambulatorialmente, a maioria (74%) não retorna ao mesmo serviço e 80% correspondem a mastites e infecções do trato urinário[4]. As infecções de parede abdominal e endometrites pós-cesárea pertencem ao rol das Infecções Relacionadas à Assistência à Saúde (IRAS) e sua incidência varia de 3 a 15% em diversos países, sendo maior nos serviços que realizam a busca ativa de infecções cirúrgicas após a alta. No Hospital das Clínicas da Universidade Federal de Minas Gerais (HC/UFMG), foram avaliadas 487 mulheres submetidas à cesárea entre 2011 e 2012, encontrando-se uma taxa de infecção de 2,9%, com 71,5% dos casos identificados por meio de métodos de vigilância pós-alta[3].

Um estudo recente da Organização Mundial de Saúde (*The WHO Global Maternal Sepsis Study – GLOSS*), em 52 países avaliou, por um período de sete dias, todas as mulheres com infecção suspeita ou confirmada durante qualquer fase da gravidez até o 42º dia após o aborto ou o parto[5]. Das 2.850 mulheres incluídas no estudo, 70,4 (IC95% 67,7-73,1) mulheres por 1.000 nascidos vivos tiveram infecção, sendo 10,9 (IC95% 9,8-12,0) mulheres por 1.000 nascidos vivos infecções graves, com as maiores taxas nos países de rendas mais baixas. As mortes maternas relacionadas à infecção representaram mais da metade das mortes intra-hospitalares[6].

As condições clínicas que compõem as principais causas de sepse grave e choque séptico na gravidez e puerpério incluem a endometrite, entre muitas outras[7] e os principais fatores de risco para as infecções puerperais são[3]:

- Fatores de risco relacionados à gestação: obesidade; intolerância à glicose/diabetes; imunidade prejudicada/uso de medicação imunossupressora; anemia; corrimento vaginal; história de infecção pélvica; história de infecção pelo estreptococo do grupo B (EGB); amniocentese e outros procedimentos invasivos; cerclagem cervical; ruptura espontânea prolongada de membranas; infecção pelo estreptococo piogenes em contatos íntimos/familiares; pacientes de origem negra ou outra minoria/ grupo étnico.

- Fatores relacionados ao puerpério: trauma vaginal; cesariana; hematoma da ferida; retenção de produtos da concepção.

Neste capítulo, abordaremos mais especificamente os aspectos relacionados à endometrite, que se origina da ascensão bacteriana do trato genital inferior, durante o processo de trabalho de parto. Geralmente, é uma infecção polimicrobiana e abrange um espectro de infecções incluindo: revestimento do endométrio, miométrio e os paramétrios. É uma complicação puerperal comum e os fatores de risco específicos incluem: tipo de parto (principalmente cesárea), trabalho de parto e ruptura de membranas[7,8]. Artigo recente de revisão e metanálise[9] encontrou 16 casos de endometrite para cada 1.000 mulheres que dão à luz.

As principais situações de risco para infecção puerperal estão descritas no Quadro 1.

Os principais patógenos envolvidos são anaeróbios e bactérias aeróbias, com 60% a 70% dos casos causados por estreptococos do grupo B (EGB), ***Enterococcus*** e ***E. coli***. ***Peptostreptococcus, Bacteriodes, e Clostridium spp*** são típicos da endometrite. A presença de hematomas ou tecido desvitalizado promovem o crescimento bacteriano, em particular do ***Streptococcus pyogenes*** ou ***Staphylococcus aureus***[7].

Quadro 1. Principais situações de risco para infecção puerperal

Condições relacionadas ao trabalho de parto e parto	
▪ Cesárea eletiva	▪ Apresentação fetal insinuada
▪ Trabalho de Parto Prolongado	▪ Presença de infecção ovular
▪ Amniorrexe prolongada	▪ Lesão de órgãos pélvicos
Condições favoráveis à anaerobiose	
Trauma cirúrgico	
Corpo estranho	
Tecido desvitalizado	
Coleção sanguínea	

Fonte: elaborado pelas autoras com base em Taylor e Pillarisetty (2020)[7] e e Gonçalves et al. (2012)[8].

DIAGNÓSTICO

O quadro clínico da endometrite é bastante característico, e inclui os sinais e sintomas descritos no Quadro 2.

Importante observar que quando a febre ocorre apenas nas primeiras 24 horas pós-parto, sem repetição após esse período, pode ser em decorrência da apojadura ou em decorrência da reabsorção de sangue e líquido amniótico pós-parto, principalmente pós-cesárea.

Os exames complementares pertinentes na condução dos casos de endometrite são[7,8]:

- Laboratoriais:
  - Hemograma com diferencial leucocitário
  - Urina I e urocultura
  - Hemocultura
  - Cultura da secreção endometrial
- Imagem:
  - Rx de tórax
  - Ultrassonografia abdominal e pélvica

Tratamento

O tratamento da endometrite inclui medidas gerais, como analgesia (cuidado com medicações que mascaram a febre principalmente antes de firmado o diagnóstico), hidratação e hemoderivados, uso de uterotônicos, antibiotocoterapia e cirurgia, quando necessário[2,3,7,8].

Quadro 2. Sinais e sintomas da endometrite	
Condições relacionadas ao trabalho de parto e parto	
▪ Mal-estar geral, calafrios (10 a 20%)	
▪ Febre ≥ 38°C após 24 horas do parto, pelo menos 2 dias consecutivos, nos 10 primeiros dias pós-parto (principal sinal/sintoma)	
▪ Taquicardia	
▪ Sensibilidade uterina ou parametrial (dor à palpação)	**Tríade de Bumm**
▪ Subinvolução uterina	**Tríade de Bumm**
▪ Útero amolecido	**Tríade de Bumm**
▪ Loquiação fétida (exceto *Streptococcus A*)	
▪ Manifestação entre 3° ao 5° dia após o parto	
▪ Colo pérvio após 3° dia	
▪ Leucocitose 15.000 a 30.000 / mm^3 (pode ser inespecífica)	
▪ Sangramento excessivo	
▪ Dor abdominal	

Fonte: elaborado pelas autoras com base em Taylor e Pillarisetty (2020)[7] e e Gonçalves et al. (2012)[8].

Os uterotônicos que podem ser utilizados são a ocitocina, metilergonovina e prostaglandina (misoprostol). A escolha do uterotônico deverá se basear na experiência e familiaridade da equipe com a droga e, principalmente, na presença de contraindicações para uso de uma ou outra, destacando-se que a metilergonovina não deve ser utilizada em pacientes cardiopatas ou hipertensas.

A antibioticoterapia deve ser de amplo espectro, uma vez que a etiologia da endometrite é polimicrobiana. Sugestão de esquemas[10]:

- Ampicilina : 2,0 g 6/6 h

  +

- Gentamicina: 5 mg/Kg 1x/dia

  +

- Clindamicina: 600mg 6/6 h ou metronidazol 500mg 8/8 h;

  Ou

- Gentamicina: 5 mg/Kg 1x/dia

  +

- Clindamicina: 600mg 6/6 h;

Nas pacientes com insuficiência renal:

- Amoxacilina + clavulanato: 1,0 g 8/8 h

Para casos em que há retenção de produtos da concepção, pode ser necessária curetagem uterina e para casos em que a infecção está mais avançada e/ou que não responda ao tratamento com medidas gerais, uterotônicos e antibioticoterapia, pode ser necessária a histerectomia. Nos casos de gangrena gasosa, o agente etiológico costuma ser *Clostridium perfringens* ou *welchii.*

Na situação de "morbidade febril puerperal", definida quando ocorre febre persistente após 24 horas do parto, que se repete até por volta do décimo dia, devemos pensar em condições como: infecção por *Enterococo*, mastite, infecção do trato urinário, presença de hematomas e abscessos, restos placentários, tromboflebite pélvica e outros focos de infecção, por exemplo, pulmão. Havendo hipótese de tromboflebite pélvica, pode-se realizar teste terapêutico com anticoagulantes e a melhora em 48 horas firma o diagnóstico; o uso de imagem para confirmar esse diagnóstico pode ser útil, mas o diagnóstico é de exclusão[11].

PROFILAXIA DA INFECÇÃO MATERNA

Segundo as recomendações da Organização Mundial da Saúde (OMS) para prevenção da infecção materna, não se deve utilizar antibioticoprofilaxia para partos vaginais com ou sem episiotomia, nem depilação períneo-pubiana ou lavagem vaginal com clorohexidina[3]. No entanto, está recomendada a antibioticoprofilaxia se lesão perineal de 3º ou 4º grau ou extração manual da placenta. Seguem Quadros 3 e 4, que esquematizam as recomendações da OMS para prevenção de infecção materna, divididas em "o que é recomendável" (Quadro 3) e "o que não é recomendável" (Quadro 4)[2].

CONSIDERAÇÕES FINAIS

As infecções puerperais são causa importante de morbimortalidade materna no Brasil e no mundo. Especialmente no Brasil, a endometrite tem um papel importante como causa de infecção pós-parto, uma vez que está intimamente relacionada à cesárea e as taxas desse procedimento cirúrgico no país

Quadro 3. Recomendações da OMS para prevenção de infecção materna[2]

É recomendável	**Força da orientação/qualidade da evidência**
Realização de toque vaginal em intervalos de quatro horas durante a fase ativa do trabalho de parto de mulheres de baixo risco.	Orientação forte baseada em evidências de qualidade muito baixa.
Administração de antibióticos durante o parto às mulheres com *Estreptococos* do grupo B + para prevenção desta infecção neonatal.	Orientação condicional baseada em evidências de qualidade muito baixa.
Administração de antibióticos para mulheres com ruptura prematura das membranas.	Orientação forte baseada em evidências de qualidade moderada.
Profilaxia antibiótica convencional para as mulheres submetidas à extração manual da placenta.	Orientação forte baseada em evidências de qualidade muito baixa.
Profilaxia antibiótica convencional para as mulheres com lesão perineal de terceiro ou quarto graus.	Orientação forte baseada em evidências de qualidade muito baixa.
Limpeza vaginal com iodopovidona logo antes da cesariana.	Orientação condicional baseada em evidências de qualidade moderada.
A escolha de um agente antisséptico e o seu método de aplicação para a preparação da pele antes da cesariana deve ser baseada principalmente na experiência do médico com o respectivo agente e o seu método de aplicação, o seu custo e sua disponibilidade.	Orientação condicional baseada em evidências de qualidade muito baixa.
A profilaxia antibiótica convencional para mulheres submetidas à cesariana eletiva ou de emergência, antes da incisão, ao invés de no intraoperatório após o pinçamento do cordão umbilical.	Orientação forte baseada em evidências de qualidade moderada.
Para a profilaxia antibiótica da cesariana, uma dose única da cefalosporina de primeira geração ou da penicilina deve ser utilizada no lugar de outros tipos de antibióticos.	Orientação condicional baseada em evidências de qualidade muito baixa.

Fonte: elaborado pelas autoras com base nas recomendações da OMS (2015)[2].

Quadro 4. O que a OMS não recomenda para prevenção de infecção materna[2]

Não é recomendável	Força da orientação/qualidade da evidência
Depilação perineal/púbica convencional antes do parto natural.	Orientação condicional baseada em evidências de qualidade muito baixa.
Administração convencional de antibióticos para mulheres em trabalho de parto prematuro com as membranas amnióticas intactas*	Orientação forte baseada em evidências de qualidade moderada.
Profilaxia antibiótica convencional para as mulheres submetidas à incisão no parto natural.	Orientação condicional baseada em evidências de qualidade muito baixa.
Profilaxia antibiótica convencional para as mulheres com episiotomia.	Orientação forte baseada na visão consensual.
Profilaxia antibiótica convencional para as mulheres submetidas ao parto natural sem complicações.	Orientação forte baseada em evidências de qualidade muito baixa.
Limpeza vaginal convencional com clorexidina durante o parto visando a prevenção de morbidades infecciosas.	Orientação condicional baseada em evidências de qualidade moderada.

Nota: *não inclui profilaxia para EGB enquanto não há resultado de cultura.

Fonte: elaborado pelas autoras com base nas recomendações da OMS (2015)[2].

estão entre as maiores do mundo. O quadro clínico da endometrite é típico, o diagnóstico é essencialmente clínico e o tratamento se faz com medidas de suporte, uterotônicos e antibióticos de largo espectro, uma vez que a etiologia da endometrite é polimicrobiana.

O diagnóstico correto e o tratamento realizado no momento adequado são essenciais para evitar desfechos ruins, mas ainda mais importante é a realização da profilaxia da infecção materna, com medidas simples (de higiene e de uso de antibióticos de forma responsável e protocolar) que estão ao alcance de qualquer instituição e de qualquer profissional da saúde que tenham o ciclo gestação-parto-puerpério como sua prática diária.

REFERÊNCIAS BIBLIOGRÁFICAS

1. Cunningham F. et.al. Obstetrícia de Williams. 23. ed. AMGH São Paulo: Artmed, 2014.
2. WHO recommendations for prevention and treatment of maternal peripartum infections. 2015.
3. Agência Nacional de Vigilância Sanitária. Medidas de prevenção e critérios diagnósticos de infecções puerperais em parto vaginal e cirurgia cesariana. 2017.

4. Yokoe DS et al. Epidemiology of and surveillance for postpartum infections. Emerging Infectious Diseases. 2001 Sep;5(7):837-41.
5. Bonet et al. The global maternal sepsis study and awareness campaign (GLOSS): study protocol. Reproductive Health (2018) 15:16 DOI 10.1186/s12978-017-0437-8
6. The WHO global maternal sepsis study (GLOSS) Research Group. Frequency and management of maternal infection in health facilities in 52 countries (GLOSS): a 1-week inception cohort study. Lancet Glob Health. 2020 May; 8(5): e661-e671. doi: 10.1016/S2214-109X(20)30109-1: 10.1016/S2214-109X(20)30109-1
7. Taylor M, Pillarisetty LS. Endometritis. NCBI Bookshelf. A service of the National Library of Medicine, National Institutes of Health. StatPearls [Internet]. Treasure Island (FL): StatPearls Publishing; 2020 Jan.
8. Gonçalves MVC et al. Postpartum endometritis and sepsis: a review. Rev Med Minas Gerais. 2012; 22(Supl 5):S21-S24
9. Woodd SL, Montoya A, Barreix M, Pi L, Calvert C, Rehman AM, et al. (2019) Incidence of maternal peripartum infection: A systematic review and meta-analysis. PLoS Med 16(12): e1002984. https://doi.org/10.1371/journal.pmed.1002984
10. Mackeen AD, Packard RE, Ota E, Speer L. Antibiotic regimens for postpartum endometritis (Review). Cochrane Database of Systematic Reviews 2015, Issue 2. Art. No.: CD001067. Doi: 10.1002/1465 1858.CD001067.pub3.
11. Khlifi A et al. Postpartum ovarian vein thrombophlebitis: Report of a case and review of the literature. N Am J Med Sci. 2010 Aug;2(8): 389-91

capítulo 24

Mastite puerperal

- Corintio Mariani Neto
- Márcia Maria Auxiliadora de Aquino

INTRODUÇÃO

A mastite puerperal é uma condição inflamatória da mama, de origem infecciosa, associada à lactação. Em geral, a partir do ingurgitamento mamário, ocorre inicialmente uma obstrução de ductos e posteriormente mastite, podendo haver formação de abscessos, nas mais diversas regiões da mama. Nos casos mais graves, raramente, pode evoluir para um quadro séptico.

Ocorre entre 10 e 20% durante os primeiros 3-6 meses após o parto, com uma taxa de recorrência de 8,5% ainda durante a lactação. Mais prevalente em primíparas, na grande maioria dos casos é unilateral[1].

A prevenção e o tratamento precoce de fissuras areolomamilares, ducto lactífero bloqueado e ingurgitamento, através da orientação profissional em relação a posicionamento, pega e esvaziamento mamário podem evitar a ocorrência da mastite puerperal. A etiologia é diversa, sendo que os mais frequentes são o ***Staphylococcus aureus*** e o ***Staphylococcus albus,*** encontrados em investigação laboratorial e, habitualmente, presentes na nasofaringe do lactente. Em menor frequência, são achados a ***Escherichia coli*** e o estreptococo. Tipos graves de mastite puerperal podem estar associados a ***E. coli***, ***Pseudomonas***, ***Serratia*** ou anaeróbios[2].

Do ponto de vista histológico, inicialmente, a mastite puerperal pode envolver o parênquima ou o interstício. Nos casos em que o mamilo está íntegro, os germes patogênicos penetram pelos ductos galactóforos, que se infectam, provocando galactoforite e, por esse caminho, atingem os ácinos glandulares, caracterizando a mastite parenquimatosa. Quando a penetração se faz através de ferida areolomamilar, o tecido conjuntivo é atingido diretamente, alcançando, de imediato, as vias linfáticas, o que dá origem à mastite intersticial.

Em estágio posterior, as duas infecções podem se combinar, importando tão somente a localização dos abscessos resultantes. Sob a perspectiva anatômica, utilizam-se os critérios de Vinha para classificar as mastites em ***lobar*** (é a mais comum, acometendo uma região ou um lóbulo), ***ampolar*** (acomete parte ou toda a aréola) e ***glandular*** (toda a mama é afetada)[3].

A mastite lobar se diferencia do ducto lactífero bloqueado, pois, neste último caso, não há comprometimento sistêmico da mãe e costuma se associar à compressão de ducto mamário, através de acessórios (por exemplo, protetor de mamilo), roupas muito apertadas ou os próprios dedos da mãe em um determinado ponto, no ato da amamentação. Massagem local e ordenha, em geral, são suficientes para resolver esses casos[4].

DIAGNÓSTICO

Habitualmente, o diagnóstico é clínico: a mastite puerperal costuma se manifestar com mal-estar geral, hipertermia (temperatura ≥ 38°C), calafrios, náuseas e vômitos. As manifestações agudas locais mais comuns são dor, calor, hiperemia, endurecimento, edema e, quando o processo persiste, pode haver retração papilar, áreas de flutuação, celulite, necrose e, por vezes, fistulização para a pele, com drenagem espontânea de leite e/ou secreção purulenta. A cultura e o antibiograma do leite estão indicados nas recorrências, nos quadros clínicos mais graves e quando, após 48 horas, não há resposta à antibioticoterapia. Nesses casos, também se indica o ultrassom mamário, para localização e mensuração de eventuais abscessos, especialmente, os mais profundos, de difícil palpação[5].

TRATAMENTO

O tratamento da mastite puerperal é clínico. A lactação sempre deve ser mantida, pois o fluxo de leite faz parte do tratamento. Enquanto a lactante suportar oferecer ambas as mamas, a amamentação deverá ser iniciada pelo lado saudável, assegurando-se sempre o completo esvaziamento da mama inflamada por meio de ordenha. Administrar analgésicos (paracetamol, acetaminofeno), anti-inflamatórios não hormonais (ibuprofeno, piroxicam) e antibióticos. Esses mesmos procedimentos são recomendados quando se realiza o tratamento cirúrgico para drenagem de abscesso[6].

Quanto à antibioticoterapia, como a bactéria mais prevalente é o *Staphylococcus aureus*, procura-se usar antibióticos para germes penicilinase-resistentes ou cefalosporinas que atuem sobre o estafilococo produtor de betalactamase. Assim, pode-se usar cefalexina 500 mg VO, 6/6 h, ou amoxicilina 500 mg VO, 8/8 h, ambas durante 14 dias. Nos casos mais graves, iniciar com cefoxitina 1 g associada à oxacilina 500 mg, ambas IV, 6/6 h, em regime de internação hospitalar[6].

Na presença de abscessos mamários, tradicionalmente, procede-se à drenagem com incisão cutânea, respeitando as linhas de tensão, porém, distante da aréola, com utilização de dreno por 24 a 48 horas. Entretanto, revisão sistemática sobre o tratamento do abscesso mamário em lactantes selecionou quatro estudos, envolvendo 325 mulheres, e avaliou o tratamento por meio de incisão/drenagem *versus* aspiração por agulha sob visão ultrassonográfica. Concluiu que a evidência é insuficiente para determinar se incisão e drenagem é uma opção mais efetiva do que aspiração por agulha para abscessos mamários na lactação e, mesmo, se a antibioticoterapia deve ser utilizada rotineiramente nas mulheres que são submetidas à incisão e drenagem para o tratamento desses abscessos[7, 8].

Apesar de a antibioticoterapia ser bastante utilizada no tratamento da mastite puerperal, esse uso é muito diverso no mundo todo e há quem use somente quando a cultura do leite identifica quantidade significativa de bactérias patogênicas, visto que pode haver inflamação mamária sem infecção instalada (nesses casos, observam se mais de 100 mil leucócitos por ml de leite e menos do que 10 mil bactérias por ml). As pesquisas não asseguram um consenso em relação a esse tema, mas esses casos poderiam ser tratados somente com esvaziamento mamário, manutenção do aleitamento, analgésicos e anti-inflamatórios. A literatura mostra uma variação de 9-85% no uso de antibióticos para tratar a mastite puerperal[9].

Revisão sistemática sobre antibióticos para mastite em mulheres em aleitamento concluiu que a evidência é insuficiente para confirmar ou refutar a efetividade da antibioticoterapia para tratamento universal da mastite da lactação. Concluiu também que é necessário conduzir estudos de boa qualidade metodológica para definir esse tema[10].

Outra revisão sistemática, abordando intervenções para prevenir mastite após o nascimento avaliou que os estudos sobre o tema são pequenos, limitados e com amostras escassas, de forma que mais estudos são necessários. Concluiu que não há evidência para mostrar efetividade de intervenções como educação, tratamento farmacológico e terapias alternativas na ocorrência de mastite e, também, em relação à amamentação exclusiva e duração da lactação[11].

CONCLUSÃO

Para prevenir a mastite puerperal, a medida mais eficaz é a prevenção dos traumas areolomamilares, do ingurgitamento mamário e do bloqueio de ducto, através da orientação profissional em relação a posicionamento, pega e esvaziamento mamário. Além das medidas gerais, não há consenso sobre o uso rotineiro de antibióticos para tratamento da mastite puerperal. Nesses casos, nunca se deve bloquear a lactação, pois manter o fluxo de leite faz parte do tratamento.

REFERÊNCIAS BIBLIOGRÁFICAS

1. Enkin M, Keirse MJNC, Neilson J et al. Guia para atenção efetiva na gravidez e no parto. 3. ed. Rio de Janeiro: Guanabara Koogan, 2005;234.
2. Shayesteh J, Chirk Jenn NG, Lient TC. Antibiotics for mastitis in breastfeeding women. Cochrane Database of Systematic Reviews. In The Cochrane Library, Issue 08, 2011.
3. Vinha VHP. Projeto aleitamento materno: autocuidado com a mama puerperal. São Paulo: Sarvier, 1999;21-101.

4. King FS. Como ajudar as mães a amamentar. Tradução de Zuleika Thomson e Orides Navarro Gordon. 4. ed. Brasília: Ministério da Saúde, 2001.
5. Mariani Neto C, Aquino MMA, Sakita M. Mastite aguda no puerpério. In: Urbanetz, A. A. (Org.). Urgências e emergências em ginecologia e obstetrícia. 1. ed. Barueri: Manole, 2019;607-615.
6. Amir LH. The Academy of Breastfeeding Medicine Protocol Committee. ABM Clinical Protocol #4: Mastitis, Revised March 2014, Breastfeeding Medicine, 2014; 9(5):239-43.
7. Trop I, Dugas A, David J, El Khoury M, Boileau JF, Larouche N et al. Breast abscesses: evidence-based algorithms for diagnosis, management, and follow-up. RadioGraphics 2011; 31:1683-99.
8. Irusen H, Rohwer AC, Steyn DW, Young T. Treatments for breast abscesses in breastfeeding women. Cochrane Database of Systematic Reviews 2015, Issue 8. Art. No. CD010490.
9. Kvist LJ, Wilde Larsson B, Hall Lord ML, Rydhstroem H. Effects of acupuncture and care interventions on the outcome of inflammatory symptoms of the breast in lactating women. Int Nurs Rev. 2004;51:56.
10. Jahanfar S, Ng CJ, Teng CL. Antibiotics for mastitis in breastfeeding women. Cochrane Database of Systematic Reviews. In: The Cochrane Library, 2013, Issue 5, Art No. CD005458.
11. Crepinsek MA, Crowe L, Michener K, Smart NA. Interventions for preventing mastites after childbirth. Cocharane Database Systematic Reviews. In: The Cochrane Library,2013, Issue 5, Art No. CD007239.

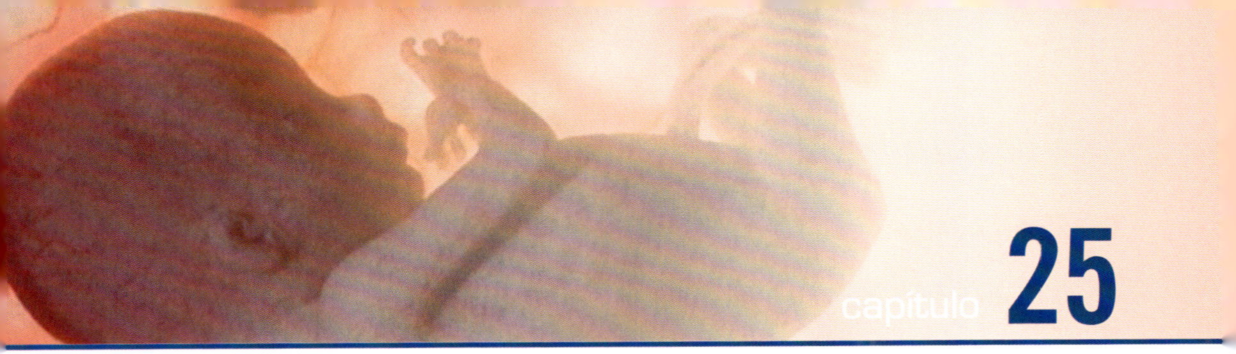

capítulo 25

Infecção do sítio cirúrgico (ISC)

▶ Helaine Milanez

INTRODUÇÃO

As infecções relacionadas à assistência à saúde (IRAS) são as adquiridas pelos pacientes ao receberem cuidados de saúde e representam o evento mais frequente no âmbito da segurança do paciente em todo o mundo[1-4].

Anualmente, são realizadas mais de 230 milhões de cirurgias, em todo o mundo. Em países desenvolvidos, as complicações associadas a esses procedimentos ocorrem em 3 a 16% deles, com uma mortalidade variando de 0,4 a 0,8%. Em países em desenvolvimento, a taxa de mortalidade pode alcançar até 10% em cirurgias de maior porte[4].

As IRAS são uma causa comum de atendimentos médicos. Dados da OMS mostram que 15% do total das infecções adquiridas durante a assistência à saúde são infecções cirúrgicas. São a terceira complicação infecciosa mais frequente no ambiente hospitalar. Em média, de maneira geral, 50% de todos os eventos adversos em pacientes hospitalizados estão relacionados à assistência cirúrgica[4].

A incidência relatada de infecção pós-operatória é de aproximadamente 38% das infecções nosocomiais, sendo a infecção do sítio cirúrgico (ISC) uma causa importante de morbimortalidade. Grande parte delas ocorre após a alta hospitalar e não serão identificadas salvo se um adequado sistema de vigilância pós-alta for realizado[1,2].

CLASSIFICAÇÃO

O Centro de Controle e Prevenção de Doenças dos Estados Unidos (CDC – *Center for Disease Control and Prevention*) (CDC, 1992)[1] desenvolveu critérios que definem a infecção de sítio cirúrgico como aquela infecção relacionada a procedimentos cirúrgicos que ocorrem em um período de até 30 dias após o procedimento, chegando a 90 dias se houve a utilização de material protético implantado. São frequentemente localizadas no local da incisão cirúrgica (superficial ou profunda) mas também podem se estender a tecidos profundos[2]. Essas infecções podem ser de três tipos:

- Infecção superficial: acomete pele e tecido celular subcutâneo;
- Infecção profunda: acomete espaço subaponeurótico e submuscular; e
- Infecção de órgãos e espaço: acomete órgãos e abscessos cavitários.

A Figura 1, a seguir, apresenta os tipos de infecção de sítio cirúrgico (ISC).

INFECÇÕES NO CICLO GRAVÍDICO-PUERPERAL

Na última década, houve um aumento importante da preocupação com infecções no período gravídico-puerperal. São infecções que têm potencial para evoluir para sepse e óbito materno, havendo a necessidade urgente de instalação de medidas para prevenção e tratamento das infecções puerperais e reduzir a morbidade materna, além de propor protocolos de atendimento a essas mulheres[5].

Dados mundiais de infecção pós-parto mostram exemplos de diferenças sociais importantes. A análise de dados suecos, em 2014, mostra uma taxa de 10,3% das mulheres com infecção puerperal sendo endometrite a terceira causa[6]. Dados da Dinamarca, em 2012, a partir de um estudo de base populacional com convocação das mulheres após o parto, identificou uma taxa de 24% com infecção pós-parto, sendo endometrite em 2% delas. A principal etiologia foi a mastite com 12%. A seguir, ITU em 3%, infecção de parede em 3%, infecção perineal e infecção respiratória com 3% cada uma[8].

Dados de países subdesenvolvidos mostram cifras alarmantes[5,7]. Um estudo prospectivo em Uganda, em 2016, avaliando 4.231 mulheres, encontrou que a primeira causa de mortalidade materna foi infecção

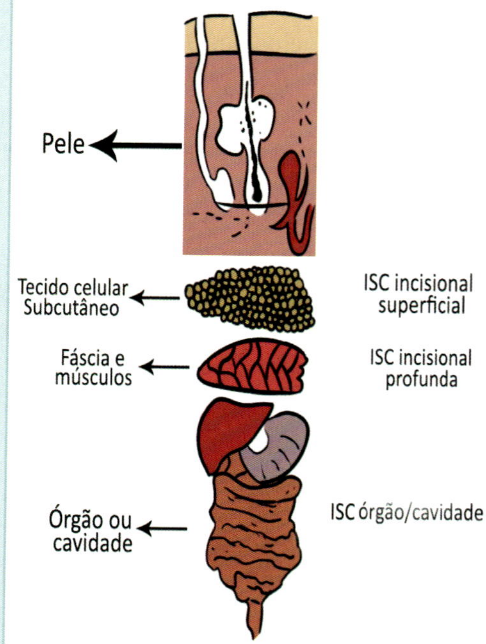

Figura 1. Tipos de infecção de sítio cirúrgico.

(30,9%), sendo 39% dessas devidas à endometrite pós-parto; a taxa de mortalidade materna foi de 830/100.000 nascidos vivos[7].

FATORES DE RISCO

A maioria das cirurgias em obstetrícia envolve algum grau de contaminação bacteriana. A taxa média esperada de infecção de ferida cirúrgica em obstetrícia, nas cesarianas está ao redor de 6%. Na presença de alguns fatores de risco estas taxas podem estar bem aumentadas.

A Tabela 1, a seguir, apresenta os fatores de risco para cirurgias ginecológicas e cesarianas.

Sem dúvida alguma, a cesárea é o fator mais importante associado à infecção de sítio cirúrgico em obstetrícia. São

Tabela 1. Fatores de risco associados às infecções em cirurgias ginecológicas e em cesáreas

Cirurgias ginecológicas	Cesarianas
Não utilização de antibioticoprofilaxia	Imunossupressão sistêmica da gestação
Reabordagem cirúrgica	ASA ≥ 3
Tempo prolongado de hospitalização	Diabetes Mellitus/gestacional
Obesidade	Idade materna > 35 anos
Tabagismo	Partos cesáreos anteriores
Diabetes Mellitus	Obesidade
Baixo nível socioeconômico	Tabagismo
Idade avançada (> 60 anos)	Tempo de permanência pré-operatória > 2 dias
Tempo cirúrgico aumentado (> 2h)	Ruptura prematura das membranas
Uso de drenos	Trabalho de parto > 6h
Imunossupressão	Líquido amniótico meconial
Perda excessiva de sangue intraoperatória	ITU na gestação
Cirurgia em local infectado	Anemia severa
Desnutrição	Uso de antibióticos na gestação
Excesso de tecido desvitalizado	Tricotomia
Presença de infecções vaginais (especialmente vaginose bacteriana e tricomoníase)	Utilização de sonda vesical

Fonte: Adaptada pela autora com base nos dados dos Protocolos clínicos e diretrizes terapêuticas da Maternidade Escola Assis Chateaubriand (2007)[13].

considerados fatores associados à cesárea em situações de emergência, trabalho de parto prolongado, tempo prolongado de rotura de membranas, feto profundamente insinuado na pelve, presença de infecção ovular e se ocorrer a lesão de órgãos pélvicos.

Dados de ISC em obstetrícia, em mulheres submetidas a cesárea mostram cifras diferentes de acordo com a realização de antibioticoprofilaxia ou não e também se houve ou não a presença de trabalho de parto. Em mulheres submetidas à antibioticoprofilaxia pré-operatória, foi observada uma taxa de ISC de 11% se houve trabalho de parto e de apenas 1,7% se a cesárea foi eletiva. Na ausência de antibioticoprofilaxia, a taxa de ISC foi de 25% se houve trabalho de parto e apenas 3,5% se a cesárea foi eletiva[9].

A via de parto é sem dúvida um fator de risco evidente para as infecções puerperais. Uma revisão de 1980 comparou a ocorrência de infecções puerperais de acordo com a via de parto. Quando comparada ao parto vaginal, a cesárea aumentou em 5 a 30 vezes o risco de endometrite, em 2 a 10 vezes o risco de bacteremia, em 80 vezes o risco de abscesso e também em 80 vezes o risco de tromboflebite e morte por infecção[10].

ETIOLOGIA

As infecções de sítio cirúrgico em obstetrícia são geralmente polimicrobianas. As bactérias aeróbias iniciam o processo; após a desvitalização dos tecidos e potencial de oxirredução alterado, os anaeróbios proliferam e aumentam a lesão tecidual. A maioria dessas infecções são causadas por bactérias endógenas. São condições potencialmente favorecedoras de anaerobiose: trauma cirúrgico, presença de corpo estranho, presença de tecido desvitalizado e de coleções sanguíneas.

Os principais patógenos envolvidos nas infecções de sítio cirúrgico em obstetrícia pertencem a quatro grandes grupos: estreptococos do grupo A, estafilococos aureus, gram-negativos aeróbios e gram-negativos anaeróbios. Eles estão listados na Tabela 2, a seguir.

QUADRO CLÍNICO

Em 2001, ISC em obstetrícia foi definida como qualquer infecção genital ou extragenital relacionada a parto ou abortamento. O principal sinal ou sintoma é a febre ≥ 38°C, excluindo-se as primeiras 24 horas do procedimento, pois o aumento da temperatura corporal nessas primeiras 24 horas pode estar associado à apojadura em 15% das mulheres e também à reabsorção de sangue e líquido amniótico após a cesárea.

A febre que se apresenta após 24 horas do parto e que se repete até o décimo dia é definida como morbidade febril puerperal.

As formas clínicas podem ser apresentadas em três grupos: infecções localizadas, infecções propagadas e infecções generalizadas.

- **Infecções localizadas**: incluem a infecção vulvo-perineal, a infecção superficial de parede e as endometrites e miometrites. Os casos de infecção vulvo-perineal geralmente são decorrentes da realização da episiotomia ou do reparo de lacerações perineais. A incidência é inferior a 1% e podem se apresentar em estágios de infecções superficiais, de acometimento da fáscia superficial ou se apresentarem como uma fasceíte necrotizante ou ainda uma mionecrose. Geralmente, são observadas dor, hiperemia e tumefação local associada à febre. A deambulação e a evacuação são muito dolorosas e pode ser observada saída de secreção

Tabela 2. Principais patógenos associados à infecção de sítio cirúrgico em obstetrícia e ginecologia

Cocos gram-positivos aeróbios	**Anaeróbios**
Staphylococcus aureus	Peptostreptococcussp
Staphylococcusepidermitis	Peptococcussp
Grupo do Streptococcusviridans	Prevotellabivia
Estreptococos do grupo B	Prevotelladisiens
Enterococcusfaecalis	Clostridium perfringens
Enterococcus	Fusobacterium SP
Bacilos gram-negativos aeróbios	Bacteroides sp
Escherichia coli	Eubacteria
Gardnerellavaginalis	Proteusmirabilis
Enterobacter	Klebisiella SP

Fonte: Adaptada pela autora com base nos dados dos Protocolos clínicos e diretrizes terapêuticas da Maternidade Escola Assis Chateaubriand (2007)[13].

serosa ou seropurulenta através da linha de sutura.

A endometrite e miometrite já foi abordada em outro capítulo e é a forma de infecção mais frequente, com presença de febre, hipertermia, subinvolução uterina, dor e amolecimento à palpação do útero, além de uma loquiação fétida; esse quadro geralmente se instala após 3 a 4 dias do parto.

- **Infecções propagadas**: incluem a fasceíte necrotizante, a parametrite e a salpingite ou anexite. A fasceíte necrotizante inclui a infecção de fáscias profundas do períneo, com acometimento de estruturas mais profundas de nádegas e coxas ou parede abdominal. Geralmente cursam com febre elevada, dor local, secreção fétida e necrose de tecidos. Está associada a germes aeróbios e anaeróbios e pode se apresentar entre o terceiro e quinto dia após o procedimento. É um quadro de extrema gravidade e que requer pronta identificação e abordagem.

A parametrite é outra forma clínica de infecção puerperal e geralmente está associada a lacerações de colo uterino e de vagina. Ela é decorrente da propagação linfática e cursa com febre persistente, dor intensa ao toque com paramétrios endurecidos e, se não identificada e tratada, poderá evoluir para abscesso de paramétrio ou de ligamento largo.

Outra forma clínica da infecção propagada é a salpingite ou anexite, sendo uma forma rara como complicação pós-parto e muito mais frequente como complicação pós-aborto. Ocorre uma dor pélvica intensa acompanhada de descompressão brusca dolorosa, com dor à mobilização uterina e ao toque do fundo de saco. Geralmente, cursa com febre elevada, com acometimento importante do estado geral e, eventualmente, com sinais de choque. Pode evoluir com complicações como abscesso e pelviperitonite.

- **Infecções generalizadas**: incluem a peritonite e a tromboflebite pélvica, além do choque séptico. Na peritonite ocorre uma infecção do peritônio pélvico ou de toda a cavidade peritoneal. A paciente geralmente se apresenta com febre elevada, queda importante do estado geral, instabilidade hemodinâmica, distúrbios hidroeletrolíticos e metabólicos além de sintomas gastrintestinais e respiratórios. Há um intenso processo doloroso pélvico, com descompressão brusca evidente, distensão abdominal e redução de ruídos hidroaéreos. Se não identificada e adequadamente tratada poderá rapidamente evoluir para quadros de choque séptico.

A tromboflebite pélvica séptica geralmente se apresenta com febre persistente mesmo em uso de antibioticoterapia adequada, sem evidências de abscessos à avaliação ecográfica e decorre da presença de êmbolos sépticos. O diagnóstico pode ser feito a partir de tomografia computadorizada, ressonância magnética; geralmente o diagnóstico é comprovado após teste terapêutico com heparina, já que, na maioria das vezes, não se observa achados em exames de imagem. Ela pode complicar com propagação de êmbolos sépticos para rins e pulmões.

A forma mais grave de uma infecção puerperal é a evolução para choque séptico, na qual se observa um quadro de febre elevada persistente, com mau estado geral e presença de obnubilação mental além de instabilidade hemodinâmica. Seu pronto reconhecimento é necessário, pois pode rapidamente evoluir para desfechos letais.

Além do quadro clínico sugestivo de infecção a partir do exame físico geral e ginecológico, são observadas também alterações laboratoriais.

Sugere-se que sejam solicitados hemograma completo, cultura dos locais infectados (valor limitado), provas de função renal, sorologias como diagnóstico diferencial, urocultura e hemocultura, além de exames de imagem para definir a extensão do processo.

Em casos graves, será também necessária a realização de provas de função hepática com dosagem de transaminases, provas de coagulação, bilirrubinas, eletrólitos, gasometria arterial e, eventualmente, exploração cirúrgica com coleta de material para cultura.

TRATAMENTO

Os princípios gerais do tratamento se baseiam na oferta de suporte clínico e uso de antimicrobianos. Sempre que possível, o uso de antibióticos deve ser orientado pelo antibiograma, avaliando a sensibilidade bacteriana. Como nem sempre ele está disponível, o seu uso inicial deve ser guiado pela forma clínica da infecção e maior frequência dos agentes envolvidos. Eventualmente, uma abordagem cirúrgica será necessária.

Está fortemente recomendada a NÃO prescrição de antitérmicos sem que se realize uma adequada avaliação da paciente. Não se deve subestimar o diagnóstico e nem prescrever antibioticoterapia antes de uma avaliação clínica cuidadosa. Não se deve postergar a avaliação de uma puérpera com queixa de dor em episiorrafia ou períneo ou ferida operatória, principalmente se associada à febre elevada. A presença de dor intensa e constante deve levantar a possibilidade de fasceíte necrotizante que deve ser prontamente diagnosticada e tratada cirurgicamente.

A conduta frente a uma infecção puerperal será:

- Internação;
- Venóclise adequada;
- Hidratação e controle de diurese;
- Avaliação laboratorial a depender da gravidade do quadro;
- Ocitocina, se houver quadro de endometrite;
- Antibioticoterapia empírica inicialmente, e checada após culturas disponíveis;
- Exploração cirúrgica, se necessário;
- Tratamento do choque e distúrbios de coagulação, se presentes.

A escolha dos antimicrobianos deve ser inicialmente empírica e dependerá do sítio de infecção. De maneira geral, o esquema mais recomendado para infecções pélvicas no puerpério será a associação de clindamicina com um aminoglicosídeo. Uma opção a esse último, é a utilização de uma cefalosporina de terceira geração.

A depender da possibilidade de localização da infecção, poderá ser considerada a utilização de penicilinas e seus derivados, quando a provável infecção sugerir presença de estreptococos do grupo A ou se apresentar como uma infecção superficial de parede.

A antibioticoterapia deve ser iniciada por via endovenosa e mantida até 48 horas após desaparecimento da febre.

Se houver manutenção do quadro febril, deve-se afastar outras causas de febre, investigar complicações com exames de imagem para descartar abscessos, ampliar a terapêutica antimicrobiana e, eventualmente, recomendar uma abordagem cirúrgica.

PROFILAXIA DA ISC

Pacientes com infecção cirúrgica têm risco maior de serem admitidas em UTI, apresentarem desfechos ruins com maior morbimortalidade, maior tempo de internação e maiores custos na atenção a sua saúde. Estima-se que 40 a 60% das infecções cirúrgicas possam ser prevenidas[11].

Certos pontos-chave são muito importantes nas estratégias de prevenção da infecção cirúrgica[12,13]: alguns deles estão associados ao paciente, outros ao procedimento, além de outros relacionados ao próprio microrganismo. O ideal seria a instalação de medidas que pudessem contornar os possíveis fatores de risco envolvidos no procedimento. Abaixo, listamos os fatores de risco associados aos três elementos: paciente, procedimento cirúrgico e agente infeccioso.

Os fatores de risco associados ao paciente são:

- Idade
- Obesidade
- Desnutrição
- Internação prolongada pré-operatória
- Infecção a distância

- Neoplasia
- Controle glicêmico inapropriado
- Imunossupressão
- Classificação ASA (anestesia)
- Presença de comorbidades

Os fatores associados ao procedimento estão listados a seguir:

- Degermação cirúrgica das mãos
- Potencial de contaminação da ferida
- Duração da cirurgia
- Cirurgia de emergência
- Remoção dos pelos
- Preparo inadequado da pele do paciente
- Profilaxia cirúrgica inadequada
- Contaminação intraoperatória
- Cirurgia prévia
- Hemostasia deficiente
- Cirurgia colorretal (preparo inadequado do cólon e hipotermia)
- Excesso de pessoas na sala
- Ausência ou inadequação de protocolos de curativos
- Oxigenação

Os fatores de risco associados ao microrganismo são:

- Colonização prévia
- Virulência
- Aderência
- Inóculo

Com a intenção de prevenir uma infecção cirúrgica, deveríamos tentar abordar ou minimizar todos esses fatores[13]. A seguir, citamos alguns pontos fundamentais nas medidas de prevenção de infecções puerperais:

1. Preparo da pele da equipe cirúrgica: os profissionais envolvidos na realização do procedimento deverão remover adornos antes de iniciar a degermação ou antissepsia das mãos; manter unhas curtas e remover a sujidade presente; lavar as mãos com água e sabão antes da degermação se as mãos estiverem visivelmente sujas. A degermação cirúrgica deve incluir antebraços até o cotovelo com solução antisséptica, com duração de 5 minutos na primeira degermação e de 2 minutos nas demais.
2. Preparo do campo cirúrgico: realizar banho pré-operatório com solução antisséptica; preparo adequado do campo cirúrgico com degermação seguida de antissepsia; embrocação vaginal com antisséptico aquoso se necessário.
3. Limitar o número de pessoas na sala cirúrgica.
4. Realizar antibioticoprofilaxia quando recomendada como medida de prevenção e controle no intraoperatório. A droga recomendada é a cefalosporina de primeira geração (cefazolina) na dose de 2 gramas em mulheres de

até 120Kg e 3g em mulheres de mais de 120Kg. Idealmente, deve ser administrada 60 minutos antes do procedimento, em dose única. Em caso de duração de cirurgia maior que 4 horas ou sangramento maior que 1,5 litros, nova dose deve ser administrada. Para pacientes alérgicas à cefalosporinas, a opção será a utilização de clindamicina na dose de 900 mg endovenoso.

Para parto por via vaginal não está recomendada a realização de antibioticoprofilaxia rotineira, sendo exceções as situações de remoção manual da placenta ou lacerações de períneo de terceiro ou quarto graus.

Além dessas principais medidas, outras devem sempre ser consideradas:

- Tratamento pré-natal das infecções
- Uso de protocolos de prevenção
- Manutenção da normotermia da paciente
- Redução do tempo cirúrgico
- Técnica cirúrgica e hemostasia cuidadosas
- Evitar a remoção manual da placenta
- Uso de materiais descartáveis

CONSIDERAÇÕES FINAIS

As infecções puerperais são uma causa importante de morbimortalidade para as mulheres. Sua incidência permanece elevada e ainda fortemente associada à mortalidade materna, principalmente, em países menos desenvolvidos, onde suas cifras são alarmantes.

Estabelecer medidas de prevenção é fundamental para que consigamos enfrentar esse problema e impactar de maneira positiva na saúde dessas mulheres.

Entretanto, deve-se estar atento ao diagnóstico precoce e possíveis complicações que, se adequadamente manejadas, também contribuirão para redução desses agravos à saúde das puérperas.

REFERÊNCIAS BIBLIOGRÁFICAS

1. Consensus paper on the surveillance of surgical wound infections. The Society for Hospital Epidemiology of America; The Association for Practitioners in Infection Control; The Centers for Disease Control; The Surgical Infection Society. Infect Control Hosp Epidemiol 1992;13:599.
2. Horan TC, Gaynes RP, Martone WJ, et al. CDC definitions of nosocomial surgical site infections, 1992: a modification of CDC definitions of surgical wound infections. Am J Infect Control 1992; 20:271.
3. Global guidelines for the prevention of surgical site infection. World Health Organization; 2016. Available from: https://www.ncbi.nlm.nih.gov/pubmedhealth/ PMH0095752/pdf/PubMedHealth_PMH0095752.pdf
4. OMS. Segundo desafio global para a segurança do paciente. Manual Cirurgias seguras salvam vidas. OPAS; Ministério da Saúde, Anvisa; 2009.
5. Ngonzi J, Tornes YF, Mukasa PK, Salongo W, Kabakyenga J, Sezalio M, Wouters K, Jacqueym Y, Van Geertruyden JP. Puerperal sepsis, the leading cause of maternal deaths at a Tertiary University Teaching Hospital in Uganda. BMC Pregnancy Childbirth. 2016 Aug 5;16(1):207.
6. Axelsson D, Bolmberg M. Prevalence of postpartum infections: a population-based observational study. Acta Obstet Gynecol Scand 2014 Oct;93(10):1065-8.

7. Bebell LM, Ngonzi J, Bazira J, Fajardo Y, Boatin AA, Siedner MJ, Bassett IV, Nyehangane D, Nanjebe D, Jacquemyn Y, van Geertruyden JP, Mwanga-Amumpaire J, Bangsberg DR, Riley LE, Boum Y 2nd. Antimicrobial-resistant infections among postpartum women at a Ugandan referral hospital. PLoS One. 2017 Apr 13;12(4)Ahnfeldt-Mollerup P, Petersen LK, Kragstrup J, Christensen RD, Sørensen B. Postpartum infections: occurrence, healthcare contacts and association with breastfeeding. Acta Obstet Gynecol Scand. 2012 Dec;91(12):1440-44.
8. Smail FM, Gyte GM. Antibiotic prophylaxis for preventing infection after cesarean section. Cochrane Database Syst Rev, 2010.
9. Gibbs RS. Clinical risk factors for puerperal infection. Obstet Gynecol.1980 May;55(5 Suppl):178S-184S.
10. Kirkland KB, Briggs JP, Trivette SL, Wilkinson WE, Sexton DJ. The impact of surgical-site infections in the 1990s: attributable mortality, excess length of hospitalization, and extra costs. Infect Control Hosp Epidemiol. 1999 Nov; 20 11):725- 30.
11. Medidas de prevenção e critérios diagnósticos de infecções puerperais em parto vaginal e cirurgia cesariana. Série Manuais de Segurança do paciente e qualidade dos serviços em saúde. Ministério da Saúde, Anvisa, 2017.
12. Hospital Albert Einstein. Manual de infecção de sítio cirúrgico. Zero infecção. Versão 2014.
13. Infecção de sítio cirúrgico. Protocolos Clínicos e diretrizes terapêuticas – Maternidade Escola Assis Chateaubriand, 2007.

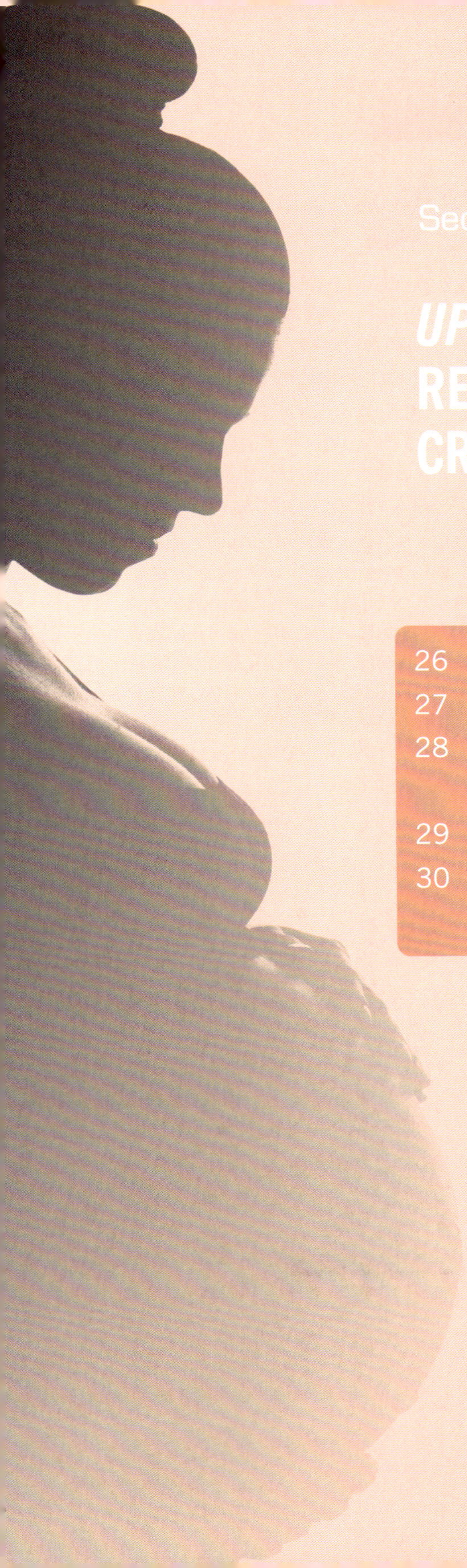

Seção 6

UP TO DATE NA RESTRIÇÃO DO CRESCIMENTO FETAL

▶ Silvana Maria Quintana

O mioma uterino corresponde ao tumor ginecológico mais frequente, que ocorre em 20% a 40% das mulheres em idade reprodutiva. Independentemente das queixas associadas, os miomas podem ser detectados em 10% da população geral que realiza ultrassonografia, e em 77% dos estudos anatomopatológicos oriundos de histerectomias.

A sintomatologia do mioma uterino é variável, relacionando-se ao volume, quantidade e localização. Dessa forma, podem ser assintomáticos ou determinar sangramento uterino anormal (SUA), dor pélvica e infertilidade. Queixas relacionadas ao SUA, com aumento do fluxo menstrual, dor e sintomas compressivos podem variar de 10% a 40%.

A grande variabilidade das manifestações clínicas associadas ao mioma do útero propicia também várias opções terapêuticas. Tradicionalmente, a cirurgia pode ser realizada por diferentes vias e técnicas, na dependência da localização e sintomatologia. Por outro lado, alternativas não cirúrgicas podem ser empregadas no tratamento do sangramento associado ao mioma uterino, a exemplo dos agonistas do GnRH, progestagênios, moduladores seletivos do receptor estrogênico (SERMs), RU486, danazol, gestrinona ou mesmo anticoncepcionais orais combinados. Nos últimos anos, a utilização do Sistema Intrauterino de Levonorgestrel (SIU-LNG) também vem sendo proposta no tratamento do mioma uterino sintomático.

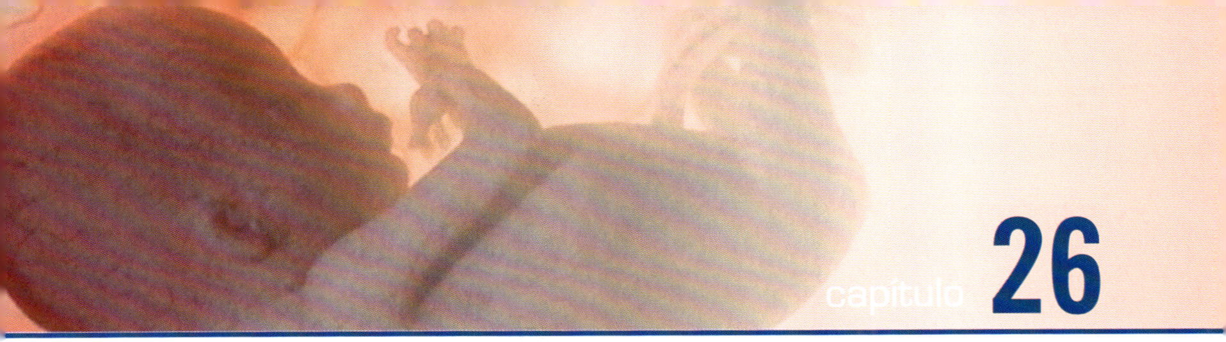

capítulo 26

Conceito e classificação atual

▸ Luciano Marcondes Machado Nardozza

INTRODUÇÃO

A restrição do crescimento fetal (RCF) pode ser definida como um processo capaz de modificar e restringir o potencial de crescimento do feto[1]. Na prática clínica, é definida por meio do percentil de peso em relação à idade gestacional, sendo considerada RCF quando o peso fetal está abaixo do percentil 3 pela Organização Mundial da Saúde (OMS) ou abaixo do percentil 10 pelo *American College of Obstetrics and Gynecology* (ACOG)[1,2].

A RCF constitui intercorrência que acomete de 5 a 10% das gestações[3], sendo a segunda principal causa de mortalidade perinatal. Estudo com 92.218 gestações demonstrou incidência de óbito fetal de 9,7/1.000 nascimentos quando a RCF foi detectada antes do parto contra 18,9/1.000 nascimentos nos casos nos quais a intercorrência não foi detectada no pré-natal, o que demonstra a importância do diagnóstico e manejo adequado[4]. Além disso, a RCF está associada ao comprometimento neurológico na infância e síndrome metabólica na vida adulta[5,6]. Quanto menor o percentil de peso ao nascer, maior a morbimortalidade perinatal.

Battaglia e Lubchenco[2] definiram recém-nascido pequeno para a idade gestacional (PIG) quando o peso fetal se encontra abaixo do percentil 10 para a idade gestacional, sendo essa definição a mais utilizada na literatura. É importante afirmar que, alguns recém-nascidos PIG, classificados como constitucionalmente pequenos e que apresentam curva de crescimento com distribuição normal, não apresentam os estigmas da restrição patológica de crescimento, sendo apenas biologicamente menores. Portanto, em algumas situações é difícil diferenciar fetos com restrição de crescimento intrauterino (RCIU) de fetos PIG saudáveis.

CONCEITO

Nessa linha de raciocínio, é um grande desafio atual a diferenciação entre o pequeno para a idade gestacional (constitucional) e o restrito "verdadeiro" (patológico), sendo este último predisposto a maior morbidade e mortalidade[7]. Infelizmente, ainda não está disponível nenhum método diagnóstico eficaz na diferenciação dessas duas entidades. Muitos consensos de sociedades concordam em utilizar o peso abaixo do percentil 10 para definir o feto pequeno para idade gestacional[8]. A desvantagem de se utilizar esse *cut off* é a inclusão de porcentagem considerável de fetos pequenos constitucionais com menor risco de morbimortalidade[8]. Se utilizarmos o peso fetal estimado ou a circunferência abdominal (CA) abaixo do percentil 3, teremos aumento da especificidade no diagnóstico do feto verdadeiramente restrito, porém há desvantagem de não identificarmos aqueles com formas menos graves de restrição de crescimento e ainda com potencial para complicações perinatais[8].

Diante de possível diagnóstico de restrição de crescimento, ou seja, de concepto com peso estimado abaixo do percentil 10, é de grande importância a avaliação rigorosa da anatomia fetal e a pesquisa de sorologias maternas afim de excluir malformações e infecções quando suspeitas[8]. Quando estes parâmetros são normais, para identificar mais adequadamente fetos verdadeiramente restritos e que necessitam de maior vigilância, alguns autores sugerem avaliar em conjunto parâmetros funcionais que sugiram insuficiência placentária como Doppler das artérias uterinas (Aut), artéria umbilical (AU) e da cerebral média fetal (ACM),oligoidrâmnio e até marcadores bioquímicos em futuro próximo[8].

CLASSIFICAÇÃO

Atualmente, a classificação cronológica da RCF, com base na época do aparecimento, tem sido mais utilizada e tem maior aplicabilidade clínica, pois está relacionada com conduta e prognóstico do feto.

Com base na predominância relativa dos achados biométricos e funcionais placentários e fetais reconhecemos, na atualidade, dois tipos de RCF, que variam em suas apresentações clínicas e morbimortalidade perinatal[10]. Figueras e Gratacós[11] e Baschat[5] mostraram o diferente comportamento fisiopatológico dos fetos com restrição do crescimento fetal antes e depois de 32 semanas. Os que apresentam RCF precoce (< 32 semanas) tem como fator determinante grande alteração na implantação placentária, muitas vezes determinando aumento da resistência na artéria uterina e ocasionando maior risco para desenvolver pré-eclâmpsia. Deste modo, a hipóxia fetal determinada é elevada, necessitando adaptação cardiovascular fetal. Como mecanismo de defesa, o feto apresenta grande tolerância aos baixos níveis de oxigênio ofertado e a hipoxemia. Também é comum o achado de centralização hemodinâmica e oligohidrâmnia. Com piora da hipoxemia, anormalidades no sonograma do DV são encontradas, assim como anormalidades nas variáveis biofísicas, evidenciando acidose[8]. As taxas de morbidade e mortalidade perinatal são elevadas.

A RCF tardia (≥ 32 semanas) associa-se menos frequentemente com a pré-eclâmpsia. Nesses casos, que o déficit de difusão pode coexistir com alterações de perfusão placentária, é comum a centralização hemodinâmica e alteração da relação cerebroplacentária com sonograma normal de artéria umbilical. Nesses fetos, o diagnóstico é mais difícil e a tolerância à hipóxia menor[8]. O grande desafio na RCF precoce é o manejo, enquanto na RCF tardia o problema é o diagnóstico precoce, pois o doppler da artéria umbilical pode estar ainda adequado, mascarando a doença.

O *cut off* de 32 semanas, que diferencia a forma precoce da tardia, foi estabelecido por Savchev et al., em estudo no qual foram demonstradas diferenças nas apresentações clínicas e nas taxas de morbimortalidade perinatal[12].

Apesar de inúmeras publicações, não existe consenso na literatura sobre os critérios mais adequados para se definir RCF[13,14]. Visando uniformizar a abordagem clínica e tornar os resultados dos estudos científicos comparáveis, foi publicado um consenso baseado na opinião de especialistas, com o estabelecimento de nomenclatura unificada e critérios diagnósticos claros de RCF precoce e tardia, segundo os critérios vistos na Tabela 1[16]. Devemos ressaltar que os dados dessa publicação são consensos baseados nas opiniões de especialistas. Portanto, serão necessários ensaios clínicos consistentes para validar esses parâmetros como diagnósticos para RCF[13].

Assim foi classificado com Restrição do crescimento fetal precoce quando, na ausência de anomalias fetais, antes de 32 semanas, encontramos o peso fetal ou a medida da circunferência abdominal abaixo do percentil 03 ou encontramos um feto com dopplervelocimetria da artéria umbilical com diástole ausente. Se o peso fetal estiver entre o percentil 03 e o percentil 10 precisamos de mais um fator dopplervelocimétrico, que é a alteração do índice de pulsatilidade (IP) das artéria uterina ou da artéria umbilical acima do percentil 95.

Já na restrição de crescimento fetal tardia é aquela que ocorre após a 32 semanas, na ausência de anomalias fetais e com as seguintes características: Peso fetal ou circunferência abdominal abaixo do percentil 03. Se o peso fetal estiver entre o percentil 03 e o percentil 10 teremos que observar alteração da relação cerebroplacentária ou a queda de mais de dois quartis na curva de crescimento fetal.

Tabela 1. Critérios diagnósticos da Restrição de Crescimento Fetal com base em consenso de especialistas (segundo método Delphi)

Restrição do crescimento fetal precoce (<32 semanas)	Restrição do crescimento fetal tardia (>32 semanas)
CA/PE < P3 ou Doppler de AU com diástole zero	CA/PE < P3
Ou	**Ou 2 das 3 características:**
CA/PE < P10 + IP da Aut > P95 ou IP da AU > P95	CA/PE < P10
Obs.: Excluídas malformações.	CA/PE – queda de mais de 2 quartis na curva de crescimento
	Relação cerebroplacentária < P5 ou IP da AU > P95
	Obs.: Excluídas malformações.

REFERÊNCIAS BIBLIOGRÁFICAS

1. Nardozza LM, Araújo JE, Barbosa MM, Caetano AC, Lee DJ, Moron AF. Fetal growth restriction: current knowledge to the general Obs/Gyn. Arch Gynecol Obstet. 2012;286(1):1-13.
2. Battaglia FC, Lubchenco LO. A practical classification of newborn infants by weight and gestational age editor. J Pediatr. 1967;71(2):159-63.
3. Froen JF, Gardosi JO, Thurmann A, Francis A, Stray-Pedersen B. Restricted fetal growth in sudden intrauterine unexplained death. Acta Obstet Gynecol Scand. 2004;83(9):801-7.
4. Gardosi J, Madura- singhe V, Williams M, Malik A, Francis A, Maternal and fetal risk factors for still- birth: population based study. BMJ. 2013; 346:f108.
5. Baschat AA, Viscardi RM, Hussey-Gardner B, Hashmi N, Harman C. Infant neurodevelopment following fetal growth restriction: relationship with antepartum surveillance para meters. Ultrasound Obstet Gynecol. 2009 Jan;33(1):44-50.
6. Barker DJ, Hales CN, Fall CH, Osmond C, Phipps K, Clark PM. Type 2 (non-insulin-dependent) diabetes mellitus, hypertension and hyperlipidaemia (syndrome X): relation to reduced fetal growth. Diabetologia. 1993 Jan;36(1):62-7.
7. Gratacos E, Figueras F. Update on diagnosis and classification of fetal growth restriction and proposal of stage based management protocol. Fetal Diagn Ther. 2014;36:86-98.
8. Baschat AA. Planning management and delivery of the growth-restricted fetus. A. Best Practice Res Clini Obstet Gynaecol. 2018 May;49:53-65.
9. Unterscheider J, Daly S, Geary MP, Kennelly MM, McAuliffe FM, O'Donoghue K et al. Optimizing the definition of intrauterine growth restriction: the multicenter prospective PORTO Study. Am J Obstet Gynecol. 2013; 208: 290.e1-6.
10. Nardozza LM, Caeta- no AC, Zamarian, AC, Mazzola JB, Silva CP, Marçal VM, et al. Fetal growth restriction: current knowledge. Arch Gynecol Obstet. (2017) 295: 1061.
11. Figueras F, Gratacos E. Stage-based approach to the management of fetal growth restriction. Prenat Diagn. 2014;34:655-659.
12. Savchev S, Figueras F, Sanz-Cortes M, Cruz--Lemini M, Triunfo S, Botet F, Gratacos E. Evaluation of an optimal gestational age cut-off for the definition of early and late--onset fetal growth restriction. Fetal Diagn Ther. 2014; 36(2): 99-105
13. Gordijn SJ, Beune IM, Thilaganathan B, Papageorghiou A, Baschat AA, Baker PN. Consensus definition of fetal growth restriction: a Delphi procedure. Ultrasound Obstet Gynecol. 2016 Sep;48(3):333-9.
14. Nardozza LMM, Zamarian ACP, Araujo Júnior E. New definition of fetal growth restriction: consensus regarding a major obstetric com- plication. Rev Bras Ginecol Obstet. 2017Jul;39(7):315-316.

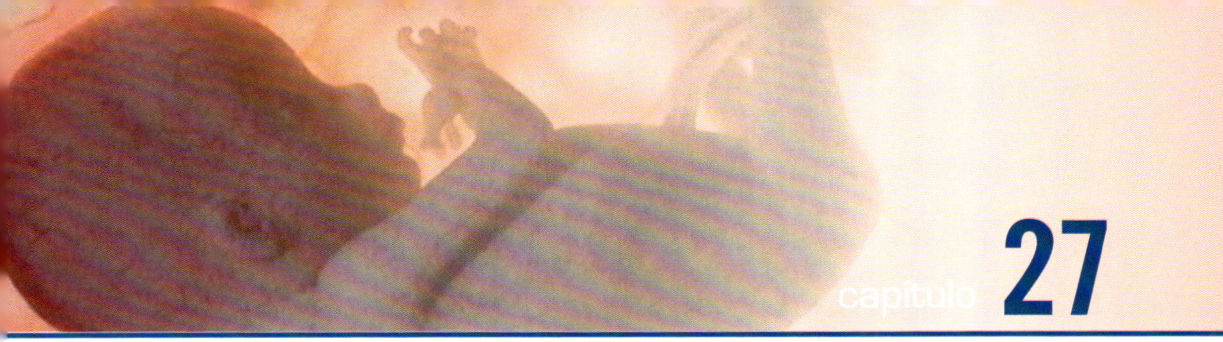

capítulo 27

Como investigar RCF precoce

- Mariana Azevedo Carvalho MD, PhD
- Lisandra Stein Bernardes, MD, PhD

INTRODUÇÃO

A restrição de crescimento intrauterina (RCF) ocorre quando o feto não atinge seu potencial de crescimento, e afeta em média 8% das gestações, sendo a causa responsável por 30% dos natimortos[1]. A melhor maneira de identificar a RCF ainda está para ser determinada, mas enquanto isso não é definido, o melhor método para condução clínica dos casos de restrição é usar o limiar abaixo do percentil 10 do peso fetal estimado no ultrassom. Diferentes causas podem levar os fetos a ter peso estimado abaixo do percentil 10 no ultrassom, sendo a insuficiência placentária o fator causal de uma grande parcela dos fetos com RCF, contudo um outro grupo de fetos pequenos não tem envolvimento placentário[2]. Infelizmente, a detecção pré-natal dos fetos pequenos ainda é muito baixa, sendo por volta de 26% em meados da década de 80[3], e mesmo com a evolução dos métodos diagnósticos, as taxas de detecção não melhoraram, girando em torno de 10 a 36%[4]. Em países nos quais o ultrassom de terceiro trimestre para monitorar o crescimento fetal faz parte do cuidado pré-natal universal, ou seja, é realizado tanto em gravidezes de baixo risco como nas de alto risco, as taxas de detecção também são baixas[5]. A importância da correta identificação e seguimento de fetos pequenos no ultrassom têm o objetivo de aumentar as chances de sobrevida e melhorar os desfechos perinatais. Um grande estudo envolvendo 92.218 gestações mostrou uma taxa de natimortos em casos detectados *versus* não detectados de RCF, respectivamente, de 9,7 *versus* 18,9/1.000[6].

A RCF pode ser dividida em dois subgrupos, a de aparecimento precoce, antes de 32 semanas, ou tardio, após 32 semanas. Em 2014, Figueras e Gratacos propuseram esta diferenciação entre RCF de início precoce e tardio com o objetivo de melhor comparar as pesquisas sobre RCF e para ajudar as equipes médicas a compreender melhor as diferentes apresentações da doença (Tabela 1). Foi proposto ainda um modelo de manejo clínico para cada um dos grupos com o objetivo de melhor conduzir essas gestações[7]. Quanto à definição da RCF precoce, o estudo de Gordjin e colaboradores teve como um dos objetivos avaliar o consenso entre experts do campo de RCF de qual seria a melhor definição para a mesma através da aplicação do protocolo Delphi. Os três parâmetros considerados mais importantes foram: medida da circunferência abdominal, peso estimado e o índice de pulsatilidade da artéria umbilical, e os limiares desses parâmetros utilizados para definir a RCF precoce isoladamente foram circunferência abdominal ou peso fetal abaixo do percentil 3, ou fluxo diastólico ausente da artéria umbilical[8].

A RCF de aparecimento precoce é responsável por cerca de 30% dos casos de RCF; tem normalmente um padrão típico de evolução de deterioração dos parâmetros de vitalidade, começando com alterações na artéria umbilical e progredindo para alterações no ducto venoso e, por último, com alterações no perfil biofísico fetal, levando à indicação de parto prematuro. Além disso, a RCF de aparecimento precoce tem maior associação com pré-eclâmpsia e mortalidade neonatal[9].

Tabela 1. Resumo das principais diferenças entre RCF precoce e tardia

RCF precoce (1 – 2%)	RCF tardia (3 – 5%)
Desafio: acompanhamento	Desafio: diagnóstico
Doença placentária: grave (artéria umbilical anormal, alta associação com pré-eclâmpsia)	Doença placentária: leve (artéria umbilical normal, baixa associação com pré-eclâmpsia)
Hipóxia ++ : adaptação cardiovascular sistêmica	Hipóxia +/- : adaptação cardiovascular central
Feto imaturo = alta tolerância à hipóxia	Feto maduro = baixa tolerância à hipóxia
Alta mortalidade e morbidade; baixa prevalência	Baixa mortalidade (mas causa comum de natimorto tardio); desfecho desfavorável à longo prazo; afeta grande parte das gestações

Fonte: elaborada pelas autoras com base em Figueras e Gratacó (2014)[7].

DIAGNÓSTICO

Diferentes fatores podem levar à RCF precoce, sendo a insuficiência placentária a principal causa. Nesses casos, a RCF precoce está associada ao aparecimento da pré-eclâmpsia em até 50% dos casos, e cursa normalmente com alteração do doppler da artéria umbilical[10]. Além disso, outras doenças maternas como Hipertensão Arterial Crônica (HAC), Diabetes Mellitus pré-gestacional (DMG) e Síndrome do Anticorpo Antifosfolípide (SAF) também podem cursar com insuficiência placentária. Além de insuficiência placentária, infecções, síndromes gênicas, aneuploidias e malformações estruturais também podem cursar com RCF precoce[11]. A importância da correta identificação da causa que levou à RCF é para propiciar o tratamento quando possível, para o adequado aconselhamento da família e para a organização do seguimento da gestação.

A primeira etapa da investigação deve ser através da realização da anamnese da gestante e exame físico. É importante questionar sobre a presença de doenças maternas, sobre o uso de medicamentos, tabagismo, uso de álcool ou drogas, antecedentes obstétricos como abortos, óbitos fetais ou gestação anterior com RCF. Em relação às doenças maternas, é importante ressaltar que a SAF não deve ser investigada de rotina diante de uma gestação com RCF, mas apenas quando há antecedente de trombose vascular ou mau passado obstétrico (3 ou mais abortos iniciais, perda fetal após 10 sem feto morfologicamente normal, ou ocorrência de parto antes de 34 semanas por pré-eclâmpsia ou por insuficiência placentária)[12].

A segunda etapa é a realização de um ultrassom morfológico detalhado, independente da idade gestacional, para a exclusão de malformações estruturais e/ou de marcadores sugestivos de aneuploidias ou síndromes gênicas. Sabe-se que, aproximadamente, 10% dos fetos com RCF tem malformações associadas e que o contrário também é verdadeiro, entre 20 e 60% dos fetos com malformações tem RCF associada[13]. Um exemplo clássico é a gastrosquise em que a RCF pode estar presente em um terço dos casos[14]. Há ainda as osteocondrodisplasias, que é um grupo bastante heterogêneo com mais de 461 tipos de desordens descritas na última classificação de 2019[15], sendo que algumas das displasias esqueléticas podem cursar com acometimento significativo de ossos longos e/ou de outros ossos do esqueleto de maneira grave e precoce associado muitas vezes ao crânio de tamanho normal ou macrocrania (ex: displasia tanatofórica, acondrogênese), por isso é importante a detalhada avaliação da morfologia e das medidas do crescimento fetal, para a correta diferenciação das causas da RCF.

Outra etapa da investigação é a avaliação do morfológico de primeiro trimestre para verificar qual era a estimativa de risco para as trissomias do 21 e 18, que podem estar associadas aos quadros de RCF. Em relação ao morfológico de segundo trimestre, deve-se observar se há marcadores associados ao maior risco de síndromes genéticas como prega nucal aumentada (> 6 mm), osso nasal ausente ou hipoplásico, perfil anormal, retrognatismo, dentre outros. Outro detalhe importante é identificar pelos exames de ultrassom anteriores quando a RCF iniciou. Por último, é importante avaliar no ultrassom o aspecto da placenta, pois a presença de hiperecogenicidade e cistos pode estar associada ao quadro de triploidia e mola parcial.

A quarta etapa da investigação é avaliar a possibilidade de acometimento infeccioso como causa da RCF. Deve-se perguntar ativamente para a paciente se ela apresentou algum quadro de gripe ou resfriado ou rash cutâneo durante a gestação e em qual período, assim como questionar se ela possui contato próximo com crianças na fase escolar. Faz parte da investigação também checar as sorologias realizadas durante gestação e no período pré-concepcional, quando houver, e verificar se há algum sinal sugestivo de soroconversão nos exames. Além disso, é imprescindível em todo caso de RCF, procurar outros sinais ultrassonográficos de acometimento fetal como, por exemplo, hepatoesplenomegalia, lesões de sistema nervoso central (ventriculomegalia, hemorragia periventricular, cistos no sistema ventricular, lesões hiperecogênicas no parênquima cerebral, etc), calcificações hepáticas, ascite, intestino hiperecogênico, placenta espessada ou calcificações placentárias. A RCF pode ser um sinal relacionado à maioria dos agentes infecciosos como citomegalovírus, toxoplasmose, rubéola, entre outros. Quando há suspeita de soroconversão, deve ser oferecida a pesquisa do agente infeccioso (PCR) no líquido amniótico por amniocentese. A realização da amniocentese deve ocorrer no mínimo 6 semanas após a suspeita da soroconversão, pois antes desse período há a possibilidade de falsos negativos.

Em relação à indicação da amniocentese diagnóstica para casos de RCF precoce, ela deve ser oferecida em alguns casos específicos. As indicações seriam: RCF simétrica de aparecimento antes das 24 semanas, suspeita de soroconversão materna de agente infeccioso associado à RCF ou sinais ultrassonográficos sugestivos de infecção fetal; presença de malformações, presença de marcadores ultrassonográficos para aneuploidia e alterações da morfologia placentária[16]. Os testes oferecidos deveriam ser o de cariótipo e, caso resultado seja normal, o ideal é ser complementado com CGH array ou SNP array. Em casos de suspeita de infecção, deve ser realizado o PCR para o agente infeccioso suspeito. É importante ressaltar que quando a RCF for isolada e associada às alterações de doppler da artéria umbilical, a causa mais provável é a insuficiência placentária e, nesses casos, o risco de aneuploidia é muito baixo (Tabelas 2, 3 e 4), não sendo indicado a investigação genética rotineiramente[16].

TRATAMENTO

Não existe ainda um tratamento para a RCF precoce de um modo geral, o que é possível no momento é identificar corretamente as causas, e tratar as que são possíveis.

A RCF precoce causada por infecção pode ter como benefício o tratamento a depender do agente infeccioso. Em relação à toxoplasmose, o tratamento deve ser instituído após o resultado positivo do PCR, e já foi comprovado a redução dos sinais clínicos da doença na infância de 41 *versus* 17% em casos não tratados *versus* tratados[17]. Em relação à infecção por citomegalovírus, o tratamento com valaciclovir tem mostrado recentes avanços. Um estudo de 2016 mostrou que o uso de valaciclovir (8 gramas por dia) após comprovação do PCR positivo para citomegalovírus no líquido amniótico até o parto foi associado a uma maior proporção de pacientes assintomáticos no nascimento, (82%), correspondente a 640 neonatos, do que em uma coorte histórica não tratada (43%)[18].

As causas de RCF associadas às doenças maternas crônicas (Hipertensão Arterial Crônica ou Diabetes Mellitus, etc) ou as de aparecimento durante a gestação como a pré-eclâmpsia, devem ser manejadas adequadamente para propiciar o melhor controle da doença, e consequentemente, do bem-estar fetal.

Tabela 2. Etapas da investigação da RCF precoce	
Anamnese	Doenças maternas ou de aparecimento na gestação Medicamentos Tabagismo/álcool/drogas Antecedentes obstétricos (aborto, óbito fetal, feto com RCF anterior)
Ultrassom morfológico detalhado	Malformação Marcadores para aneuploidias ou síndromes gênicas Doppler das artérias uterinas Doppler da artéria umbilical e cerebral média Avaliação da placenta (aspecto, cistos)
Avaliação de exames anteriores	Morfológico de primeiro trimestre (TN, marcadores, risco) Morfológico de segundo trimestre Avaliar idade gestacional do aparecimento da RCF
Causa infecciosa	Investigar quadro gripal ou rash cutâneo Verificação das sorologias Sinais ultrassonográficos de acometimento fetal

Tabela 3. Amniocentese diagnóstica na RCF precoce		
Exames	Cariótipo e/ou CGH/SNP array	PCR para agente infeccioso
Indicação dos exames	RCF de início abaixo de 24 semanas Presença de malformações Presença de marcadores para aneuploidias Alterações da morfologia placentária	Soroconversão na gestação Sinais ultrassonográficos sugestivos de infecção

Fonte: elaborada pelas autoras com base nos dados da pesquisa realizada.

Tabela 4. Pesquisa de infecção na RCF precoce	
	Sorologias: IgG e IgM
RCF isolada	Citomegalovírus Toxoplasmose Rubéola Sífilis Herpes vírus
RCF + cardiomegalia ou derrame cavitário ou hidropsia	Parvovírus Cocsackie (enterovírus) Epstein Barr

Fonte: elaborada pelas autoras com base nos dados da pesquisa realizada.

CONSIDERAÇÕES FINAIS

Pode-se observar que diversas causas estão associadas à RCF precoce, e que para a correta caracterização da causa, é imprescindível a realização de adequada anamnese, realização dos exames ultrassonográficos e verificação dos resultados por profissional qualificado para a exclusão de malformações ou outros sinais de alterações genéticas, a investigação de possíveis infecções e a avaliação do doppler das artérias umbilicais, cerebral média, uterinas e do ducto venoso quando indicado. A presença da RCF isolada associada à alteração de doppler sugere como causa principal a insuficiência placentária.

O seguimento adequado da gestação com RCF precoce é com exames de vitalidade periódicos, sendo a frequência definida de acordo com a gravidade, o que propicia indicar o parto no momento adequado e encontrar o equilíbrio entre os riscos de deixar o feto no ambiente intrauterino e as complicações da prematuridade. É essencial ainda o planejamento do hospital ou maternidade onde o parto ocorrerá, que deve ter equipe neonatal preparada para o atendimento do recém-nascido. Por último, é importante o seguimento da gestação por uma equipe multidisciplinar (obstetra, especialista em medicina fetal, psicólogo e neonatologista) para propiciar o acolhimento da família e diminuir o impacto que a RCF precoce traz para ela.

REFERÊNCIAS BIBLIOGRÁFICAS

1. Lawn JE, Blencowe H, Pattinson R, Cousens S, Kumar R, Ibiebele I, et al. Stillbirths: Where? When? Why? How to make the data count? Lancet. 2011;377(9775):1448-63.
2. Figueras F, Gratacos E. An integrated approach to fetal growth restriction. Best Pract Res Clin Obstet Gynaecol. 2017;38:48-58.
3. Hepburn M, Rosenberg K. An audit of the detection and management of small-for-gestational age babies. Br J Obstet Gynaecol. 1986;93(3):212-6.

4. Chauhan SP, Beydoun H, Chang E, Sandlin AT, Dahlke JD, Igwe E, et al. Prenatal detection of fetal growth restriction in newborns classified as small for gestational age: correlates and risk of neonatal morbidity. Am J Perinatol. 2014;31(3):187-94.
5. Monier I, Blondel B, Ego A, Kaminiski M, Goffinet F, Zeitlin J. Poor effectiveness of antenatal detection of fetal growth restriction and consequences for obstetric management and neonatal outcomes: a French national study. BJOG. 2015;122(4):518-27.
6. Gardosi J, Madurasinghe V, Williams M, Malik A, Francis A. Maternal and fetal risk factors for stillbirth: population based study. BMJ. 2013;346:f108.
7. Figueras F, Gratacós E. Update on the diagnosis and classification of fetal growth restriction and proposal of a stage-based management protocol. Fetal Diagn Ther. 2014;36(2):86-98.
8. Gordijn SJ, Beune IM, Thilaganathan B, Papageorghiou A, Baschat AA, Baker PN, et al. Consensus definition of fetal growth restriction: a Delphi procedure. Ultrasound Obstet Gynecol. 2016;48(3):333-9.
9. Baschat AA, Cosmi E, Bilardo CM, Wolf H, Berg C, Rigano S, et al. Predictors of neonatal outcome in early-onset placental dysfunction. Obstet Gynecol. 2007;109(2 Pt 1):253-61.
10. Turan OM, Turan S, Gungor S, Berg C, Moyano D, Gembruch U, et al. Progression of Doppler abnormalities in intrauterine growth restriction. Ultrasound Obstet Gynecol. 2008;32(2):160-7.
11. Spencer R, Ambler G, Brodszki J, Diemert A, Figueras F, Gratacós E, et al. EVERREST prospective study: a 6-year prospective study to define the clinical and biological characteristics of pregnancies affected by severe early onset fetal growth restriction. BMC Pregnancy Childbirth. 2017;17(1):43.
12. Miyakis S, Lockshin MD, Atsumi T, Branch DW, Brey RL, Cervera R, et al. International consensus statement on an update of the classification criteria for definite antiphospholipid syndrome (APS). J Thromb Haemost. 2006;4(2):295-306.
13. Mendez H. Introduction to the study of pre- and postnatal growth in humans: a review. Am J Med Genet. 1985;20(1):63-85.
14. 1Nelson DB, Martin R, Twickler DM, Santiago-Munoz PC, McIntire DD, Dashe JS. Sonographic Detection and Clinical Importance of Growth Restriction in Pregnancies With Gastroschisis. J Ultrasound Med. 2015;34(12):2217-23.
15. Mortier GR, Cohn DH, Cormier-Daire V, Hall C, Krakow D, Mundlos S, et al. Nosology and classification of genetic skeletal disorders: 2019 revision. Am J Med Genet A. 2019;179(12):2393-419.
16. Sagi-Dain L, Peleg A, Sagi S. Risk for chromosomal aberrations in apparently isolated intrauterine growth restriction: A systematic review. Prenat Diagn. 2017;37(11):1061-6.
17. Wallon M, Peyron F, Cornu C, Vinault S, Abrahamowicz M, Kopp CB, et al. Congenital toxoplasma infection: monthly prenatal screening decreases transmission rate and improves clinical outcome at age 3 years. Clin Infect Dis. 2013;56(9):1223-31.
18. Leruez-Ville M, Ghout I, Bussières L, Stirnemann J, Magny JF, Couderc S, et al. In utero treatment of congenital cytomegalovirus infection with valacyclovir in a multicenter, open-label, phase II study. Am J Obstet Gynecol. 2016;215(4):462.e1-.e10.

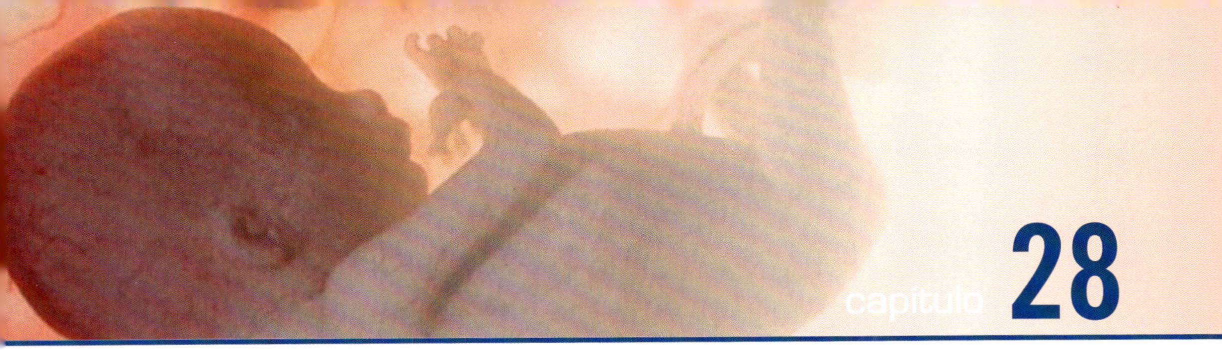

capítulo 28

Importância da relação cerebroplacentária na restrição de crescimento fetal

▶ Alessandra Cristina Marcolin

INTRODUÇÃO

Na maioria dos casos, restrição do crescimento fetal (RCF) é a manifestação clínica da disfunção placentária. Os desafios mais relevantes no manejo de uma gestação complicada pela RCF são a identificação do feto com maior risco de resultado adverso, quais métodos propedêuticos podem ser utilizados para garantir uma vigilância fetal apropriada e o momento oportuno da resolução da gestação[1-3].

Conceitualmente, feto com restrição de crescimento é aquele que não atingiu seu potencial genético de desenvolvimento. Como este é um conceito difícil de estabelecer, o peso fetal estimado (PFE) tem sido utilizado para avaliar crescimento, com relevantes limitações ao adotá-lo como parâmetro[4]. O diagnóstico definitivo da RCF é dado pela ultrassonografia obstétrica (USO) e análise de múltiplos parâmetros fetais. As diretrizes da maioria das sociedades de Ginecologia e Obstetrícia sugerem que um feto deva ser considerado restrito quando suas dimensões, especificamente circunferência abdominal (CA) e/ou PFE, se encontram abaixo do limite inferior da normalidade para uma dada IG. O limite mais comumente utilizado na prática obstétrica é o percentil (p) 10, pois é o que demonstra as maiores sensibilidade e especificidade para o diagnóstico[5]. A escolha do PFE abaixo do p10, 5 ou 3 aumenta, nessa ordem, a especificidade da identificação da RCF. No entanto, ainda há grande discordância no estabelecimento dos critérios diagnósticos para RCF[3].

O uso de percentil menor para PFE e/ou CA (<p3) ou de uma velocidade de crescimento reduzida aumenta a probabilidade de identificar a ver-

dadeira RCF. Contudo, há a desvantagem de não se diagnosticar formas menos graves de RCF ainda com risco de deterioração ou morte fetal[6,7]. Por este motivo, alguns autores sugerem utilização da associação de PFE e/ou CA com parâmetros ecográficos funcionais, que sugiram insuficiência placentária, representados pela dopplervelocimetria (DP)[5,8]. Essa conduta assegura maior especificidade no diagnóstico da RCF e, desse modo, aumenta a identificação do feto com maior risco de resultados adversos perinatais.

RCF NO CONTEXTO DA INSUFICIÊNCIA PLACENTÁRIA

O diagnóstico da RCF por meio da utilização de parâmetros biométricos mais graves e/ou associação com DP é muito lógico, pois em 80% dos casos a etiologia é insuficiência placentária[3,9,10]. Nessa situação, frequentemente, há DP anormal na artéria uterina (AUT) materna refletindo má adaptação placentária, com permanência de alta resistência ao fluxo e incisuras protodiastólicas no sonograma. Devido à falha no desenvolvimento ou oclusão vascular na placenta, a perfusão sanguínea é anormal na vilosidade fetal, sendo representada por altos índices de impedância na artéria umbilical (AU), com redução progressiva da velocidade diastólica proporcional ao grau de dano vascular. Essa deficiência no leito placentário leva a trocas gasosas insuficientes, com consequente hipoxemia/acidose fetal. Essas alterações metabólicas suscitam redistribuição hemodinâmica no feto, a fim de priorizar a perfusão de órgãos essenciais à sua sobrevivência. Nesse processo, há aumento na resistência periférica e consequente aumento da pós-carga do ventrículo cardíaco direito fetal. Por outro lado, ocorre vasodilatação cerebral, identificada por meio de queda na resistência ao fluxo sanguíneo na artéria cerebral média (ACM). Quando os índices de impedância nesse vaso caem abaixo do limite inferior da normalidade, para idade gestacional (IG), há o fenômeno conhecido como centralização ou "*brain sparing*". A vasodilatação cerebral reduz a pós-carga ventricular cardíaca esquerda, permitindo que o fenômeno de redistribuição de fluxo sanguíneo no feto seja identificado pela redução da relação cerebroplacentária (RCP), mesmo antes da centralização hemodinâmica[11-13].

Com base na predominância relativa dos achados da DP, é possível reconhecer dois diferentes padrões de RCF: precoce (<32 semanas) e tardia (≥32 semanas), que variam em seus fenótipos clínicos, progressão com piora da disfunção placentária e morbimortalidade perinatal[3,9]. Por isso, a USO se apresenta como ferramenta propedêutica essencial, tanto para o diagnóstico como para seguimento dos casos de RCF.

A incidência de eventos adversos é menor que a prevalência de RCF, reforçando a hipótese de que o PFE isolado não é bom parâmetro para predizer risco perinatal. A maioria dos fetos que sofrem resultados adversos como óbito ou suspeita de asfixia intraparto não tem o diagnóstico pré-natal de RCF[14]. Esses dados reforçam a necessidade de marcadores mais precisos para detectar distúrbios de crescimento e comprometimento hipóxico fetal. Dentro deste contexto, a RCP emergiu como uma ferramenta de avaliação de fetos com maior risco de resultado adverso perinatal, tanto daqueles diagnosticados como pequenos para idade gestacional (PIG) como para aqueles com crescimento adequado[12].

IMPORTÂNCIA DA RCP NA RESTRIÇÃO DO CRESCIMENTO FETAL

A RCP é calculada a partir da divisão entre índices Doppler da ACM e AU. Embora o índice de resistência (IR) dessas artérias já tenha sido utilizado para o cálculo, recomenda-se que seja utilizado o índice de pulsatilidade (IP)[13]. A avaliação desse parâmetro permite evidenciar melhor a interação entre piora no fluxo placentário, caracterizada por redução na velocidade diastólica e aumento de resistência na AU, e resposta fetal à asfixia, representada por redução da resistência ao fluxo na ACM por vasodilatação cerebral[15-17].

Uma RCP anormal pode ocorrer em 3 cenários de DP distintos: (1) O IP da AU está acima e o da ACM está abaixo dos limites de normalidade, resultando em uma RCP anormalmente baixa; (2) O IP da AU está normal e o da ACM está reduzido, calculando-se uma RCP anormalmente baixa e (3) cenário em que a vantagem da RCP é maior ainda: IP de ambos os vasos estão dentro do normal, porém AU no limite superior e ACM no limite inferior, resultando em uma RCP anormalmente baixa[12].

Existem questionamentos sobre qual seria o melhor ponto de corte dos valores de RCP para predizer resultado adverso perinatal. No estudo de Flood et al. (2014)[13], os parâmetros ultrassonográficos de fetos com restrição do crescimento precoce foram avaliados para predizer morbidade neonatal combinada, composta por várias complicações neonatais e óbito. Os autores calcularam sensibilidade e especificidade de alguns valores de RCP para predizer o desfecho: < 1, usando IR; < 1, usando IP; <1.08, usando PI; abaixo do p5 e <0.6765 MoM. Eles demonstraram que os pontos de corte com valores fixos possuíam menores sensibilidades e maiores especificidades. Por outro lado, valores com base em percentis apresentaram exatamente o contrário. Baschat e Gembruch (2003)[11] mostraram que o valor da RCP não é constante ao longo da gestação e que a avaliação desse parâmetro deve ser realizada segundo limites de normalidade para cada IG. A tabela construída por esses autores, com valores de referência por IG, é a recomendada na atualidade.

Embora a redistribuição cerebral possa ser avaliada pelo estudo Doppler da ACM, RCP tem demonstrado maior capacidade preditiva de resultados adversos perinatais quando comparada aos índices Doppler da ACM e AU isolados, com forte associação com hipoxia intrauterina[18,19]. Esses achados têm motivado vários estudos utilizando RCP em várias subpopulações de gestantes.

Importância da RCP na RCF precoce

A RCF precoce, cujo diagnóstico se dá antes da 32ª semana, está associada a maiores anormalidades vasculares placentárias, tanto no compartimento materno quanto fetal, com DP alterada da AUT e AU, ambos achados representando má adaptação da placenta. Por isso, esses parâmetros funcionais, aliados ao déficit de crescimento, são utilizados como critérios diagnósticos para esse tipo de RCF (Tabela 1) .

Redução da velocidade diastólica na AU indica progressão do dano placentário e é o que determina a deterioração fetal[20]. Com maior perda da superfície de trocas gasosas, redistribuição hemodinâmica com centralização fetal pode estar presente ou se desenvolver como resposta cardiovascular

Tabela 1. Definições baseadas no consenso para restrição do crescimento fetal precoce e tardia na ausência de anomalias congênitas

RCF precoce: IG < 32 semanas	RCF tardia: IG ≥ 32 semanas
CA e/ou PFE < p3 ou AU com diástole zero	CA e/ou PFE < p3
OU	OU
1. CA e/ou PFE< p10 combinado com 2. IP da AUT > p95 E/OU 3. IP da AU > p95	Pelo menos dois dos seguintes achados: 1. CA e/ou PFE < p10 2. Redução de CA e/ou PFE em > 2 quartis nas curvas de crescimento 3. RCP < p5 ou IP da AU > p95

Notas: RCF: restrição do crescimento fetal; IG: idade gestacional; CA: circunferência abdominal; PFE: peso fetal estimado; p: percentil; AU: artéria umbilical; IP: índice de pulsatilidade; AUT: artéria uterina materna; RCP: relação cerebroplacentária.

Fonte: elaborada, adaptada e traduzida pela autora com base em Gordijn e cols., 2016[8].

à hipoxemia/acidose. Quando o fenômeno de redistribuição não for mais suficiente para manter a vitalidade tissular cardíaca, parâmetros anormais da DP venosa precordial podem surgir secundariamente a lesão miocárdica e essas alterações precedem anormalidades nas atividades biofísicas e morte fetal[21]. O intervalo entre diagnóstico e comprometimento cardíaco, a depender da IG, varia de 4 e 6 semanas[3].

O aparecimento mais tardio do comprometimento cardiovascular fetal não possibilita que a RCP seja utilizada como critério diagnóstico para RCF precoce. Por outro lado, esse parâmetro tem potencial para ser incluído na vigilância do feto com restrição precoce de crescimento, apesar da literatura ser escassa nessa situação. Neste grupo, uma RCP anormal está associada a maior incidência dos seguintes desfechos: (1) menor IG ao nascer, (2) menor peso ao nascer, (3) menor percentil do peso ao nascer, (4) maior taxa de cesárea por suspeita de sofrimento fetal intraparto, (5) maior taxa de Apgar< 7 no 5º minuto de vida do recém-nascido (RN), (6) maior prevalência de acidose neonatal, (7) maior taxa de admissão do RN ao centro de terapia intensiva (CTI), (8) maiores taxas de resultados neonatais adversos e morte perinatal[12,22].

Ensaios clínicos que avaliaram resultados perinatais, de acordo com o parâmetro utilizado para indicar resolução da gestação, demonstraram que essa decisão deve levar em consideração achados anormais na DP do DV e alterações nas atividades biofísicas, em especial na cardiotocografia computadorizada (cCTG)[23,24]. No entanto, os autores do ensaio clínico TRUFFLE (*Trial of Randomized Umbilical and Fetal Flow in Europe*) relataram associação de maiores *z-scores* dos IP da ACM com maior sobrevida neonatal e desenvolvimento neurológico normal aos 2 anos de idade. Análises pós-hoc dos ensaios randomizados podem ser benéficas para discernir o papel da RCP no manejo da RCF precoce[14].

Sendo assim, recomenda-se que a RCP seja incluída na USO nos casos de RCF precoce, uma vez que uma RCP anormalmente baixa pode ser um achado que identifica aqueles fetos com maiores riscos de desfechos adversos perinatais. Existem alguns protocolos de manejo descritos na literatura usados para estimar risco de hipoxemia, acidemia ou de óbito fetal, bem como a velocidade de deterioração clínica[3]. Essas estimativas são necessárias para estabelecer o intervalo apropriado das avaliações fetais e promover resolução oportuna da gestação. Geralmente, a vigilância fetal se inicia após a viabilidade do feto (24–26 semanas) e com uso de associação de métodos, incluindo DP da AU, ACM e DV, cCTG (se disponível) e análise de atividades biofísicas fetais pela USO (Tabela 2).

Importância da RCP na RCF tardia

Na RCF tardia, cujo diagnóstico ocorre após a 32ª semana, déficits de perfusão e difusão gasosa coexistem nas vilosidades fetais. Contudo, é pouco provável que a magnitude da disfunção placentária produza alterações significativas no sonograma de fluxo da AU (diástole zero ou reversa). Inclusive, é muito frequente o encontro de DP normal ou levemente alterada na AU, o que torna a DP da AU parâmetro de baixa acurácia para predizer resultado adverso perinatal[14].

Apesar da função placentária aparentemente "normal", a redistribuição hemodinâmica ocorre e resulta em redução na RCP. Como esse parâmetro amplifica numericamente o discreto aumento do IP da AU e discreta queda do IP da ACM, a RCP pode ser anormal no diagnóstico e diminuir progressivamente com piora das trocas gasosas[3]. A queda do IP da ACM abaixo do p5, documentando centralização, representa deterioração fetal e aumenta o risco de óbito[25]. Com a progressão dos distúrbios de difusão e aparecimento de acidemia, abolição de atividades biofísicas e/ou perda de variabilidade na CTG antecedem a perda fetal[9]. Portanto, se recomenda que a RCP seja incluída como critério diagnóstico da RCF tardia (Tabela 1). Entretanto, o aumento da acurácia na predição de RN PIG pode ser discreto[26].

Assim como na RCF precoce, o melhor uso da RCP está na estratificação de risco para resultado adverso perinatal de feto PIG e estabelecimento de intervalos de monitorização[17,27]. Como a maioria desses fetos tem DP normal de AU, é possível que haja a falsa ideia de que não há risco aumentado para desfechos adversos. Por isso, a RCP deve ser calculada na RCF tardia para identificar o feto de maior risco[12]. O intervalo entre uma RCP anormalmente baixa e a necessidade de resolução da gestação pode ser de várias semanas. A ocorrência de centralização hemodinâmica (IP ACM<p5) pode ser imprevisível e aumenta o risco de óbito fetal, sendo também um parâmetro que norteia os intervalos de monitorização, juntamente com a RCP[3] (Tabela 2).

Vários estudos demonstraram que a RCP pode ser um preditor de resultados adversos perinatais, em curto e longo prazo na RCF tardia. Fetos com RCP reduzida, quando comparados com aqueles com RCP normal, têm maior risco de cesárea por suspeita de asfixia intraparto, morte perinatal, acidose ao nascer, baixos índices de Apgar, morbidade neonatal combinada e admissão ao CTI neonatal, desfechos estes que podem ser ou não dependentes do peso de nascimento[7,18,22,28,29-31]. Revisões sistemáticas e metanálises demonstraram que a RCP pode ter performance superior ao IP da ACM isolado na predição desses resultados adversos[19]. Além disso, a RCP parece estar associada a

Tabela 2. Intervalos mínimos de avaliação fetal antes da detecção de parâmetros que determinem a resolução da gestação

RCF precoce	Frequência de avaliação
▪ IP AU aumentado (sem outra anormalidade)	▪ Doppler a cada 2 semanas, PBF e CTG* semanais
▪ RCP ou IP ACM reduzido	▪ Doppler, PBF e CTG* semanais
▪ AU com diástole zero	▪ Internação. Doppler, PBF e CTG* 2x/semana
▪ AU com diástole reversa, IP do DV aumentado e/ou oligoidrâmnio	▪ Internação. Doppler 3x/semana, PBF e CTG* diários
▪ DV com onda A zero ou reversa	▪ Internação. Doppler, PBF e CTG* diários (preparo para o parto)
RCF tardia	**Frequência de avaliação**
▪ IP AU aumentado (sem outra anormalidade)	Doppler, PBF e CTG semanais
▪ RCP ou IP ACM reduzido	Doppler, PBF e CTG 3x/semana

Notas: *RCF: restrição do crescimento fetal; IP: índice de pulsatilidade; AU: artéria umbilical; RCP: relação cerebroplacentária; ACM: artéria cerebral média; DV: ducto venoso; PBF: perfil biofísico fetal; CTG: cardiotocografia. **Na RCF precoce, em cenários onde há cardiotocografia computadorizada, a avaliação de parâmetros agudos por ser feita apenas por esse método.

Fonte: elaborada, adaptada e traduzida pela autora com base em Baschat, 2018[3].

comprometimento, em longo prazo, da cognição de crianças com histórico de RCF, sugerindo que fenômenos vasculares cerebrais que resultam em redistribuição hemodinâmica não são mecanismos inteiramente protetores, porém essenciais para sobrevida do feto frente à oxigenação inadequada[32].

Por todo o exposto, na RCF tardia, a RCP pode ser utilizada para identificar aquele feto PIG com maior risco de resultado adverso perinatal e portanto, deve ser incluída nos protocolos de manejo dessa intercorrência. Apesar das evidências científicas ainda serem insuficientes para respaldar a resolução da gestação quando há redistribuição hemodinâmica ou mesmo centralização na prematuridade, certamente, na RCF tardia esses parâmetros têm grande importância. Manter a gestação após o seu termo, diante do desconhecimento sobre as reais repercussões cerebrais da redistribuição, pode não ser benéfico para o feto.

Importância da RCP em fetos com crescimento adequado

Apesar de não ser do escopo desse capítulo, vale a pena apresentar alguns dados sobre o uso da RCP em gestações com fetos adequados para a idade gestacional (AIG) devido ao grande número de artigos abordando esta população.

É importante salientar que, em gestações de risco habitual com fetos AIG não se deve utilizar o estudo Doppler de rotina[33]. Contudo, como já relatado, alguns estudos mostram que PFE não é um bom indicador de bem-estar fetal[34,35]. Além disso, uma RCP anormal tem associação independente com redução da movimentação fetal[34]. É possível que a RCP seja benéfica para identificar fetos que, apesar de terem peso estimado dentro dos limites de normalidade, não conseguiram atingir seu potencial de crescimento.

A procura de marcadores de bem-estar fetal em gestações de risco habitual pode ser interessante se pensarmos que a maior parte de óbitos perinatais é de crianças AIG. Dentro deste contexto, vários trabalhos analisaram o valor da RCP nessas gestações e mostraram resultados conflitantes. A maior parte sugere associação de RCP reduzida com maiores taxas de cesárea por suspeita de asfixia intraparto e menores percentis de pesos ao nascimento[22, 36-42]. Porém, essas associações não são fortes o suficiente para evitar que uma paciente experimente a tentativa de parto vaginal se a RCP for anormal.

Críticas relevantes e coerentes são feitas quanto ao uso da RCP como preditor de resultados adversos perinatais de fetos AIG: muitos estudos são retrospectivos e de populações não selecionadas; há incertezas sobre se a redistribuição não é apenas um fenômeno adaptativo no final da gestação; a capacidade preditiva do teste é baixa para ser universal; a prevalência de eventos adversos perinatais é baixa, o que aumenta as taxas de falsos negativos; resultados falsos positivos colaboram para ocorrência de parto pré-termo iatrogênico; ainda há dúvidas sobre qual valor de corte utilizar e RCP é normal nos distúrbios agudos de difusão de gases na placenta[43]. Esses argumentos põem em dúvida a aferição da RCP no momento da admissão da parturiente para indução ou início do trabalho de parto.

Por outro lado, a RCP pode ser benéfica em identificar um subgrupo de fetos com maior risco de desenvolver asfixia intraparto e que merece vigilância rigorosa ao longo da assistência. A associação fraca de RCP reduzida e resultados adversos neonatais pode ser influenciada por fatores inerentes ao intraparto, protocolos de assistência diversos e outras intercorrências que incidem nesse momento. Além disso, fetos com pesos AIG são mais resistentes às alterações metabólicas dos períodos de hipoxia intermitente que ocorrem no intraparto, quando comparados aos fetos PIG. Logo, estudos prospectivos com metodologias consistentes e maiores casuísticas são necessários para se determinar o real papel da RCP na predição de eventos adversos perinatais em fetos com crescimento adequado, antes que essa ferramenta seja amplamente aceita e utilizada na prática clínica.

PONTOS – CHAVE

- PFE não é um bom indicador de bem-estar fetal. A maioria dos fetos que sofrem resultados adversos, como óbito ou suspeita de asfixia intraparto, não tem diagnóstico pré-natal de RCF;
- A RCP emergiu como um método de identificação do feto com restrição de crescimento com maior risco de resultado adverso perinatal;

- RCP é a divisão entre os IP da ACM e AU. Como esse parâmetro não é constante ao longo da gestação, sua avaliação deve ser realizada segundo limites de normalidade por IG[11];
- A RCF precoce (<32 semanas) está associada a anormalidades vasculares placentárias mais graves, tanto no compartimento materno quanto fetal. O aparecimento de redistribuição hemodinâmica fetal é mais tardio, impedindo que a RCP seja utilizada como critério diagnóstico[8];
- Na RCF precoce, uma RCP anormalmente baixa está associada a menores pesos e piores condições da criança ao nascer, maiores taxas de cesárea por suspeita de asfixia intraparto e resultado adverso perinatal. Por isso, esse parâmetro pode ser incluído na vigilância fetal. Entretanto, a DP da AU e DV ainda são os parâmetros utilizados para determinar o momento oportuno do parto;
- Na RCF tardia (> 32 semanas), déficits de perfusão e difusão gasosa coexistem nas vilosidades fetais, podendo haver DP normal da AU. Nesse caso, redistribuição hemodinâmica logo ocorre e resulta em redução da RCP. Portanto, se recomenda que esse parâmetro seja incluído como critério diagnóstico da RCF tardia[8];
- A RCP pode ser utilizada em protocolos para estratificar risco perinatal e estabelecer intervalos de monitorização na RCF tardia. A ocorrência de centralização hemodinâmica pode ser imprevisível e aumenta o risco de cesárea por suspeita de asfixia intraparto e resultados adversos perinatais, incluindo óbito;
- É possível que a RCP possa identificar um subgrupo de fetos AIG com maior risco de desenvolver asfixia intraparto e que merece vigilância rigorosa, apesar da associação de RCP anormal e resultados adversos neonatais ser fraca. Argumentos relevantes põem em dúvida o papel da RCP no momento da admissão da parturiente para indução ou início do trabalho de parto, limitando sua aceitação e uso na prática clínica nos dias atuais.

REFERÊNCIAS BIBLIOGRAFIA

1. Boers KE, Vijgen SM, Bijlenga D, et al. Induction *versus* expectant monitoring for intrauterine growth restriction at term: randomised equivalence trial (DIGITAT). BMJ 2010; 341:c7087.
2. Lees C, Marlow N, Arabin B, et al. Perinatal morbidity and mortality in early-onset fetal growth restriction: cohort outcomes of the trial of randomized umbilical and fetal flow in Europe (TRUFFLE). Ultrasound Obstet Gynecol 2013; 42:400e8.
3. Baschat AA. Planning management and delivery of the growth-restricted fetus. Best Pract Res Clin Obstet Gynaecol 2018; 49:53-65.

4. Figueras F, Caradeux J, Crispi F, et al. Diagnosis and surveillance of late-onset fetal growth restriction. Am J Obstet Gynecol 2018; 218(2S): S790-S802.e1.
5. McCowan LM, Figueras F, Anderson NH. Evidence-based national guidelines for the management of suspected fetal growth restriction: comparison, consensus, and controversy. Am J Obstet Gynecol 2018; 218(2S):S855-S868.
6. Unterscheider J, Daly S, Geary MP, et al. Optimizing the definition of intrauterine growth restriction: the multicenter prospective PORTO Study. Am J Obstet Gynecol 2013; 208:290. e1-6.
7. Khalil A, Morales-Roselló J, Townsend R, et al. Value of third-trimester cerebroplacental ratio and uterine artery Doppler indices as predictors of stillbirth and perinatal loss. Ultrasound Obstet Gynecol 2016; 47:74e80.
8. Gordijn SJ, Beune IM, Thilaganathan B, et al. Consensus definition of fetal growth restriction: a Delphi procedure. Ultrasound Obstet Gynecol 2016; 48(3):333-9.
9. Seravalli V, Baschat AA. A uniform management approach to optimize outcome in fetal growth restriction. Obstet Gynecol Clin North Am 2015; 42(2):275-88.
10. Figueras F, Gratacós E. The integrated approach to fetal growth restriction. Best Pract Res Clin Obstet Gynaecol 2017; 38:48-58.
11. Baschat AA, Gembruch U. The cerebroplacental Doppler ratio revisited. Ultrasound Obstet Gynecol 2003; 21:124-7.
12. DeVore GR. The importance of the cerebroplacental ratio in the evaluation of fetal well-being in SGA and AGA fetuses. Am J Obstet Gynecol 2015; 213(1):5-15.
13. Flood K, Unterscheider J, Daly S, et al. The role of brain sparing in the prediction of adverse outcomes in intrauterine growth restriction: results of the multicenter PORTO Study. Am J Obstet Gynecol 2014; 211(3): 288.e1-5.
14. Kalafat E, Khalil A. Clinical significance of cerebroplacental ratio. Curr Opin Obstet Gynecol 2018; 30(6):344-354.
15. Arias F. Accuracy of the middle-cerebral-to-umbilical- artery resistance index ratio in the prediction of neonatal outcome in patients at high risk for fetal and neonatal complications. Am J Obstet Gynecol 1994; 171:1541-5.
16. Ebbing C, Rasmussen S, Kiserud T. Middle cerebral artery blood flow velocities and pulsatility index and the cerebroplacental pulsatility ratio: longitudinal reference ranges and terms for serial measurements. Ultrasound Obstet Gynecol 2007; 30:287-96.
17. Morales-Roselló J, Khalil A, Morlando M, et al. Changes in fetal Doppler indices as a marker of failure to reach growth potential at term. Ultrasound Obstet Gynecol 2014; 43:303-10.
18. Conde-Agudelo A, Villar J, Kennedy SH, et al. Predictive accuracy of cerebroplacental ratio for adverse perinatal and neurodevelopmental outcomes in suspected fetal growth restriction: systematic review and meta-analysis. Ultrasound Obstet Gynecol 2018; 52(4):430-441.
19. Vollgraff Heidweiller-Schreurs CA, De Boer MA, Heymans MW, et al. Prognostic accuracy of cerebroplacental ratio and middle cerebral artery Doppler for adverse perinatal outcome: systematic review and meta-analysis. Ultrasound Obstet Gynecol 2018; 51(3):313-322.
20. Turan OM, Turan S, Gungor S, et al. Progression of Doppler abnormalities in intrauterine growth restriction. Ultrasound Obstet Gynecol 2008; 32:160e7.
21. Crimmins S, Desai A, Block-Abraham D, et al. A comparison of Doppler and biophysical findings between liveborn and stillborn

growth-restricted fetuses. Am J Obstet Gynecol 2014; 211:669. e1-10.

22. Moreta D, Vo S, Eslick GD, et al. Re-evaluating the role of cerebroplacental ratio in predicting adverse perinatal outcome. Eur J Obstet Gynecol Reprod Biol 2019; 242:17-28.
23. Ganzevoort W, Mensing Van Charante N, et al. How to monitor pregnancies complicated by fetal growth restriction and delivery before 32 weeks: post-hoc analysis of TRUFFLE study. Ultrasound Obstet Gynecol 2017; 49(6):769-777.
24. Ganzevoort W, Thornton JG, Marlow N, et al. Comparative analysis of 2-year outcomes in GRIT and TRUFFLE trials. Ultrasound Obstet Gynecol 2020; 55(1):68-74.
25. Oros D, Figueras F, Cruz-Martinez R, et al. Longitudinal changes in uterine, umbilical and fetal cerebral Doppler indices in late-onset small-for-gestational age fetuses. Ultrasound Obstet Gynecol 2011; 37:191e5.
26. Rial-Crestelo M, Martinez-Portilla RJ, Cancemi A, et al. Added value of cerebroplacental ratio and uterine artery Doppler at routine third trimester screening as a predictor of SGA and FGR in non-selected pregnancies. J Matern Fetal Neonatal Med 2019; 32(15):2554-2560.
27. Khalil A, Morales-Rosello J, Khan N, et al. Is cerebroplacental ratio a marker of impaired fetal growth velocity and adverse pregnancy outcome? Am J Obstet Gynecol 2017; 216:606.e1–606.e10.
28. Morales-Rosello J, Khalil A, Morlando M, et al. Poor neonatal acid-base status in term fetuses with low cerebroplacental ratio. Ultrasound Obstet Gynecol 2015; 45:156–161.
29. Figueras F, Savchev S, Triunfo S, et al. An integrated model with classification criteria to predict small-for-gestational-age fetuses at risk of adverse perinatal outcome. Ultrasound Obstet Gynecol 2015; 45:279-85.
30. Kalafat E, Morales-Rosello J, Thilaganathan B, et al. Risk of operative delivery for intrapartum fetal compromise in small-for-gestational-age fetuses at term: an internally validated prediction model. Am J Obstet Gynecol 2018; 218:134.e1–134.e8.
31. Kalafat E, Morales-Rosello J, Thilaganathan B, et al. Risk of neonatal care unit admission in small for gestational age fetuses at term: a prediction model and internal validation. J Matern Fetal Neonatal 2019; 32(14):2361-2368.
32. Bellido-Gonzalez M, Diaz-Lopez MA, Lopez-Criado S, et al. Cognitive functioning and academic achievement in children aged 6–8 years born at term after intrauterine growth restriction and fetal cerebral redistribution. J Pediatr Psychol 2017; 42:345–354.
33. Alfirevic Z, Stampalija T, Medley N. Fetal and umbilical Doppler ultrasound in normal pregnancy. Cochrane Database Syst Rev 2015; 4:CD001450.
34. Binder J, Monaghan C, Thilaganathan B, et al. Reduced fetal movements and cerebroplacental ratio: evidence for worsening fetal hypoxemia. Ultrasound Obstet Gynecol 2018; 51:375–380.
35. Monaghan C, Binder J, Thilaganathan B, et al. Perinatal loss at term: role of uteroplacental and fetal Doppler assessment. Ultrasound Obstet Gynecol 2018; 52:72–77.
36. Ropacka-Lesiak M, Korbelak T, Swider--Musielak J, et al. Cerebroplacental ratio in prediction of adverse perinatal outcome and fetal heart rate disturbances in uncomplicated pregnancy at 40 weeks and beyond. Arch Med Sci 2015; 11:142–148.
37. Prior T, Paramasivam G, Bennett P, et al. Are fetuses that fail to achieve their growth potential at increased risk of intrapartum compromise? Ultrasound Obstet Gynecol 2015; 46:460–464.

38. Atabay I, Kose S, Cagliyan E, et al. A prospective cohort study on the prediction of fetal distress and neonatal status with arterial and venous Doppler measurements in appropriately grown term fetuses. Arch Gynecol Obstet 2017; 296:721–730.

39. Bligh LN, Alsolai AA, Greer RM, et al. Prelabour screening for intrapartum fetal compromise in low risk pregnancies at term: cerebroplacental ratio and placental growth factor. Ultrasound Obstet Gynecol 2018; 52(6):750-756.

40. Fratelli N, Mazzoni G, Maggi C, et al. Cerebroplacental ratio before induction of labour in normally grown fetuses at term and intrapartum fetal compromise. Eur J Obstet Gynecol Reprod Biol 2018; 227:78–80.

41. Chainarong N, Petpichetchian C. The relationship between intrapartum cerebroplacental ratio and adverse perinatal outcomes in term fetuses. Eur J Obstet Gynecol Reprod Biol 2018; 228:82–86.

42. Dall'Asta A, Ghi T, Rizzo G, et al. Cerebroplacental ratio assessment in early labor in uncomplicated term pregnancy and prediction of adverse perinatal outcome: prospective multicenter study. Ultrasound Obstet Gynecol 2019; 53(4):481-487.

43. Kumar S, Figueras F, Ganzevoort W, et al. Using cerebroplacental ratio in non-SGA fetuses to predict adverse perinatal outcome: caution is required. Ultrasound Obstet Gynecol 2018; 52(4):427-429.

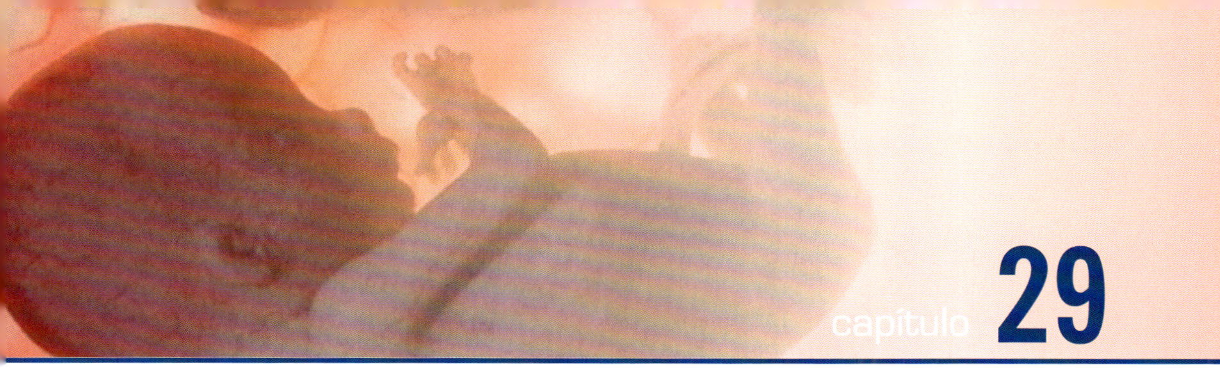

capítulo 29

Planejamento do parto na RCF

▸ Ana Carolina Rabachini Caetano

INTRODUÇÃO

Os maiores desafios no manejo da restrição do crescimento fetal (RCF) são o diagnótico preciso dos fetos com risco de desfechos perinatais adversos, a prevenção do óbito fetal e o momento do parto[1]. Como ainda não há tratamento efetivo para reverter ou interromper a progressão da insuficiência placentária, a avaliação da vitalidade fetal e a decisão do momento do parto são as principais estratégias no manejo desses fetos[2].

QUANDO REALIZAR O PARTO NA RESTRIÇÃO DO CRESCIMENTO FETAL?

A maioria dos protocolos de manejo da RCF disponíveis na literatura sugere a utilização de uma combinação de métodos na avaliação de vitalidade fetal com o intuito de postergar a resolução da gestação, com segurança, para IG mais avançada e melhor maturidade pulmonar fetal, minimizando os riscos de morbimortalidade neonatal por complicações da prematuridade. A combinação de múltiplos testes na avaliação da vitalidade fetal, tais como avaliação de biometria, volume de líquido amniótico, cardiotocografia, perfil biofísico fetal e dopplervelocimetria placentária e fetal, melhora a predição de acidemia e óbito fetal, quando comparada a testes isolados[3]. A decisão do momento do parto é frequentemente baseada na idade gestacional, etiologia da restrição de crescimento, grau de comprometimento da vitalidade, além da experiência da equipe e recursos tecnológicos disponíveis para avaliação do feto e tratamento do neonato, devendo o parto preferencialmente ser realizado em um hospital terciário[4]. Porém, como para outros aspectos relacionados à RCF, falta consenso na literatura sobre o momento apropriado para resolução da gestação. Revisaremos a seguir alguns ensaios clínicos que tentam elucidar essa questão.

Um ensaio clínico intitulado *The Growth Restriction Intervention Trial* randomizou aleatoriamente gestantes com RCF entre 24 e 36 semanas em dois grupos, de parto imediato (n=296) e de conduta expectante (n=292), quando os obstetras estavam na dúvida sobre quando indicar o parto. Dessas pacientes, 40% tinha diástole zero ou reversa no Doppler da artéria umbilical. O grupo de parto imediato teve menos óbitos fetais (2 vs. 9 do grupo expectante). Quando comparamos as taxas totais de óbitos neonatais e sequelas graves aos 2 anos de idade, o grupo de parto imediato teve uma porcentagem de 19% contra 16% no grupo expectante, sem diferença estatisticamente significante [OR 1,1, (0·7-1·8)], porém quando analisamos os dados de gestações abaixo de 31 semanas, os resultados foram de 13% no grupo de resolução imediata contra 5% no grupo expectante[5]. Esses dados sugerem que a conduta expectante de fetos restritos muito prematuros, quando há dúvidas sobre o momento da realização do parto, resulta em mais óbitos fetais, mas que o parto imediato resultou em um maior número de óbitos neonatais e que nenhuma das duas condutas produziu um melhor prognóstico neurológico[5,6].

A maioria dos estudos sobre idade gestacional do parto está dividida entre parto abaixo de 34 semanas (compreendendo em sua grande maioria os casos de RCF precoce) e acima de 34 semanas. Para facilitar a análise, manteremos essa divisão didática.

Parto abaixo de 34 semanas

O estudo TRUFFLE, *trial of randomized umbilical and fetal flow in Europe* avaliou os resultados perinatais e até os 2 anos de idade de fetos com RCF precoce. Foram selecionadas pacientes entre 26-32 semanas com fetos únicos com circunferência abdominal abaixo do percentil 10 e índice do doppler da artéria umbilical acima do percentil 95. As pacientes foram dividas em três grupos de momento de indicação do parto, de acordo com diferentes estratégias de avaliação de vitalidade fetal, como redução da variação de curto prazo na cardiotocografia computadorizada, alteração precoce do Doppler do DV (percentil 95) e alteração tardia do doppler do DV (onda a zero). A maioria das crianças teve seu parto indicado por motivos diferentes das alterações que indicavam o parto em cada grupo (indicações maternas ou outras indicações fetais).

Os grupos que se baseavam no Doppler do DV utilizavam a cardiotocografia como critério de segurança, enquanto no grupo da cardiotocografia não foi aplicado critério de segurança com o Doppler do DV. O grupo da redução da variabilidade de curto prazo na cardiotocografia teve um pior resultado (77%), em relação à sobrevida sem sequelas aos dois anos de idade, quando comparada aos dois grupos em conjunto do Doppler de ducto venoso (83%), sem diferença estatisticamente significante. Porém quando analisamos as crianças que sobreviveram, os grupos que utilizaram o Doppler do ducto venoso tiveram metade da prevalência de sequelas neurológicas quando comparados ao grupo da cardiotocografia (7% contra 15%, p=0,049). A hipótese foi de que a discreta piora no prognóstico do grupo da cardiotocografia poderia ser explicada pela ausência de informação sobre o Doppler do DV. Portanto, concluíram que para otimizar a decisão do momento do parto na RCF precoce, os fetos devem ser monitorados longitudinalmente com Doppler do DV e cardiotocografia computadorizada[7].

Revisão sistemática da literatura com metanálise, publicada em 2018, avaliou o risco de óbito fetal abaixo de 34 semanas em fetos com fluxo diastólico final zero ou reverso na artéria umbilical e/ou no ducto venoso. Foram incluídos 31 estudos em um total de 5.909 avaliações dopplervelocimétricas. O *odds ratio* para óbito fetal foi de 3,59, 7,27 e 11,6 para fetos com RCF com diástole zero (DZ) na artéria umbilical, diástole reversa (DR) na artéria umbilical e ducto venoso com onda a zero ou reversa, respectivamente. O risco de óbito fetal nesses fetos com diástole zero na artéria umbilical ultrapassa o risco da mortalidade ou morbidade grave neonatal entre 33 e 34 semanas. Nos casos de diástole reversa da artéria umbilical e/ou ducto venoso com onda a zero ou reversa, o risco de óbito fetal é maior do que o de mortalidade e morbidade grave perinatal a partir de 30 semanas. Apenas 5 estudos avaliaram em separado a dopplervelocimetria do ducto venoso cujo sonograma apresentava fluxo diastólico final zero ou reverso, portanto, essa avaliação não pode ser realizada separadamente na metanálise. Porém, o resultado desses estudos demonstra que nesses casos o risco de óbito fetal é maior do que os da prematuridade a partir de 28 semanas[8].

Parto acima de 34 semanas

Em relação a fetos acima de 34 semanas, foram publicados em 2010 os resultados do *The Disproportionate Intrauterine Growth Intervention Trial At Term*, um trial com 650 mulheres com suspeita de RCF entre 36 e 41 semanas. Não houve aumento da morbidade neonatal e nem da incidência de cesarianas ou de partos vaginais operatórios, quando comparados os grupos de indução do parto e de conduta expectante. Concluíram que a conduta expectante poderia ser realizada com controle rigoroso de vitalidade fetal, porém, seria coerente a indução do parto no termo para prevenção de morbidade neonatal e óbito fetal[9].

Estudo de 2017, de Pilliod e colaboradores, concluiu que a partir de 38 semanas o risco de óbito fetal na conduta expectante por mais uma semana excedeu o risco do parto imediato independentemente se o peso fetal estimado era abaixo do percentil 10, 5 ou 3. No entanto, esse risco aumenta quanto menor o percentil de peso estimado[10].

Um estudo retrospectivo, publicado em 2018, avaliou 2.232 pacientes com RCF isolada (considerada no estudo como peso fetal estimado ou circunferência abdominal abaixo do percentil 10) e comparou a indução do parto com o manejo expectante entre 34 e 38 6/7 semanas. Concluiu que com 37 semanas a indução do parto diminui a prevalência de óbito fetal e, além disso, no pré-termo tardio, a indução está associada a menores taxas de óbito neonatal e de padrão intraquilizador na cardiotocografia[11].

QUAL A VIA DE PARTO NA RESTRIÇÃO DO CRESCIMENTO FETAL?

Em relação à via de parto também faltam ensaios clínicos randomizados e a maior parte dos protocolos segue conduta baseada em opinião de especialistas. Os fetos com RCF estão sob maior risco de cesariana de urgência por sofrimento fetal no trabalho de parto, mesmo quando o sonograma da artéria umbilical for normal[12,13].

Avaliação retrospectiva de 100 casos de indução de parto em fetos com restrição do crescimento tardia com objetivo de avaliar as variáveis materno-fetais associadas a prognóstico adverso: o parto vaginal ocorreu em 63% dos casos, 32% de cesarianas e 5% de partos vaginais operatórios com vácuo extrator. As alterações de resultados da dopplervelocimetria das artérias umbilicais, cerebral média e relação cerebroplacentária foram associadas ao aumento do risco relativo de parto cesáreo. O estudo concluiu que as alterações dopplervelocimétricas em fetos com RCF tardia auxiliam no manejo desses fetos e aumentam o risco de parto cesáreo[14].

Publicado em 2018, estudo de coorte avaliou o risco de parto operatório por sofrimento fetal intraparto em fetos pequenos para idade gestacional no termo com o objetivo de criar um modelo de predição. Foram incluídos 927 partos e o resultado demonstrou 6 fatores principais de risco para parto operatório por sofrimento fetal: parto abaixo de 39 semana, alteração da relação cerebroplacentária, paridade, indução do parto, uso de ocitocina e uso de analgesia epidural[15].

Nos casos de diástole zero na artéria umbilical, a maioria dos especialistas recomenda a cesárea eletiva[11]. A via de parto, nos fetos com DZ ou DR na AU, em todos os estudos recentes têm sido o parto cesáreo, portanto estimar o sucesso da indução seria impossível[11]. Essa informação vem de estudos antigos que relatam uma taxa de 75 a 95% de cesáreas de urgência nesses fetos[16,17]. No grupo de pacientes com DZ e DR, houve um grande número de cesarianas. Concluíram que o parto cesáreo é recomendado em todas as pacientes com fluxo diastólico final zero ou reverso na artéria umbilical[16]. Pelo mesmo motivo, estágios mais graves de deterioração fetal como alteração do ducto venoso, do PBF e da variação de curto prazo na CTGc têm indicação de cesárea eletiva[18,4].

Em pacientes com aumento de resistência da AU com diástole presente, dilatação da artéria cerebral média ou alteração da relação cerebroplacentária, a indução do parto é possível, ressaltando a necessidade de uma maior vigilância intraparto por risco aumentado de sofrimento fetal agudo e de cesariana de urgência[9,14,15].

COMO INDUZIR O PARTO NA RESTRIÇÃO DO CRESCIMENTO FETAL?

Existem poucos estudos e com pequeno número de pacientes que comparam os métodos de indução de parto nos fetos PIG ou com crescimento fetal restrito.

Uma revisão sistemática da Cochrane comparou métodos mecânicos para maturação cervical/indução do parto, como balão intracervical, com métodos farmacológicos, como misoprostol, prostaglandina E2 e/ou ocitocina em pacientes sem estratificação de patologias. A revisão incluiu 9.722 pacientes e concluiu que a indução com métodos mecânicos resultou em taxas semelhantes de cesariana, porém com menor risco de hiperestimulação com alteração da frequência cardíaca fetal em comparação com o misoprostol e a prostaglandina E2. Em comparação com a ocitocina, os métodos mecânicos foram mais eficazes na indução do parto[19]. Devemos ressaltar que esse estudo não diferencia gestações com ou sem patologia e nem fetos com restrição do crescimento.

Publicado em 2015, ensaio clínico randomizado comparou 46 pacientes induzidas com misoprostol 25 mcg 6/6h com 54 pacientes no grupo do balão intracervical. Foram excluídas pacientes com oligoâmnio (ILA menor que 5) e com diástole zero ou reversa na artéria umbilical. Uma paciente no grupo do misoprostol apresentou taquissistolia com alteração da cardiotocografia. O número de cesarianas foi menor no grupo do misoprostol e não houve diferenças significativas nos desfechos perinatais[20].

Nos fetos restritos o controle de vitalidade deve ser mais rigoroso durante a indução e são necessários mais estudos para estabelecer os métodos mais seguros e eficazes na indução do parto. Alguns protocolos de manejo contraindicam o uso de prostaglandinas na indução do parto em fetos com restrição do crescimento[4,18].

PROTOCOLO DE MANEJO DO PARTO NA RESTRIÇÃO DO CRESCIMENTO FETAL

Apesar dos diversos estudos disponíveis não serem homogêneos em relação aos critérios utilizados (definição de RCF, avaliação dopplervelocimétrica) e, portanto, faltarem recomendações com alto nível de evidência para embasar a decisão do momento do parto, podemos inferir algumas considerações importantes sobre os resultados. A elaboração de protocolos utilizando as melhores evidências disponíveis auxilia na diminuição da variação das condutas na prática clínica[18].

Na opinião da maioria dos autores, a vigilância fetal deve começar entre 24 a 26 semanas (a depender da viabilidade do serviço) e com integração de diferentes testes[1].

Devemos sempre levar em consideração a mortalidade e morbidade nos limites da viabilidade. Entre 24 e 26 semanas, a taxa de sobrevida é menor do que 50% e nos neonatos que sobrevivem à morbidade grave é maior do que 80%. O neonato ganha 2% de sobrevida a cada dia dentro do útero e ultrapassa 50% ao atingir 26 semanas de gestação ou 500 g. Entre 26 e 27 semanas, a sobrevida sem sequelas graves gira em torno de 30%. Os dados da viabilidade da UTI neonatal de cada serviço e a opinião dos pais após aconselhamento devem ser levados em consideração[21,22].

Além disso, o óbito fetal ocorre de maneira mais rápida e inesperada na RCF tardia, portanto, o controle de vitalidade fetal deve ser intensificado a partir das 34 semanas[23].

Um tipo de manejo descrito na literatura consiste em agrupar as pacientes dentro de estágios de evolução com seguimentos, momento do parto e riscos fetais semelhantes[18]. Baseados nas evidências disponíveis na literatura e nas características do nosso serviço, da população de pacientes e obstetras, no Departamento de Obstetrícia da Escola Paulista de Medicina (EPM) - Universidade Federal de São Paulo (Unifesp) seguimos o protocolo de manejo com base em estágios de evolução da RCF descrito nas Tabelas 1 e 2[4]. Na EPM/Unifesp evitamos a utilização de prostaglandinas na indução de fetos com RCF, para o preparo do colo uterino utilizamos o balão cervical.

Avaliação do líquido amniótico

Em relação à avaliação do líquido amniótico, uma metanálise que incluiu 18 ensaios clínicos demonstrou associação do índice de líquido amniótico menor do que 50 mm com um Apgar de 5 minutos menor e aumento do sofrimento fetal intraparto, porém não mostrou associação com acidose fetal ou óbito perinatal[24]. Vários serviços consideram um ILA menor do que 50 mm ou maior bolsão vertical menor que 20 mm como indicativo de resolução no termo (a partir de 37 semanas). Nesses casos, a indução do parto é possível com controle rigoroso de vitalidade fetal devido ao risco de sofrimento intraparto.

Até o momento, a inclusão do oligoâmnio nos protocolos de manejo de restrição do crescimento fetal não encontra consenso na literatura, sendo necessários mais estudos para validar seu emprego[18].

Corticoides e sulfato de magnésio

Quanto ao uso antenatal de corticoides este deve ser realizado entre 24 e 34 semanas, de preferência em ciclo único e o mais próximo possível do parto para acelerar a maturidade pulmonar fetal e reduzir o risco de hemorragias intracranianas[25]. Dois esquemas de ciclo de corticoides podem ser realizados: 12mg de betametasona intramuscular com intervalo de 24h ou 6mg de dexametasona de 6 em 6 horas (4 doses)[26].

Tabela 1. Protocolo de controle da vitalidade na restrição do crescimento fetal na EPM/Unifesp

Estágio	Avaliação vitalidade
PIG – PFE entre P3 e P10 com Doppler materno-fetal normal	Controle vitalidade a cada 15 dias
RCF com Doppler fetal normal (PFE < P3 ou entre P3 e P10 com IP médio de Aut > P 95)	Controle vitalidade semanal
RCF com alteração de Doppler fetal AU > P95 ou ACM < P5 ou RCP < 1	Controle vitalidade 2/3 x semana Considerar internação pricipalmente > 34 s
Diástole zero AU	Internação e controle diário
Diástole reversa AU ou IP DV > P95	Internação e parto na viabilidade
DV onda a zero/reversa ou VCP < 3 ms ou desacelerações espontâneas na CTG (padrão patológico)	Internação e parto na viabilidade

Fonte: elaborada pela autora com base em Nardozza et al. (2017)[4].

Tabela 2. Protocolo de parto na restrição do crescimento fetal na EPM/Unifesp

Estágio	Parto
PIG – PFE entre P3 e P10 com Doppler materno-fetal normal	40 semanas – via obstétrica
RCF com Doppler fetal normal (PFE < P3 ou entre P3 e P10 com IP médio de Aut > P 95)	Parto entre 37-38 semanas Via obstétrica
RCF com alteração de Doppler fetal AU > P95 ou ACM < P5 ou RCP < 1	Parto com 37 semanas Via obstétrica (considerar risco aumentado de SFA)
Diástole zero AU	Parto com 34 semanas Cesárea
Diástole reversa AU ou IP DV > P95	Parto na viabilidade Cesárea
DV onda a zero/reversa ou VCP < 3 ms ou desacelerações espontâneas na CTG (padrão patológico)	Parto na viabilidade Cesárea

Fonte: elaborada pela autora com base em Nardozza et al. (2017)[4].

De acordo com o Colégio Americano de Obstetrícia e Ginecologia, o ciclo de corticoide pode ser repetido, antes de 34 semanas, se o primeiro ciclo foi realizado há mais de 14 dias e se o clínico julga que há iminência de parto nos próximos 7 dias[35]. Devido a possíveis efeitos adversos maternos e fetais não se recomenda a realização de mais de dois ciclos de corticoides[26].

Uma revisão sistemática da literatura com metanálise, publicada em 2016, demonstrou benefício do uso de corticosteroides entre 34 e 36 6/7 semanas em pacientes com risco imediato de parto prematuro tardio[25].

Para os partos antes de 32 semanas, o uso do sulfato de magnésio é preconizado para neuroproteção[27].

CONCLUSÃO

Como não há tratamento efetivo, a avaliação da vitalidade e o momento do parto são as principais ferramentas no manejo dos fetos restritos.

A decisão de quando e como realizar o parto nesses fetos deve ser baseada nas alterações da vitalidade fetal (especialmente, da dopplervelocimetria e cardiotocografia computadorizada) e na idade gestacional. Os riscos de óbito fetal devido à insuficiência placentária e de morbimortalidade neonatal pela prematuridade devem ser considerados no acompanhamento.

Na restrição do crescimento fetal precoce, ressaltamos a importância da avaliação do ducto venoso, da carditocografia computadorizada e da artéria umbilical (fluxo diastólico final zero ou reverso) na indicação de parto de fetos prematuros abaixo de 34 semanas. Na restrição tardia, as alterações de dopplervelocimetria das artérias umbilicais (com fluxo diastólico final presente), da artéria cerebral média ou da relação cerebroplacentária geralmente indicam parto assim que atingido o termo.

Apesar da importância, falta consenso na literatura sobre o tema. No entanto, estudos demonstram que uniformizar a conduta dentro de um serviço de saúde com base em um protocolo melhora o prognóstico perinatal.

REFERÊNCIAS BIBLIOGRÁFICAS

1. Seravalli V, Baschat AA. a uniform management approach to optimizeoutcome in fetal growth restriction. Obstet Gynecol Clin North Am. 2015 Jun;42(2):275-88.
2. Figueras, F, et al. Intrauterine growth restriction: new concepts in antenatal surveillance, diagnosis, and management. American Journal of Obstetrics & Gynecology. 2011 apr;204(4): 288-300.
3. Baschat AA. Planning management and delivery of the growth-restricted fetus. A. Best Practice & Research Clinical Obstetrics & Gynaecology. 2018 May;49:53-65.
4. Nardozza LM, Caetano AC, Zamarian, AC, Mazzola JB, Silva CP, Marçal VM et al. Fetal growth restriction: current knowledge. Arch Gynecol Obstet. 2017; 295:1061.
5. Thornton JG, Hornbuckle J, Vail A, Spiegelhalter DJ, Levene M; GRIT study group. Infant wellbeing at 2 years of age in the Growth Restriction Intervention Trial (GRIT): multicentred randomised controlled trial Lancet. 2004 Aug 7-13; 364(9433):513-20.
6. Walker DM, Marlow N, Upstone L, Gross H, Hornbuckle J, Vail A et al. The growth restriction intervention trial: long-term outcomes in a randomized trial of timing of delivery in fetal growth restriction. American Journal of Obstetrics&Gynecology. 2011; 204(1):34.e1-34.e9.
7. Visser GHA et al. TRUFFLE group investigators (2017), Fetal monitoring indications for delivery and 2-year outcome in 310 infants with fetal growth restriction delivered before 32 weeks' gestation in the TRUFFLE study. Ultrasound Obstet Gynecol. 2017;50:347-352.

8. Caradeux J, Martinez-Portilla RJ, Basuki TR, Kiserud T, Figueras F. Risk of fetal death in growth-restricted fetuses with umbilical and/or ductus venosus absent or reversed end-diastolic velocities before 34 weeks of gestation: a systematic review and meta-analysis. American Journal of Obstetrics & Gynecology. 2018; 218(Issue 2):S774-S782.e21.
9. Boers KE, Vijgen SM, Bijilenga D, Van der Post JA, Bekedam DJ, Kwee A et al. Induction versus expectant monitoring for intrauterine growth restriction at term: randomised equivalence trial (DIGITAT).BMJ. 2010; 341.
10. Pilliod RA, Page JM, Sparks TN, Caughey AB. The growth-restricted fetus: risk of mortality by each additional week of expectant management. J Matern Fetal Neonatal Med. 2017 Oct 3:1-6.
11. Rabinovich A, Tsemach T, Novack L, Mazor M, Rafaeli-Yehudai T, Staretz-Chacham O, et al. Late preterm and early term: when to induce a growth restricted fetus? A population-based study. J Matern Fetal Neonatal Med. 2018 Apr;31(7):926-932.
12. Savchev S, Figueras F, Gratacos E. Survey on the current trends in managing intrauterine growth restriction. Fetal Diagn Ther. 2014;36(2):129-35.
13. Cruz-Martínez R, Figueras F, Hernandez--Andrade E, Oros D, Gratacos E. Fetal brain doppler to predict cesarean delivery for nonreassuring fetal status in term small-for--gestational-age fetuses. Obstet Gynecol. 2011;117:618-626.
14. Simeone S, Marchi L, Canarutto R, Pina Rambaldi M, Serena C, Servienti C, et al. Doppler velocimetry and adverse outcome in labor induction for late IUGR. Matern Fetal Neonatal Med. 2017 Feb;30(3):323-28.
15. Kalafat E, Morales-Rosello J, Thilaganathan B, Tahera F, Khalil A.Risk of operative delivery for intrapartum fetal compromise in small-for-gestational-age fetuses at term: an internally validated prediction modelAm J Obstet Gynecol. 2018 Jan;218(1):134.e1-134.e8.
16. Karsdorp VH, Van Vugt JM, Van Geijn HP, Kostense PJ, Arduini D, Montenegro N, et al: Clinical significance of absent or reversed end diastolic velocity waveforms in umbilical artery. Lancet 1994;344:1.664-1.668.
17. Forouzan I: Absence of end-diastolic flow velocity in the umbilical artery: a review. Obstet Gynecol Surv. 1995;50:219-227.
18. Figueras F, Gratacós E. Update on the diagnosis and classification of fetal growth restriction and proposal of a stage-based management protocol. Fetal Diagn Ther. 2014;36:86-98.
19. Jozwiak M, Bloemenkamp KW, Kelly AJ, Mol BW, Irion O, Boulvain M. Mechanical methods for induction of labour Cochrane Database Syst Rev. 2012 Mar 14;(3):CD001233.
20. Chavakula PR, Benjamin SJ, Abraham A, Londhe V, Jeyaseelan V, Mathews JE. Misoprostol versus Foley catheter insertion for induction of labor in pregnancies affected by fetal growth restriction. International Journal of Gynecology & Obstetrics, (2015)129:152-55.
21. Lees C, Marlow N, Arabin B, Bilardo CM, Brezinka C, Derks JB et al: Perinatal morbidity and mortality in early-onset fetal growth restriction: cohort outcomes of the trial of randomized umbilical and fetal flow in Europe (TRUFFLE). Ultrasound Obstet Gynecol 2013;42:400-08.
22. Visser GH, Bilardo CM, Lees C. Fetal growth restriction at the limits of viability. Fetal Diagn Ther. 2014;36(2):162-5.
23. Baschat, A. A. Integrated fetal testing in growth restriction: combining multivessel doppler and biophysical parameters.

Ultrasound Obstet Gynecol. 2003;21:1-8. doi:10.1002/uog.21).

24. Chauhan SP, Sanderson M, Hendrix NW, Magann EF, Devoe LD. Perinatal outcome and amniotic fluid index in the antepartum and intrapartum periods: a meta-analysis. American Journal of Obstetrics & Gynecology. 1999;181(Issue 6):1473-78.
25. Saccone G, Berghella V. Antenatal corticosteroids for maturity of term or near term fetuses: systematic review and meta-analysis of randomized controlled trials. The BMJ. 2016;355:i5044. doi:10.1136/bmj.i5044.
26. ACOG Committee on Obstetric Practice ACOG Committee Opinion No. 475: antenatal corticosteroid therapy for fetal maturation. Obstet Gynecol 2011;177:422-24 [PubMed].
27. Doyle LW, Crowther CA, Middleton P, Marret S, Rouse D. Magnesium sulphate for women at risk of preterm birth for neuroprotection of the fetus. Cochrane Database of Systematic Reviews 2009, Issue 1.

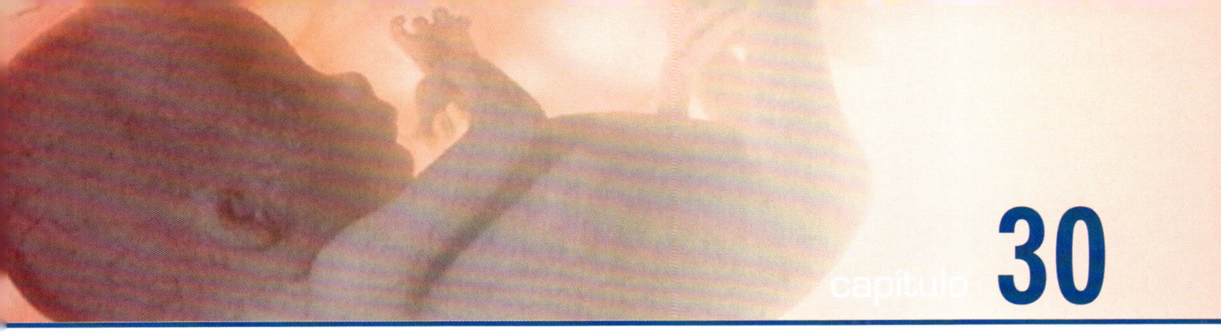

capítulo 30

Resultados pós-natais imediatos e a longo prazo

- Silvio Martinelli
- Danielle Rodrigues Domingues
- Annie Caroline Magalhães Santos

INTRODUÇÃO

A Restrição de Crescimento Fetal (RCF) é classicamente definida na literatura como peso fetal estimado menor que o percentil 10 para a idade gestacional, apesar de outros percentis serem também empregados (percentis 3 e 5, por exemplo)[1]. Ainda que amplamente utilizada, essa definição tem sua limitação, pois não faz distinção entre fetos pequenos constitucionais e fetos pequenos por um processo patológico que os impediu de atingir seu potencial genético[2].

Fetos pequenos constitucionais não têm maior risco de morbidade e mortalidade perinatal, pois estão dentro do seu potencial de crescimento esperado, influenciado por fatores maternos como peso, altura, raça e paridade. Já os fetos com RCF, são aqueles que não atingiram seu potencial de crescimento devido a fatores genéticos ou ambientais e estão expostos a diversos riscos perinatais, além de repercussões na infância e na vida adulta[3].

Como mecanismo de compensação, os fetos com RCF priorizam os órgãos vitais, como cérebro, coração e adrenais, aumentando o crescimento cerebral, acelerando a maturação pulmonar e aumentando a produção de glóbulos vermelhos, além de reduzir o índice de massa muscular e o teor de glicogênio contido no tecido muscular e no fígado, devido às menores concentrações de glicose e insulina no plasma fetal. Com isso, a vulnerabilidade no período neonatal aumenta, elevando o risco de complicações neonatais, como hipoglicemia, hiperbilirrubinemia, policitemia, síndrome de hiperviscosidade, hipóxia, enterocolite necrosante, hipotermia e prejuízo no desenvolvimento neuropsicomotor[3].

Todas essas repercussões perinatais relacionadas à RCF são bem estabelecidas e conhecidas pela maioria dos profissionais. Porém, pouco se fala sobre a sua influência na infância, adolescência e vida adulta. Para entendermos o nosso peso intrauterino até a vida adulta, devemos entender os nossos genes. Dos 24 mil genes que compõe o DNA humano, 250 são responsáveis pela determinação do peso[4].

TEORIAS

Os genes que compõem nossas células tiveram origem há mais de 40 mil anos e são passados a cada geração. Analisando nossos antecessores paleolíticos e seus hábitos de vida, é possível entender como genes que eram benéficos no passado, tornaram-se deletérios para nossa saúde, ocasionando doenças da vida moderna como obesidade, diabetes e alterações cardiovasculares[4].

Nossos ancestrais eram nômades e percorriam longas distâncias para procurar alimento, sua dieta era rica em gordura insaturada e proteína de origem animal, proporcionando maior armazenamento de energia e calorias, já que era incerto quando e onde seria a próxima refeição. Além disso, o consumo de fibras também era elevado, aproximadamente 100g por dia, representando de 5 a 10 vezes mais que o atual[4].

Obesidade não existia, os homens e mulheres eram magros, musculosos e fisicamente ativos, devido à inconstância do alimento e sua busca, seja ela na caça ou colhendo sementes, frutas e vegetais. Devido à fome, predadores, acidentes, infecções e riscos do parto a estimativa de vida era abaixo dos 20 anos e doenças crônicas como diabetes não existiam. Além disso, o baixo consumo de gordura saturada proporciona vasos sanguíneos livres de placas de gordura, sendo pouco provável a ocorrência de infarto e hipertensão arterial[4].

Como forma de sobrevivência a esse estilo de vida, os genes dos nossos antepassados, chamados de *"thrifty genes"* ou genes econômicos, permitiam sua sobrevivência através da maximização da quantidade de energia obtida e do armazenamento de cada caloria consumida. Um dos mecanismos de proporcionar isso é através do aumento da resistência insulínica[4].

Porém, com a evolução, o mundo começou a mudar e esses genes deixaram de ser primordiais à sobrevivência. Há cerca de 10.000 mil anos os humanos desenvolveram a agricultura, domesticaram animais, deixaram de ser nômades, se fixaram e desenvolveram grandes cidades e civilizações. A fome foi se tornando menos frequente e as fontes nutricionais se alteraram, com aumento do consumo de grãos e consequentemente, redução da ingestão de peixe, frutas e vegetais. Além disso, os animais passaram a ser confinados e também engordaram, contendo maior teor de gordura saturada, que era menos favorável ao metabolismo e sistema cardiovascular[4].

Mas foi nos anos 80 que David Barker desenvolveu a hipótese de que alterações nutricionais ocorridas durante a vida intrauterina e primeira infância iriam influenciar o desenvolvimento de doenças no adulto, sendo conhecida como hipótese de

Barker. Ele propôs o termo programação para descrever o processo pelo qual fatores adversos que agem em estágios críticos do desenvolvimento, como a fase intrauterina, têm efeitos permanentes durante toda a vida. Esses efeitos incluem alterações genéticas, redução no número de células, desequilíbrio entre os tipos celulares, alteração estrutural de órgãos e no padrão de liberação e resposta hormonal. Com isso, a programação fetal aumentou o número de estudos científicos sobre a origem intrauterina de doenças do adulto[4].

Essa hipótese surgiu a partir da análise da incidência de doença coronariana na Inglaterra e País de Gales no século 20. O epidemiologista percebeu forte correlação geográfica entre doença coronariana e taxas de mortalidade infantil entre 1901 e 1911 na mesma região[4]. Para comprovar sua hipótese da influência da fase intrauterina nessas doenças se fazia necessário estudar pessoas de meia idade e idosos que tivessem seus pesos de nascimento registrados. Foi quando, em Hertfordshire, encontraram os registros feitos pela enfermeira Ethel Margaret Burnside e sua equipe. Ela era a inspetora chefe das parteiras e criou uma força tarefa para coletar dados de gestantes e seus bebês a partir de 1911. Ela convenceu o prefeito da cidade a comprar 60 balanças, assim, as parteiras visitavam as mães ao longo de um ano para acompanhar o crescimento e desenvolvimento dos bebês, além de registrar o peso de nascimento e do primeiro ano de vida. Foram encontrados registros de 1911 até 1940, sendo que a partir de 1923, as visitas feitas foram até os cinco anos de idade[4,5].

Assim, Barker usou os dados de 16.000 homens e mulheres nascidos entre 1911 e 1930, além de colher informações sobre seu atual estado de saúde. Em 1989, quando o estudo foi publicado, 3.865 pessoas tinham morrido entre os 20 e 74 anos de idade, e ao se comparar o peso de nascimento, a mortalidade por doença coronariana foi duas vezes maior naqueles nascidos com menos de 2.500g em comparação aos nascidos com mais de 4.000g. Além disso, foi observado que os homens nascidos com baixo peso e que mantiveram-se pequenos no primeiro ano de vida foram os que apresentaram o maior risco de doença coronariana. Não foi encontrada correlação de mortalidade por outra doença com baixo peso ao nascer [4,5].

Para avaliar a relação de outras doenças crônicas ao peso de nascimento, surgiram outras teorias, como a hipótese *"thrifty phenotype"*, ou fenótipo adaptado. Ela propõe que os fetos com baixo peso ao nascer têm maior risco de desenvolver doenças como síndrome metabólica, diabetes mellitus tipo 2 e doenças cardiovasculares. Isso ocorre por duas condições: 1. baixo peso ao nascer é um indicativo de desnutrição materna e, consequentemente, fetal; 2. características fenotípicas que levam a uma reserva de energia, são benéficas para indivíduos com inadequada nutrição neonatal. Essa desnutrição intrauterina leva a uma redução na secreção de insulina, além de aumento da resistência insulínica no feto, diminuindo seu ganho de peso. Na vida adulta, isso pode ser benéfico em situações de escassez e má nutrição, entretanto, com as condições atuais da sociedade moderna, essa vantagem torna-se desvantagem, podendo levar ao aparecimento das doenças descritas acima[4].

Nos últimos dez anos, uma segunda linha de evidência tem mostrado que a RCF também está associada a alterações diretas do sistema cardiovascular a partir de seu remodelamento estrutural e funcional. As alterações iniciam-se na vida intrauterina, podendo persistir na infância e vida adulta acarretando doenças cardíacas como coronariopatia e hipertensão[6].

O remodelamento cardíaco sofre influência de diversos fatores ao longo da gestação e pode ser demonstrado na Figura 1. A insuficiência placentária, uma das principais causas de RCF, reduz o aporte de oxigênio e nutrientes para o feto, e leva à alteração no crescimento dos cardiomiócitos e na arquitetura de suas fibras; além disso, a hipoplasia/trombose vilosa ocasiona maior resistência placentária e, consequentemente, aumento da pós-carga cardíaca[6].

Assim, inicialmente, o coração desenvolve uma forma mais esférica que permite manter o volume sistólico com menor força de contração, além de reduzir o estresse na parede do ventrículo para tolerar o aumento de pressão. Isso pode ocorrer com apenas um dos ventrículos, fenótipo "alongado", onde o ventrículo direito aumentado empurra o septo interventricular e alonga o ventrículo esquerdo, ou em ambos os ventrículos, fenótipo "globular". Em casos mais severos e/ou mais prolongados, o aumento cardíaco pode não ser suficiente, sendo necessário desenvolver hipertrofia para aumentar a contratilidade cardíaca, fenótipo "hipertrófico". Portanto, a cardiomegalia é uma mudança característica com três diferentes fenótipos, que se manifestam de acordo com a progressão e severidade da RCF[6].

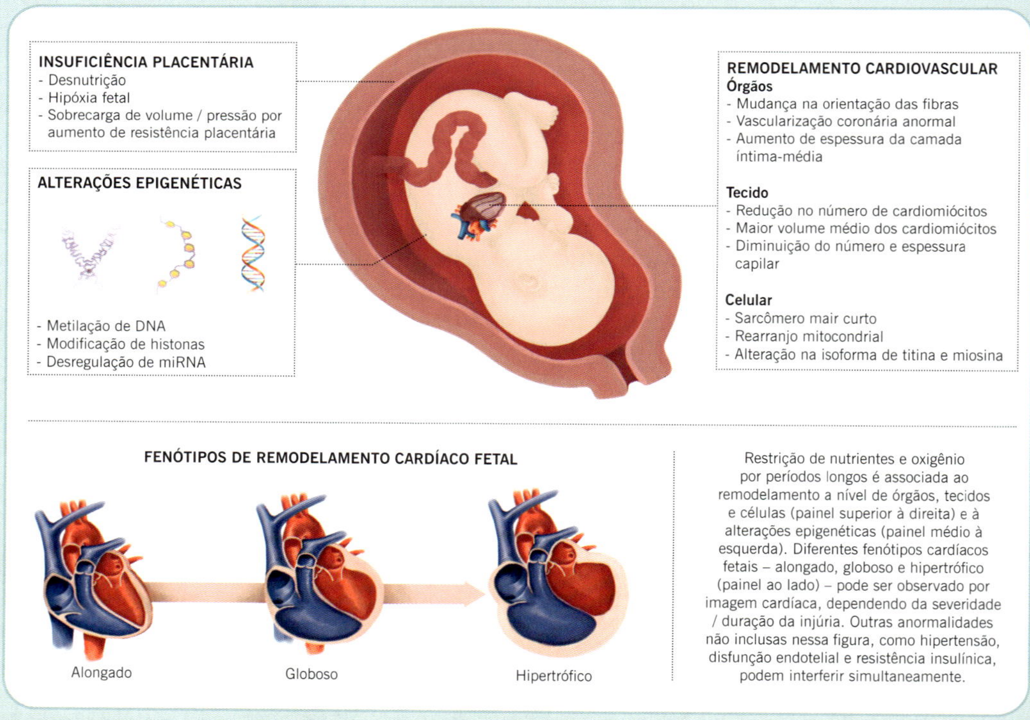

Notas: miRNAs; microRNAs.
Fonte: adaptado de Crispi, Miranda e Gratacós (20180)[6].

Figura 1. Programação fetal e remodelamento cardiovascular associado a restrição de crescimento fetal.

Diante de todos os mecanismos descritos, as alterações epigenéticas têm sido o mais atual e de maior importância na programação fetal e, normalmente, estão relacionadas à acetilação ou à metilação de histonas, proteínas que recobrem o DNA. Estas também podem explicar como alterações fenotípicas se manifestam mais tardiamente ao longo da vida, uma vez que acometem genes que modulam respostas metabólicas com influência externa, como estilo de vida[6].

Inicialmente, foi demonstrado que indivíduos cujas mães foram expostas à fome alemã de 1944 a 1945 durante a gravidez, seis décadas depois tinham menor metilação do DNA do gene do IGF-2 em comparação aos seus irmãos de mesmo sexo que não foram expostos a esse período. Estudos experimentais também fortaleceram essa teoria, evidenciando que a desnutrição pode causar alterações na regulação do metabolismo do colesterol, modificar a expressão gênica da transcrição de fatores de crescimento e alterar permanentemente a expressão de microRNAs nas aortas de recém-nascidos[6].

Tais alterações podem ser transmitidas para as futuras gerações, como foi demonstrado em modelos animais, nos quais adaptações fetais, como disfunção endotelial, hipertensão e resistência insulínica, foram passadas para segunda e terceira geração de ratas desnutridas grávidas[6]. Por isso, é de suma importância o adequado seguimento pré-natal a fim de evitar alterações como a RCF e suas repercussões a curto e longo prazo.

REPERCUSSÕES A LONGO PRAZO

REPERCUSSÕES NA INFÂNCIA

Estudos sugerem que crianças que apresentaram RCF têm um padrão de curva de crescimento diferente daquelas com peso adequado para a idade, e depende da etiologia e da severidade da restrição. Nas crianças com restrição moderada, o crescimento durante os primeiros 6 a 12 meses após o nascimento é acelerado, e a maioria delas atingem estatura normal [3]. Karlberg et al. demonstraram que 87% das 3.650 crianças que nasceram com peso abaixo de pelo menos dois desvios padrão do normal, alcançaram a estatura adequada ao atingir um ano de vida[7]. No estudo prospectivo de Beukers at al. [8] foram estudadas crianças com RCF severa nascidas de mães com quadros hipertensivos na gestação, e após 12,5 anos de seguimento concluíram que a estatura e o peso delas foram similares aos do grupo controle [4].

Em contraste, aqueles afetados por restrição severa frequentemente ganham menos peso e atingem menor estatura durante a infância e adolescência se comparados aos que nascem com peso adequado para idade gestacional (AIG). Paz et al. [9] realizaram estudo que demonstrou que a média de estatura em adolescentes de 17 anos que nasceram com percentil abaixo de 3 foi inferior aos AIG (169 cm *versus* 175cm em meninos, 159 cm *versus* 163 cm em meninas)[3].

As crianças e os adolescentes que nasceram com RCF severa aparentam ter risco elevado de anormalidades de neurodesenvolvimento e diminuição do desempenho cognitivo[3]. Uma revisão sistemática elaborada por Levine et al.[10] identificou 16 estudos que avaliaram o neurodesenvolvimento na infância (6 meses a 3 anos de idade) após RCF, e evidenciou uma dificuldade em síntese e interpretação de dados. As dificuldades de aprendizado estão relacionadas à severidade da RCF. O déficit de atenção foi mais frequente em meninas com RCF, mas não em meninos [4].

Em um estudo de Lohaugen et al. [11] com jovens adultos nascidos à termo, a medida de coeficiente de inteligência foi mais baixa em indivíduos com RCF comparados aos com peso adequado. Porém, as evidências são pobres, devido à heterogeneidade das amostras, ferramentas de avaliação, definições variáveis de RCF e pequeno tamanho amostral na maioria dos estudos. Outros fatores, tais como perda de peso excessiva ou ganho de peso abaixo da média após o nascimento no termo com RCF podem influenciar negativamente no desenvolvimento neurocognitivo dos mesmos[3].

As anormalidades de neurodesenvolvimento e cognitivas são mais comuns nas crianças que apresentaram RCF e prematuridade quando comparadas às AIG e nascidas com a mesma idade gestacional. O estudo EPIPAGE (*Étute Epidémiologique sur les Petits Ages Gestationnels*) sobre prematuridade (nascimento entre 23 e 26 semanas) mostrou que sobreviventes com RCF simétrica tinham maior probabilidade de apresentar dificuldades cognitivas até o quinto ano de vida e pior desempenho escolar até o oitavo ano de vida que os sobreviventes que nasceram com peso adequado na mesma idade gestacional[3].

Guellec et al. [12] seguiram uma coorte de prematuros extremos até os 10 anos de idade e aqueles que também apresentavam RCF severa tinham maiores riscos de disfunções cognitivas e de comportamento em relação àqueles de peso adequado para idade gestacional. Outros estudos demonstram que crianças que foram prematuras e restritas quando comparadas aos prematuros não restritos apresentaram maior probabilidade de baixos escores nos testes cognitivos, dificuldades escolares ou necessidade de ensino especial, desenvolvimento motor grosso e fino prejudicados e problemas comportamentais.

REPERCUSSÕES NA VIDA ADULTA

A RCF parece ser fator de risco para doenças crônicas na vida adulta, incluindo doença coronariana, hiperlipidemia, hipertensão e doença renal crônica como demonstra a hipótese de Barker [3].

Kaijser et al [13] em um estudo coorte, seguiram 6.425 nascidos com RCF entre 1925 e 1949, na Suécia, até 1987 a 2002, evidenciando que o risco de cardiopatia isquêmica foi superior nos sujeitos nascidos com RCF comparados ao grupo controle, com sexo e idade similares, porém com peso adequado ao nascimento. E a associação negativa entre baixo peso fetal ao nascer e risco de cardiopatias isquêmicas foi independente da idade gestacional [3].

Apesar disso, a hipótese de Barker não é universalmente aceita. Em uma pequena coorte de Spence et al. [14] não foram encontradas diferenças significativas na qualidade da saúde de adultos com 50 anos de idade que nasceram com peso abaixo do percentil 10 comparados com grupo adequado para a idade gestacional (todas gestações de termo).

Um dos melhores indicadores de risco no pré-natal para doenças cardiovasculares na vida adulta é a RCF e essa associação já foi demonstrada em diversos estudos epidemiológicos e pode ser explicada a partir da programação fetal, já descrita anteriormente. É importante lembrar que ela ocorre através de duas vias principais: programação metabólica e remodelação cardíaca [6].

A hipótese de programação metabólica está relacionada à restrição de nutrientes durante um período de intensas programações epigenéticas, como a vida fetal, promovendo o desenvolvimento de vias que melhor se adaptam ao ambiente. E como na vida pós-natal a disponibilidade de nutrientes será normal, essa programação facilita um aumento na incidência de doenças metabólicas, que inclui obesidade, diabetes mellitus e síndrome metabólica, que podem levar a doenças cardiovasculares a longo prazo [3,6].

Os estudos prospectivos de crianças que nasceram com RCF evidenciaram a influência da nutrição pós-natal e o incremento do risco de doenças metabólicas. Contudo, mesmo que a programação metabólica seja um fator contribuinte, não pode explicar por si só a associação epidemiológica entre RCF e doenças cardiovasculares na vida adulta [3,6].

Assim, outra hipótese que surgiu para explicar a associação entre RCF e doenças cardiovasculares na vida adulta, foi a programação e remodelamento cardíaco primário, como foi demonstrado na Figura 1 anteriormente. Ressaltando que as formas precoce e tardia de restrição de crescimento fetal parecem estar diretamente relacionadas a esse remodelamento[6].

As alterações na forma cardíaca são acompanhadas de disfunções cardíacas subclínicas. Ambas podem ser demonstradas no ecocardiograma fetal. O modo M e a dopplervelocimetria mostram redução longitudinal do movimento cardíaco (redução na excursão anular mitral e tricúspide), que reflete disfunções sistólicas subclínicas [6].

Além disso, técnicas de rastreamento tipo speckle demonstram encurtamento protosistólico e sugerem deformação focal miocárdica como resposta à sobrecarga de pressão crônica decorrente da RCF de início precoce. Acredita-se que a ecocardiografia fetal identifica os grupos de alto risco entre os fetos restritos que devem ser alvo de rastreamento precoce de hipertensão arterial e outros fatores de risco cardiovasculares durante a vida adulta [6]. Biomarcadores de disfunção cardíaca também são alvo de estudos, tais como peptídeo natriurético tipo-B e marcadores que refletem injúria cardíaca, tal como troponina. Estes estariam elevados no cordão umbilical dos fetos restritos nas formas precoce e tardia, porém dependentes da severidade da restrição [6].

A ecocardiografia em RN evidencia alterações similares às que ocorrem nos fetos e incluem morfometria cardíaca (dilatação de átrio esquerdo e hipertrofia de septo interventricular), alterações diastólicas (redução da velocidade de onda E e A, elevação da relação E/A, e tempo de relaxamento isovolumétrico prolongado) e sistólicas (contratilidade e débito cardíaco reduzidos) [6].

A respeito das alterações vasculares, RN que foram restritos apresentam elevação de níveis pressóricos, rigidez arterial e de túnicas íntima e média aórtica e disfunções endoteliais, alterações consideradas como marcadores pré-clínicos de aterosclerose. Napoli et al [15] em um estudo de autópsias de crianças entre 1 e 13 anos demonstrou uma relação inversa entre baixo peso fetal e severidade de lesões aórticas [3]. Estudo recente publicado por Sarvari et al. [16] correlacionou a associação entre RCF e remodelação cardíaca, com persistência dessas alterações em adolescentes entre 8 e 12 anos, incluindo ventrículos mais esféricos, movimento longitudinal reduzido e impacto no relaxamento das câmaras cardíacas [6].

Além dos estudos epidemiológicos retrospectivos com evidências, há poucos estudos prospectivos com adultos que apresentaram RCF. Skilton et al. [17] realizaram um estudo sobre o risco cardiovascular em jovens finlandeses, iniciado em 1980 e envolveu 3.596 crianças e adolescentes entre 13 e 18 anos de idade. Por volta dos 31 anos de idade, esses nascidos com RCF apresentavam níveis elevados de triglicérides, aumento de lipoproteína de baixa densidade, incremento da pressão arterial e aumento das túnicas íntima e média aórtica comparados aos controles. Um dos estudos mais recentes realizados por Carmody et al. [20] envolveu adultos (34 a 49 anos) que nasceram com restrição de crescimento e foram detectadas alterações no tamanho do coração, disfunções sistólicas e diastólicas que aumentaram o risco de cardiopatia isquêmica.

Uma coorte realizada em Helsinki (White et al. [21]) para avaliar a associação entre nascidos com baixo peso e doenças cardiovasculares na vida adulta envolveu 8.760 pessoas nascidas entre 1934 e 1944. Foram aferidos a estatura, peso e IMC mensal até os dois anos de idade e, anualmente, entre os 2 e 11 anos. O estudo mostrou que um total de 357 homens e 87 mulheres foram hospitalizados ou morreram de doenças cardiovasculares na vida adulta. Os adultos que apresentaram algum evento cardiovascular foram restritos ao nascimento e magros até os 2 anos de idade, para depois ganhar peso rapidamente. Esse padrão de crescimento durante a infância foi associado a resistência à insulina mais tardiamente. O risco de eventos coronarianos foi maior nas crianças que ganharam peso rapidamente após os 2 anos de idade do que o IMC específico para cada idade [18].

Em uma amostra de 396 homens nascidos com baixo peso, através de estudo retrospectivo, foi comparado o IMC, estatura, pressão arterial, lipidograma, triglicérides e concentrações de insulina aos 18 anos e aos 58 anos. O estudo sugeriu que o padrão acelerado de crescimento na infância está associado ao desenvolvimento de obesidade, hipertensão, resistência à insulina, intolerância/diabetes e doenças cardiovasculares. Essas consequências tardias da restrição de crescimento fetal também são fatores de risco para síndrome metabólica na vida adulta[19].

A interpretação desses estudos é desafiadora, tendo em vista as múltiplas influências que ocorrem durante a vida desses indivíduos e as limitações inerentes à acurácia das informações obstétricas. Para os indivíduos com RCF, os estudos sugerem que ao longo da vida vários fatores podem potencializar ou atenuar essas diferenças ao longo da infância e vida adulta (Figura 2). Se existem subgrupos específicos onde as diferenças cardiovasculares persistem ou pioram, essas questões permanecem em aberto para pesquisas futuras [6].

Além da RCF, a prematuridade é uma das causas de baixo peso ao nascimento. Estudos sugerem que a prematuridade também esteja relacionada ao remodelamento cardíaco. Skilton et al [17] demonstraram que a RCF e a prematuridade são fatores de risco independentes para severidade da aterosclerose subclínica e para redução da função, endotelial arterial em adultos jovens.

A base biológica para a programação fetal deriva de estudos experimentais com modelos animais, em que houve redução de ingestão alimentar materna ou restrição proteica. Os adultos nascidos de ratas grávidas submetidas à subnutrição desenvolveram obesidade, hiperinsulinemia e hiperleptinemia, principalmente se sedentários ou expostos à dieta rica em gordura [6].

Os modelos animais de deprivação nutricional materna demonstraram um número reduzido de cardiomiócitos ao nascimento, elevação da fibrose intersticial miocárdica, alterações da expressão dos genes pró-fibróticos e de alterações estruturais cardiovasculares. Esse estudo mostrou uma extensiva variedade de mudanças celular e subcelular, que incluíram redução da microvascularização do miocárdio, sarcômeros reduzidos, rearranjo mitocondrial e alteração da expressão de genes relacionados a homeostase de energia e oxigênio [6].

Evidências indicam que a RCF induz a programação e remodelamento cardiovascular, e é plausível que essas mudanças elevem o risco de doenças cardiovasculares ao longo da vida. Contudo, se e como outros fatores que aparecem mais tarde interagem com essa predisposição para resultar em doença cardíaca clínica permanece ainda incerto. A RCF têm forte influência sobre a saúde cardiovascular,

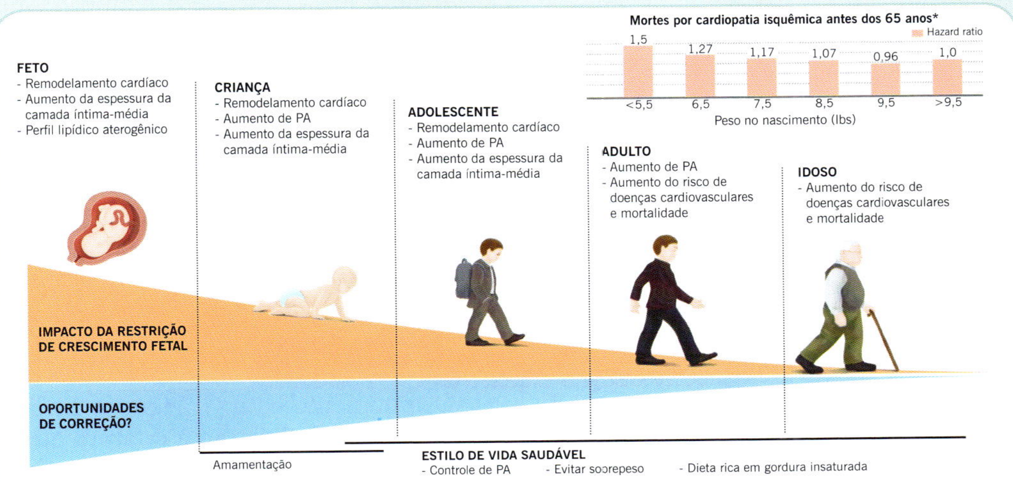

Evidências epidemiológicas que demonstram a associação entre RCF e risco cardiovascular (painel acima). Hipótese baseada na potencial combinação dos efeitos pré-natais da restrição de crescimento fetal com saúde cardiovascular e fatores de risco durante a vida e a influência das estratégias de prevenção.

Notas: PA: Pressão Arterial. *Calculado em Barker (1989)[5].
Fonte: adaptado de Crispi, Miranda e Gratacós (20180)[6].

Figura 2. Hipótese sobre o potencial influência das intercorrências pré-natais no risco de doença cardiovascular.

e abre oportunidades de melhora de saúde pública por meio da identificação de fatores perinatais que podem determinar a saúde do indivíduo e, potencialmente, acelerar a implementação de medidas preventivas estratégicas iniciadas desde a vida fetal ou na vida pós-natal precocemente [6].

Alguns dados sugerem que a RCF é fator de risco para doença renal crônica (DRC), incluindo renais crônicos em estágio final. Carmody et al. [20] realizaram um grande estudo populacional na Noruega que incluiu nascidos entre 1967 e 2004 e revelou que os indivíduos classificados com RCF foram mais predispostos à DRC que os nascidos com peso adequado. O estudo apresentava variáveis de confusão como malformações congênitas, gestações múltiplas, idade materna avançada e pré-eclâmpsia. Uma revisão sistemática de White et al. [21] também demonstra associação entre RCF e doença renal crônica [3].

Provavelmente, alterações perinatais adquiridas na metilação do DNA de genes promotores do centro neural de regulação do peso e metabolismo desempenham um papel fundamental na mediação dessa relação. A subnutrição durante a vida fetal também apresenta papel crítico, além do desenvolvimento pré-natal, na programação a longo prazo da saúde e doença. Essa associação abre uma variedade de oportunidades e desafios para prevenção de doenças crônicas, tais como déficit de estatura, distúrbios endócrinos, metabólicos e de neurodesenvolvimento durante a infância e várias doenças como as acima mencionadas, durante a vida adulta [4].

NOVAS TERAPÊUTICAS

Aproximadamente 10% das crianças que nascem com restrição do crescimento não recuperam o peso e a estatura aos dois anos de idade (estatura < 2 desvios padrão para idade). O mecanismo responsável pela falha de crescimento dessas crianças não é completamente compreendido. Um déficit irreversível no número de células, ingestão inadequada de calorias nos primeiros anos de vida e anormalidades na secreção do hormônio do crescimento (GH) têm sido hipotetizados como fator causal. A deficiência clássica de GH raramente é encontrada nessas crianças, no entanto, pode haver alterações sutis no padrão secretório desse hormônio[22].

A terapia com GH para crianças com RCF e que não recuperaram seu padrão de crescimento foi demonstrada em ensaios clínicos randomizados, controlados e multicêntricos. Algumas crianças com RCF podem apresentar deficiência de GH ou Síndrome de Turner, mas essa associação não é necessária para indicação da terapia hormonal. As doses efetivas de GH são mais altas do que aquelas para crianças com deficiência de hormônio do crescimento, sugerindo resistência relativa ao GH e/ou ao fator de crescimento insulina símile (IGF-1, *insulin-like growth factor*) [22] (C).

Nos Estados Unidos, o GH é indicado para crianças com RCF ao nascimento e que aos dois anos de idade apresentam estatura menor que 2 desvios padrão para idade e sexo; na Europa é considerada estatura menor que 2,5 desvios padrão. A decisão de usar GH nessas crianças deve ser baseada na resposta de crescimento esperada e seus benefícios, em comparação com os riscos e a carga psicossocial do tratamento a longo prazo para a criança e família. O alto custo do tratamento deve ser considerado se os resultados esperados são modestos [22].

A dose mais efetiva e o tempo de duração do tratamento ainda não estão estabelecidos, mas a dose recomendada é cerca de 35 a 70 mcg/kg/dia. A resposta à terapia com GH independe da produção endógena. O grau de resposta ao GH nos RN que apresentaram RCF tem como determinantes fatores genéticos. Van Pararen et al. [23] realizaram estudo com 54 crianças com RCF que receberam GH, na dose de 33 mcg/kg/dia ou 67 mcg/kg/dia, por volta de 7,8 anos de idade, e esses alcançaram o padrão de crescimento esperado para idade.

O tratamento com GH tem os melhores resultados em relação à estatura quando é iniciado em meados da infância e continuam por mais de 7 anos. As crianças que são mais jovens e com menor estatura no início da terapia têm melhor resposta se comparadas às crianças não tratadas. Sabe-se que crianças nascidas com RCF têm maior risco de desenvolver diabetes tipo 2, síndrome metabólica e doenças cardiovasculares ao longo da vida adulta quando comparadas com crianças com peso normal ao nascimento. Se o hormônio do crescimento exógeno melhora ou agrava esses riscos a longo prazo não foi estabelecido. No entanto, parece não haver diferença nos riscos a curto prazo do tratamento com GH nessa população em comparação com outras crianças tratadas com hormônio do crescimento [24].

CONSIDERAÇÕES FINAIS

As repercussões perinatais relacionadas à RCF são bem conhecidas, porém pouco se fala sobre a sua influência na infância, adolescência e vida adulta. O termo programação foi proposto para descrever o processo pelo qual fatores adversos que agem em estágios críticos do desenvolvimento, como a fase intrauterina, têm efeitos permanentes durante toda a vida. A RCF parece ser fator de risco para doenças crônicas na vida adulta incluindo doença coronariana, hiperlipidemia, hipertensão e doença renal crônica como demonstra a hipótese de Barker. Nos últimos anos, também foi demonstrado que a RCF está associada a alterações diretas do sistema cardiovascular a partir de seu remodelamento estrutural e funcional. As alterações iniciam-se na vida intrauterina, podendo persistir na infância e vida adulta acarretando doenças cardíacas como coronariopatia e hipertensão.

Aproximadamente, 10% das crianças que nascem com restrição do crescimento não recuperam o peso e a estatura aos dois anos de idade (estatura < 2 desvios padrão para idade). O mecanismo responsável pela falha de crescimento dessas crianças não é completamente compreendido. A deficiência clássica de GH raramente é encontrada nessas crianças, no entanto, pode haver alterações sutis no padrão secretório desse hormônio [22]. A terapia com GH para crianças com RCF e que não recuperaram seu padrão de crescimento pode ser uma alternativa, como demonstram estudos clínicos randomizados.

REFERÊNCIAS BIBLIOGRÁFICAS

1. Battaglia F, Lubchenco L. A practical classification of newborn infants by weight and gestational age. Pediatrics. 1967;7(2):159-163.
2. Gardosi J, Chang A, Kalyan B, Sahota D, Symonds EM. Customised antenatal growth charts. Lancet. 1992;339(8788):283-287. doi:10.1016/0140-6736(92)91342-6
3. Mandy GT. Infants with fetal intrauterine growth restriction. UpToDate; 2019.
4. Negrato CA, Brito Gomes M. Low birth weight: causes and consequences. Diabetol Metab Syndr. 2014;6(1):1-8. doi:10.1186/1758-5996-6-60
5. Barker DJP, Osmond C, Winter PD, Margetts B, Simmonds SJ. Weight in Infancy and Death From Ischaemic Heart Disease. Lancet. 1989;334(8663):577-580. doi:10.1016/S0140-6736(89)90710-1
6. Crispi F, Miranda J, Gratacós E. Long-term cardiovascular consequences of fetal growth restriction: biology, clinical implications, and opportunities for prevention of adult disease. Am J Obstet Gynecol. 2018;218(2):S869-S879. doi:10.1016/j.ajog.2017.12.012
7. Karlberg J, Albertsson-Wikland K. Growth in full-term small for gestational age infants: From birth to final height. Pediatr Res. 1995;38(5):733–9.
8. Beukers F, Cranendonk A, de Vries JI, Wolf H, Lafeber HN, Vriesendorp HC et al. Catch-up growth in children born growth restricted to mothers with hypertensive disorders of pregnancy. Arch Dis Child. 2013;98(30):5.
9. Paz I, Gale R, Laor A et al. The cognitive outcome of full-term small for gestational age infants at late adolescence. Obstet Gynecol. 1995;85:452.
10. Levine TA, Grunau RE MF et al. Early childhood neurodevelopment after intrauterine growth restriction: a systematic review. Pediatrics. Pediatric Research. 2015;135:126-41.
11. Løhaugen GC, Østgård HF, Andreassen S et al. Small for gestational age and intrauterine growth restriction decreases cognitive function in young adults. Pediatr Res. 2013;163:447.
12. Guellec I, Lapillonne A, Renolleau S et al. Neurologic outcomes at school age in very preterm infants born with severe or mild growth restriction. Pediatric Research. 2011;127:e883.
13. Kaijser M, Bonamy AK, Akre O et al. Perinatal risk factors for ischemic heart

disease: disentangling the roles of birth weight and preterm birth. circulation. 2008;117:405.112.

14. Spence D, Alderdice FA, Stewart MC et al. Does intrauterine growth restriction affect quality of life in adulthood? In: Arch Dis Child. 2007;92:700.
15. Napoli C, Glass CK, Witztum JL et al. Influence of maternal hypercholesterolaemia during pregnancy on progression of early atherosclerotic lesions in childhood: Fate of Early Lesions in Children (FELIC) study. Lancet. 1999;354:1234.
16. Sarvari SI, Rodriguez-Lopez M, Nuñez Garcia M et al. Persistence of cardiac remodeling in preadolescents with fetal growth restriction. Circular Cardiovascular Imaging. 2017;201.
17. Skilton MR. Intrauterine risk factors for precocious atherosclerosis. Pediatric Research. 2008;570.
18. Barker DJP, Osmond C, Forsén TJ, Kajantie E, Eriksson JG. Trajectories of growth among children who have coronary events as adults. N Engl J Med. 2005;353(17):1802-9.
19. Fagerberg B, Bondjers L, Nilsson P. Low birth weight in combination with catch-up growth predicts the occurrence of the metabolic syndrome in men at late middle age: The Atherosclerosis and In- sulin Resistance study. J Intern Med. 2004;256(3):254-9.
20. Carmody JB CJ. Short-term gestation, long-term risk: prematurity and chronic kidney disease. Pediatr Res. 2013;131:1168.
21. White SL. et al. Is low birth weight an antecedent of CKD in later life? A systematic review of observational studies. Am J Kidney Dis. 2009;54(2):248-61.
22. Janchevska A, Krstevska-Konstantinova M, Tasic V, Gucev Z. Growth hormone treatment in children born small for gestational age (SGA). Pril. 2018;39(1):143-9.
23. Van Pareren Y, Mulder P, Houdijk M et al. Adult height after long-term, continuous growth hormone (GH) treatment in short children born small for gestational age: results of a randomized, double-blind, dose--response GH trial. J Clin Endocrinol Metab. 2003;88:3584.
24. Rogol AD, Richmond EJ. Growth hormone treatment for children born small for gestational age. UpToDate; 2017.

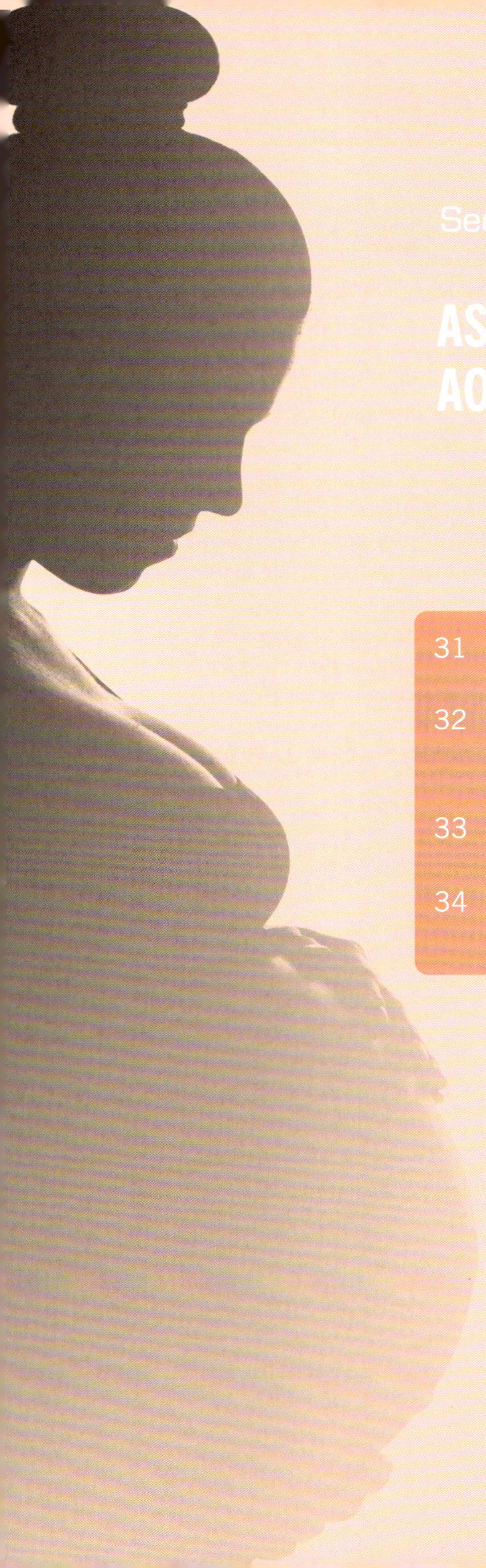

Seção 7

ASSISTÊNCIA AO PARTO

ASSISTÊNCIA AO PARTO

▶ Vera Therezinha Medeiros Borges

No Brasil, anualmente, ocorrem aproximadamente 3 milhões de nascimentos, com cerca de 98% deles acontecendo em ambiente hospitalar, sejam públicos ou privados. Embora tenhamos inúmeros avanços em obstetrícia que contribuíram para melhoria dos indicadores de morbidade e mortalidade materna e perinatais em todo o mundo, ainda, mulheres e seus recém-nascidos são expostos a altas taxas de intervenções desnecessárias.

Nos últimos anos, a prática obstétrica tem sofrido mudanças significativas com um maior destaque na promoção e resgate dos processos naturais e fisiológicas do parto e nascimento. Com isso, várias intervenções têm sido questionadas devido à falta de evidências científicas que os suportem, ou até mesmo a comprovação de evidências que as contraindiquem.

Em 2018, a Organização Mundial de Saúde publicou novas recomendações para assistência ao trabalho de parto e parto, denominada *Intrapartum Care for a Positive Childbirth Experience*. Essa publicação modificou inúmeros conceitos e condutas na assistência ao parto. Os temas, a seguir, abordarão a importância da adoção dessa novas recomendações com o objetivo de melhorar a assistência ao parto e nascimento.

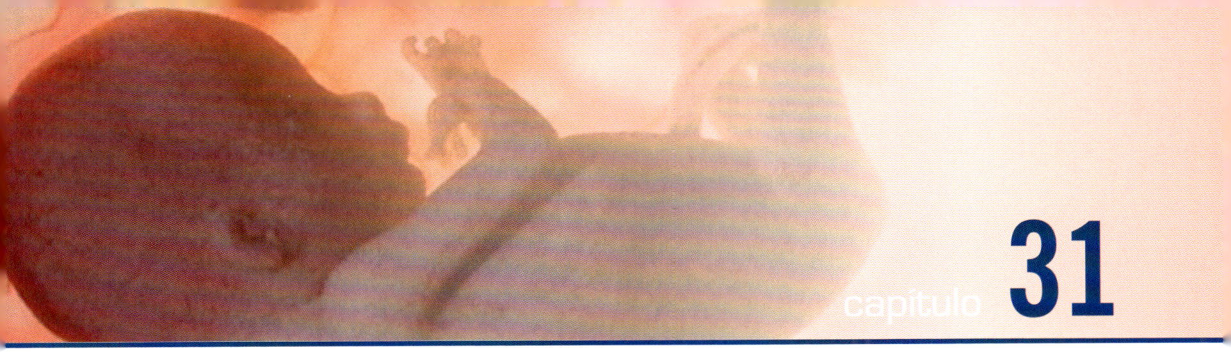

capítulo 31

Como garantir uma experiência positiva no parto

▶ Caio Antonio de Campos Prado

▶ Flávia Magalhães Martins Bernardo

INTRODUÇÃO

No decorrer do século passado, a assistência ao trabalho de parto e parto evoluiu em direção a um aumento das intervenções, com atuação embasada em rotinas e praticamente nada individualizadas. Analisando historicamente os componentes dos chamados "pacotes de intervenção", identificamos que, praticamente, todos caminham no sentido de acelerar o trabalho de parto e o nascimento. Isso veio de uma crença de que um trabalho de parto prolongado seria o causador de anóxia e de sequelas neurológicas.

Com a evolução das tecnologias no final do século, principalmente o ultrassom e o doppler, a ciência identificou que a maioria dos casos de paralisia cerebral e anóxias não eram decorrentes dos eventos intraparto, mas sequelas de eventos prévios ao parto. Além disso, foi-se percebendo que o conceito tradicional de entendimento do trabalho de parto constituindo a tríade Motor-Trajeto-Objeto era limitada no sentido de que o feto não se comporta como um objeto inanimado sendo impulsionado pelas contrações de maneira passiva através do trajeto. Ou seja, o feto movimenta-se ativamente para adotar posições e atitudes mais favoráveis a ultrapassar as barreiras impostas pela pelve materna.

Essa nova compreensão nos permite enxergar que a relação de causa-efeito estava invertida na maioria dos casos: um feto já com lesões hipóxias e, consequentemente, com sequelas neurológicas tem maior dificuldade em executar os movimentos necessários para facilitar o nascimento e assim o trabalho de parto se prolonga.

Isso posto, ao retomarmos a análise das intervenções rotineiras, devemos lembrar que cada uma das intervenções propostas tem seus potenciais efeitos colaterais. Sendo assim, à luz da Medicina Baseada em Evidências, o emprego de cada uma das intervenções no trabalho de parto e parto deve ser ponderado quanto a seus riscos e benefícios, atingindo uma assistência mais qualificada.

Culturalmente, associamos o parto à dor e ao sofrimento. Entretanto, uma assistência com foco nos cuidados, que seja respeitosa e que ofereça métodos para alívio da dor tende a trazer ótimos resultados de satisfação[1]. É justamente essa satisfação que deve ser nossa busca diária e que sem dúvida trará impactos positivos no vínculo entre mãe e bebê, na amamentação e consequentemente, em menor morbidade e mortalidade para ambos[2].

RECOMENDAÇÕES PARA TODA A ASSISTÊNCIA AO TRABALHO DE PARTO E NASCIMENTO

Deve-se garantir à mulher um cuidado respeitoso e livre de maus tratos, a chamada violência obstétrica. A compreensão deste termo vai além do conceito de violência urbana, quando alguém é propositalmente violento com outra pessoa. Trata-se de situação em que os profissionais envolvidos na assistência (não é restrito ao obstetra) não escutam ou não respeitam a mulher, praticam intervenções sem indicação clara ou sem obter consentimento da gestante[1,2]. A melhor estratégia para se alcançar esse objetivo é adotar uma comunicação efetiva, que envolva harmonia entre o que se busca falar e o que o ouvinte interpreta. São componentes de uma comunicação efetiva[1]:

- Tratar pelo nome;
- Fornecer orientações claras;
- Respeitar necessidades individuais;
- Empatia;
- Estimular busca por informações;
- Assegurar privacidade e confidencialidade; e
- Interagir com o acompanhante.

A oferta de suporte emocional contínuo é estratégia central em uma assistência qualificada à parturiente. A escolha de um acompanhante deve ser feita pela própria mulher, sem qualquer restrição ou interferência por parte da instituição, exceto auxiliar na escolha de um perfil de pessoa que a acalme e orientar seu papel nos cuidados. A presença de um acompanhante para auxiliar no suporte contínuo está associada à menor duração do trabalho de parto, redução da dor, melhores desfechos perinatais e melhor experiência com o parto. Esses resultados são ainda mais relevantes quando o suporte foi oferecido por acompanhante treinada e dedicada ao cuidado da mulher, no que conhecemos como doula[3].

CUIDADOS NO PRIMEIRO PERÍODO DO TRABALHO DE PARTO

Definições

O primeiro período do trabalho de parto é dividido em fases latente e ativa. Na fase latente do trabalho de parto, as contrações começam a ficar com ritmo mais constante, embora a sintomatologia seja variável. As modificações do colo são progressivas, porém lentas, até atingir entre 4-6cm de dilatação. A fase ativa é caracterizada por contrações regulares e dolorosas, com mudanças mais rápidas do colo uterino, com dilatação a partir de 4-6cm. Atualmente, não se considera um marco fixo de dilatação para definir o início da fase ativa, mas uma faixa de dilatação em que há combinação de contrações uterinas mais intensas, sintomáticas e aceleração da velocidade de dilatação. Com frequência, no início da fase ativa há sangramento via vaginal por rotura de vasos cervicais, o que pode alarmar o examinador inexperiente[1,2,4].

Devemos ter cuidado com a adoção arbitrária de um marco que define o início da fase ativa, pois o tempo de evolução é único para cada gestante: uma mulher pode estar com 3cm de dilatação e contrações bastante ritmadas e dolorosas e já estar no início da fase ativa, enquanto outra com 6cm e contrações irregulares pode ainda estar na fase latente.

Internação

Podemos dizer que a internação é a mãe de todas as intervenções no trabalho de parto. É a partir dela que acaba-se indicando as demais intervenções, portanto, uma internação precoce pode desencadear uma série de condutas, visando acelerar o nascimento pela impressão de uma maior demora na evolução do parto. Convém lembrar que a internação acaba sendo um gatilho de ansiedade para todos os envolvidos pelo simples fato de ter mudado a mulher de seu ambiente habitual: a gestante, seu acompanhante, seus familiares e a própria equipe vão ficando mais ansiosos conforme a internação se prolonga sem que a criança tenha nascido. Por outro lado, internações tardias também são preocupantes, pois envolvem risco de negligência pela falta de vigilância do bem-estar materno e vitalidade fetal. Assim, o momento ideal de internação é tão logo se identifique o início da fase ativa do trabalho de parto[1,2,4].

No momento da internação, a gestante deve ser avaliada clinicamente quanto à vitalidade fetal, dilatação cervical, variedade de posição fetal e altura da apresentação fetal, além de seus sinais vitais. Neste momento, deve-se proceder à coleta de exames que façam parte da rotina de admissão. Deve ser incentivado o livre posicionamento, ter seu acompanhante e acesso à equipe que providenciará seus cuidados[1,2].

Acompanhamento da evolução do trabalho de parto

É estimulado o uso de um partograma para registro da evolução do trabalho de parto de forma estruturada e que permita a todos os membros da equipe ter uma rápida visão sobre a situação do parto. Importante destacar que não devemos nos ater às linhas de alerta e de ação como definidores de nossas condutas, uma vez que as curvas contemporâneas de evolução da dilatação cervical mostram que a velocidade de dilatação fisiológica pode ser bastante inferior a 1cm/h[2,4-6].

O intervalo entre os exames de toque vaginal, bem como o número de repetições por diferentes profissionais em um ambiente acadêmico, devem ter como objetivo reduzir o número de avaliações vaginais[8]. Trata-se de um exame invasivo, que provoca desconforto e dor nas mulheres, bem como estão diretamente relacionados a aumento de incidência de infecções puerperais, especificamente de endometrite[7]. Dessa forma, recomenda-se como rotina de avaliação intervalos de 4 horas entre os exames de toque vaginal, salvo situações clínicas que indiquem reavaliação a intervalo menor[2,4].

A administração de ocitocina endovenosa no trabalho de parto talvez seja uma das intervenções mais praticadas e muitas vezes o obstetra, tão habituado a utilizá-la, acaba por esquecer de seus efeitos colaterais. Na fisiologia do trabalho de parto, o período do ápice da contração corresponde ao momento de redução ou interrupção do aporte do sangue e, consequentemente, de oxigênio para a placenta. Fetos com baixa reserva ou o excesso de contratilidade uterina tendem a evoluir com hipoxemia e acidose quando o intervalo de tempo entre as contrações não é o suficiente para sua recuperação. Conhecendo os efeitos da ocitocina, fica fácil entender seus potenciais malefícios: ela aumenta a frequência, intensidade e duração das contrações uterinas, ou seja, aumenta a duração e intensidade da redução da oxigenação placentária ao mesmo tempo que reduz o tempo de recuperação entre as contrações. Seria, na forma de uma analogia, a mesma coisa que submeter uma pessoa cansada a mergulhos na água por cada vez mais tempo e com menos tempo de recuperação do fôlego no retorno.

Avaliação materna e fetal

Continuamente, a equipe deverá estar atenta a fatores de risco materno e/ou fetais que demandem maior ou menor vigilância. Usualmente, a avaliação da vitalidade fetal deve ser feita com ausculta intermitente a cada 30 minutos em gestações de baixo risco e a cada 15 minutos em gestações de alto risco. Essa ausculta deverá compreender o período logo antes de uma contração, toda a duração da contração e por pelo menos 30 segundos após seu término. Em situações selecionadas de gestação de alto risco, pode ser vantajoso o uso de monitorização fetal contínua[1,2,4].

Manejo da dor

A gestante deve ter liberdade de posição e de movimentos e receber oferta de métodos de alívio da dor não farmacológicos e farmacológicos sob livre demanda[9]. A mobilidade da pelve com a livre movimentação da mão pode facilitar a rotação e a descida fetal, ajudando tanto no tempo de evolução do trabalho de parto quanto no alívio da dor. O alívio da dor, além de sua vantagem óbvia de amenizar o sofrimento físico, favorece um padrão de respiração materno mais eficiente, melhorando a oxigenação e, consequentemente, as condições de perfusão fetal[1,2,4].

Os métodos não farmacológicos para analgesia de parto são de fácil aplicação e promovem participação ativa da gestante e do acompanhante[2,9]. Os métodos são comparáveis entre si e permitem uso associado ou intercalado entre eles, com uma vantagem extremamente relevante: não possuem efeitos colaterais. Não há como definir um método de escolha ou uma receita de bolo com a sequência de uso conforme avança o trabalho de parto, pois cada mulher terá uma resposta diferente a cada um deles e a gestante poderá aumentar ou reduzir a duração e aplicação de cada um deles de acordo com seu conforto. Os diferentes métodos podem atuar em diferentes pontos das vias de analgesia, com estímulo não doloroso na região da dor e ativando fibras para inibição do estímulo doloroso, com estímulo doloroso em outras regiões do corpo para promover maior liberação de endorfinas e ainda com modulação dos centros encefálicos de controle da dor, desviando a atenção da dor para outros estímulos[9]. São métodos bastante empregados para alívio da dor: suporte emocional contínuo, livre posicionamento, massagem, exercícios com bola suíça, banhos com água quente (aspersão ou imersão), aplicação de calor, acupuntura, acupressão, exercícios respiratórios, técnicas de relaxamento, aromaterapia, controle de luminosidade, músicas, TENS (eletroestimulação transcutânea), entre outros. O uso combinado ou em sequência dos métodos permite postergar ou até evitar a administração de analgesia farmacológica.

A analgesia farmacológica é, sem dúvidas, a que traz melhores resultados do ponto de vista de redução da sensação de dor. Entretanto, é a opção que mais carrega consigo efeitos colaterais. Seu momento de utilização deve ser guiado pela solicitação da gestante e pela sua resposta aos métodos não farmacológicos. Hoje consideramos que a melhor estratégia de analgesia farmacológica é através da combinação da raquianestesia com a peridural em cateter, pois permite uma menor dose de medicações e mais rápido alívio da dor. Os efeitos colaterais mais frequentes da analgesia farmacológica são hipotensão materna, redução da contratilidade uterina, alteração da frequência cardíaca fetal e maior necessidade de instrumentalização do parto por perda de força motora no momento dos puxos maternos[1].

Condutas prejudiciais ou ineficazes que devem ser eliminadas[1]

- Deixar gestante em ambiente desconfortável e sozinha, sem apoio: o fato de a gestante não querer um acompanhante deve ser respeitado, entretanto, não exime os profissionais da equipe de prover suporte emocional contínuo e de garantir um ambiente confortável e com privacidade.
- Violências verbais: comentários desagradáveis, que invalidem medos, exacerbem culpa ou que sejam de comando ou subjuguem a gestante devem ser eliminados da assistência.
- Lavagem intestinal, tricotomia, acesso venoso de rotina não trazem qualquer benefício e ainda trazem desconfortos.
- Monitorização fetal contínua de rotina.
- Manejo ativo: ocitocina e amniotomia de rotina ou sem critério aumentam risco de complicações sem trazer qualquer benefício à evolução do parto[10]. Devem ser reservadas a situações específicas.
- Toques vaginais repetidos, a intervalos curtos e por diferentes profissionais.
- Jejum: a gestante em jejum está exposta a cetose e hipoglicemia que podem repercutir em fraqueza, cansaço e alteração no padrão dos batimentos cardíacos fetais.
- Indicação liberal de cesárea: isso inclui as cesáreas "a pedido" no momento do ápice da dor. Nesse momento, as gestantes devem receber todos os cuidados destinados ao alívio da dor e não uma indicação cirúrgica.
- Estimular puxos ao longo da fase ativa do trabalho de parto.

Condutas sem evidências suficientes para apoiar recomendação[1]:

- Estimulação mamilar.

- Amniotomia precoce: a amniotomia associa-se ao maior risco de prolapso de cordão umbilical e, frequentemente, as mulheres aumentam a sensação de dor, demandando analgesia farmacológica mais precocemente[10].

- Avaliação de pelvimetria de rotina no momento da internação.

Condutas frequentemente utilizadas de forma inapropriada provocando mais danos que benefícios[1]

- Oferta ativa de analgesia farmacológica: a analgesia farmacológica de rotina pode ser tentadora para a equipe, pois ao trazer alívio rápido da dor, pode dar a impressão de maior satisfação. Entretanto, além dos riscos de complicações anestésicas e interferência no trabalho de parto, a alteração das percepções pela gestante pode até reduzir a satisfação com o parto.

- Sondagem vesical: deve ser reservada às situações de formação de bexigoma.

- Cardiotocografia de rotina na internação: muitas vezes como forma de praticar medicina defensiva alguns profissionais optam por traçar uma cardiotocografia de internação para documentar uma vitalidade fetal normal. Entretanto, sabemos que se trata de exame com alta sensibilidade, mas com muitos falsos positivos, o que acaba aumentando outras intervenções, principalmente a cesárea[4].

CUIDADOS NO SEGUNDO PERÍODO DO TRABALHO DE PARTO

Definições

Tradicionalmente, se definiu o início do período expulsivo do trabalho de parto como o momento em que se atinge a dilatação completa do colo uterino (10cm). No entanto, podemos distinguir dois momentos no período expulsivo: 1. passivo: quando foi atingida a dilatação completa, porém ainda não iniciaram puxos; e 2. ativo: quando surgem os puxos espontâneos (sensação da gestante de vontade de fazer força)[1,4-6].

Antigamente, havia uma preocupação grande com a duração do expulsivo, dentro da ideia de que seu prolongamento poderia provocar por si só hipóxia fetal. Hoje em dia, consideramos que havendo garantia de boa vitalidade fetal, os marcos de tempo devem ser considerados apenas como referência e não como limite de duração. Devemos adotar como referencial a partir do início dos puxos maternos, ou seja, no momento ativo do período expulsivo, uma duração esperada de 2 horas para multíparas e de 3 horas para primíparas, sendo que nos casos de analgesia farmacológica devemos considerar prazos mais dilatados[1,2,4].

Posições verticalizadas e liberdade de movimentos

Oferecendo às mulheres liberdade de posição e de posicionamento, observaremos que a imensa maioria delas não optará por posições em decúbito dorsal ou litotomia. Isso porque essas posições fazem com que o efeito da gravidade e das contrações uterinas pressionem a apresentação fetal contra o períneo posterior e o sacro, além de impedir a retropulsão do sacro e do cóccix, limitando os diâmetros dos estreitos médio e inferior. Outro malefício dessas posições seria a compressão dos vasos retroperitoniais, prejudicando a perfusão útero-placentária. Algumas revisões sistemáticas demonstram não haver malefícios na adoção de posições verticalizadas no período expulsivo, alertando para uma maior incidência de lacerações de primeiro e segundo graus, porém sem aumento de lacerações de terceiro e quartos graus, com redução de episiotomias e de instrumentalização. Como as posições verticais também podem aumentar sangramento no pós-parto, embora sem impacto em necessidade de transfusões, muitos profissionais habituados a assistir partos nessas posições recomendam retornar a gestante à posição em decúbito dorsal para a dequitação[2,11-13].

Muitas mulheres optarão por experimentar diversas posições antes de escolher aquela que lhe trará maior conforto[11-13]. Isso inclui posições sentada, decúbito lateral, quatro apoios, cócoras, ajoelhada com apoio no tronco, entre outras. A equipe deverá auxiliá-la e apoiá-la na busca pela melhor posição, inclusive sugerindo posições diferentes quando perceber que o desconforto piorou em algum momento. Para favorecer essa estratégia de assistência, podemos utilizar pequenos apoios de estrutura de baixo custo, como bolas suíças, bancos de "cavalinho", bolas de "feijão", banquetas de parto, banheiras de imersão, cadeiras que possam ir para dentro do chuveiro, barras de apoio e espaldares. A equipe deve adotar a postura de apoiador do parto e nunca utilizar neste momento vozes de comando e muito menos induzir posições que considere mais adequadas, como tradicionalmente ocorre com a adoção da litotomia.

Puxos

A adoção de puxos dirigidos deve ser sempre desencorajada. Isso porque a presença de pessoas comandando o momento de fazer força geralmente incomoda a mulher e acaba por também comandar padrões respiratórios que prejudicam a perfusão uterina. Além disso, aumenta a ansiedade da parturiente, de seu acompanhante e da própria equipe, que passa a sentir que o parto está demorando a ultimar e resolve adotar ainda mais intervenções para acelerar o processo.

As mulheres devem realizar o puxo de maneira espontânea, de acordo com suas sensações. Não há benefícios em se impor padrões de momento ou duração da força realizada pela mulher. Basta à equipe adotar postura acolhedora e encorajadora, reforçando apenas que está chegando ao final do processo, lembrando à mulher que ela tem capacidade de superar esses últimos momentos[14].

Local do atendimento

Sempre que a estrutura da instituição possibilitar, devemos permitir à mulher que o nascimento ocorra no mesmo ambiente em que estiver internada para o acompanhamento pré-parto. Isso permite um melhor acolhimento da mulher e evita o estresse de remoções na correria para o centro cirúrgico em cadeira de rodas ou maca apenas para a expulsão fetal[1,2,7].

Devemos ter em mente que o ambiente cirúrgico, embora natural para nosso dia a dia de trabalho, é extremamente ansiogênico para as pacientes e a ida para uma sala fria, com iluminação exagerada pode atrapalhar o nascimento. Caso não haja possibilidade de o nascimento ocorrer no pré-parto, recomendamos conduzir a gestante à sala de parto com um pouco mais de antecedência, a fim de amenizar esse fator estressante.

Relevante considerar que nesse momento, a privacidade deve ser ainda mais preservada[1]. Não é aconselhável a presença de muitos profissionais e muito menos que se tente conversar com a mulher, pois pode tirá-la do foco e atrapalhar ainda mais o momento do nascimento. Tanto em ambiente de pré-parto, como em sala de parto, podemos tentar amenizar os estímulos, com redução da luminosidade e do barulho, evitar conversas entre os membros da equipe e, caso possível, oferecer à gestante músicas que sejam de seu agrado.

Reparo de lacerações perineais e episiotomia

A episiotomia no passado foi intervenção realizada de rotina diante de uma crença de que reduziria distopias genitais, lacerações perineais graves e incontinência urinárias. Entretanto, a evolução do conhecimento demonstrou que tais pressupostos não eram verdadeiros e que em um regime de episiotomias seletiva houve menos lacerações perineais graves que no regime de episiotomias rotineira, bem como não houve diferença nas distopias genitais nem na incidência de incontinência urinária. Diante disso, hoje se preconiza redução no uso da episiotomias a no máximo 10-15% dos partos vaginais e já há diversos serviços com experiências de menos de 5% de episiotomias sem que isso tenha impactado em maiores complicações perineais[1].

Uma das dificuldades com relação ao que seria indicação de realização de episiotomias nos dias de hoje seria a subjetividade envolvida. Isso porque se consideraria como indicação a existência de um períneo tenso ou a iminência de laceração perineal grave. Para ambos os casos não temos uma adequada definição e forma de diagnóstico. Seria aceitável a realização de episiotomias em casos de alteração grave da frequência cardíaca fetal no expulsivo quando apenas a musculatura perineal oferecesse resistência ao nascimento e em alguns casos de instrumentalização do parto, lembrando que o vácuo-extrator na maioria dos casos não demanda realização da incisão. Quando indicada, deve-se preferir incisão médio-lateral em relação à mediana.

Comparando a ocorrência de lacerações perineais com a realização da episiotomia, identificamos que em modelos com pouca realização da incisão cirúrgica, teremos como resultado final um períneo íntegro ou com laceração de primeiro grau em 80-85% dos casos e lacerações de terceiro ou quarto grau em até 1% dos casos. Considerando que as lacerações de segundo grau, quando ocorrem, se dão na linha média, a reparação cirúrgica e a recuperação da mulher são muito mais favoráveis que na episiotomia, que por si só é uma laceração de segundo grau, mas que atinge o meio do ventre muscular.

A reparação das lacerações de até segundo grau e da episiotomias devem ser realizadas sempre sob técnica asséptica, com anestesia local ou locorregional (em caso de mulheres com cateter de peridural, por exemplo) e utilizando sutura contínua, preferencialmente com fio de absorvível de poligalactina e intradérmico no plano da pele[15].

Manobra de Kristeler

Entendemos por manobra de Kristeler a aplicação de qualquer pressão no fundo do útero para forçar a saída fetal. Tal manobra tem diversas descrições na literatura de lesões maternas e fetais, sendo, portanto, proscrita da prática obstétrica moderna[1].

Clampeamento do cordão umbilical

As crianças que nascerem vigorosas, mesmo que pré-termo, se beneficiam do clampeamento oportuno ou tardio do cordão umbilical, ou seja, quando cessarem as pulsações do cordão[1,16,17]. Essa conduta permite ao recém-nascido receber um aporte maior de sangue, reduzindo o risco de anemia e de deficiência de ferro durante a infância[2,16,17]. Como efeito colateral, observamos maior incidência de icterícia neonatal, porém sem aumento da ocorrência de kernicterus. No caso de recém-nascidos que demandem manobras de reanimação neonatal, à luz das evidências hoje disponíveis, o clampeamento do cordão deve ser imediato e a criança prontamente entregue aos cuidados da pediatria.

Condutas sem evidências suficientes para apoiar recomendação[1]

- Manobras de proteção do períneo: podem aumentar o edema do tecido e favorecer a ocorrência de lacerações perineais.
- Manipulação ativa do feto durante a expulsão: o movimento de rotação externa e desprendimento dos ombros devem ocorrer preferencialmente de maneira espontânea. A intervenção sem necessidade nesse momento pode provocar estímulo de abertura dos ombros do feto, aumentando o diâmetro bisacromial e favorecer a ocorrência de distocia de ombros.
- Paramentação cirúrgica para o parto: o parto vaginal não é um procedimento cirúrgico estéril, dessa forma, o uso de antissepsia e paramentação cirúrgica não tem indicação. O profissional deve usar equipamentos de proteção individual e tomar todos os cuidados para não se contaminar, porém não há necessidade de aventais estéreis. No caso de realização de suturas ou instrumentalização do parto, deve-se tomar o cuidado de realização do procedimento de forma estéril.

Conduta frequentemente utilizada de forma inapropriada provocando mais danos que benefícios[1]

Liberalidade na indicação de fórceps e vácuo-extrator: são procedimentos que envolvem riscos de lesões maternas e/ou fetais, devendo ser restritos às situações de real indicação obstétrica.

PARTO INSTRUMENTALIZADO

O uso de vácuo-extrator ou do fórceps demanda um maior treinamento e também conhecimento de suas indicações[2,4]. Os modelos de vácuo-extrator hoje disponíveis no mercado, com ventosas em silicone e plástico maleável permitiram uma substituição do fórceps em diversas situações, com menos traumas para a mãe e para o feto. Dentre os fórceps utilizados na prática obstétrica, os mais comuns são o de Simpson-Brown, destinado a situações de abreviação do expulsivo e pequenas rotações (até 45 graus) e o de Kielland que, além das indicações acima, pode ser usado para rotações maiores e correção de assinclitismo.

São condições de aplicabilidade (prerrequisitos):

- Obstetra experiente;
- Bolsa rota;
- Certeza da variedade de posição;
- Dilatação total do colo uterino;
- Feto sem malformações cranianas.

Nos dias atuais, é contraindicada a aplicação de fórceps ou vácuo-extrator em planos acima de +2 de DeLee. As indicações aceitas para aplicação deste recurso são: alteração da vitalidade fetal no fim do expulsivo, exaustão materna ou patologias maternas que se beneficiem da abreviação do expulsivo, como cardiopatias, disfunção pulmonar ou algumas doenças neurológicas.

CONSIDERAÇÕES FINAIS

A atuação baseada em evidências, centrada na paciente, com minimização de intervenções e conhecimento das indicações de cada uma delas são estratégias centrais na melhora da experiência vivida pelas mulheres durante a assistência ao parto. Também são componentes importantes o fornecimento de informações de qualidade e a oferta de métodos de alívio da dor conforme a demanda de cada mulher.

REFERÊNCIAS BIBLIOGRÁFICAS

1. WHO recommendations: intrapartum care for a positive childbirth experience. Geneva: World Health Organization, 2018.
2. Brasil. Ministério da Saúde. Diretrizes Nacionais de Assistência ao Parto Normal. Ministério da Saúde; 2017.
3. Bohren MA et al. Continuous support for women during childbirth. Cochrane Database Syst Rev 2017: CD003766.
4. ACOG & SMFM Obstetric Care Consensus. Safe prevention of the primary Cesarean Delivery. 2014, reaffirmed 2016.
5. Zhang J et al. Contemporary patterns of spontaneous labor with normal neonatal outcomes. Obstet Gynecol 2010;116(6):1281-87.
6. Oladapo OT et al. Cervical dilatation patterns of "low-risk women with spontaneous labour and normal perinatal outcomes: a systematic review. BJOG, 2018: 125:944-54.
7. Anvisa. Medidas de prevenção e critérios diagnósticos de infecções puerperais em parto vaginal e cirurgia cesariana. 2017.
8. Downe S et al. Routine vaginal examinations for assessing progress of labour o improve outcomes for woman and babies at term. Cochrane Database Syst Rev 2011: CD100088.
9. Prado CAC et al. Métodos não farmacológicos de alívio da dor no trabalho de parto. Recomendações Sogesp; 2016.
10. Smith RM et al. Amniotomy for shortening spontaneous labour. Cochrane Database Syst Rev 2013: CD006167.
11. Lawrence A et al. Maternal positions and mobility during first stage labour. Cochrane Database Syst Rev 2013: CD003934.
12. Gupta JK et al. Maternal position in the second stage of labour for women without epidural anaesthesia. Cochrane Database Syst Rev 2017: CD002006.
13. Walker KF et al. Maternal position in the second stage of labour for women with epidural anaesthesia. Cochrane Database Syst Rev 2018: CD008070.
14. Lemos A et al. Pushing / bearing down methods for the second stage of labour. Cochrane Database Syst Rev 2017: CD009124.
15. Kettle C et al. Continuous and individual interrupted sutures for repair of episiotmy

or second-degree tears. Cochrane Database Syst Rev 20182: CD000947.

16. Fogarty M et al. Delayed vs early umbilcal cord clamping for preterm infants: a systematic review and meta-analysis. Am J Obstet Gynecol 2018; 218-21.
17. McDonald SJ et al. Effect of timing of umbilical cord clamping of term infants on maternal and neonatal outcomes. Cochrane Database Syst Rev 2013: CD004074.

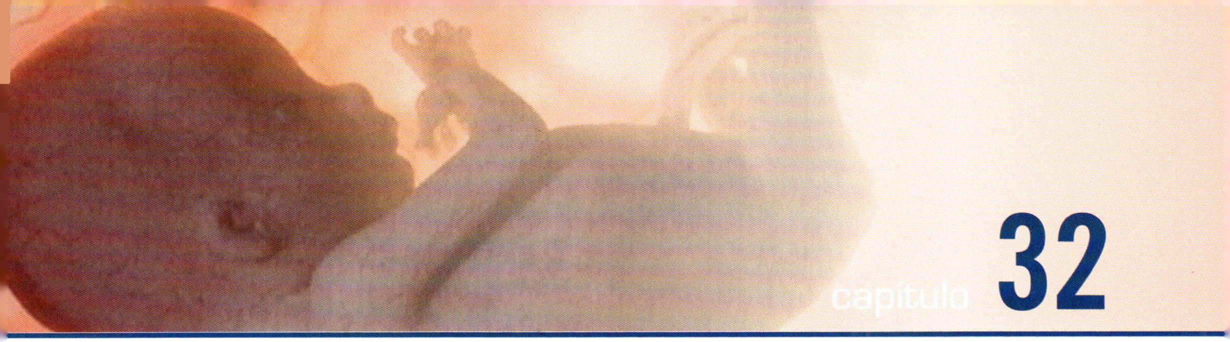

capítulo 32

A utilização do partograma de acordo com as novas recomendações da OMS

► Carla Betina Andreucci Polido

INTRODUÇÃO

A curva de evolução do trabalho de parto foi proposta na década de 1950, e norteou o desenvolvimento do gráfico partograma. O partograma tem sido utilizado há várias décadas para indicar progressão normal ou anormal do trabalho de parto[1]. Estudos mais recentes mostraram que atualizações técnicas no cuidado obstétrico e diferenças no perfil epidemiológico das parturientes nos dias de hoje modificaram o padrão de evolução do trabalho de parto desde a criação do partograma[2]. Assim, em 2018, entre diversas recomendações para o cuidado intraparto, a Organização Mundial da Saúde propôs uma adaptação a ser incorporada ao gráfico clássico do partograma. Novas recomendações incluem a incorporação da nova curva de trabalho de parto, indicações de novos parâmetros de diagnóstico de anormalidades de evolução de dilatação cervical e descida da apresentação fetal na pelve, e criação de novas diretrizes para a tomada de decisões[3].

O reconhecimento da mudança nos padrões até então considerados normais da evolução do trabalho de parto é fundamental para o cuidado obstétrico de qualidade, provendo segurança para melhores desfechos maternos e neonatais, respaldo técnico profissional e satisfação de todos os envolvidos no processo.

DIAGNÓSTICO

O partograma de Friedman

A duração habitual do trabalho de parto fisiológico é uma questão fundamental em obstetrícia. Em tese, a percepção do prolongamento anormal do tempo de evolução do trabalho de parto indica a tomada de condutas para facilitar o nascimento, provendo maior segurança ao bem-estar da mulher e do bebê.

Na década de 1950, o obstetra norte-americano Emmanuel Friedman descreveu a primeira e até hoje a mais utilizada curva de monitoramento do trabalho de parto. Acompanhando e registrando a evolução de dilatação cervical e de descida da apresentação fetal de mulheres internadas em trabalho de parto em uma instituição novaiorquina, o autor propôs a curva e o gráfico batizado de partograma[4,5]. As conclusões de Friedman nortearam os conceitos de duração normal de um trabalho de parto fisiológico, incluindo a divisão do mesmo em fases "latente" e "ativa". Assim, a fase inicial de dilatação de 0 até 4 cm ficou conhecida como fase preparatória ou latente do trabalho de parto, caracteristicamente com duração variável, mas geralmente não maior que 8-12 horas. A partir de 4 cm de dilatação cervical, a progressão foi descrita como mais rápida, caracterizando a fase ativa do trabalho de parto, em que a dilatação média é de 1,5 cm/hora em multíparas e 1,2 cm/h em nulíparas, até a dilatação cervical completa de 10 cm. A dilatação completa iniciaria o período pélvico ou expulsivo do trabalho de parto, que leva a uma desaceleração da curva de progressão. Esse período duraria até duas horas. Paralelamente, Friedman descreveu também a descida da apresentação fetal na pelve, usando como parâmetros os planos de De Lee e Hodge.

As referências propostas por Friedman passaram a ser o padrão de acompanhamento da duração do trabalho de parto, e a lentificação da progressão com dilatação cervical menor de 1,2 cm/h passou a indicar a realização de intervenções para aceleração do processo fisiológico. Dentro desse contexto, e pensando na segurança da assistência ao parto em regiões do mundo com recursos limitados, Philpott e Castle acrescentaram as linhas de "alerta" e "ação" ao gráfico de Friedman na década de 1970[6,7].

A linha de alerta deveria ser traçada após início da fase ativa do trabalho de parto, em diagonal no gráfico, e a linha de ação seria paralela à primeira, traçada à direita no gráfico, em espaço correspondente a quatro horas à frente da primeira linha. Se a dilatação cervical não acompanhasse a reta da linha de alerta, e começasse a se aproximar à direita dela, ou seja, da linha de ação, esse seria um sinal de lentificação do trabalho de parto, e a parturiente deveria ser transferida para uma unidade secundária de atendimento. É importante destacar que o tempo de 4 horas transcorrido entre o início da lentificação da dilatação, que na prática corresponde ao espaço entre as linhas de alerta e ação, não indicaria a realização de nenhuma intervenção que não fosse a transferência da parturiente para unidade com recursos terapêuticos, como ocitocina sintética, analgesia farmacológica e profissionais habilitados para realização de parto instrumental ou cesariana, se necessário. As linhas de alerta e ação foram desenhadas originalmente para atendimento em cenários extra-hospitalares de assistência por parteiros tradicionais, como era comum nas colônias britânicas na África onde os autores desenvolveram essa modificação do partograma.

Desde então, o gráfico baseado na curva inicial de Friedman, acrescido das linhas de alerta e ação, tem sido o instrumento para documentação, observação e tomada de condutas práticas durante o trabalho de parto de mulheres em todo o mundo. A Organização Mundial de Saúde passou a recomendar seu uso na década de 90, e o Ministério da Saúde do Brasil, na década seguinte[1,8].

Curvas contemporâneas. Estudos de Zhang e colaboradores

Questionamentos sobre a validade da curva desenvolvida na década de 1950 para mulheres na atualidade começaram a surgir mais recentemente. Dúvidas sobre a real aplicabilidade da curva de Friedman para mulheres contemporâneas eram baseadas em diversas hipóteses. Destacam-se entre estas modificações que ocorreram desde a década de 1950 no cuidado obstétrico, principalmente, a ampla disponibilização de analgesia de parto, mudanças no perfil epidemiológico das gestantes (menor número de filhos, paridade inicial mais tardia, mudanças no perfil de trabalho) e fatores biológicos (maior peso corporal, sedentarismo mais frequente, maior número de comorbidades). Para responder à questão da aplicabilidade da curva clássica às mulheres do século 21, no início dos anos 2000 pesquisadores americanos descreveram retrospectivamente a evolução do trabalho de parto com desfechos favoráveis registrada em prontuários hospitalares de 62.415 mulheres em 19 centros nos Estados Unidos[2,9].

A curva de evolução do trabalho de parto dos estudos de Zhang e colaboradores mostrou um padrão de evolução do trabalho de parto diferente da proposta inicialmente por Friedman. Os principais achados incluíam o fato de que metade das mulheres não dilatava 1,2 cm/h a partir de 4 cm de dilatação cervical, e apenas aceleravam o ritmo de dilatação após 5-6 cm de abertura cervical, sugerindo um novo corte para definição da chamada fase ativa do trabalho de parto. Também não se notou uma abrupta aceleração da evolução da dilatação cervical definindo a mudança de fase latente para fase ativa de trabalho de parto, e sim uma progressão mais uniforme até a dilatação completa; uma pequena aceleração podia ser notada a partir de 5-6 cm de abertura do colo do útero. Não houve, portanto, nítida diferenciação entre fases latente e ativa do trabalho de parto. Também não foi notada a fase de desaceleração no período expulsivo, que mantinha a evolução progressiva da curva estabelecida na fase ativa. Outro importante achado incluiu o fato de que cerca de metade das mulheres observadas levavam pelo menos 4 horas durante a fase ativa (a partir de 6 cm) para dilatar mais 1 cm. Portanto, a avaliação cervical não fazia sentido antes de transcorridas 4 horas do exame que detectou 6 cm de dilatação. As principais diferenças observadas nos estudos de Zhang encontram-se resumidas na Figura 1 a seguir.

- 50% das mulheres não dilatam 1cm/hora até 5-6cm
- Sem nítida mudança entre fases latente e ativa
- Fase ativa: a partir de 6 cm
- Sem desaceleração no final da primeira fase
- Parada de progressão: sem mudança cervical depois ≥ 4 horas.

Figura 1. Parâmetros de evolução do trabalho de parto espontâneo segundo Zhang e colaboradores[2].

A partir dos achados de Zhang, vários outros estudos confirmaram a hipótese de necessidade da incorporação de novos padrões de evolução do trabalho de parto para determinar intervenções e diagnóstico de parada de progressão do parto. Esses achados foram reunidos em uma revisão sistemática de estudos observacionais[10]. As observações levaram a Organização Mundial de Saúde a lançar novas recomendações para o acompanhamento da duração do trabalho de parto e a tomada de conduta intervencionista em partos fisiológicos de mulheres de risco gestacional habitual, compiladas em conjunto com outras recomendações para assistência ao parto, no documento intitulado "Cuidado intraparto para uma experiência positiva de nascimento"[3].

As recomendações da Organização Mundial da Saúde

Fase latente: Segundo a OMS, a fase latente do trabalho de parto é definida pela presença de contrações uterinas dolorosas em ritmo variável, acompanhadas de graus variáveis de modificações cervicais (dilatação), com progressão lenta da abertura do colo do útero até o máximo de 5 cm. A duração média observada para essa fase é de até 14 horas em multíparas, e de até 20 horas em nulíparas. Todos esses conceitos diferem da interpretação inicial de Friedman sobre os tempos de duração e padrões de ritmo de evolução do trabalho de parto espontâneo.

Fase ativa: Segundo a OMS, a fase ativa do trabalho de parto é caracterizada pela dilatação cervical maior ou igual a 6 cm, mediante a presença de contrações uterinas dolorosas e regulares.

Período expulsivo: Segundo a OMS, o período expulsivo do trabalho de parto inicia-se após dilatação cervical completa de 10 cm, com presença de puxos espontâneos (vontade espontânea da mulher em fazer força de expulsão do concepto). Esse período tem duração variável para cada mulher, e na média pode durar até 3 horas em nulíparas e até 4 horas em multíparas sem analgesia farmacológica. No caso de mulheres sob bloqueio anestésico, o tempo máximo habitual de duração desta fase é acrescida de mais uma hora, levando a duração do expulsivo em até 4 horas em nulíparas e até 3 horas em multíparas.

As principais diferenças de interpretação da evolução das curvas de trabalho de parto segundo Friedman e Zhang (em que se basearam as recomendações da OMS) encontram-se na Tabela 1 a seguir.

Segundo os parâmetros descritos pela OMS, os critérios de fase ativa do trabalho de parto não se aplicam antes da dilatação cervical ultrapassar 5 cm. Todos os diagnósticos de protração (demora) de evolução do trabalho de parto devem ser considerados apenas após observada dilatação cervical de mais de 5 cm.

Fase ativa prolongada pelos novos critérios da OMS pode ser diagnosticada quando, após 6 cm de dilatação, na presença de contrações uterinas regulares e dolorosas, e rotura espontânea das membranas ovulares, não houver progressão de pelo menos de 1 cm na dilatação após 4 horas de evolução. Na prática, isso significa que não há indicação de realização de toque vaginal para qualquer determinação da evolução do processo antes de 4 horas após dilatação cervical de 6cm, desde que não haja alterações do bem-estar fetal ou exaustão materna. Se a partir de 6cm de dilatação cervical as contrações forem irregulares ou pouco dolorosas, em número inferior a 3 em 10 minutos, e/ou as membranas ovulares estiverem íntegras, pode-se esperar 6 e não 4 horas para a dilatação cervical progredir de 6 para 7cm, ou seja, o toque vaginal seguinte pode ser

Tabela 1. Duração das fases de trabalho de parto segundo as curvas de Friedman (clássica) e Zhang (OMS)

	Friedman	OMS (baseada em Zhang)
Fase latente	De 8 a 12 horas (de 0 a 4 cm)	14 horas multíparas 20 horas nulíparas (de 0 até 5 cm)
Fase ativa até dilatação total	Entre 6-8 horas (de ≥ 4 a 10 cm)	10 horas multíparas 12 horas nulíparas (de ≥ 5 a 10 cm)
Expulsivo (período pélvico) (10 cm)	Até 2 horas em nulíparas Até 3 horas em multíparas	Até 2 horas em multíparas* Até 3 horas em nulíparas*

* +1 hora se analgesia farmacológica.

postergado para 6 horas e não 4 após a última avaliação (observadas boa vitalidade fetal e ausência de exaustão materna).

É importante destacar que a recomendação de monitoramento do bem-estar fetal inclui realizar ausculta fetal intermitente com sonar doppler durante toda fase ativa do trabalho de parto, em intervalos mínimos de 15 minutos e máximos de 30 minutos[3]. A ausculta deve ser qualificada, ou seja, de duração de 1 minuto minimamente, realizada antes, durante e logo após contrações, e observada posição de conforto da parturiente (evitar ausculta em posição supina). Uma ausculta deve indicar monitorização fetal eletrônica se houver qualquer suspeita de alteração patológica do padrão esperado entre 110 e 160 abatimentos por minuto.

A Figura 2, a seguir, resume o padrão de avaliação da fase ativa do trabalho de parto (de ≥ 5 a 10 cm de dilatação).

Fase ativa prolongada: dilatação ≥6 cm com menos de 1-2 cm/h de progressão

Parada de progressão na fase ativa:

dilatação cervical ≥6 cm com bolsa rota e nenhuma alteração cervical por ≥4 horas, apesar das contrações adequadas

ou

nenhuma mudança cervical por ≥6 horas com contrações inadequadas.

Figura 2. Indicadores de diminuição ou parada de progressão do trabalho de parto segundo as novas recomendações da OMS[3].

TRATAMENTO

Não há indicação de internação ou monitorização da evolução do trabalho de parto em mulheres com gestação de risco habitual que se encontrem em fase latente inicial de trabalho de parto. No caso de situações especiais em que a internação dessas mulheres precisa ser efetivada (vulnerabilidade social, distância da residência à unidade hospitalar etc.), os parâmetros de dilatação cervical ou evolução de trabalho de parto não se aplicam. Nenhuma intervenção para acelerar o processo obstétrico deve, portanto, ser adotada para esses casos.

Todas as intervenções para acelerar a evolução de um trabalho de parto fisiológico devem incluir inicialmente condutas não invasivas. Assim, para uma boa evolução do trabalho de parto, a OMS recomenda livre deambulação, estímulo às posições não supinas (verticalização, posição de quatro apoios, cócoras), além de ambiente acolhedor e confortável para acompanhamento do trabalho de parto, incluindo oferta de apoio contínuo à parturiente e oferta de métodos não farmacológicos para controle da dor, que não apresentam efeitos colaterais e contribuem para melhores desfechos maternos e perinatais[11,12].

Observadas todas as condutas não invasivas, diante de uma fase ativa prolongada, ou seja, nulíparas ou multíparas que dilatam menos que 1 cm após dilatação cervical de 6 cm, a recomendação deve ser a condução do processo com ocitocina intravenosa, com escalonamento nas doses habituais. Se após 4-6 horas de ocitocina com ou sem desencadeamento de contrações uterinas efetivas não houver progressão da dilatação cervical, a amniotomia artificial pode ser considerada. Amniotomia artificial só deve ser realizada mediante dilatação cervical avançada, e com apresentação cefálica fixa na pelve (cabeça encaixada). Não se recomenda a aplicação simultânea das duas intervenções (condução com uterotônicos associada à amniotomia).

Um trabalho de parto que evolui, mesmo lentamente, contraindica qualquer intervenção. Se a evolução foi desencadeada após administração de ocitocina, esta deve ser continuada.

Durante o período expulsivo, se a progressão da apresentação fetal na pelve for menor que 1 cm após transcorridos entre 60 a 90 min do início de puxos espontâneos, havendo contrações uterinas efetivas a cada 3 minutos aproximadamente, o uso da ocitocina também pode estar indicado (no caso de até então não ter sido necessária). Se ainda houver integridade de membranas ovulares, a amniotomia também pode ser considerada, embora não esteja recomendada a associação imediata de ambas as intervenções, como já destacado acima. Nesta fase, a descida lenta, porém presente, bem como a rotação da apresentação fetal no trajeto da pelve materna, são considerados progressos do trabalho de parto, e contraindicam intervenções. Deve-se, portanto, evitar parto operatório no segundo período (vácuo, fórcipe, cesariana), enquanto descida e rotação continuarem ocorrendo. Uma intervenção cirúrgica imediata pode estar indicada se houver identificação de uma cardiotocografia categoria III.

Em todas as fases do trabalho de parto, é de fundamental importância que sejam observados os intervalos seguros de monitoramento do bem-estar fetal, através de ausculta intermitente qualificada com sonar doppler, como já descrito acima. A presença de alteração na ausculta fetal ou de exaustão materna em qualquer momento podem indicar intervenções diagnósticas e terapêuticas, como realização de cardiotocografia e oferta de analgesia farmacológica.

A Figura 3, a seguir, detalha os intervalos recomendados para ausculta cardíaca

Ausculta fetal intermitente com sonar doppler, antes, durante e logo após contrações uterinas, com duração mínima 1 minuto.

Intervalos de ausculta: Fase ativa: entre 15 a 30 minutos
Expulsivo: entre 5 e 15 minutos

Figura 3. Intervalos de ausculta fetal durante o trabalho de parto[3].

fetal durante todo o acompanhamento do trabalho de parto.

CONSIDERAÇÕES FINAIS

Os padrões de duração do trabalho de parto são muito variáveis, e a curva de trabalho de parto proposta por Friedman pode não se aplicar completamente à observação do trabalho de parto de mulheres contemporâneas.

É de fundamental importância o diagnóstico adequado da fase ativa do trabalho de parto, que parece iniciar-se ultrapassados 5 cm de dilatação cervical. Antes disso, não deve ser esperada uma rápida evolução do trabalho de parto.

O gráfico partograma foi proposto a partir da curva de trabalho de parto descrita por Friedman, portanto sua leitura deve ser adaptada para a interpretação de acordo com as novas curvas contemporâneas (para as quais não existe um gráfico específico).

As linhas de alerta e ação do partograma clássico podem ser utilizadas, mas apenas devem ser traçadas aos 6 cm de dilatação cervical. Não há indicação de nenhuma intervenção no processo natural de evolução de um trabalho de parto espontâneo antes que a linha de ação seja alcançada.

Intervenções iniciais minimamente invasivas, como mudanças de posição e técnicas de relaxamento, devem ser sempre preferidas antes do uso de medicamentos ou amniotomia.

A vigilância do bem-estar fetal deve ser priorizada a todo tempo, bem como a exaustão materna.

Apesar dos parâmetros descritos, há necessidade de individualização da interpretação da evolução do trabalho de parto para cada mulher em trabalho de parto. Dilatação lenta, porém, progressiva, não indica anormalidade na duração do trabalho de parto, desde que sejam observados bem-estar fetal e conforto materno.

REFERÊNCIAS BIBLIOGRÁFICAS

1. World Health Organization. The application of the WHO partograph in the management of labour. 1991;187-92. Available from: http://apps.who.int/iris/bitstream/10665/58589/1/WHO_FHE_MSM_94.4.pdf
2. Zhang J, Landy HJ, Branch DW, Burkman R, Haberman S, Gregory KD, et al. Contemporary patterns of spontaneous labor with normal neonatal outcomes. Obstet Gynecol. 2010 Dec;116(6):1281-87.
3. World Health Organization. Intrapartum care for a positive childbirth experience [Internet]. 2018. 212 p. Available from: http://apps.who.int/iris/bitstream/10665/260178/1/9789241550215-eng.pdf?ua=1%0Ahttp://www.who.int/reproductivehealth/publications/intrapartum-care-guidelines/en/

4. Friedman E. The graphic analysis of labor. Am J Obstet Gynecol. 1954 Dec;68(6): 1568-75.
5. Friedman EA. Primigravid labor; a graphicostatistical analysis. Obstet Gynecol. 1955 Dec;6(6):567-89.
6. Philpott RH, Castle WM. Cervicographs in the management of labour in primigravidae. I. The alert line for detecting abnormal labour. J Obstet Gynaecol Br Commonw. 1972 Jul;79(7):592-98.
7. Philpott RH, Castle WM. Cervicographs in the management of labour in primigravidae. II. The action line and treatment of abnormal labour. J Obstet Gynaecol Br Commonw. 1972 Jul;79(7):599-602.
8. Ministério da Saúde. Parto, Aborto e puerpério: assistência humanizada à mulher [Internet]. 2001 [cited 2011 Sep 20]. Available from: http://bvsms.saude.gov.br/bvs/publicacoes/cd04_13.pdf
9. Zhang J, Troendle JF, Yancey MK. Reassessing the labor curve in nulliparous women. Am J Obstet Gynecol. 2002 Oct;187(4):824-28.
10. Oladapo OT, Diaz V, Bonet M, Abalos E, Thwin SS, Souza H, et al. Cervical dilatation patterns of "low-risk" women with spontaneous labour and normal perinatal outcomes: a systematic review. BJOG. 2018 Jul;125(8):944-54.
11. Jones L, Othman M, Dowswell T, Alfirevic Z, Gates S, Newburn M, et al. Pain management for women in labour: an overview of systematic reviews. Cochrane database Syst Rev. 2012 Mar;2012(3):CD009234.
12. Bohren MA, Hofmeyr GJ, Sakala C, Fukuzawa RK, Cuthbert A. Continuous support for women during childbirth. Cochrane Database Syst Rev [Internet]. 2017 Jul 6 [cited 2020 Jul 20];(7). Available from: http://doi.wiley.com/10.1002/14651858.CD003766.pub6

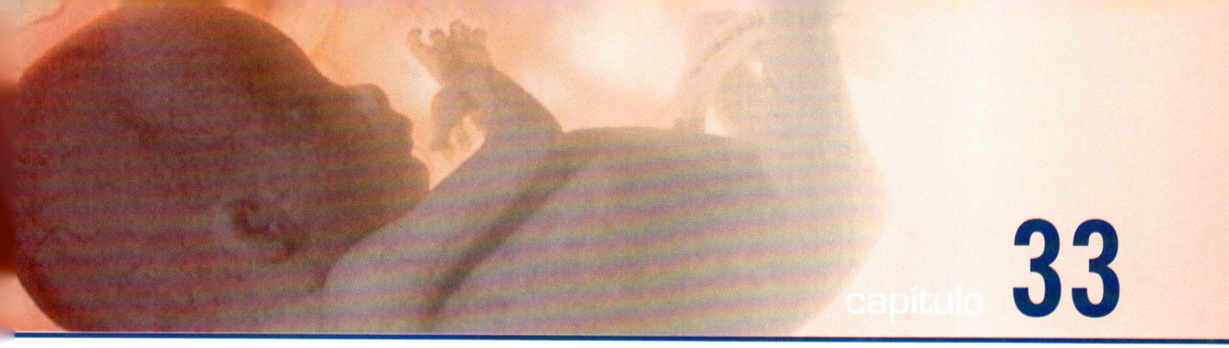

capítulo **33**

Correção das apresentações não usuais utilizando *Spinning Babies*®

- Maíra Libertad Soligo Takemoto
- Mariane de Oliveira Menezes
- Roxana Knobel

INTRODUÇÃO

No cenário brasileiro, os cuidados obstétricos são descritos na literatura como marcados pelo uso intensivo de intervenções rotineiras, frequentemente resultando em experiências negativas para as mulheres[1,2]. Os cuidados de suporte durante o trabalho de parto podem favorecer os processos fisiológicos, bem como o sentimento de controle e autonomia sobre o processo, consequentemente, reduzindo a necessidade de intervenções obstétricas e melhorando a satisfação das mulheres. Conforme dados do estudo Nascer no Brasil, o percentual de mulheres que conseguem um parto vaginal sem intervenções no país é de somente 5% (5,6% no risco obstétrico habitual e 4,2% das mulheres com algum fator de risco obstétrico)[1].

Desde meados da década de 80, a Organização Mundial de Saúde (OMS) aponta que uma taxa ideal de cesárea seria entre 10 a 15%, e que números maiores que estes trazem mais malefícios do que benefícios para a saúde materno-infantil[3]. No Brasil, em 2016, segundo dados do Sistema de Informações sobre Nascidos Vivos (Sinasc)[4], 55,4% dos nascidos vivos vieram ao mundo a partir de uma cirurgia cesariana. Quando utilizada com indicação clínica, a cirurgia cesariana é uma aliada que, muitas vezes salva vidas, contudo, quando usada de forma indiscriminada, pode aumentar consideravelmente os riscos tanto durante o próprio procedimento cirúrgico e pós-parto imediato, como para saúde materno-infantil nos anos subsequentes e em futuras gestações[3].

Dados brasileiros sistematizados sobre as principais indicações de cesárea na atualidade são escassos e usualmente restritos a pequenas amostras, com pouca representatividade nacional ou regional. Por outro lado, dados relacionados ao contexto dos Estados Unidos mostram que indicações relacionadas à progressão lenta do trabalho de parto e mau posicionamento fetal estão entre as mais frequentes. Barber et al (2011)[5,6] analisaram 32.443 cesáreas ocorridas entre 2003 e 2009 e verificaram que aproximadamente 35% do total de cesáreas foram indicadas por parada de progressão do trabalho de parto, ou seja, 1 a cada 3 cesáreas realizadas.

Spinning Babies® é uma abordagem desenvolvida pela obstetriz americana Gail Tully para a prevenção de mau posicionamento fetal desde a gestação e também para a resolução de distócias durante o trabalho de parto, com base na liberação fisiológica dos tecidos conjuntivos, ligamentos e músculos envolvidos no mecanismo de parto, em oposição às estratégias baseadas na força (por exemplo, através da utilização da ocitocina ou de puxos dirigidos). A abordagem propõe a integração de práticas e exercícios que favorecem o equilíbrio orgânico dos tecidos moles em sua relação com as estruturas ósseas envolvidas no processo de parturição, criando mais espaço para o concepto, favorecendo, por exemplo, a cambalhota fisiológica, bem como rotações, ajustes e descida que o feto precisará fazer até o nascimento[7,8].

No sistema obstétrico atual, a prevenção, identificação e o manejo de apresentações não usuais e distócias baseiam-se frequentemente em duas abordagens diametralmente opostas: por um lado a utilização intensiva de intervenções obstétricas e, por outro lado, a não intervenção e conduta expectante[9]. A abordagem proposta por Gail Tully[7,8] oferece uma alternativa que se propõe intermediária entre a intervenção excessiva e a conduta expectante pura e simples. Intervenções excessivas no processo de parturição podem causar danos e apenas paciência e alargamento dos prazos não serão suficientes para garantir os melhores desfechos para todos os partos, inclusive aqueles subjetivos ligados à experiência da parturiente com o processo. Spinning Babies® inclui um plano abrangente para preparação durante a gestação e atividades para o trabalho de parto que têm como objetivo melhorar o conforto na gestação, favorecer o melhor posicionamento fetal e facilitar o parto.

O racional por trás das propostas de Spinning Babies® é de que o parto pode ser facilitado quando há equilíbrio na pelve (incluindo, além das partes ósseas, também ligamentos, fáscias e músculos que dão sustentação e mobilidade à pelve e aos órgãos pélvicos), em oposição a situações em que há encurtamentos, rigidez, torções ou restrições de mobilidade destas estruturas. A abordagem proposta por Gail Tully inclui protocolos para manejo intraparto de situações específicas, por exemplo, fetos em occipício sacro ou em variedades transversas persistentes, apresentações altas que não progridem, assinclitismo e outros. Igualmente, há propostas para a gestação que podem auxiliar na rotação de fetos em apresentação pélvica ou reduzir desconfortos na gestação, como a dor no ligamento redondo, dores lombares, síndrome do piriforme etc[7,8].

DIAGNÓSTICO

O diagnóstico de apresentações e variedades de posição não usuais ou desfavoráveis para o andamento fisiológico do trabalho de parto e parto é (ou deveria ser) prática corriqueira do profissional de sala de parto, com base, de modo geral, na palpação obstétrica, exame de toque vaginal, eventualmente complementado pela utilização da ultrassonografia para confirmação diagnóstica. Propomos aqui a ampliação do olhar sobre prováveis etiologias para desafios encontrados no cuidado intraparto que evoluam para além das relações ósseas entre a apresentação fetal e a pelve materna, incorporando obstáculos e restrições relacionados a tecidos e estruturas usualmente deixados de lado no cuidado obstétrico – ligamentos, músculos, fáscia.

Serão discutidas neste capítulo três das principais técnicas da abordagem Spinning Babies® para a gestação e o parto (balanço abdominal com rebozo, liberação deitada de lado e inversão inclinada para frente). Para compreender os efeitos desejados dessas técnicas, é importante conhecer os possíveis efeitos de três estruturas não ósseas no posicionamento fetal e na progressão do trabalho de parto: ligamento largo (Figura 1), ligamento redondo (Figura 2) e ligamento uterossacro (Figura 3).

Os três são tipos particulares de ligamentos, pois conectam um órgão muscular (o útero) a uma estrutura óssea (da pelve materna) e, por esta razão, possuem característica histológica fibromuscular[10]. Portanto, possuem em sua estrutura, além do colágeno, fibras musculares infiltradas. Esta característica é a que permite que esses ligamentos se adaptem ao crescimento uterino ao longo da gestação e que confere a eles capacidade de contração e alongamento, bem como de espasmos ou frouxidão excessiva. O ligamento largo (LL) constitui-se em uma espécie de envoltório de tecido conjuntivo para o útero, ao mesmo tempo organizando-o dentro da cavidade pélvica, impedindo sua rotação sobre si mesmo e estabilizando a posição do útero gravídico, por sua inserção nas paredes laterais da pelve. Adicionalmente, o LL encapsula o ligamento redondo, de modo que desequilíbrios relacionados ao largo podem refletir sobre o redondo e vice-versa. As manifestações clínicas dos desequilíbrios do LL podem estar associadas, por exemplo, a angulações excessivas do útero em relação à coluna materna (pendular) por frouxidão ou, ainda, dor à palpação abdominal por tensão excessiva. É lógico antecipar que o adequado alinhamento do útero ao eixo de saída da pelve tenha efeitos diretos sobre a cambalhota fisiológica, bem como sobre a descida da apresentação.

O ligamento redondo (LR) tem ação complementar ao ligamento largo no que diz respeito à estabilização anterior do útero, por seu trajeto desde a inserção no corno uterino, diretamente abaixo das tubas

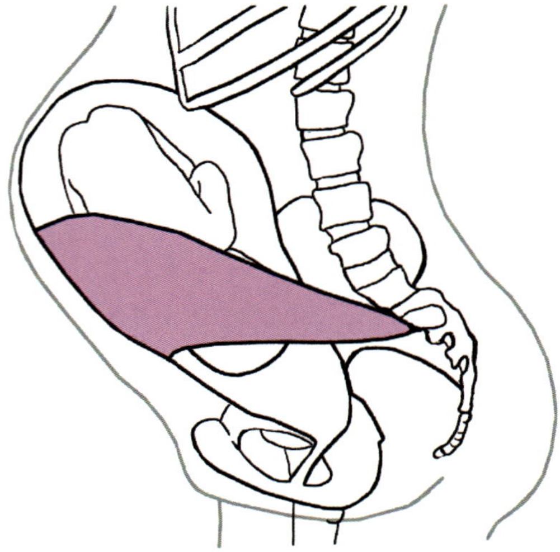

Fonte: Acervo de Rita Knobel Borges.

Figura 1. Ligamento largo.

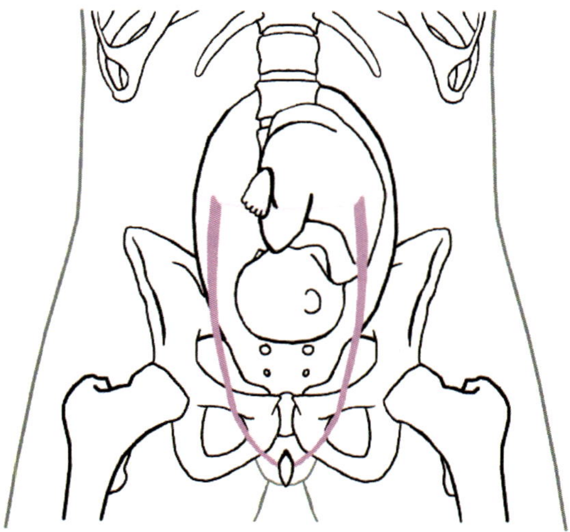

Fonte: Acervo de Rita Knobel Borges.

Figura 2. Ligamento redondo.

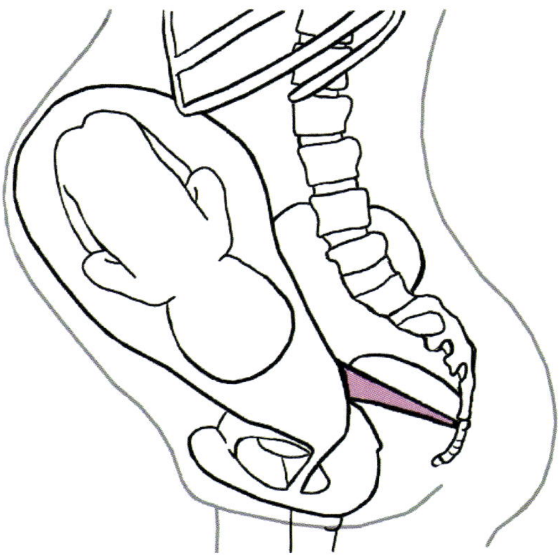

Fonte: Acervo de Rita Knobel Borges.

Figura 3. Ligamento uterossacro.

uterinas em direção ao arco púbico, através do canal inguinal e, finalmente, aos lábios externos. Adicionalmente, influencia no alinhamento medial do útero, prevenindo, em situações fisiológicas, que haja inclinação excessiva à direita ou à esquerda, que acentuariam a obliquidade do útero. Espasmos do LR são frequentemente observados na prática clínica, referidos com frequência como dor em pontada nas fossas ilíacas (uni ou bilateral) com reflexos eventuais em lábios externos. Tensão excessiva uni ou bilateral pode prejudicar a simetria do formato uterino, reduzindo o espaço disponível para movimentação e rotação fetal, bem como seu alinhamento em relação ao eixo de saída da pelve.

O ligamento uterossacro (LUS) é amplamente estudado no que diz respeito à influência sobre os prolapsos de órgãos pélvicos, mas tem reduzido interesse na pesquisa em Obstetrícia. O LUS conecta a porção cervical do útero à face interna do sacro, mais especificamente a fáscia sacral, acima da articulação sacrococcígea, sendo considerado um dos tecidos conjuntivos suspensórios do útero. Tem como função principal estabilizar o útero dentro da pelve, bem como garantir o alinhamento da porção mais cervical do segmento inferior em relação ao eixo de saída. Desequilíbrios do LUS do tipo tensão excessiva podem reduzir o espaço disponível no segmento inferior, dificultando a adoção de apresentação cefálica pelo feto bem como a progressão do trabalho de parto. Um estudo de simulação computadorizada estimou a necessidade de distensão do LUS no período expulsivo em 30% do seu tamanho original[11], de modo que reduzida capacidade de alongamento pode impactar na evolução da fase expulsiva. Teoriza-se ainda que o LUS possa estar envolvido em torsões uterinas, por desequilíbrios do tipo assimetria de tensões à direita ou à esquerda.

TRATAMENTO

O diagnóstico preciso de que tipo de desequilíbrio nestas estruturas está dificultando a correção de posições fetais desfavoráveis nem sempre é factível, de modo que a abordagem Spinning Babies® propõe um conjunto de recursos direcionados para a correção fisiológica dos mais comuns, denominados de "As três irmãs do equilíbrio". Este plano de cuidados (constituído pelos exercícios apresentados nas Figuras 4, 5 e 6) aborda de forma integral potenciais desequilíbrios destes ligamentos uterinos, além de ação também sobre o assoalho pélvico e musculatura posterior do quadril e coluna lombar. Podem ser utilizados na gestação, para prevenção ou modificação de apresentações não usuais, bem como em trabalho de parto para prevenção ou correção de distócias. Recursos específicos para outras situações também fazem parte da abordagem, mas não estão no escopo desta discussão.

"As três irmãs do equilíbrio" são constituídas pelo balanço abdominal com rebozo (Figura 4), inversão inclinada para frente (Figura 5) e liberação deitada de lado (Figura 6). O rebozo é um tipo de xale de tear, de origem mexicana, que tem vários usos pelas mulheres na cultura local. Entre eles, é utilizado pelas parteiras tradicionais como método de alívio da dor e ferramenta de trabalho corporal com gestantes, parturientes e puérperas. A técnica do balanço abdominal é uma estratégia baseada no trabalho suave sob a fáscia abdominal e os ligamentos largo e redondo, com vistas ao relaxamento obtido com a vibração de muito baixa intensidade. Deve ser realizada com o mínimo de amplitude, sem movimentos bruscos, por pelo menos 2-3 minutos[7,8]. É proposta como técnica inicial na sequência de três exercícios, por seu papel no relaxamento das estruturas mais externas e mais superiores, mas também por adicionar conforto e sensações agradáveis, aumentando a adesão às técnicas seguintes.

Como segundo recurso na sequência, introduz-se a inversão inclinada para frente, conforme descrita na Figura 5. O profissional deve avaliar se estão presentes contraindicações clínicas à posição antes do início do movimento. A técnica baseia-se nos princípios do alongamento passivo de estruturas musculares (por aproximação aplicáveis aos ligamentos uterinos fibromusculares), obtido a partir da ação da gravidade sobre o útero. O alongamento passivo aumenta o comprimento das fibras musculares com simultânea redução da força máxima, consequentemente, reduzindo possíveis tensões nas estruturas envolvidas[12]. A posição invertida deve ser mantida pela duração de três respirações completas (aproximadamente 30 segundos), com retorno diretamente para a posição de joelhos. Em trabalho de parto, é realizada de modo geral no intervalo das contrações, pela mesma duração. A inversão da relação entre útero e gravidade adiciona tensão suave e contínua sobre os ligamentos uterossacro, largo e redondo (entre outros), simultaneamente, sem necessidade de manipulações diretas. O retorno da posição invertida para a posição de joelhos permite que o útero se reorganize e se realinhe a partir de uma relação favorecida com os ligamentos uterinos.

O último exercício da sequência (liberação deitada de lado, Figura 6) atua sobre assoalho pélvico e musculatura posterior do quadril e coluna lombar (relacionada diretamente com a mobilidade do sacro e da pelve de modo geral). A posição deve ser feita dos dois lados, por 3-5 minutos de cada lado, garantindo-se a manutenção

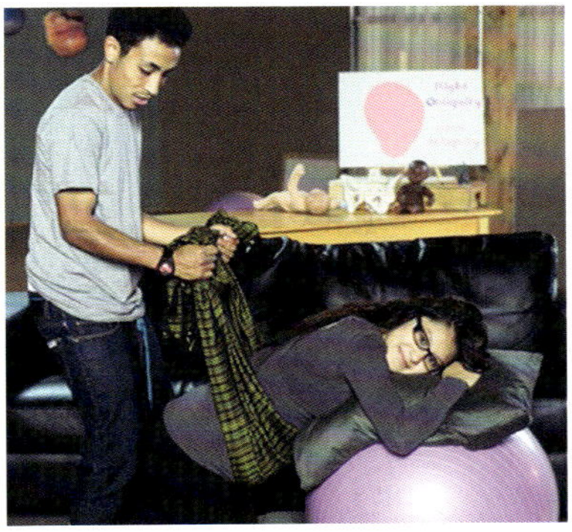

Balanço abdominal com rebozo: Com a gestante em posição de quatro apoios, confortável, o cuidador utiliza o rebozo para balançar suavemente o abdomen, com o objetivo principal de relaxar o ligamento largo.

www.spinningbabies.com

Figura 4. Balanço abdominal com rebozo.

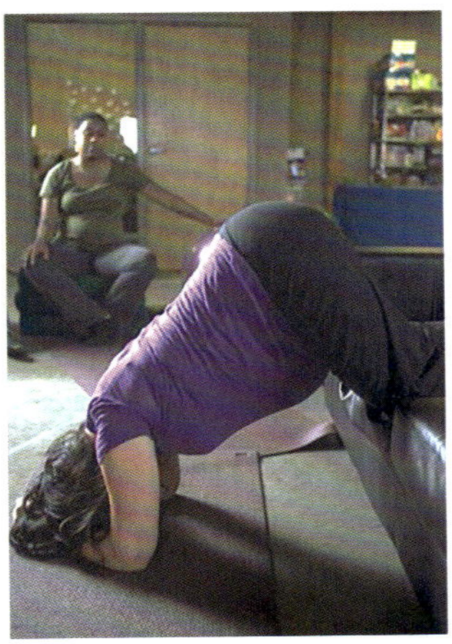

Inversão inclinada para frente: Com auxílio, a gestante se posiciona de joelhos na borda de uma superfície firme e se inclina para frente até apoiar os antebraços (um de cada vez) no solo ou outra superfície de apoio. Esta posição proporciona alongamento passivo do LUS e LR, potencialmente melhorando alinhamento e espaço no segmento inferior. *Contraindicações: condições que possam ser agravadas pelo aumento da pressão intracraniana ou sobre ombros, braços e pulsos.

www.spinningbabies.com

Figura 5. Inversão inclinada para frente.

do alinhamento entre os ombros e os dois lados do quadril (mantê-los "empilhados" um sobre o outro, formando um retângulo com as referências dos acrômios e das cristas ilíacas).

A utilização das "três irmãs do equilíbrio" ao longo da gestação ou durante o trabalho de parto tem como objetivo aumentar o equilíbrio nas estruturas de tecido conectivo e músculos que mantêm relação direta

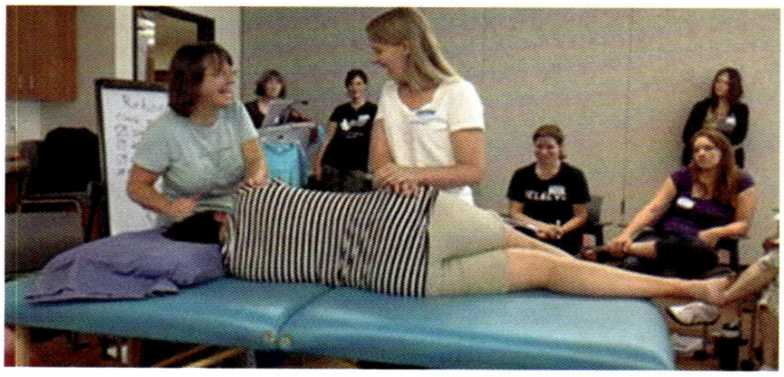

Liberação deitada de lado: Deitada em decúbito lateral na borda da cama, com apoio de uma ou duas pessoas que garantem o alinhamento da coluna, ombros e pelve. O membro inferior que se encontra acima é conduzido para fora da cama e deve ficar livre, sob ação da gravidade. O objetivo é o alongamento passivo da musculatura posterior dos quadris e do assoalho pélvico.

www.spinningbabies.com

Figura 6. Liberação deitada de lado.

com o útero e canal de parto. Deste modo, busca-se favorecer o espaço disponível, a simetria e a manutenção de tônus saudável (sem tensão ou relaxamento excessivos), para favorecer a correção fisiológica de apresentações não usuais, bem como variedades de posição desfavoráveis ou parada da dilatação ou da descida.

CONSIDERAÇÕES FINAIS

Apresentações não usuais e variedades de posição tidas como desfavoráveis são grandes contribuidoras das taxas de cesárea ou de intervenções obstétricas no trabalho de parto. Spinning Babies® propõe uma abordagem não invasiva e baseada no favorecimento da fisiologia para encorajar a correção destes quadros, criando oportunidades para partos fisiológicos e redução de intervenções que são frequentemente associadas a potenciais riscos. As "três irmãs do equilíbrio" são técnicas baseadas nos princípios do trabalho miofascial, propostas a partir de um olhar combinado das áreas de obstetrícia e terapias manuais, além de conhecimentos atualizados sobre fisiologia da gestação e do parto e fisiologia do movimento.

REFERÊNCIAS BIBLIOGRÁFICAS

1. Leal M do C, Pereira APE, Domingues RMSM, Filha MMT, Dias MAB, Nakamura-Pereira M, et al. Intervenções obstétricas durante o trabalho de parto e parto em mulheres brasileiras de risco habitual. Cad Saúde Pública. 2014 Aug;30(suppl 1):S17-32.
2. Domingues RMSM, Dias MAB, Nakamura-Pereira M, Torres JA, d'Orsi E, Pereira APE, et al. Processo de decisão pelo tipo de parto no Brasil: da preferência inicial das mulheres à via de parto final. Cad Saúde Pública. 2014 Aug;30(suppl 1):S101-16.

3. World Health Organization. WHO statement on caesarean section rates. Geneva; 2015.
4. Ministério da Saúde. TabNet Win32 3.0: Nascidos vivos - Brasil [Internet]. [cited 2019 Apr 29]. Available from: http://tabnet.datasus.gov.br/ cgi/tabcgi.exe?sinasc/cnv/nvuf.def
5. Barber EL, Lundsberg LS, Belanger K, Pettker CM, Funai EF, Illuzzi JL. Indications contributing to the increasing cesarean delivery rate. Obstet Gynecol. 2011 Jul;118(1):29-38.
6. American College of Obstetricians and Gynecologists, Society for Maternal-Fetal Medicine. Obstetric Care Consensus No. 1. Obstet Gynecol. 2014 Mar;123(3):693-711.
7. Tully G. Spinning Babies: guia de consulta rápida. 1. ed. São Paulo: Editora Lexema; 2016. 39 p.
8. Tully G. Spinning Babies® [Internet]. Spinning Babies®. 2019 [cited 2019 Jul 2]. Available from: www.spinningbabies.com
9. Davis-Floyd RE. Birth as an American rite of passage. Berkeley: University California Press; 2003. 422 p.
10. Ramanah R, Berger MB, Parratte BM, De Lancey JOL. Anatomy and histology of apical support: a literature review concerning cardinal and uterosacral ligaments. International Urogynecology Journal. Springer London. 2012;23:1483-94.
11. Lepage J, Jayyosi C, Lecomte-Grosbras P, Brieu M, Duriez C, Cosson M, et al. Biomechanical pregnant pelvic system model and numerical simulation of childbirth: impact of delivery on the uterosacral ligaments, preliminary results. Int Urogynecol J Pelvic Floor Dysfunct. 2015 Apr 1;26(4):497-504.
12. Trajano GS, Nosaka K, Blazevich AJ. Neurophysiological Mechanisms Underpinning Stretch-Induced Force Loss. Vol. 47, Sports Medicine. Springer International Publishing; 2017;47:1531-41.

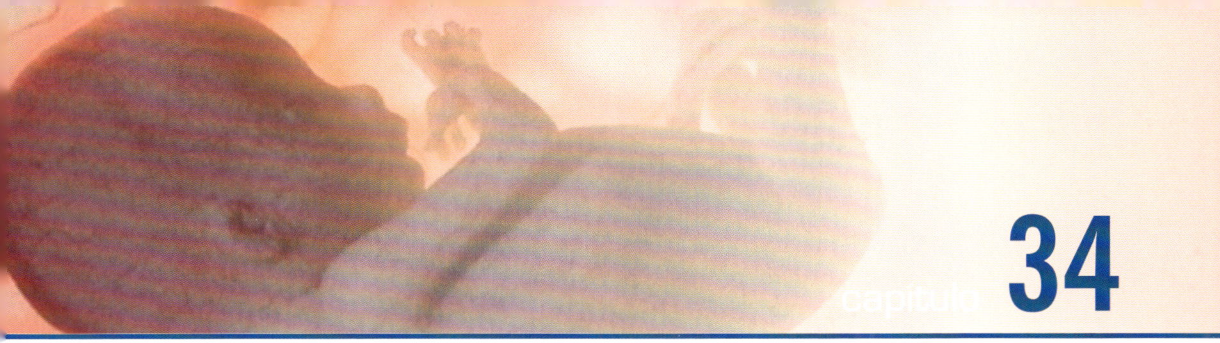

Prevenção das lacerações perineais

- Flávia Magalhães Martins Bernardo
- Caio Antonio de Campos Prado

RESUMO

As lacerações perineais ocorrem em grande parte dos partos vaginais. A maioria destas lesões não cursam com consequências importantes, entretanto, traumas mais graves podem desencadear morbidade a curto e longo prazos. Existem fatores associados ao aumento do risco destes tipos de lesões bem como medidas para sua prevenção.

INTRODUÇÃO

As lacerações perineais se referem a todas as lesões causadas por traumas no períneo por ocasião do parto. Estão relacionadas a morbidades a curto e longo prazos de grande impacto na qualidade de vida das mulheres, que vão desde de desconforto e dor pós-parto, com limitação de movimentos e cuidados com o recém-nascido, quanto a longo prazo, como dispareunia e incontinência fecal.

A classificação das lacerações é feita em graus de acordo com a profundidade da lesão[1]:

- **Primeiro grau**: apenas mucosa, pele e tecido celular subcutâneo;
- **Segundo**: músculos bulbocavernoso e transverso perineal do períneo;
- **Terceiro**: esfíncter anal. Podendo ser subdividida em: 3a- lesão acomete menos de 50% do esfíncter anal externo (EAE), 3b- acomete mais de 50% EAE e 3c- secção completa do EAE e atinge anal interno;
- **Quarto**: além do esfíncter anal, atinge a mucosa retal.

A incidência de lacerações perineais é alta, podendo variar de 59-79%, sendo a maioria de primeiro e segundo graus, o que não resulta em alterações funcionais importantes[2].

As lesões de terceiro e quarto graus são classificadas como lacerações perineais graves, descritas com Lesão Obstétrica do Esfíncter Anal, cuja sigla em inglês é OASIS, e ocorrem em cerca de 2 a 6 % dos partos vaginais[3]. Das pacientes que apresentam este tipo de trauma, cerca de 28% evoluem com incontinência fecal[4].

Existem alguns fatores fortemente associados às lacerações e, portanto, procurar evitá-los, quando possível, é importante para reduzi-las. Há também fatores que oferecem algum grau de proteção perineal e que podem ser incluídos em estratégia de assistência ao parto.

FATORES DE RISCO

Instrumentalização (fórceps e vácuo)

A instrumentalização do parto está fortemente associada ao aumento da incidência de laceração perineal. Em relação ao tipo instrumento, o vácuo extrator parece estar menos associado às lesões maternas que o fórceps. A identificação precoce de distocias e adequada correção com medidas de manipulação da pelve e exercícios maternos pode ser capaz de reduzir a necessidade de uso de instrumentos[3,5].

Macrossomia fetal

O nascimento de fetos com peso acima de 4.000g está associado ao aumento da incidência de lesões nas estruturas do assoalho pélvico. Não há evidências de que a antecipação da resolução em suspeita de macrossomia seja capaz de reduzir as lesões perineais, entretanto, o rastreamento de Diabetes Gestacional e adequado controle glicêmico na gestação têm impacto significativo em reduzir a incidência de fetos macrossômicos[2].

Período pélvico prolongado

O período pélvico, também conhecido como expulsivo, compreende o tempo entre a dilatação total e o nascimento. Pode ser dividido em momentos passivo e ativo, sendo o ativo quando a paciente inicia puxos espontâneos – geralmente quando a apresentação atinge o estreito inferior. O momento ativo do período pélvico maior que 3 horas, com variações deste tempo em relação a paridade e presença de analgesia, pode se associar a lacerações perineais[5].

Manipulação perineal excessiva (Hands-on)

A técnica Hands-on, descrita como manipulação perineal ativa durante o parto vaginal espontâneo de gestações únicas resulta em incidência semelhante de vários traumas perineais em comparação com uma técnica Hands-off (mínima manipulação). Entretanto, a incidência de lacerações de terceiro e quarto graus e de episiotomia aumenta com a técnica Hands-on[6].

Posição

A posição materna no momento do desprendimento fetal foi descrita como fator de risco para lacerações perineais, entretanto, os estudos não são claros.

A verticalização ou lateralização da parturiente, comparada ao ortostatismo ou litotomia, foram associadas a taxas mais altas de lacerações de segundo grau, o que seria compensado pela redução evidenciada nas taxas de episiotomias e instrumentalização[5]. Em pacientes submetidas à peridural, não houve benefício claro em relação a nenhuma postura específica[2]. Outro estudo demonstrou que as mulheres lateralizadas com puxo espontâneo têm maior probabilidade de ter períneo íntegro[2]. Como não está claro se a posição materna no período expulsivo interfere na ocorrência de lacerações como um todo, incluindo OASIS, o livre posicionamento deve ser incentivado a todas as mulheres na assistência ao parto[2].

Por outro lado, temos evidências claras de que quando o feto se apresenta em occipito posterior temos significativo aumento de lacerações perineais. Nestes casos, as mudanças de postura materna, bem como exercícios pélvicos específicos, podem ajudar no melhor posicionamento do polo cefálico e em seu desprendimento[3].

Episiotomia

O uso rotineiro da episiotomia está associado a taxas mais altas de trauma perineal grave e complicações da ferida em comparação com o seu uso restrito[7]. A técnica mediana se associa a risco aproximadamente três vezes maior de OASIS, enquanto a técnica mediolateral duplica esse risco[5]. Portanto, a realização de rotina desta incisão não é recomendada para reduzir o risco de OASIS[5]. Estudo mais recente – comparando a realização seletiva com a não realização de episiotomia – não demonstrou diferença na incidência de OASIS[8].

Além de a literatura não embasar a sua realização rotineira e ainda questionar também a realização seletiva, esbarramos na subjetividade da indicação do procedimento. Alguns autores sugerem que a episiotomia poderia ter seu espaço em situações como:

- Necessidade de abreviar o período pélvico fetal: frequência cardíaca fetal de categoria III que não responda a medidas de ressuscitação intraútero;
- Alguns casos de fórceps ou do extrator de vácuo[2].

Outras

Entre as pacientes de etnia asiática e em primíparas, houve duplicação aproximada do risco de OASIS[5].

MÉTODOS PREVENTIVOS

Massagem perineal

A massagem perineal consiste em utilizar técnicas de manipulação da vulva, vagina e assoalho pélvico, a fim de aumentar a elasticidade e suavidade da pele e mucosa, bem como aumentar a flexibilidade dos músculos do períneo e reduzir a sua resistência à passagem da apresentação fetal[2,5].

Assim, é possível aumentar a incidência de mulheres com períneo íntegro e reduzir a incidência de episiotomia, lesões graves do esfíncter anal e incontinências fecal, urinária e para flatos[9].

Pode ser realizada durante o pré-natal e até mesmo no segundo estágio do trabalho de parto, não podendo se confundir com manipulação excessiva do períneo da técnica Hands-on[1,5,10].

Exercícios físicos

Os exercícios físicos durante a gestação, sob orientação profissional, trazem muitos benefícios para mãe e feto, como melhora na captação de oxigênio, na frequência e débito cardíaco e no volume sistólico. Além disso, ajuda a manter o ganho adequado de peso, evitando complicações gestacionais e prevenindo o diabetes gestacional, principal fator de risco para macrossomia fetal[11].

A atividade física moderada regular na gravidez, três vezes por semana[12], também melhora o fortalecimento das musculaturas pélvica e abdominal, com bons resultados durante o trabalho de parto, como redução do período expulsivo, da realização de episiotomia, de laceração perineal, de instrumentalização e até de parto cesárea[13].

EPI-NO

Trata-se de dispositivo desenvolvido por um médico alemão que associa massagem com exercícios perineais. Consiste em um balão de silicone acoplado a um manômetro para ser utilizado antes do trabalho de parto. O balão é introduzido na vagina e, em um primeiro treinamento, é inflado para que a paciente se habitue à distensão vaginal. Em um segundo momento, a gestante força o balão para expulsá-lo pela vulva, semelhante ao que ocorrerá com o feto. A utilização do EPI-NO, quando orientado por profissional experiente, apresentou redução da taxa de episiotomia e aumento da taxa de períneo íntegro[14].

Compressas

A aplicação de compressas quentes no períneo durante o segundo estágio do trabalho de parto reduz significativamente o risco de OASIS, mas não melhora a taxa de mulheres com períneo íntegro. Este método é bem aceito pelas pacientes por não causar grande incômodo e muitas vezes também aliviar a dor ou o incômodo local [2,10].

Educação e treinamento de profissionais

Foram criados programas de treinamento para melhorar o entendimento clínico da anatomia perineal, reduzir e melhorar o reconhecimento de lacerações obstétricas. Alguns destes programas mostraram redução nas taxas de OASIS, bem como melhor reconhecimento e correção destas, mas ainda sem avaliação sobre o impacto em redução de incontinência a longo prazo[15].

CONSIDERAÇÕES FINAIS

Existem muitos dados na literatura quanto aos fatores de risco e medidas de proteção perineal, com níveis de evidência variáveis. Entender a importância e usar estas recomendações na prática, poderá auxiliar na prevenção das lacerações perineais, evitando complicações decorrentes a curto e longo prazos.

REFERÊNCIAS BIBLIOGRÁFICAS

1. Royal College of Obstetricians and Gynaecologist. Third and fourth-degree perineal tears, management (Green-top Guideline No. 29) 2015. Available atfile: https://www.rcog.org.uk/en/guidelines-research-services/guidelines/gtg29/
2. American College of Obstetricians and Gynecologists. APA Practice Bulletin No. 165: Prevention and management of obstetric lacerations at vaginal delivery. Obstetrics & Gynecology: July 2016;128(Issue 1 - p e1-e15) doi: 10.1097/AOG.0000000000001523

3. Pergialiotis V, Bellos I, Fanaki M, et al. Risk factors for severe perineal trauma during childbirth: An updated meta-analysis. Eur J Obstet Gynecol Reprod Biol. 2020;247:94.
4. Richter HE, Nager CW, Burgio KL, et al. Incidence and precictors of anal incontinence after obstetric lesion of the anal sphincter in primiparous women. Feminine Pelvic Med Reconstr Surg. 2015;21:182.
5. WHO recommendations: intrapartum care for a positive childbirth experience. 2018. ISBN 978-92-4-155021-5 WHO/RHR/18.04; available at: http://www.who.int/reproductivehealth/publications/intrapartum-care-guidelines/en/
6. Pierce-Williams RAM, Saccone G, Berghella, V. Hands-on *versus* hands-off techniques for the prevention of perineal trauma during vaginal delivery: a systematic review and meta-analysis of randomized controlled trials, The Journal of Maternal-Fetal & Neonatal Medicine. 2019. doi: 10.1080/14767058.2019.1619686
7. Jiang H, Qian X, Carroli G, Garner P. Selective *versus* routine use of episiotomy for vaginal birth. Cochrane Database of Systematic Reviews. 2017, (Issue 2). Art. No.: CD000081. DOI: 10.1002/14651858.CD000081.pub3
8. Pereira GMV, Hosoume RS, de Castro Monteiro MV, Juliato CRT, Brito LGO. Selective episiotomy versus no episiotomy for severe perineal trauma: a systematic review with meta-analysis [published online ahead of print, 2020 Apr 24]. Int Urogynecol J. 2020;10.1007/s00192-020-04308-2. doi:10.1007/s00192-020-04308-2
9. Ugwu, EO, et al. Effectiveness of antenatal perineal massage in reducing perineal trauma and post-partum morbidities: A randomized controlled trial. J. Obstet. Gynaecol. Res. 2018 jul; 44,(7):1252-58. doi:10.1111/jog.13640
10. Le Ray C, Pizzagalli F. Which interventions during labour to decrease the risk of perineal tears? CNGOF Perineal Prevention and Protection in Obstetrics Guidelines. 2018 Dez;46(12):928-936. doi:10.1016/j.gofs. 2018.10.026
11. American College of Sports Medicine - Guidelines for Exercise Testing and Prescription. Baltimore: The Point; 2010.
12. Bo K, Fleten C, Nystad W. Effect of antenatal pelvic floor muscle training on labor and birth. Obstet Gynecol. 2009;113(6):1279-84.
13. Barakat R, Pelaez M, Lopez C, Montejo R, Coteron J. Exercise during pregnancy reduces the rate of cesarean and instrumental deliveries: results of a randomized controlled trial. J Matern Fetal Neonatal Med. 2012; 25(11):2372-76.
14. Ruckhäberle E, Jundt K, Bäuerle M, Brisch KH, Ulm K, Dannecker C, et al. Prospective randomised multicentre trial with the birth trainer EPI-NO for the prevention of perineal trauma. Aust N Z J Obstet Gynaecol. 2009;49(5):478-83.
15. Zimmo K, Laine K, Vikanes A, et al. Diagnosis and repair of perineal injuries: knowledge before and after expert training – a multicentre observational study among Palestinian physicians and midwives. BMJ Open 2017;7: e014183.

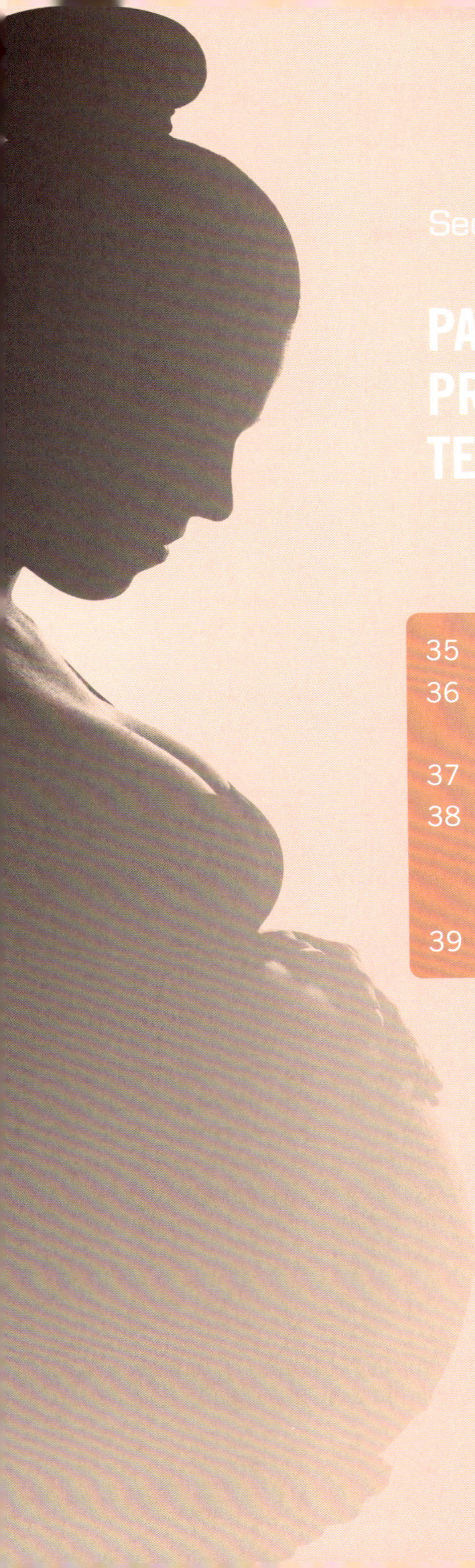

Seção 8

PAPEL DA PREMATURIDADE TERAPÊUTICA

PAPEL DA PREMATURIDADE TERAPÊUTICA

▶ Rodolfo de Carvalho Pacagnella

A prematuridade, definida como parto antes das 37 semanas de gestação, é uma das principais causas de morbimortalidade neonatal e infantil a nível mundial[1]. Pode ser classificada quanto à forma de início, em espontânea e não espontânea, ou quanto à idade gestacional na qual ocorreu, em prematuridade extrema, muito prematuro e prematuro tardio[2]. A morbidade e mortalidade associadas à prematuridade são inversamente proporcionais à idade gestacional em que ocorre o parto prematuro[3]. Apesar da morbidade e mortalidade serem menores no prematuro tardio, quando comparado ao prematuro extremo, a incidência é significativamente maior quando comparado ao recém-nascido de termo[4,5].

Esta condição clínica é responsável por cerca de 18% das mortes em crianças menores de 5 anos e cerca de 35% em neonatos[6], constituindo um importante problema de saúde pública. Estima-se que a taxa da prematuridade a nível global é cerca de 11%. No entanto, essa taxa é variável entre regiões do mesmo país e entre países, mas com maiores taxas verificadas em países de baixa e média renda[6]. No Brasil, estima-se que a prevalência da prematuridade seja cerca de 12% e, dentre os casos de prematuridade, 33% ocorrem de forma não espontânea[7].

Mas essas condições que levam à prematuridade induzida, na maioria das vezes, estão relacionadas a uma boa assistência obstétrica e, portanto, é consequência de uma ação terapêutica para preservar saúde materno-fetal. Em geral, a maior parte dessa prematuridade terapêutica é decorrente de um cuidado adequado nas condições de pré-eclâmpsia, restrição de crescimento fetal, gemelaridade e placentação anômala. Mas é sempre importante considerar o momento adequado para a interrupção da gestação nessas condições para não aumentar riscos materno-fetais ao processo patológico instalado.

É necessária a busca de uma condição de equilíbrio e o melhor momento para o nascimento nem sempre é muito claro. Por isso, trazemos a discussão sobre como atuar para minimizar os efeitos da prematuridade terapêutica nas situações que exigem nascimento antecipado, como nas situações de amniorrexe prematura sem trabalho de parto, de pré-eclâmpsia, gemelaridade, restrição e crescimento e placentação anômala. Em um cenário de elevada prevalência de prematuridade, atuar de maneira oportuna e mais adequada nas condições que podem levar à prematuridade terapêutica pode ser uma ferramenta importante na redução desse problema.

REFERÊNCIAS BIBLIOGRÁFICAS

1. Blencowe H, Cousens S, Chou D, Oestergaard M, Say L, Moller A-B, et al. Born too soon: the global epidemiology of 15 million preterm births. Reproductive Health. 2013.

2. Goldenberg RL, Gravett MG, Iams J, Papageorghiou AT, Waller SA, Kramer M, et al. The preterm birth syndrome: issues to consider in creating a classification system. Am J Obstet Gynecol. 2012;206(2):113-8.
3. Mercer BM. Preterm premature rupture of the membranes. 1. 2003;111:178-93.
4. Waters TP, Mercer BM. The management of preterm premature rupture of the membranes near the limit of fetal viability. Am J Obstet Gynecol. 2009;201(3).
5. Teune MJ, Bakhuizen S, Bannerman CG, Opmeer BC, Kaam AHv, Wassenaer AGv, et al. A systematic review of severe morbidity in infants born late preterm. Am J Obstet Gynecol. 2011;205(4).
6. Walani SR. Global burden of preterm birth. Int J Gynecol Obstet. 2020.
7. Passini R, Jr., Cecatti JG, Lajos GJ, Tedesco RP, Nomura ML, Dias TZ, et al. Brazilian multicentre study on preterm birth (EMIP): prevalence and factors associated with spontaneous preterm birth. PLoS One. 2014;9(10):e109069.

Na pré-eclâmpsia

- Ricardo de Carvalho Cavalli
- Henri Augusto Korkes
- Francisco Lázaro Pereira de Sousa

INTRODUÇÃO

A prematuridade é classificada em espontânea (80%) e eletiva (20%) esta última é representada no Brasil frequentemente pela amniorrexe prematura e pelas síndromes hipertensivas, particularmente, a pré-eclâmpsia (PE) com deterioração clínica e/ou laboratorial, esta advém da decisão de antecipação do parto por interesse materno ou mesmo fetal, por estar ameaçada a homeostase da circulação uteroplacentária[1,2].

No cenário da PE, esta condição de prematuridade representa uma das situações mais típicas, contexto que para salvaguardar a saúde materna, o tocólogo enfrenta a decisão frequentemente dilemática, de indicar o parto, que principia a cura, por vezes nos extremos da viabilidade neonatal, o que enseja a necessidade de que o plano de ação possa contar com o especialista que prestará assistência ao prematuro, ampliando a prática da perinatologia.

Globalmente, proporção significativa das gestantes acometidas por PE é submetida à antecipação do parto amparada em uma justificativa clínica fragilizada. Essa adversidade parece ser maior no Brasil, pois se estima que 18% dos casos de prematuridade são relacionados à PE, diferente da taxa de 8% em países desenvolvidos[3].

As consequências da prematuridade foram identificadas em estudos regionais que indicaram a maior repercussão quando o parto ocorreu anteriormente a 34 semanas[4].

Pesquisas colaborativas nacionais puderam identificar a contribuição das síndromes hipertensivas para o nascimento pré-termo, por ordem:

hipertensão gestacional, hipertensão arterial crônica (HAC), pré-eclâmpsia (PE), eclâmpsia e Síndrome HELLP, além de complicações decorrentes como o descolamento prematuro da placenta[5].

Quanto aos danos ao ambiente intrauterino, está bem documentado na literatura as repercussões da expressão clínica da HAC[6] sobre o leito placentário[7]. Investigações identificaram que quando a pressão arterial diastólica da gestante alcança valores ≥ 110 mmHg (HAC grave) ocorrem danos vasculares envolvendo as artérias espiraladas que podem contribuir para a ocorrência de distúrbios na oferta de nutrientes para o feto, estes achados histológicos foram semelhantes aos encontrados nas gestantes portadoras de HAC moderada (PAD 100- 110 mmHg) e ainda nas hipertensas que evoluíram com descolamento prematuro da placenta[8]. Atente-se que a HAC é um dos principais fatores de riscos para sobreposição da PE, principalmente em sua forma com deterioração clínica e/ou laboratorial, que degrada o prognóstico[9].

Conhece-se a grande incidência de restrição do crescimento fetal, prematuridade e anoxia perinatal associada à PE, o que contribui para as 500.000 mortes perinatais/ano globalmente, conferindo-se uma realidade de que filhos de mãe com pré-eclâmpsia têm um risco cinco vezes maior de morrer do que os de mães sem PE, principalmente por causa do nascimento prematuro[10].

A condição neonatal em decorrência particularmente da prematuridade, exige que a Unidade que preste atendimento disponha não apenas de recursos tecnológicos, mas também de equipe profissional qualificada para estabilizar recém-nascidos submetidos frequentemente à hipóxia crônica intrauterina, que podem estar agravadas pelo trabalho de parto, ou por condições agudas como o descolamento prematuro da placenta e a eclâmpsia. É possível reconhecer que os potenciais danos podem ser, portanto, decorrentes da privação de nutrição e oxigenação adequadas, como também das medidas terapêuticas maternas instituídas[11].

Os prematuros nascidos de gestantes hipertensas apresentam maior chance de desenvolver asfixia perinatal, a qual provoca alterações em vários órgãos e sistemas, como o cardiocirculatório, o respiratório, o renal, o digestório e o imunológico além de desencadear distúrbios metabólicos como hipocalcemia, acidose metabólica e hipoglicemia[12].

Particularmente, a Síndrome do Desconforto Respiratório (SDR) tem incidência aumentada nos recém-nascidos de mães hipertensas e em gestações que desenvolveram RCF[13,14], complicação frequente na PE, diferente do que se defendia no passado[15], quanto ao efeito protetor da hipóxia crônica intrauterina. Portanto, a inclusão de corticoterapia antenatal no intuito de se dirimir estes riscos é imprescindível.

São ainda fatores de risco para a ocorrência de SDR: diabetes materno, hemorragias no terceiro trimestre e asfixia perinatal[11].

A enterocolite necrotizante associada à prematuridade também se associa à redistribuição de fluxo sanguíneo mesentérico, sendo mais comum em RN oriundo de gestações de mulheres que desenvolveram quadros hipertensivos ou RCF. Um estudo prospectivo que objetivava identificar fatores de risco para este problema, em prematuros com peso inferior a 1.500 gramas, utilizou modelo de regressão logística e observou um risco cinco vezes maior do desenvolvimento desta anormalidade em gestações complicadas pela hipertensão em comparação com aquelas nas quais não existe esta intercorrência[16].

Entre os distúrbios metabólicos do prematuro mais comuns, destaca-se a hipoglicemia; a hipertensão associada à gravidez desencadearia um estado de resistência à insulina, com a necessidade de maior secreção de insulina para a manutenção da euglicemia. A hipoglicemia é fator de risco exuberante para a ocorrência de neuropatias, como déficit intelectual, alterações motoras e convulsões[11].

A contribuição dos estados hipertensivos maternos para a instalação de lesões cerebrais como infartos cerebrais, hemorragia e leucomalacia periventricular nos prematuros conta ainda com algumas controvérsias, saliente-se no entanto, que a ocorrência de infartos cerebrais está associada epidemiologicamente a várias condições maternas como a pré-eclâmpsia, doenças autoimunes, trombofilia hereditária, infecções, exposição à cocaína e alterações placentárias, entre outros. Esta complicação neonatal produz uma paralisia cerebral hemiplégica nos RN acometidos. As apresentações clínicas da PE que cursam com coagulopatia, apresentam correlação com esta neuropatia neonatal, com destaque para o aumento da mutação do Fator V de Leiden, citando-se também quando estão presentes alterações da agregação plaquetária e a vasoconstricção decorrente da liberação de fatores derivados das plaquetas e da diminuição da enzima conversora de angiotensina e ativação da resposta inflamatória sistêmica materna[11].

De maneira geral, sabe-se que toda esta potencialidade de danos perinatais é mais frequente quando as síndromes hipertensivas estão associadas à RCF. Os distúrbios desenvolvidos na vida intrauterina, alcançam dimensões extensas, com repercussões a longo prazo. Atribui-se a seguinte sequência: a insuficiência placentária crônica contribuiria para a instalação de distúrbios perinatais e a longo prazo, promoveria a "programação" para doenças na vida adulta (obesidade, hipercolesterolemia, doenças cardiovasculares e diabetes)[17].

A partir de modelos experimentais, identificou-se que a transfecção com vetores carreados por sFlt-1, produziu proles com alterações vasculares que se perpetuaram, postulando-se o que pode representar uma possível identificação do papel dos fatores angiogênicos e antiangiogênicos como contribuintes para o desencadeamento de danos[18].

Em conjunto estas alterações integrariam a síndrome da Resposta Inflamatória Fetal, que ocasionaria lesão cerebral resultante da hipóxia fetal crônica por ação do estresse oxidativo e de mediadores inflamatórios[19].

Além da hipóxia crônica, a má regulação da resposta influencia os danos a curto e longo prazos (substrato da fisiopatologia da pré-eclâmpsia).

Considerando a hipertensão, de forma geral, esta síndrome acomete 10% aproximadamente das gestações no mundo. Nesse mapa que mostra a distribuição das desordens hipertensivas como causa de morte materna, observamos que elas se concentram na América Latina.

A PE, que é uma desordem hipertensiva exclusiva da gestação, afeta de 3 a 5% das gestações e é responsável por 10 a 15% da morbidade e mortalidade materno-fetais no mundo, contribuindo de maneira expressiva com indicadores desfavoráveis:

- Primeira causa de morte materna e fetal;
- Elevadas taxas de prematuridade;
- Impossibilidade prática de predição;
- Representa 40-50% das internações.

Embora a PE seja uma doença transitória, ela aumenta o risco de complicações cardiovasculares futuras na mãe e no filho.

Apesar dos esforços da comunidade científica, a fisiopatologia da pré-eclâmpsia permanece incerta, porém é amplamente aceito que a origem da doença está na placenta, dado que a pré-eclâmpsia pode ocorrer na ausência de um feto viável e seu único tratamento efetivo é o parto[20,21].

De acordo com o Colégio Americano de Ginecologia e Obstetrícia gestantes hipertensas apresentam maior risco de apresentar descolamento prematuro de placenta, coagulopatias, insuficiência renal, complicações hepáticas, cerebrovasculares e cardiovasculares. Fazendo das doenças hipertensivas gestacionais as principais responsáveis pelo aumento de mortalidade morbidade materno fetal.

Uma pesquisa brasileira com dados populacionais identificou uma proporção geral de ***near miss*** materna foi de 44,3/1.000 nascidos vivos. Os quadros de infecção, pré-eclâmpsia e hemorragia integram os critérios de gravidade mais registrados com interações significativas, conseguindo contextualizar a relevância deste tema[20].

Um pré-natal atuante e dinâmico, é capaz de estimar riscos, estabelecer a aferição da idade gestacional desde o início, e promover eventual tomada de decisão quanto à época do parto, identificando as formas que provoquem instabilidade materna e interrompendo os processos potencialmente fatais[22].

ASPECTOS TERAPÊUTICOS

A partir do diagnóstico de PE em sua forma com deterioração clínica e/ou laboratorial, principalmente na prematuridade, estabelece-se uma situação desafiadora, quanto ao momento de indicar a parturição ou investir em avançar com a gravidez para melhorar o prognóstico neonatal.

A conduta expectante em pacientes com PE é desejada sempre quando a gestação é pré-termo ou quando há escassez de recursos para suporte materno e do recém-nascido no local de atendimento. Essa decisão permite a promoção da maturidade pulmonar fetal com o uso de corticoides e a remoção da gestante para um centro mais qualificado. Porém, esta circunstância não representa serventia para genitora, pois agregam-se riscos[23]:

- Descolamento prematuro da placenta (16 a 39%);
- Morte perinatal (até 17%);
- Edema agudo de pulmão (até 8%);
- Eclâmpsia (até 5,6%);
- Síndrome HELLP (4 a 27%);
- Falência renal (até 17%).

Estima-se que 2/3 das gestantes com PE são candidatas a uma conduta expectante, baseando-se em: estabilidade clínica, obtenção de controle farmacológico da hipertensão arterial, exames laboratoriais adequados e dados biofísicos fetais normais[24].

Diante do diagnóstico da PE, o foco do controle clínico é a prevenção da morbimortalidade materna e perinatal, a partir de orientações sobre os sinais de comprometimento da doença, de encaminhamento e assistência em serviços terciários e com assistência neonatal qualificada, do bom controle pressórico, da prevenção da eclâmpsia ou de sua recorrência e da identificação precoce de alterações laboratoriais, principalmente aquelas relacionadas à síndrome HELLP. Acrescenta-se ainda a avaliação do bem-estar fetal. A combinação dessas ações deve possibilitar a condução dos casos objetivando-se a realização do parto, que em cenário ideal ocorre com equilíbrio entre as repercussões materno-fetais e os impactos da prematuridade.

Na busca de se reconhecer o melhor momento para o parto, diretrizes foram sugeridas para orientar o tocólogo, pois as condições maternas podem piorar durante a conduta expectante. Estas questões devem alertar sobre a importância de sempre ponderar os riscos maternos e perinatais nestas decisões.

Fatores de destaque para serem incluídas na decisão: a capacidade instalada do local do parto para um atendimento efetivo, a via de parto mais segura, a incisão uterina a ser praticada e os danos crônicos da hipóxia fetal.

Protocolos clássicos indicam o parto até 34 semanas se possível na pré-eclâmpsia com deterioração clínica e/ou laboratorial, apoiando-se em parâmetros da evolução (Figura 1)[25-27].

Na prática clínica, a busca em se evitar procrastinações para se decidir sobre o parto, encontra percalços consideráveis, especialmente porque as decisões são apoiadas frequentemente em graus de subjetividade. Visando dirimir a imprecisão nessas decisões, desenvolveu-se um modelo matemático, o PIERS (*Preeclampsia Integrated and Estimated Risks*), com valor preditivo para avaliar as chances de desfechos adversos em até 48 horas após a internação da mulher[28].

A "calculadora de risco" PIERS está disponível *on-line* no endereço https://pre-empt.obgyn.ubc.ca/evidence/fullpiers, sendo possível o download de aplicativo para dispositivos móveis de comunicação. Os desfechos ominosos relacionados a esta ferramenta são: eclâmpsia, coma, cegueira central, descolamento de retina, acidente vascular encefálico, descolamento prematuro da placenta, coagulopatia, disfunção hepática grave, hematoma hepático, edema pulmonar, infarto do miocárdio, insuficiência renal aguda e ascite. Considerando que esses eventos são ameaçadores à vida da gestante, incluir uma ferramenta que possa pautar nossas decisões de forma mais objetiva parece ser útil em termos de proteção materna e fetal. A Figura 2[29] apresenta a calculadora, que não deve ser utilizada quando algum desfecho desfavorável já estiver instalado. A decisão será concluída sob contextualização clínica.

Além do contexto clínico e laboratorial rotineiro utilizados no fullPIERS para a tomada de decisão quanto a interrupção da gravidez durante a prematuridade, a avaliação de prognóstico quanto a desfechos maternos desfavoráveis também pode potencialmente ser avaliada, a partir da análise de fatores aniogiogênicos e antiangiogênicos, com destaque para a relação entre sFlt-1 (*soluble fms-like tyrosine kinase-1*) e PlGF (*placental growth factor*), elementos que estão sendo considerados em promissora linha de pesquisa em curso[30].

SEGUIMENTO MATERNO-FETAL

O plano de ação que favoreça uma conduta expectante nas gestações pré-termo deve favorecer o monitoramento das condições maternas e fetais de maneira rigorosa, levando-se em consideração aspectos clínicos, laboratoriais e parâmetros que busquem interpretar o bem-estar fetal, componente de maior interesse para o prolongamento da gravidez e que seguirá o plano de ação a geral[25] a seguir.

Na assistência pré-natal, deve-se dar atenção para o ganho de peso, principalmente quando ele acontece de maneira rápida e se acompanha de edema de mãos e face. Deve-se ainda atentar para os níveis pressóricos e para as queixas relacionadas a sinais e/ou sintomas de comprometimento de órgãos-alvo como dor epigástrica e/ou localizada em hipocôndrio direito. Lembrar-se que os níveis pressóricos são menores na gestação, principalmente no que se refere à pressão arterial diastólica.

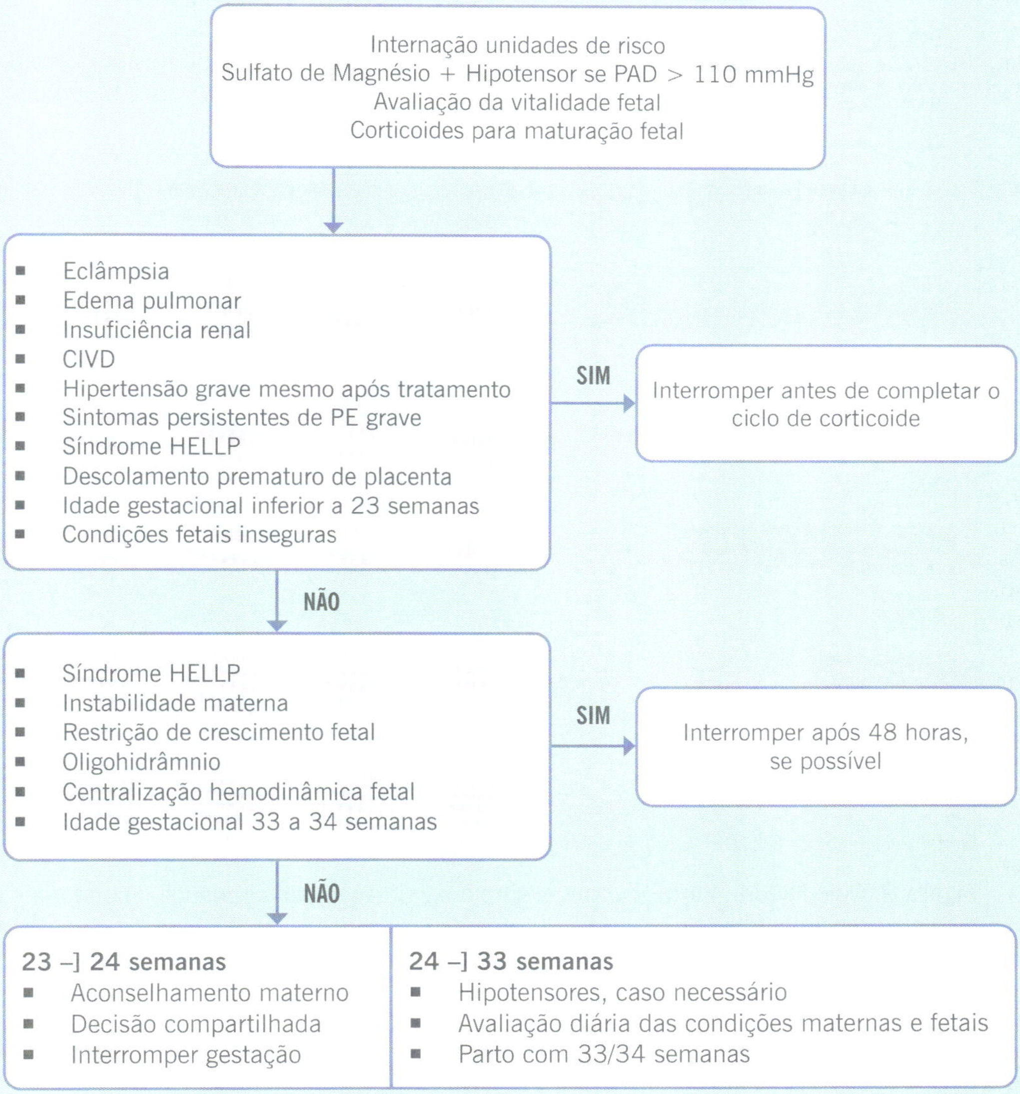

Fonte: Sibai (2011)[25]; Vigil-De Gracia et al. (2013)[26]; Haddad et al. (2009)[27].

Figura 1. Conduta sugerida na pré-eclâmpsia com deterioração clínica e/ou laboratorial antes de 34 semanas[25-27].

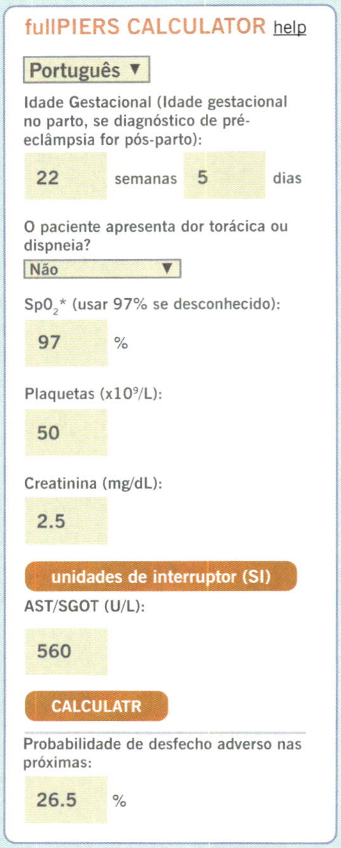

Para o preenchimento adequado da calculadora, algumas regras devem ser obedecidas.
Na figura ao lado, temos um exemplo de como deve ser feita a alimentação dos dados e o risco resultante.
Algumas informações adicionais:

1. A idade gestacional em semanas e dias. Para semanas completas, será acrescido "0". Por exemplo, deverá ser preenchido 22 semanas 0 dias.
2. Caso não for disponível oxímetro, assumir 97% de saturação.
3. Para creatinina, usar ponto e não vírgula. Exemplo: 2.5 mg/dL e não 2,5 mg/dL
4. Atenção para as unidades. Existem duas alternativas: Imperial Unit (IU) e Standard Internacional (SI). Para o sistema brasileiro utilizar SI.

Fonte: Peraçoli et al. (2018)[52]. Extraído sem modificações.

Figura 2. Calculadora fullPIERS com exemplo de situação clínica, dados laboratoriais e o cálculo resultante[29].

Tratamento farmacológico

A decisão de introduzir anti-hipertensivos tem o objetivo de dirimir complicações e poderiam contribuir para o prolongamento da gestação, porém este intento nem sempre é conseguido apenas por ações farmacológicas e deve-se evitar excessos ou atrasos, neste contexto devemos considerar os riscos e benefícios para a mãe e o feto, tomando-se como fatores principais o valor da pressão arterial e a presença ou não de sinais e sintomas relacionados aos níveis pressóricos. Lembramos que, pacientes hipertensas crônicas muitas vezes toleram níveis elevados de pressão arterial sem apresentar quaisquer manifestações clínicas. Ao contrário, pacientes jovens, com níveis de pressão arterial anteriores considerados baixos, podem até mesmo evoluir para quadros graves e eclâmpsia, ainda com níveis pouco alterados. Assim, ao se considerar a necessidade de tratamento medicamentoso, recomenda-se, inicialmente, a classificação da pressão arterial durante a gestação em:

- **Hipertensão arterial leve:** PA sistólica ≥ 140 e < 150 mmHg ou PA diastólica ≥ 90 e < 100 mmHg;
- **Hipertensão arterial moderada:** PA sistólica entre ≥ 150 e < 160 mmHg ou PA diastólica ≥ 100 e < 110 mmHg;
- **Hipertensão arterial grave:** PA sistólica ≥ 160 mmHg ou PA diastólica ≥ 110 mmHg.

Há consenso de que os casos de hipertensão arterial grave, também referidos como crise ou emergência hipertensiva, devem ser sempre tratados com presteza e as pacientes devem ser internadas e/ou encaminhadas para centros de referência, a fim de se investigar comprometimentos de órgãos-alvo e as condições fetais. Visando a mais adequada prevenção de desfechos adversos, pode-se indicar o uso de sulfato de magnésio mesmo em pacientes assintomáticas e sempre para os casos de remoção para centros de referência.

Recomendações disponíveis incentivam esta prática, considerando mulheres com pré-eclâmpsia e hipertensão arterial crônica grave, apresentando PAS de 160mmHg e PAD de 110mmHg, devendo-se instituir o uso da terapia anti-hipertensiva[31].

Considerando revisões sobre o tema, incluindo 3.350 mulheres em 29 ensaios clínicos randomizados pode-se identificar que quando alcançado valores pressóricos de PAS 140 a 169 mmHg e PAD 90 a 109mmHg, o tratamento medicamentoso anti-hipertensivo para hipertensão leve a moderada durante a gravidez não esclareceu definitivamente diferenças entre grupos tratados ou não quanto a desfechos perinatais[32].

Na Tabela 1[33], estão citadas as drogas hipotensoras que podem ser adotadas para o controle no ciclo gravídico puerperal.

O tratamento farmacológico quando intercorrente às formas clínicas graves, se provou como etapa imprescindível no plano de ação; esta situação está caracterizada quando se alcançam valores de PA > 160/110 mmHg com ou sem sinais de acometimento do Sistema Nervoso Central.

A hidralazina ministrada por via intravenosa é a droga mais adotada na prática clínica diante dos casos de gravidade, podendo também ser utilizadas a nifedipina e labetalol, esta última não disponível no Brasil.

O nitroprussiato de sódio possui posição importante em casos de emergência hipertensiva particularmente associadas a edema agudo de pulmão (EAP) ou insuficiência cardíaca congestiva (ICC)[34,35], embora não seja uma droga de primeira linha na gravidez. Tais medicações, bem como suas apresentações e posologias, encontram-se na Tabela 2[36].

Em situações em que a hipótese de pré-eclâmpsia com deterioração clínica e/ou laboratorial está incluída, mesmo quando as muleres são oligissintomáticas ou mesmo assintomáticas, é necessário se considerar a ministração do sulfato de magnésio, no intuito de reduzir os riscos maternos de convulsão e resultados associados, recomendando-se que a infusão deste fármaco preceda a do hipotensor de ação rápida [36,37] e que a sua ação seja monitorada quanto a sinais clínicos não sendo obrigatória a dosagem da magnesemia. Os esquemas posológicos do sulfato de magnésio encontram-se na Tabela 3[36].

Tabela 1. Hipotensores utilizados no ciclo gravídico-puerperal[33]

Droga	Dose	Comentários
Alfametildopa 250 mg / 500 mg	750-2000 mg/dia	Inibidor adrenérgico de ação central Droga inicial para o tratamento
Nifedipina Retard 10 mg / 20 mg	20-60 mg/dia	Bloqueador de canal de cálcio Uso seguro na gestação e lactação
Anlodipino 5 mg / 10 mg	2,5 a 10 mg/dia	Bloqueador de canal de cálcio Uso seguro na gestação e lactação
Pindolol 5 mg / 10 mg	10-30 mg/dia	Antagonista receptor β1 e β2 Baixa passagem placentária
Carvedilol 6,25 mg / 12,5 mg / 25 mg	12,5-50 mg/dia	Alfa e beta bloqueador Segurança e eficácia
Prazosina 1 mg / 2 mg / 4 mg	2-10 mg/dia	Bloqueador receptor de alfa adrenérgico Classe C na gestação

Fonte: Adaptado de Korkes et al. (2018)[53].

Tabela 2. Medicações para uso na crise hipertensiva[36]

Agente	Dose inicial	Repetir, se necessário	Dose máxima
Hidralazina Ampola de 20 mg/mL	5 mg, via intrevenosa	5 mg, a cada 20 minutos	45 mg
Ampola de hidralazina contém 1 mL, na concentração de 20 mg/mL. Diluir uma ampola (1 mL) em 19 mL de água destilada, assim obtém-se a concentração de 1 mg/mL.			
Nifedipina Comprimido de 10 mg	10 mg, via oral	10 mg, a cada 20-30 minutos (via oral)	30 mg
Nitroprussiato de sódio Ampola de 50 mg/2mL	0,5 a 10 mcg/kg/min Infusão intravenosa contínua		-
A ampola de nitroprussiato de sódio contém 2 mL, na concentração de 50 mg/^{2}mL. Diluir uma ampola (2 mL) em 248 mL de soro glicado 5%, assim teremos a concentração de 200 mcg/mL.			

Fonte: Peraçoli et al. (2018)[52]. Extraído sem modificações.

Tabela 3. Esquemas de uso do sulfato de magnésio[36]

Esquema do sulfato de magnésio	Dose inicial	Dose de manutenção
Esquema de Pritchard Intravenoso e intramuscular	4g por via intravenosa (bolus), administrados lentamente[a] + 10 g IM (5 g em cada nádega)[b]	5 g por via intramuscular profunda a cada 4 horas[b]
Esquema de Zuspan Intravenoso exclusivo	4g por via intravenosa (bolus), administrados lentamente[a]	1 g por via intravenosa por hora em bomba de infusão contínua (BIC)[c]

[a]**Preparação da dose de ataque intravenosa:** MgSO4 50% – 1 ampola contém 10 mL com 5 g de MgSO4. Diluir 8 mL de MgSO4 50% (4 g) em 12 mL de água destilada ou soro fisiológico. A concentração final terá 4 g / 20 mL. Infundir a solução por via intravenosa lentamente (15-20 minutos).

Outra possibilidade: diluir 8 mL em 100 de soro fisiológico e 0,9%. Infundir em bomba de infusão contínua a 300 mL/h. Assim o volume total será infundido em torno de 20 minutos

[b]**Preparação da dose de manutenção no esquema de Pritchard:** Utilizar 10 mL da ampola de MgSO4 50%. Outras apresentações não devem ser utilizadas para este esquema devido ao volume excessivo das mesmas.

[c]**Preparação da dose de manutenção no esquema de Zuspan:** Diluir 10 de MgSO4 50% (1 ampola) em 490 mL de soro fisiológico a 0,9%. A concentração final terá 1 g / 100 mL. Infundir a solução por via intravenosa na velocidade de 100 mL por hora.

Fonte: Peraçoli et al. (2018)[52]. Extraído sem modificações.

EXAMES COMPLEMENTARES

O diagnóstico de pré-eclâmpsia necessita de acompanhamento com exames laboratoriais para identificar precocemente o comprometimento de órgãos-alvo e diagnosticar a síndrome HELLP ainda em seu estágio inicial (apenas alterações laboratoriais, sem sinais e/ou sintomas clínicos). A frequência desse acompanhamento depende da evolução e da intensidade de cada caso, recomendando-se sua execução de maneira geral, uma vez por semana, mas sempre que algum evento clínico se apresentar, como é o caso das crises hipertensivas e/ou sinais de eminência de eclâmpsia. Deve-se então colher hemograma (avaliar hematócrito e hemoglobina, bem como a contagem de plaquetas), DHL, bilirrubinas totais ou haptoglobina (padrão ouro de anemia microangiopática), creatinina e AST.

Ressaltamos que: 1) não há necessidade de avaliações repetidas de proteinúria; 2) a dosagem de ureia não deve ser realizada se não houver nítido comprometimento renal ou suspeita de síndrome hemolítico-urêmica; 3) para a avaliação do comprometimento hepático, apenas a dosagem de AST se mostra suficiente; 4) a dosagem de ácido úrico apresenta correlação com desfechos adversos, porém, se solicitada, não constitui marcador único para decisões clínicas; 5) a avaliação de hemólise é melhor a partir dos níveis de haptoglobina ou DHL por serem parâmetros que se alteram precocemente, enquanto que as alterações em bilirrubina indireta ocorrerão em casos muito graves da doença, com grande risco de óbito materno-fetal. Os valores dos exames complementares a serem considerados anormais estão apresentados a seguir[38]:

- Hemograma (PQT ≤ 100.000mm³);
- Creatinina (≥ 1,2mg/dl);
- TGO/AST (≥ 70 U/L);
- Bilirrubinas/DHL (> 600U/L BT > 1,2mg%);
- *Dipstick* ou fita reagente (+);
- Relação P/C (≥ 0,3).

AVALIAÇÃO DA VITALIDADE FETAL

Este tópico representa destacado interesse, pois poderá caracterizar se há vantagens para o produto da concepção a promoção de uma conduta expectante.

Devido ao caráter hipóxico[39] envolvido nas diversas síndromes hipertensivas na gestação, a avaliação da vitalidade fetal anteparto, nestas situações, pressupõe um modelo de insuficiência uteroplacentária, e deve incluir uma propedêutica armada completa na avaliação da vitalidade fetal, utilizando-se de todos os métodos disponíveis para sua certificação.

Cardiotocografia

A cardiotocografia consiste no registro simultâneo e contínuo de três variáveis: frequência cardíaca fetal, movimentos corpóreos fetais e contrações uterinas. Pode ser realizada durante a gestação (CTG anteparto) ou durante o trabalho de parto (CTG intraparto). O método é amplamente utilizado na prática clínica, mas carece de sensibilidade confiável, induzindo a prática de cesáreas desnecessárias. Para as pacientes com quadros hipertensivos, fora de trabalho de parto, deve ser indicada a cardiotocografia anteparto de repouso com duração de 20 minutos e se necessário realizar o estímulo mecânico ou sonoro. Embora revisões sistemáticas não mostrem evidências de que a CTG anteparto em gestações de alto risco melhore o desfecho perinatal[40], seu uso é amplamente difundido como grande ferramenta de vitalidade fetal[41].

Dopplervelocimetria

A avaliação hemodinâmica da circulação placentária, em ambos os compartimentos: materno representado pelas artérias uterinas (direita e esquerda) e fetal representado pelas artérias umbilicais – constitui, indubitavelmente, exame relevante nos cuidados pré-natais[42,43]. Em revisão sistemática de 2017 que incluiu 10.667 gestantes de alto risco, principalmente complicadas por hipertensão arterial ou restrição do crescimento fetal, o uso do doppler resultou em redução do óbito perinatal, do número de indução do trabalho de parto e de cesáreas, sem que tenham sido identificados efeitos adversos maternos ou fetais[44].

Avaliação Dopplervelocimétrica

A artéria umbilical é o principal vaso analisado e reflete a circulação placentária. Sua onda de velocidade de fluxo (OVF) apresenta um pico de maior velocidade durante a sístole cardíaca (onda S ou A) e uma velocidade menor relacionada com a diástole (onda B). A partir do 2º trimestre, a ausência de fluxo diastólico final (diástole zero) ou fluxo reverso demonstra comprometimento grave na oxigenação fetal.

O doppler da artéria umbilical traz informações sobre a perfusão da unidade feto-placentária e as anormalidades na análise do fluxo surgem após comprometimento de 60 a 70% do território vascular placentário. Valores de índices alterados devem considerar tabelas com IR ou IP acima do P95. Esta aferição não deve ser usada para rastreamento em gestações de risco habitual, porém, deve ser a escolha para o diagnóstico e seguimento de gestantes com insuficiência placentária e/ou restrição do crescimento fetal[45].

A artéria cerebral média (ACM), avalia as alterações vasculares em fetos de alto risco através do IP, IR e velocidade sistólica máxima. Na hipóxia fetal, observa-se redução no IP e IR. A vasodilatação cerebral faz parte do mecanismo de proteção fetal para órgãos nobres em situações de risco (adrenais, coronárias e cerebrais).

A relação cérebro-umbilical, quando abaixo do percentil 5, indica quadro hemodinâmico compatível com centralização do fluxo. As dificuldades da circulação feto-placentária são progressivas, sendo possível detectar características adaptativas nas diversas fases, com correlação com curvas de normalidade.

O ducto venoso comunica a veia umbilical à veia cava inferior. Sua OVF apresenta padrão trifásico e unidirecional com onda "a" positiva em fetos normais. Quando o feto apresenta hipoxemia inicialmente o fluxo aumenta. Com o agravamento da hipoxemia ocorre diminuição do fluxo na contração atrial podendo até ser reverso. Sua avaliação pode ser feita pela morfologia da onda e índice de pulsatilidade para veias (IPV). Valores acima de percentil 95 ou acima de 1,0 a 1,5 indicam comprometimento fetal grave.

Perfil Biofísico Fetal (PBF)

É a análise de múltiplas variáveis biofísicas combinadas com o objetivo de avaliar a vitalidade fetal[46]. Utiliza-se de ultrassonografia e cardiotocografia para aferir a reatividade cardíaca, movimentos respiratórios, movimentos corpóreos, tônus fetal e volume de líquido amniótico. Após análise completa e detalhada, dá-se notas de zero ou dois para cada parâmetro. Valores de 8 ou 10 (com líquido normal) traduzem baixo risco para hipoxemia aguda ou crônica. Valor de 8 (com líquido reduzido) pode indicar risco para hipoxemia crônica. Valor de 6 (com líquido normal) pode indicar possível hipoxemia aguda. Valor de 6 (com líquido reduzido) provável hipoxemia aguda e crônica. Valores de 0-2-4 indicam quadros mais graves, provavelmente relacionados a sofrimento fetal crônico.

Corticoterapia antenatal

A promoção da corticoterapia antenatal destaca-se entre as medidas de grande relevância perinatal, incluindo a associação de síndromes hipertensivas com a gestação[47] e é um dos componentes da oferta de cuidados quanto à conduta expectante.

O Instituto Nacional de Saúde dos Estados Unidos recomendou que "a utilização da corticoterapia antenatal para mulheres com risco de parto pré-termo, salvo poucas exceções, podem resultar em substancial decréscimo na mortalidade e morbidade neonatal, assim como em importante economia nos custos dos cuidados de saúde", se constituindo em "raro exemplo de uma tecnologia que traz importante economia além da promoção de saúde"[48].

É oportuno ressaltar que esta medida contribui favoravelmente para a redução da síndrome do desconforto respiratório do recém-nascido, de displasia broncopulmonar, da necessidade de suporte ventilatório pulmonar por longo período, da enterocolite necrosante e complicações neurológicas, como a hemorragia intra e periventricular e a leucomalácia periventricular, complicações observadas após o prolongamento da vida de recém-nascidos pré-termo[48,49].

Os esquemas de corticoterapia clássicos estão a seguir listados:

- Primeiro Ciclo – dose total 24mg betametasona
  - 12mg IM 24h, 2 doses
  - 6mg IM 12h, 4 doses
- Ciclos subsequentes – dose total 12mg betametasona
  - 12mg IM dose única
  - 6mg IM a cada 12h, 2 doses
  - Dexametasona – dose total de 24mg
  - 6mg IM 12h, 4 doses

A ação do sulfato de magnésio conferindo neuroproteção de prematuros já vem sendo verificada há algum tempo, sendo possível redução significativa da incidência de paralisia cerebral neste contexto, reconhecidas inicialmente uma menor incidência de lesões do Sistema Nervoso Central (SNC) em recém-natos, filhos de pacientes com pré-eclâmpsia que receberam sulfato de magnésio.

Revisão de grande impacto para a clínica[50] demonstrou as vantagens da incorporação desta prática para ampliar as possibilidades de alcançarmos a "prematuridade intacta", almejada quando se considera o avanço quando a sobrevida agregada à maior qualidade de vida, particularmente pelo decréscimo de sequelas neurológicas, sendo possível se observar:

- Redução de paralisia cerebral (incluídas 6.145 crianças)
- (Risco Relativo [RR]: 0,68; Intervalo de Confiança [IC]: 0,54 a 0,87; 05 *trials*)
- Redução de disfunção motora grossa (incluídas 5.980 crianças)
- (RR 0,61; IC 0,44 a 0,85; 04 *trials*)
- Sem efeito na mortalidade pediátrica (incluídas 6.145 crianças)
- (RR 1,04; IC 0,92 a 1,17; 05 *trials*)

O número necessário (NNT) de mulheres para beneficiar um recém-nascido na prevenção da paralisia cerebral é 63 (43 a 155).

Alguns aspectos permanecem sem conclusão definitiva como a posologia a ser ministrada e o tempo de duração da terapia. As recomendações mais frequentes sugerem que deve ser adotado o mesmo esquema de infusão de sulfato de magnésio para a prevenção da eclâmpsia como também os mesmos parâmetros de monitoramento dos seus efeitos e que este seja ministrado pelo menos quatro horas antes do parto. Importante ressaltar que o parto não deve ser postergado para possibilitar a ministração deste fármaco em caos de instabilidade materna ou fetal.

ATENDIMENTO AO PARTO

Aspecto de grande relevância neste tópico[51], o atendimento ao parto deve ser praticado por equipe que esteja atenta quanto à necessidade de individualizar as condições obstétricas de cada situação. Neste cenário "tão importante quanto a técnica é a tática" (Luiz Camano). É imprescindível que se valorize os riscos diferenciados de instalação súbita e grave de hipóxia, da concomitância de apresentação anômala e de tocotraumatismo, conferido pela fragilidade das estruturas fetais.

A indução do parto não está contraindicada e a eleição do método deve seguir os princípios obstétricos, tendo especial atenção para uma possível instalação subitânea de taquissistolia secundária a agentes farmacológicos, o que pode ser ainda mais danosa quando intercorrente à prematuridade.

A parturição transpelvina deve seguir os princípios clássicos para esta faixa de idade gestacional, garantindo uma vigilância esmerada da vitalidade fetal e se evitando a utilização de drogas potencialmente depressoras do Sistema Nervoso Central.

Os recursos de antibioticoprofilaxia e tocólise devem seguir as primícias clássicas e a valorização da ministração de corticoterapia deve incorporar as ações.

Representa relevante destaque a prática da cesariana, pois a incisão uterina pode representar um desafio singular, pela espessura da parede uterina que exigirá, em algumas vezes, um talho longitudinal neste órgão, agregando maior chance de perda sanguínea e limitações para o porvir obstétrico.

Considerando todos estes motivos, defende-se arduamente que esta prestação de cuidados ao parto seja, na medida do possível, precedida de um planejamento multiprofissional.

Atenção robusta deve ser dirigida ao puerpério, época que continuam os riscos maternos e não deve ser reduzida a vigilância, considerando eventual piora clínica materna.

CONSIDERAÇÕES FINAIS

Em ampla perspectiva, compreende-se que para o tratamento da pré-eclâmpsia, o parto tem sido o recurso que desencadeia as ações que, a curto prazo, representam o epílogo da deterioração aguda particularmente materna. Esta assertiva pode representar um imenso desafio nos casos de prematuridade, as ações devem seguir o princípio da diminuição de danos, visando particularmente à saúde materna.

Estratégias poderão ser incorporadas no intuito de dirimir a subjetividade das decisões, como algoritmos baseados em dados clínicos e laboratoriais.

Reconhece-se que a terapêutica para a crise hipertensiva, a profilaxia de convulsões maternas com sulfato de magnésio, a ministração de corticoterapia antenatal e a valorização da neuroproteção fetal são pilares do plano de ação.

É impreterível que o parto na prematuridade receba a diligência indispensável considerando as particularidades o que inclui as nuances do puerpério.

Este cenário obstétrico representa bem os conselhos do professor Fernando de Magalhães: "Na prática obstétrica, a sabedoria não é uma só: há três sabedorias – saber esperar, saber decidir, saber intervir".

REFERÊNCIAS BIBLIOGRÁFICAS

1. Rades E, Bittar RE, Zugaib M. Determinantes diretos do parto prematuro eletivo e os resultados neonatais. Rev Bras Ginecol Obstet. 2004;26(8):655-66.

2. Cardoso RAD. A Prematuridade eletiva no departamento de obstetrícia da Universidade Federal de São Paulo - Escola Paulista de Medicina. Tese [Mestrado em Ginecologia e Obstetrícia]. São Paulo: Universidade Federal de São Paulo - Escola Paulista de Medicina; 2001.
3. Ananth CV, Vintzileos AM. Medically indicated preterm birth: recognizing the importance of the problem. Clinics in Perinatology. 2008;35:53-67.
4. Marra NBF, Nascimento DW, Sousa FLP, Paltronieri MRLN, Guidoni RGR, Toledo SF, et al. Prematuridade eletiva e as suas repercussões perinatais nas síndromes hipertensivas da gestação. Revista Unilus Ensino e Pesquisa - RUEP. 2016;13:26-32.
5. Lajos GJ, Haddad SM, Tedesco RP, Passini R Jr, Dias TZ, Nomura ML, et al. Intracluster correlation coefficients for the Brazilian Multicenter Study on Preterm Birth (EMIP): methodological and practical implications. BMC Med Res Methodol. 2014;14:54.
6. Lindheimer MD, Katz AI. Hypertension in pregnancy. N Engl J Med. 1985;313(11):675-80.
7. Sousa FL, Sass N, Camano L, Stávale JN, Mesquita MR, Souza EV, et al. Estudo da morfologia vascular do leito placentário na hipertensão arterial crônica. Rev Assoc Med Bras. 2008;54(6):537-42.
8. Mesquita MRS, Sass N, Stavalle JN, Camano L. O leito placentário no descolamento prematuro da placenta. Rev Bras Ginecol Obstet. 2003;25(8):585-91.
9. Sass N, Sousa FLP, Reimao SM, Uchiyama SST, Figueiredo P, Guidoni RGR, et al. Risk Factors for Each Class of Hypertension. In: XVI World Congress of The International Society for The Study of Hypertension in Pregnancy (IISHP), 2008, Washington DC. XVI ISSHP World Congress Final Program. Washington DC: ISSHP; 2008. p. 157.
10. Duley L. The global impact of preeclampsia and eclampsia. Semin Perinatol. 2009;33(3):130-7.
11. Meneguel JF, Vieira AL, Guinsburg R. Doença hipertensiva materna e repercussões no recém-nascido. In: Sass N, Camano L, Moron AF. Hipertensão arterial e nefropatias na gravidez. Rio de Janeiro: Guanabara Koogan; 2006. p. 299-313.
12. Hales CN. Metabolic consequences of intrauterine growth retardation. Acta Pediatr Suppl. 1997;423:184-7.
13. Carvalho MA, Faúndes A, Santos LC. Pregnancy-induced hypertension and hyaline membrane disease. Int J Gynaecol Obstet. 1997;58(2):197-202.
14. Schiff E, Friedman SA, Mercer BM, Sibai BM. Fetal lung maturity is not accelerated in preeclamptic pregnancies. Am J Obstet Gynecol. 1993;169(5):1096-101.
15. Chiswick ML, Burnard E. Respiratory distress syndrome. Lancet. 1973;1:1060-9.
16. Regev RH, Lusky A, Dolfin T, Litmanovitz I, Arnon S, Reichman B. Excess mortality and morbidity among small-for-gestational-age premature infants: a population-based study. J Pediatr. 2003;143(2):186-91.
17. Gluckman PD, Hanson MA, Pinal C. The developmental origins of adult disease. Matern Child Nutr. 2005;1(3):130-41.
18. Byers BD, Betancourt A, Lu F, Hankins GD, Longo M, Saade GR, et al. The effect of prepregnancy obesity and sFlt-1-induced preeclampsia-like syndrome on fetal programming of adult vascular function in a mouse model. Am J Obstet Gynecol. 2009;200(4):432.e1-7.
19. Malaeb S, Dammann O. Fetal inflammatory response and brain injury in the preterm newborn. J Child Neurol. 2009;24(9): 1119-26.
20. Sousa MH, Cecatti JG, Hardy EE, Serruya SJ. Severe maternal morbidity (near miss) as a sentinel event of maternal death. An

attempt to use routine data for surveillance. Reprod Health. 2008;5:6.

21. Say L, Chou D, Gemmill A, Tunçalp Ö, Moller AB, Daniels J, et al. Global causes of maternal death: a WHO systematic analysis. Lancet Glob Health. 2014;2(6):e323-e333.
22. Sass N, Oliveira LG. Doença Hipertensiva Específica da Gravidez. In: Obstetrícia. 1. ed. Rio de Janeiro: Guanabara Koogan; 2013. p. 353-62.
23. Haddad B, Sibai BM. Expectant management of severe preeclampsia remote from term: patient selection, treatment, and delivery indications. Am J Obstet Gynecol. 2007;196(6):514.e1-9.
24. Schiff E, Friedman AS, Sibai BM. Conservative management of severe preeclampsia remote from term. Obstet Gynecol 1994;84(4):626:30.
25. Sibai BM. Evaluation and management of severe preeclampsia before 34 weeks' gestation. Am J Obstet Gynecol. 2011;205(3):191-98.
26. Vigil-De Gracia P, Reyes Tejada O, Calle Miñaca A, Tellez G, Chon VY, Herrarte E, et al. Expectant management of severe preeclampsia remote from term: the MEXPRE Latin Study, a randomized, multicenter clinical trial. Am J Obstet Gynecol. 2013;209(5):425.e1-425.e4258.
27. Haddad B, Sibai BM. Expectant management in pregnancies with severe pre-eclampsia. Semin Perinatol. 2009;33(3):143-51.
28. Von Dadelszen P, Payne B, Li J, Ansermino JM, Broughton Pipkin F, Côté AM, et al. Prediction of adverse maternal outcomes in pre-eclampsia: development and validation of the fullPIERS model. Lancet. 2011;377(9761):219-27.
29. PRE-EMPT (PREgnancy Evidence, Monitoring, Partnerships and Treatment) [Internet]. fullPIERS (Pre-eclampsia Integrated Estimate of RiSk): External Validation and Recalibration [citado em 03 de agosto de 2020]. Disponível em: https://pre-empt.obgyn.ubc.ca/evidence/fullpiers.
30. Chappell LC, Duckworth S, Seed PT, Griffin M, Myers J, Mackillop L, et al. Diagnostic accuracy of placental growth factor in women with suspected preeclampsia: a prospective multicenter study. Circulation. 2013;128(19):2121-131.
31. American College of Obstetricians and Gynecologists; Task Force on Hypertension in Pregnancy. Hypertension in pregnancy. Report of the American College of Obstetricians and Gynecologists' Task Force on Hypertension in Pregnancy. Obstet Gynecol. 2013;122(5):1122-131.
32. Abalos E, Duley L, Steyn DW, Gialdini C. Antihypertensive drug therapy for mild to moderate hypertension during pregnancy. Cochrane Database Syst Rev. 2018;10(10):CD002252.
33. National High Blood Pressure Education Program Working Group. Report of the National High Blood Pressure Education Program Working Group on High Blood Pressure in Pregnancy. Am J Obstet Gynecol. 2000;183(1):S1-S22.
34. Giordano JC, Parpinelli MA, CecattiJG, Haddad SM, Costa ML, SuritaFG, et al. The burden of eclampsia: results from a multicenter study on surveillance of severe maternal morbidity in Brazil. PloS One. 2014;9(5):e97401.
35. World Heath Organization. WHO recommendations for prevention and treatment of pre-eclampsia and eclampsia. Geneva: World Health Organization; 2011.
36. Norwitz ER. Cesarean delivery on maternal request. In: Lockwood CJ, Barss VA, ed. Up-to-Date [Internet]. Waltham (MA): UpToDate; 2020. Disponível em: https://www.uptodate.com/contents/cesarean-delivery-on-maternal-request Acesso em: 03 ago. 2020.
37. Abalos E, Cuesta C, Grosso AL, Chou D, Say L. Global and regional estimates of preeclampsia and eclampsia: a systematic review. Eur J Obstet Gynecol Reprod Biol. 2013;170(1):1-7.

38. Sibai BM, Taslimi MM, el-Nazer A, Amon E, Mabie BC, Ryan GM. Maternal-perinatal outcome associated with the syndrome of hemolysis, elevated liver enzymes, and low platelets in severe preeclampsia-eclampsia. Am J Obstet Gynecol. 1986;155(3):501-09.
39. Liston R, Sawchuck D, Young D, Canada, Society of Obstetrics and Gynaecologists of e Program, British Columbia Perinatal Health. Fetal health surveillance: antepartum and intrapartum consensus guideline. J Obstet Gynaecol Can. 2007;29(9 Suppl 4):S3-S56.
40. Grivell RM, Alfirevic Z, Gyte GM, Devane D. Antenatal cardiotocography for fetal assessment. Cochrane Database Syst Rev. 2015;2015(9):CD007863.
41. Santo S, Ayres-de-Campos D, Costa-Santos C, Schnettler W, Ugwumadu A, da Graça LM. Agreement and accuracy using the FIGO, ACOG and NICE cardiotocography interpretation guidelines. Acta Obstet Gynecol Scand. 2017;96:166-75.
42. Arduini D, Rizzo G. Normal values of Pulsatility Index from fetal vessels: a cross-sectional study on 1556 healthy fetuses. J Perinat Med. 1990;18:165-72.
43. Miyadahira S. Avaliação da função placentária por meio da dopplervelocimetria das artérias umbilicais: relação com os resultados dos exames de avaliação da vitalidade fetal e com os pós-natais [tese livr.]. São Paulo: Faculdade de Medicina, Universidade de São Paulo. 2002.
44. Alfirevic Z, Stampalija T, Dowswell T. Fetal and umbilical Doppler ultrasound in high-risk pregnancies. Cochrane database Syst Rev. 2017;6:CD007529.
45. Alfirevic Z, Stampalija T, Gyte GM. Fetal and umbilical Doppler ultrasound in normal pregnancy. Cochrane Database Syst Rev 2010;(8):CD001450.
46. Manning FA, Platt LD, Sipos L. Antepartum fetal evaluation: development of a fetal biophysical profile. Am J Obstet Gynecol. 1980;136:787-95.
47. Albuquerque ICC, Amorim MMR, Meneses J, Katz L, Santos LC. Avaliação do impacto da corticoterapia antenatal para aceleração da maturidade pulmonar fetal nos recém-nascidos em maternidade-escola brasileira. Rev Bras Ginecol Obstet. 2002;24(10):655-61.
48. National Institutes of Health. Effect of corticosteroids for fetal maturation on perinatal outcomes. NIH Consens Statement. 1994;12(2):1-24.
49. Roberts D, Brown J, Medley N, Dalziel SR. Antenatal corticosteroids for accelerating fetal lung maturation for women at risk of preterm birth. Cochrane Database Syst Rev. 2017;3(3):CD004454.
50. Doyle LW, Crowther CA, Middleton P, Marret S, Rouse D. Magnesium sulphate for women at risk of preterm birth for neuroprotection of the fetus. Cochrane Database Syst Rev. 2009;(1):CD004661.
51. Sass N, Sousa FLP, Camano L. Síndromes Hipertensivas na Gravidez: Assistência ao Parto. In: Sass N, Camano L, Moron AF. Hipertensão arterial e nefropatias na gravidez. Rio de Janeiro: Guanabara Koogan; 2006. p. 280-288.
52. Peraçoli JC, Borges VT, Ramos JG, Cavalli RC, Costa SH, Oliveira LG et al. Pré-eclâmpsia/eclâmpsia. São Paulo: Federação Brasileira das Associações de Ginecologia e Obstetrícia (Febrasgo); 2018. (Protocolo Febrasgo - Obstetrícia, no. 8/ Comissão Nacional Especializada em Hipertensão na Gestação).
53. Korkes HA, Sousa FL, Cunha Filho EV, Sass N. Hipertensão arterial crônica e gravidez. São Paulo: Federação Brasileira das Associações de Ginecologia e Obstetrícia (Febrasgo); 2018. (Protocolo Febrasgo - Obstetrícia, no. 40/ Comissão Nacional Especializada em Hipertensão na Gestação).

capítulo 36

Na restrição de crescimento fetal

- Conrado Sávio Ragazini
- Lucas Trigo
- Fabrício da Silva Costa

INTRODUÇÃO

A avaliação do crescimento fetal está presente de maneira rotineira no acompanhamento pré-natal de gestantes. Através de uma análise multifatorial, interpretamos até mesmo de forma inconsciente diversos sinais que podem sugerir um crescimento fetal adequado ao longo da gestação: durante a anamnese, questionando antecedentes maternos, hábitos alimentares e uso de substâncias psicoativas; no exame físico, ao medir a altura uterina; e ao realizarmos o seguimento ultrassonográfico destes fetos.

Ao nos depararmos com uma paciente com antecedentes pessoais importantes, uma altura uterina abaixo do esperado, e/ou uma alteração do crescimento fetal em avaliação complementar de imagem, podemos estar frente a uma restrição de crescimento fetal (RCF). E, neste momento, saber o que se busca com cada pergunta e entender como interpretar os resultados é extremamente importante na conduta individualizada.

Estudos mostram que, apesar de crianças que sofreram com a RCF apresentarem um estirão de crescimento compensatório no início de sua infância[1], o baixo peso relacionado à RCF é fator de risco para o desenvolvimento de doenças cardíacas, metabólicas e alterações neurológicas[2,3,4,5,6]. Portanto, sabemos que o manejo inadequado destes casos pode levar a consequências não somente durante a gestação e periparto, mas também a longo prazo.

DIAGNÓSTICO

É extremamente importante ter claro que o diagnóstico de RCF exige seguimento clínico continuado, não sendo feito por uma avaliação transversal, mas sim um controle longitudinal durante a gravidez. Embora se defina RCF como aquele feto que não atinge seu potencial genético de crescimento, mesmo as sociedades especializadas afirmam que, através de uma única avaliação, este diagnóstico nada mais é do que hipotético[7].

Ao se ter a suspeita de RCF, o principal diagnóstico diferencial que deve ser levantado é o do feto pequeno para a idade gestacional (PIG). Embora constitucionalmente pequeno, o PIG não possui maiores riscos de desfechos adversos perinatais, enquanto aquele com RCF, sim[7,8].

De acordo com Gordijn et al., em recente consenso publicado para definir os critérios de RCF[9], são considerados PIG os fetos com peso fetal estimado (PFE) e/ou CA (circunferência abdominal) entre os percentis 3 e 10 da curva de crescimento adotada pelo serviço, sem quaisquer outros achados. É importante ressaltar que aqueles fetos com PFE e/ou CA abaixo do percentil 3 são considerados restritos e apresentam maior risco de mortalidade perinatal e natimortalidade[10,11].

Não existe consenso sobre qual a melhor curva de referência a se adotar, nem se o melhor é utilizar uma curva específica para determinada população ou uma mesma curva que cubra o rastreamento a nível mundial. Portanto, recomendamos que esta decisão seja tomada baseando-se nos protocolos locais de cada serviço.

Contudo, ao se usar apenas os valores de uma única avaliação da biometria para o diagnóstico de RCF, subestima-se o número de fetos restritos[8]. Portanto, buscando uma melhor sensibilidade diagnóstica, outros parâmetros são incluídos na suspeita de RCF[9]. Os critérios diagnósticos atuais para

Quadro 1. Critérios diagnósticos para restrição de crescimento fetal (RCF) precoce e tardia

RCF Precoce: IG < 32 semanas, na ausência de anomalias congênitas	**RCF Tardia: IG ≥ 32 semanas, na ausência de anomalias congênitas**
▪ CA e/ou PFE < p3 ou ▪ Diástole zero na artéria umbilical ou ▪ CA e/ou PFE < p10 associado a • IP AUt < p95 e/ou • IP AU > p95	▪ CA e/ou PFE < p3 ou ▪ Ao menos 2 das seguintes: • CA e/ou PFE < p10 • CA e/ou PFE com queda de > 50 percentis • RCP < p5 ou IP AU > p95

Notas: IG = idade gestacional; CA = circunferência abdominal; PFE = peso fetal estimado; IP AUt = índice de pulsatilidade médio das artérias uterinas; IP AU = índice de pulsatilidade da artéria umbilical; RCP = relação cerebroplacentária.

Fonte: Traduzido de Gordijn et al[9].

RCF estão sintetizados no Quadro 1, e consideram, além da biometria, a velocidade de crescimento reduzida, através de uma queda de 50 percentis no PFE e/ou CA[9] (C), e avaliações dopplervelocimétricas uterinas, placentárias e fetais[9] (D), através do doppler de artérias uterinas (AUt), de artéria umbilical (AU), de artéria cerebral média (ACM) e da relação cerebroplacentária (RCP).

Através desta análise mais completa, é possível dividir a RCF em 2 grupos: RCF precoce e tardia[8,9]. Estes grupos diferem entre si em muitos aspectos, tais como fisiopatologia, prevalência, idade de início da restrição, gravidade, desfechos perinatais, entre outros[7]. Por serem manifestações diferentes de RCF é importante entender que devem ser seguidas e manejadas de maneira diferenciada e, portanto, serão abordadas de maneiras independentes neste capítulo.

A melhor idade gestacional para separar estes dois grupos é traçando um ponto de corte na 32ª semana da gestação[12]. A RCF precoce, portanto, é definida como aquela que ocorre até 31 semanas e 6 dias, ao passo que a tardia é considerada aquela que ocorre a partir das 32 semanas de gestação.

TRATAMENTO

Por não haver tratamento eficaz ou definitivo para a RCF, seu manejo depende da avaliação seriada da vitalidade fetal, com resolução da gestação em tempo oportuno, evitando que lesões graves no SNC fetal ou óbito intrauterino ocorram. Portanto, os protocolos devem combinar as melhores evidências em monitorização da vitalidade fetal, ponderando-se o risco de lesões e/ou óbito fetal *versus* riscos da prematuridade caso o feto nasça[8]. Embora com o avanço tecnológico as unidades de terapia intensiva neonatais estejam mais preparadas para lidar com a prematuridade, estudos mostram que fetos com RCF são mais sujeitos a complicações da prematuridade que fetos nascidos com a mesma idade gestacional sem RCF[13,14]. A seguir, abordaremos o seguimento e a resolução da gestação com base no diagnóstico fetal específico.

RCF Precoce

Neste subtipo de RCF, que ocorre em 20-30% dos casos[15], as lesões e má perfusão placentária são evidentes, devido a um defeito na implantação placentária, com déficit em sua perfusão e anomalias nas artérias espiraladas. Podemos dizer, portanto, que a insuficiência placentária é o principal componente neste tipo de RCF. Nestes casos, alterações dopplervelocimétricas das AUt, AU e ACM ocorrem precocemente e permanecem de maneira crônica, estando presentes semanas antes da piora do comprometimento cardiovascular e metabólico do feto[7]. Sendo assim, sabemos que as alterações nas artérias uterinas e umbilicais são mais pronunciadas e precoces neste subtipo de RCF.

Por apresentar este caráter prolongado, os casos com RCF precoce seguem uma sequência esperada de alterações na dopplervelocimetria. Primeiro, as artérias umbilicais pioram seu padrão, com aumento da resistência, seguido pela diástole zero e, finalmente, a diástole reversa. Estas pioras estão associadas à perda de superfície placentária funcionante[16] e representam uma progressão da doença, mesmo que de forma lenta[7]. Em realidade, a progressão desde a instalação até a grave deterioração fetal, em geral, leva semanas[17].

As alterações tardias de dopplervelocimetria da RCF precoce são a diástole reversa da AU e alterações do ducto venoso. Outras alterações tardias são as mudanças na variação de curto prazo (VCP) na cardiotocografia computadorizada (CTGc), baixa pontuação no perfil biofísico fetal (PBF) e desacelerações espontâneas na CTG. Todos estes achados precedem o óbito fetal, estando os últimos muito associados ao seu risco iminente. As alterações no doppler da artéria cerebral média (ACM), por outro lado, possuem baixa associação com desfechos adversos a curto e longo prazos na RCF precoce[18], não sendo indicado seu uso para definição da resolução da gestação, mas sim para o seguimento do feto[7].

Assim, o seguimento da vitalidade fetal e a indicação da resolução da gestação devem se basear nas avaliações dopplervelocimétricas de artéria umbilical e ducto venoso, além de cardiotocografia computadorizada[5,19,20], resultando em até 84% de desfechos pós-natais favoráveis no desenvolvimento neurológico nos primeiros dois anos de vida destas crianças[5]. Na ausência da CTGc, sugere-se o uso de cardiotocografia convencional e perfil biofísico fetal[21].

Não há, contudo, consenso sobre a frequência com que estes fetos devem ser avaliados, nem os valores que devem ser considerados normais em cada parâmetro[7,22]. Sempre que possível, é importante que estes seguimentos sejam realizados em serviços terciários, a fim de que um mesmo protocolo seja aplicado a cada caso. Neste capítulo, adotaremos a frequência de seguimento proposto por Figueras e Gratacós[8,23], resumidas no Quadro 2. Ressalta-se que estas frequências são propostas para gestações que não cumpram critérios para pré-eclâmpsia grave, a qual pode afetar diretamente o bem-estar fetal e levar à rápida deterioração fetal[8]. Nestes casos, maior vigilância deve ser garantida, muitas vezes

Quadro 2. Seguimento da Restrição de Crescimento Fetal Precoce

Critérios	Monitorização
PFE < p3 RCP < p5 IP AU > p95 IP ACM < p5 IP AUt > p95	Semanal
Diástole zero na AU IAo reverso	2 vezes por semana
Diástole reversa na AU IP DV > p95	A cada 1-2 dias
DV com onda a reversa CTGc < 3 ms Desacelerações	A cada 12 horas

Notas: Atentar que a presença de pré-eclâmpsia grave pode demandar aumento na frequência de monitorização; PFE = peso fetal estimado; IP AUt = índice de pulsatilidade médio das artérias uterinas; IP AU = índice de pulsatilidade da artéria umbilical; IP ACM = índice de pulsatilidade da artéria cerebral média; IP DV = índice de pulsatilidade do ducto venoso; RCP = relação cerebroplacentária; CTGc = cardiotocografia computadorizada; p = percentil.

Fonte: Adaptado de Figueras e Gratacós[8].

sendo necessário internação da paciente para este fim.

Os critérios para resolução da RCF precoce estão resumidos no Quadro 3[19,23]. É importante reforçar que os melhores resultados são encontrados após indução de maturação pulmonar com o uso de corticosteroides e neuroproteção fetal, através do sulfato de magnésio, com nascimento em centros de referência especializados ou imediata transferência para estes após o nascimento[7].

Ao se pensar na via de parto, é extremamente importante ter em mente que a prematuridade extrema e o baixo peso são os principais parâmetros associados ao pior prognóstico pós-natal dos fetos com RCF precoce[24], e cada dia a mais intraútero corresponde a um aumento de 2% na sua sobrevida pós-natal. Por isso, deve-se buscar o equilíbrio entre a prematuridade extrema e o baixo peso com a descompensação circulatória fetal, que é avaliada principalmente pela dopplervelocimetria do ducto venoso e a CTGc. Em casos com alterações fetais sugestivas de comprometimento metabólico e cardiovascular fetal, como alterações na VCP através da CTGc; DV anormal; diástole zero ou reversa na AU; e/ou um PBF alterado, está indicado o parto cesáreo[7], pela forte associação dos achados com hipóxia e acidose fetal. Outras indicações da via de parto cesárea são as indicações maternas, quando associadas a piores desfechos maternos e perinatais. Na ausência destes achados, a indução do trabalho de parto está permitida[8], contanto que se mantenha intensa vigilância do bem-estar fetal durante todo o processo de indução, trabalho de parto e parto, possivelmente com monitorização contínua da frequência cardíaca fetal.

Quadro 3. Critérios para resolução da gestação na Restrição de Crescimento Fetal Precoce

Parâmetros	Critério para resolução
Alterações tardias de DV	Onda a na linha de base (zero) ou reversa (em qualquer IG)
CTGc	▪ Desacelerações espontâneas persistentes (em qualquer IG) ▪ VCP $<$ 2,6 ms para IG entre 26+0 e 28+6 ▪ VCP $<$ 3 ms para IG entre 29+0 e 31+6
Doppler de AU	▪ Diástole reversa se IG $\geq$ 32+0 (permitido após 30 semanas*) ▪ Diástole zero se IG $\geq$ 34+0 (permitido após 32 semanas*)
PBF	▪ 4 ou menos (em qualquer idade gestacional)
Indicações maternas	Conforme protocolos locais, por exemplo: Síndrome HELLP

Notas: *conforme políticas e recursos locais. DV = ducto venoso; CTGc = cardiotocografia computadorizada; IG = idade gestacional; VCP = variação de curto prazo; AU = artéria umbilical; PBF = perfil biofísico fetal.

Fonte: Adaptado de Bilardo et al.[23] e Lees et al.[7].

RCF Tardia

Este subtipo de RCF, que corresponde a 70-80% dos casos de RCF[15], apresenta lesões placentárias inespecíficas e focais, e uma fisiopatologia menos compreendida, porém mais relacionada a anormalidades na difusão de oxigênio e nutrientes[7,25]. Por este motivos, as alterações dopplervelocimétricas das artérias umbilicais não são um bom parâmetro para diagnóstico ou predição de desfechos adversos, diferentemente da RCF precoce[12].

Curiosamente, na RCF tardia se observam mais comumente alterações na dopplervelocimetria da ACM e na RCP (que representa a relação entre o IP da ACM e o IP da AU). Enquanto a vasodilatação da ACM está relacionada a piores resultados perinatais[26] e a aos 2 anos[27], ao refletir mais de um parâmetro em sua análise, a RCP se torna um parâmetro mais sensível para identificar alterações leves tanto no sistema nervoso central quanto na placenta[7].

Podemos notar que a evolução vista na RCF precoce não é a mesma observada na RCF tardia[8]: a análise de óbitos fetais tardios na gestação evidencia um grande número de fetos restritos[28]. Ademais, em fetos tardiamente restritos há altas taxas de sofrimento fetal intraparto e acidose neonatal[29]. Acredita-se, portanto, que na RCF tardia a deterioração das condições fetais pode ser rápida, sem a evolução gradativa observada na RCF precoce[8].

Por este motivo, a vigilância fetal inicial é ainda mais rigorosa. Sugere-se uma avaliação fetal com periodicidade mínima semanal em centro de referência especializado[7]. A depender do quadro clínico, como possível associação com pré-eclâmpsia, e achados dopplervelocimétricos, esta frequência pode ser maior[7], como indica o Quadro 4.

Embora também não haja consenso quanto ao seguimento das RCF tardias[30], pode-se *considerar* aumentar a frequência para duas vezes na semana, em casos com IP AU > p95[7]. Após 34 semanas, ao encontrarmos centralização hemodinâmica fetal, ou seja, IP ACM < p5, o feto deve ser avaliado duas vezes na semana, devido ao tempo médio entre a centralização fetal e o óbito intrauterino ser de até 5 dias[31]. Outro ponto muito importante é o de que o achado

Quadro 4. Seguimento da Restrição de Crescimento Fetal Tardia

Critérios	Monitorização
IP AU > p95	1-2 vezes por semana
IP ACM < p5	< 34 semanas: 1-2 vezes por semana ≥ 34 semanas: ao menos 2 vezes por semana
Ausência dos achados acima	Ao menos 1 vez por semana

Notas: IP AU = índice de pulsatilidade da artéria umbilical; IP ACM = índice de pulsatilidade da artéria cerebral média; p = percentil.

Fonte: Adaptado de Lees et al.[7].

de PBF normal *não* deve ditar a frequência de avaliações no seguimento de RCF tardia, visto que estudos mostram que até 90% dos natimortos possuíam PBF normal nos 7 dias anteriores ao óbito[31].

Para a resolução da gestação na RCF tardia, poucos estudos estão disponíveis. De fato, o único grande ensaio clínico randomizado comparando indução de parto e conduta expectante de fetos com RCF tardia não levou em consideração todos os fatores de dopplervelocimetria para analisar os resultados perinatais[32]. Por isto, a maior parte das recomendações é baseada em opiniões de especialistas, sintetizadas no Quadro 5. Na RCF tardia, a indução do trabalho de parto está permitida na maior parte dos casos, exceto em situações onde há sinais de hipóxia e acidemia fetal, detectados, por exemplo, através de reversa na AU. Novamente, condições maternas também devem ditar a possibilidade de indução do trabalho de parto ou resolução via alta e recomenda-se o manejo destas gestações em hospital terciário.

Fetos PIG

Ainda que considerados normais do ponto de vista de função placentária e velocidade de crescimento, estudos sugerem que fetos PIG podem estar relacionados

Quadro 5. Critérios para resolução da gestação na Restrição de Crescimento Fetal Tardia

Parâmetro	Critério para resolução
Doppler de AU	▪ 32+0 a 33+6: diástole reversa ▪ A partir de 34+0: diástole zero ▪ IP > p95: considerar resolução após 36+0, mas não deixar ultrapassar 37+6
RCP	▪ RCP < p5: resolução na 38ª semana (38+0-38+6)
CA e/ou PFE	▪ CA e/ou PFE < p3: considerar resolução após 36+0, mas não deixar ultrapassar 37+6
CTGc	▪ Desacelerações espontâneas persistentes (em qualquer IG) ▪ VCP < 3,5 ms para IG entre 32+0 e 33+6 ▪ VCP < 4,5 ms para IG de 34+0 ou mais
Qualquer outro achado de RCF	▪ Resolução na 38ª semana (38+0-38+6)
PBF	▪ 4 ou menos (em qualquer idade gestacional)
Indicações maternas	Conforme protocolos locais, por exemplo: Síndrome HELLP

Notas: AU = artéria umbilical; IP = índice de pulsatilidade; RCP = relação cerebroplacentária; CA = circunferência abdominal; PFE = peso fetal estimado; CTGc = cardiotocografia computadorizada; IG = idade gestacional; VCP = variação de curto prazo; PBF = perfil biofísico fetal; p = percentil.

Fonte: Adaptado a partir de Lees et al.[7].

ao envelhecimento placentário precoce[33] e menor perfusão placentária[34], além de estarem sujeitos a maiores complicações como cesárea de urgência por sofrimento fetal[7,35]. Sabe-se, ainda, que fetos diagnosticados como PIG após 32 semanas que apresentem alteração dopplervelocimétrica das AUt tendem a apresentar comportamentos semelhantes aos de RCF tardia, com alteração da ACM[36]. Estes dados nos fazem questionar se não há uma parcela de fetos PIG que, em realidade, apresenta um comprometimento de seu potencial de crescimento, o qual ainda não é possível detectar com as ferramentas atuais.

Por este motivo, as avaliações dopplervelocimétricas de AU, ACM e RCP devem ser realizadas no momento do diagnóstico de um feto pequeno (ou seja, com medidas biométricas menores que o p10) e repetidas a cada 2 semanas, em conjunto com a biometria[7]. Já a AUt deve ser avaliada apenas no momento do diagnóstico, pois estudos têm mostrado que ela tende a se manter estável do momento do diagnóstico ao parto, não sendo necessário seu seguimento quinzenal[7,6]. Considerando os riscos de piores resultados perinatais, e, a fim de evitar uma possível RCF severa não previamente identificada e/ou o óbito intrauterino nestes fetos identificados como PIG (pela falta de ferramentas diagnósticas adequadas, conforme discutido acima), recomenda-se resolução destas gestações entre 38 e 39 semanas[7]. É importante ressaltar que não há obrigatoriedade da realização do parto cesáreo em fetos PIG e a indução do parto pode ser considerada dependendo do quadro clínico da gestante, com monitorização fetal contínua durante o trabalho de parto[7].

CONSIDERAÇÕES FINAIS

A RCF segue sendo um desafio na prática obstétrica: tanto para o manejo de fetos com RCF precoce, que são mais facilmente diagnosticados devido à severidade e cronicidade do quadro, quanto para o diagnóstico dos quadros de RCF tardia, que são mais sutis, mas são os responsáveis por uma grande parcela de óbitos fetais tardios.

Ainda que a prematuridade seja uma causa importante de morbimortalidade, especialmente em fetos restritos, a prematuridade terapêutica baseada nos protocolos discutidos neste capítulo reduz o risco de óbito perinatal e melhoram o prognóstico destas crianças, quando comparadas ao seguimento não estruturado das gestações com RCF. É importante ressaltar que a decisão depende do balanço entre o quadro clínico materno-fetal e os riscos associados à prematuridade. Estes pontos devem sempre ser discutidos em equipe multidisciplinar e os riscos e benefícios ponderados antes de que uma conduta seja tomada, de preferência em hospital terciário de referência.

Os bons resultados observados nos grandes estudos internacionais usados como referência foram obtidos às custas de intensa monitorização das pacientes e uso de tecnologias ainda pouco utilizadas em nosso país, como a CTGc e a disponibilidade de ultrassonografia e dopplervelocimetria 24 horas por dia. Garantir o uso de critérios diagnósticos atualizados e seguimento cuidadoso destas pacientes são pontos-chaves para a redução das complicações perinatais da restrição de crescimento fetal e para proteger a vida do binômio materno-fetal.

REFERÊNCIAS BIBLIOGRÁFICAS

1. Van Wyk L, Boers KE, van Wassenaer-Leemhuis AG, et al. Postnatal catch-up growth after suspected fetal growth restriction at term. Front Endocrinol. 2019;10. doi:10.3389/fendo.2019.00274

2. De Boo HA, Harding JE. The developmental origins of adult disease (Barker) hypothesis. Aust N Z J Obstet Gynaecol. 2006;46(1):4-14. doi:10.1111/j.1479-828X.2006.00506.x
3. Barker DJP. The origins of the developmental origins theory. J Intern Med. 2007; 261(5):412-417. doi:10.1111/j.1365-2796.2007.01809.x
4. Claris O, Beltrand J, Levy-Marchal C. Consequences of intrauterine growth and early neonatal catch-up growth. Semin Perinatol. 2010;34(3):207-10. doi:10.1053/j.semperi.2010.02.005
5. Ganzevoort W, Thornton JG, Marlow N, et al. Comparative analysis of 2-year outcomes in GRIT and Truffle trials. Ultrasound Obstet Gynecol Off J Int Soc Ultrasound Obstet Gynecol. 2020;55(1):68-74. doi:10.1002/uog.20354
6. Figueras F, Caradeux J, Crispi F, Eixarch E, Peguero A, Gratacos E. Diagnosis and surveillance of late-onset fetal growth restriction. Am J Obstet Gynecol. 2018;218(2):S790-S802.e1. doi:10.1016/j.ajog.2017.12.003
7. Lees CC, Stampalija T, Baschat A, et al. ISUOG Practice Guidelines: diagnosis and management of small-for-gestational-age fetus and fetal growth restriction. Ultrasound Obstet Gynecol Off J Int Soc Ultrasound Obstet Gynecol. 2020;56(2):298-312. doi:10.1002/uog.22134
8. Figueras F, Gratacós E. Update on the diagnosis and classification of fetal growth restriction and proposal of a stage-based management protocol. Fetal Diagn Ther. 2014;36(2):86-98. doi:10.1159/000357592
9. Gordijn SJ, Beune IM, Thilaganathan B, et al. Consensus definition of fetal growth restriction: a Delphi procedure. Ultrasound Obstet Gynecol Off J Int Soc Ultrasound Obstet Gynecol. 2016;48(3):333-39. doi:10.1002/uog.15884
10. Moraitis AA, Wood AM, Fleming M, Smith GCS. Birth weight percentile and the risk of term perinatal death. Obstet Gynecol. 2014;124(2 Pt 1):274-83. doi:10.1097/AOG.0000000000000388
11. Vasak B, Koenen SV, Koster MPH, et al. Human fetal growth is constrained below optimal for perinatal survival. Ultrasound Obstet Gynecol Off J Int Soc Ultrasound Obstet Gynecol. 2015;45(2):162-67. doi:10.1002/uog.14644
12. Savchev S, Figueras F, Sanz-Cortes M, et al. Evaluation of an optimal gestational age cut-off for the definition of early- and late-onset fetal growth restriction. Fetal Diagn Ther. 2014;36(2):99-105. doi:10.1159/000355525
13. Torrance HL, Bloemen MCT, Mulder EJH, et al. Predictors of outcome at 2 years of age after early intrauterine growth restriction. Ultrasound Obstet Gynecol Off J Int Soc Ultrasound Obstet Gynecol. 2010;36(2):171-77. doi:10.1002/uog.7627
14. Morsing E, Asard M, Ley D, Stjernqvist K, Marsál K. Cognitive function after intrauterine growth restriction and very preterm birth. Pediatrics. 2011;127(4):e874-882. doi:10.1542/peds.2010-1821
15. Crovetto F, Triunfo S, Crispi F, et al. Differential performance of first-trimester screening in predicting small-for-gestational-age neonate or fetal growth restriction. Ultrasound Obstet Gynecol Off J Int Soc Ultrasound Obstet Gynecol. 2017;49(3):349-56. doi:10.1002/uog.15919
16. Burton GJ, Woods AW, Jauniaux E, Kingdom JCP. Rheological and physiological consequences of conversion of the maternal spiral arteries for uteroplacental blood flow during human pregnancy. Placenta. 2009;30(6):473-82. doi:10.1016/j.placenta.2009.02.009
17. Hecher K, Bilardo CM, Stigter RH, et al. Monitoring of fetuses with intrauterine growth restriction: a longitudinal study.

Ultrasound Obstet Gynecol Off J Int Soc Ultrasound Obstet Gynecol. 2001;18(6):564-70. doi:10.1046/j.0960-7692.2001.00590.x

18. Stampalija T, Arabin B, Wolf H, Bilardo CM, Lees C, TRUFFLE investigators. Is middle cerebral artery Doppler related to neonatal and 2-year infant outcome in early fetal growth restriction? Am J Obstet Gynecol. 2017;216(5):521.e1-521.e13. doi:10.1016/j.ajog.2017.01.001
19. Lees CC, Marlow N, van Wassenaer-Leemhuis A, et al. 2 year neurodevelopmental and intermediate perinatal outcomes in infants with very preterm fetal growth restriction (Truffle): a randomised trial. Lancet Lond Engl. 2015;385(9983):2162-72. doi:10.1016/S0140-6736(14)62049-3
20. GRIT Study Group. A randomised trial of timed delivery for the compromised preterm fetus: short term outcomes and Bayesian interpretation. BJOG Int J Obstet Gynaecol. 2003;110(1):27-32. doi:10.1016/s1470-0328(02)02514-4
21. Turan S, Turan OM, Berg C, et al. Computerized fetal heart rate analysis, Doppler ultrasound and biophysical profile score in the prediction of acid-base status of growth-restricted fetuses. Ultrasound Obstet Gynecol Off J Int Soc Ultrasound Obstet Gynecol. 2007;30(5):750-56. doi:10.1002/uog.4101
22. Ruiz-Martinez S, Papageorghiou AT, Staines-Urias E, Villar J, Gonzalez De Agüero R, Oros D. Clinical impact of Doppler reference charts on management of small-for-gestational-age fetuses: need for standardization. Ultrasound Obstet Gynecol Off J Int Soc Ultrasound Obstet Gynecol. 2020;56(2):166-72. doi:10.1002/uog.20380
23. Bilardo CM, Hecher K, Visser GHA, et al. Severe fetal growth restriction at 26-32 weeks: key messages from the Truffle study. Ultrasound Obstet Gynecol Off J Int Soc Ultrasound Obstet Gynecol. 2017;50(3):285-290. doi:10.1002/uog.18815
24. Baschat AA, Cosmi E, Bilardo CM, et al. Predictors of neonatal outcome in early-onset placental dysfunction. Obstet Gynecol. 2007;109(2 Pt 1):253-261. doi:10.1097/01.AOG.0000253215.79121.75
25. Parra-Saavedra M, Crovetto F, Triunfo S, et al. Placental findings in late-onset SGA births without Doppler signs of placental insufficiency. Placenta. 2013;34(12):1136-1141. doi:10.1016/j.placenta.2013.09.018
26. Stampalija T, Thornton J, Marlow N, et al. Fetal cerebral Doppler changes and outcome in late preterm fetal growth restriction: prospective cohort study. Ultrasound Obstet Gynecol Off J Int Soc Ultrasound Obstet Gynecol. 2020;56(2):173-181. doi:10.1002/uog.22125
27. Eixarch E, Meler E, Iraola A, et al. Neurodevelopmental outcome in 2-year-old infants who were small-for-gestational age term fetuses with cerebral blood flow redistribution. Ultrasound Obstet Gynecol Off J Int Soc Ultrasound Obstet Gynecol. 2008;32(7):894-899. doi:10.1002/uog.6249
28. Kady SM, Gardosi J. Perinatal mortality and fetal growth restriction. Best Pract Res Clin Obstet Gynaecol. 2004;18(3):397-410. doi:10.1016/j.bpobgyn.2004.02.009
29. Figueras F, Eixarch E, Meler E, et al. Small-for-gestational-age fetuses with normal umbilical artery Doppler have suboptimal perinatal and neurodevelopmental outcome. Eur J Obstet Gynecol Reprod Biol. 2008;136(1):34-38. doi:10.1016/j.ejogrb.2007.02.016
30. McCowan LM, Figueras F, Anderson NH. Evidence-based national guidelines for the management of suspected fetal growth restriction: comparison, consensus, and controversy. Am J Obstet Gynecol. 2018;218(2S):S855-S868. doi:10.1016/j.ajog.2017.12.004
31. Crimmins S, Desai A, Block-Abraham D, Berg C, Gembruch U, Baschat AA. A

comparison of Doppler and biophysical findings between liveborn and stillborn growth-restricted fetuses. Am J Obstet Gynecol. 2014;211(6):669.e1-10. doi:10.1016/j.ajog.2014.06.022

32. Boers KE, Vijgen SMC, Bijlenga D, et al. Induction versus expectant monitoring for intrauterine growth restriction at term: randomised equivalence trial (DIGITAT). BMJ. 2010;341:c7087. doi:10.1136/bmj.c7087
33. Paules C, Dantas AP, Miranda J, et al. Premature placental aging in term small-for-gestational-age and growth-restricted fetuses. Ultrasound Obstet Gynecol Off J Int Soc Ultrasound Obstet Gynecol. 2019;53(5):615-22. doi:10.1002/uog.20103
34. Parra-Saavedra M, Simeone S, Triunfo S, et al. Correlation between histological signs of placental underperfusion and perinatal morbidity in late-onset small-for-gestational-age fetuses. Ultrasound Obstet Gynecol Off J Int Soc Ultrasound Obstet Gynecol. 2015;45(2):149-155. doi:10.1002/uog.13415
35. Cruz-Martínez R, Figueras F, Hernandez-Andrade E, Oros D, Gratacos E. Fetal brain Doppler to predict cesarean delivery for nonreassuring fetal status in term small-for-gestational-age fetuses. Obstet Gynecol. 2011;117(3):618-26. doi:10.1097/AOG.0b013e31820b0884
36. Cruz-Martinez R, Savchev S, Cruz-Lemini M, Mendez A, Gratacos E, Figueras F. Clinical utility of third-trimester uterine artery Doppler in the prediction of brain hemodynamic deterioration and adverse perinatal outcome in small-for-gestational-age fetuses. Ultrasound Obstet Gynecol Off J Int Soc Ultrasound Obstet Gynecol. 2015;45(3):273-78. doi:10.1002/uog.14706

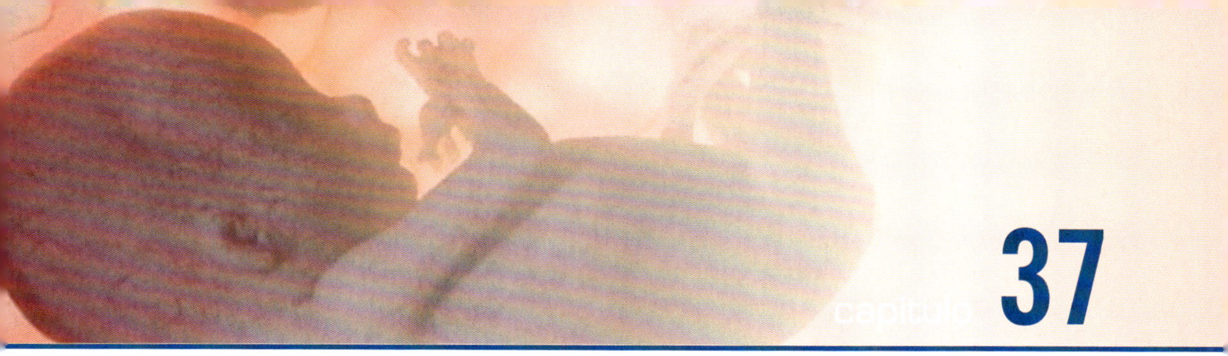

Na gemelaridade

- Ingrid Schwach Werneck Britto
- Gabriela Duarte Bordini

INTRODUÇÃO

Nas últimas décadas, ocorreu um aumento dramático na incidência de nascimentos de gestações gemelares. As gestações gemelares estão associadas a aumento de risco de morbimortalidade fetal e neonatal. Os recém-nascidos prematuros gemelares nascidos com menos de 32 semanas de gestação apresentam o dobro de risco de evoluir com hemorragia intraventricular e leucomalácia periventricular quando comparados aos recém-nascidos prematuros de gestação única com a mesma idade gestacional[1].

Existem diversas alterações específicas relacionadas às gestações gemelares e a interrupção terapêutica da gestação no momento adequado visa reduzir os riscos para os recém-nascidos. O diagnóstico oportuno da corionicidade, o seguimento gestacional seriado e o parto no momento adequado promovem a melhoria das condições e redução dos riscos para as gestações múltiplas.

DIAGNÓSTICO: COMO DIAGNOSTICAR A GESTAÇÃO GEMELAR E SUAS COMPLICAÇÕES?

O diagnóstico da gestação gemelar é geralmente feito no 1º trimestre. Segundo recomendações da Sociedade Internacional de Ultrassonografia em Obstetrícia e Ginecologia (Isuog), as gestações gemelares devem, idealmente, ser datadas quando o comprimento cabeça-nádega (CCN) está entre 45 e 84 mm, que corresponde a 11 e 13 semanas e 6 dias de gestação[2]. A corionicidade deve ser determinada antes de 13 semanas e 6 dias de gestação, a partir da avaliação da inserção da membrana amniótica na placenta e a identificação do sinal do T, característico da gestação monocoriônica ou sinal do lambda, da gestação dicoriônica. Após o primeiro trimestre, se não for possível identificar a corionicidade, deve-se considerar a gestação como monocoriônica[2].

Segundo recomendações da Isuog, gestações gemelares dicoriônicas não complicadas devem ser avaliadas detalhadamente no primeiro e segundo trimestres e a cada 4 semanas até o final da gestação. Gestações dicoriônicas complicadas devem ser avaliadas com maior frequência, dependendo da condição e prognóstico. A Isuog recomenda que gestações gemelares monocoriônicas não complicadas devem ser avaliadas no morfológico de primeiro trimestre e a cada 2 semanas a partir de 16 semanas até o final da gestação. O objetivo do seguimento é rastrear a síndrome de transfusão feto-fetal (STFF) e a síndrome de anemia e policitemia fetal (TAPS). Já as gestações monocoriônicas complicadas devem ser avaliadas com maior frequência e idealmente encaminhadas para Centro de Referência para tratamento[2].

A Isuog recomenda que nos exames ultrassonográficos de gestações gemelares sejam avaliados: a estimativa de peso fetal, maior bolsão de líquido amniótico e o doppler das artérias umbilicais para ambos os fetos a partir de 20 semanas. A discordância entre os pesos fetais estimados deve ser documentada a partir desse mesmo período[2].

De acordo com a Isuog, a restrição de crescimento fetal seletiva (RCFs) é caracterizada pela presença de um feto com peso estimado abaixo do percentil 10 e a discordância de peso interfetal acima de 25%[2]. O Colégio Americano de Obstetrícia e Ginecologia (ACOG) considera que a diferença de pesos entre os fetos de 15-25% constitui restrição de crescimento fetal seletiva[1]. A classificação da RCFs em gêmeos monocoriônicos é feita a partir do estudo doppler da artéria umbilical do feto restrito. A RCFs do tipo I ocorre quando o feto restrito apresenta doppler da artéria umbilical com velocidade diastólica positiva. A RCFs do tipo II é definida pela presença de diástole ausente ou reversa no doppler da artéria umbilical do feto restrito. No Tipo III, existe um padrão intermitente entre diástole presente, ausente e reversa [3].

A RCFs tipo I apresenta bom prognóstico com chance de sobrevida em torno de 90%. A RCFs tipo II está associada ao risco elevado de óbito intrauterino do gêmeo restrito, com consequente aumento de risco de dano neurológico e até óbito do segundo gemelar. A RCFs Tipo III está associada ao risco de 10-20% de morte súbita do feto restrito[4]. Devido às anastomoses vasculares entre os fetos de gestações monocoriônicas, o óbito intrauterino do feto restrito eleva a taxa de óbito e dano neurológico para o feto sobrevivente. Dessa forma, as intervenções em gestações gemelares monocoriônicas devem ser realizadas na iminência do óbito do feto que apresenta deterioração da vitalidade fetal.

A síndrome de transfusão feto-fetal (STFF) ocorre em aproximadamente 10-15 % das gestações monocoriônicas. A presença das anastomoses vasculares artério-venosas (AV) determina desequilíbrio hemodinâmico entre os fetos[5]. O feto doador apresenta o maior bolsão de líquido vertical < 2 cm e o feto receptor apresenta o maior bolsão vertical > 8 cm (se < 20 semanas) ou > 10 cm (se > 20 semanas de gestação). Se não tratada, a STFF leva à morte fetal em até 90% dos casos, com taxas de morbidade nos sobreviventes de 50%[5].

O diagnóstico da síndrome de anemia e policitemia (TAPS) é baseado na presença de discordância no doppler da artéria cerebral média (ACM) entre os fetos, sendo um feto anêmico e o outro policitêmico . A incidência nas gestações monocoriônicas é de 5%, mas atinge até 14% após tratamento de laser por STFF[2]. TAPS ocorre devido à presença de pequenas anastomoses arteriovenosas com lenta transfusão de sangue do doador para o receptor. O manejo depende da idade gestacional do diagnóstico, gravidade da doença e da possibilidade de terapia intrauterina.

As gestações gemelares monocoriônicas, monoamnióticas representam 5% das gestações gemelares monocoriônicas. O entrelaçamento dos cordões umbilicais está presente em praticamente todas as gestações monoamnióticas[2].

TRATAMENTO: QUANDO INDICAR PREMATURIDADE TERAPÊUTICA NA GEMELARIDADE?

Segundo a ACOG, apesar da idade gestacional média de parto das gestações gemelares ser em torno de 36 semanas de gestação, os fetos ainda apresentam riscos associados à prematuridade[1]. No entanto, o risco de mortalidade perinatal aumenta em gestações gemelares com idade gestacional acima de 38 semanas de gestação. Com base nesses dados, a ACOG determinou as seguintes recomendações para o momento do parto em mulheres com gestações gemelares sem complicações:

- Gestação dicoriônica-diamniótica com ausência de complicações: até 38 semanas.
- Gestação monocoriônica-diamniótica com ausência de complicações: entre 34 e 37 6/7 semanas.
- Gestação monocoriônica-monoamniótica com ausência de complicações: entre 32 e 34 semanas.

Segundo recomendações da Isuog, na gestação gemelar dicoriônica com restrição de crescimento fetal de um dos fetos, o momento do parto deve ser avaliado como em gestações únicas, já que os fetos apresentam circulação separadas, sendo fundamental a monitorização da vitalidade fetal a partir do estudo doppler e perfil biofísico fetal[2]. Os sinais de deterioração progressiva são detectados pela análise do doppler da artéria umbilical, artéria cerebral média e ducto venoso. O momento do parto deve ser determinado com base na avaliação risco-benefício e de acordo com o desejo dos pais, orientados por aconselhamento obstétrico e neonatal[2]. Na gestação gemelar monocoriônica afetados por RCFs, as opções de tratamento são: antecipação do parto ou ablação a laser para separação da circulação entre os fetos. Em alguns países ainda é permitido realizar a oclusão do cordão umbilical do feto restrito[6,7]. O manejo desses casos deve ser realizado em um Centro de Referência[2].

A Isuog recomenda que na gestação gemelar monocoriônica com a morte de um dos fetos, o nascimento imediato normalmente não está indicado, pois o dano neurológico geralmente ocorre no momento do óbito do primeiro feto. Em gestações a termo, postergar o parto não é recomendado, porém diante da prematuridade, a manutenção da gravidez para o benefício do gêmeo sobrevivente é recomendada. O parto deve ser considerado após um curso de corticoterapia entre 34-36 semanas. Na gestação monocoriônica com síndrome transfusor-transfundido (STFF) prévia tratada, há evidência limitada sobre o momento e via de parto, mas sugere-se que o parto seja em torno de 34 semanas após ciclo de corticoterapia. Na gestação monocoriônica-monoamniótica, a melhor via de parto é a cesárea entre 32-34 semanas, devido ao maior risco de óbito fetal intrauterino em comparação às outras gestações gemelares[2].

Segundo as orientações do protocolo de gestação gemelar monocoriônica do *Hospital Clínic, Hospital Sant Joan de Déu* e Universidade de Barcelona, nas RCFs tipo I, o parto pode ocorrer em torno das 36 semanas[4]. Nos casos que evoluírem com as seguintes complicações: alteração de doppler (índice de Pulsatilidade artérias umbilicais >p95 de forma persistente, índice de Pulsatilidade ducto venoso > p95 de forma persistente, índice de Pulsatilidade artéria cerebral média <p5 de forma persistente) ou discordância de crescimento maior ou igual a 35%, a gestação deverá ser resolvida a partir de 34 semanas.

Nas RCFs tipo II com conduta expectante, o parto cesárea deve ser realizado entre 30-34 semanas após corticoterapia[4]. Nas RCFs tipo II na presença de artéria umbilical com diástole reversa persistente e ducto venoso > p95 de forma persistente, o parto deve ser realizado entre 30-32 semanas. Na presença de artéria umbilical com diástole zero e ducto venoso normal, o parto deve ser realizado entre 32-34 semanas. Nos casos de morte do feto restrito após o laser, a resolução da gestação pode ocorrer entre 36-38 semanas na ausência de complicações materno-fetais[4].

Nas RCFs tipo III com conduta expectante e na ausência de sinais de deteriorização fetal, o parto pode ser realizado ao redor de 34 semanas após maturação pulmonar. Se na conduta expectante for observado sinais de deterioração fetal (artéria umbilical com diástole reversa persistente do feto restrito, grandes oscilações no fluxo diastólico da artéria umbilical, fluxo ausente ou reverso no ducto venoso, sinais de disfunção cardíaca moderada a severa no feto com peso adequado para idade gestacional, hidropsia de qualquer dos fetos, discordância de peso maior ou igual a 35%), o parto deve ser realizado entre 30-32 semanas após maturação pulmonar[4]. Na conduta ativa da RCFs tipo III, se utiliza o mesmo protocolo das RCFs tipo II, sendo os critérios do momento do parto condicionados pelo tipo de tratamento e número de fetos vivos após o procedimento[4].

CONSIDERAÇÕES FINAIS

As gestações gemelares estão relacionadas à maior incidência de prematuridade e maior morbidade e mortalidade neonatal. Os riscos para os fetos estão amplamente relacionados à corionicidade placentária. A determinação da corionicidade permite o seguimento gestacional adequado. A realização do parto no momento adequado, mesmo que implique em prematuridade, tem como objetivo diminuir os riscos impostos pelas diferentes complicações relacionadas às gestações gemelares.

REFERÊNCIAS BIBLIOGRÁFICAS:

1. Multifetal gestations: twin, triplet, and higher-order multifetal pregnancies. Practice Bulletin No. 169. American College of Obstetricians and Gynecologists. Obstet Gynecol 2016;128:e131-46.
2. Khalil A, Rodgers M, Baschat A, Bhide A, Gratacos E, Hecher K, Kilby MD, Lewi L, Nicolaides KH, Oepkes D, Raine-Fenning N, Reed K, Salomon LJ, Sotiriadis A, Thilaganathan B,Ville Y. ISUOG Practice Guidelines: role of ultrasound in twin pregnancy. Ultrasound Obstet Gynecol. 2016;47:247-63.
3. Gratacós E, Lewi L, Muñoz B, Acosta-Rojas R, Hernandez-Andrade E, Martinez JM, Carreras E, Deprest J. A classification system for selective intrauterine growth restriction in monochorionic pregnancies according to umbilical artery Doppler flow in the smaller twin. Ultrasound Obstet Gynecol. 2007
4. Bennasar M, Martínez JM, Marimón E, Eixarch E, Gratacós E. Gestación gemelar monocorial: crecimiento intrauterino

restringido selectivo (CIRs). Hospital Clínic | Hospital Sant Joan de Déu | Universitat de Barcelona. Última actualización: 15 jul. 2018.

5. Quintero RA, Morales WJ, Allen MH, Bornick PW, Johnson PK, Kruger M. Staging of twin-twin transfusion syndrome. J Perinatol. 1999;19:550-55.
6. Roman A, Papanna R, Johnson A, Hassan SS, Moldenhauer J, Molina S, Moise KJ Jr. Selective reduction in complicated monochorionic pregnancies: radiofrequency ablation vs bipolar cord coagulation. Ultrasound Obstet Gynecol 2010.
7. Bebbington MW, Danzer E, Moldenhauer J, Khalek N, Johnson MP. Radiofrequency ablation vs bipolar umbilical cord coagulation in the management of complicated monochorionic pregnancies. Ultrasound Obstet Gynecol. 2012.

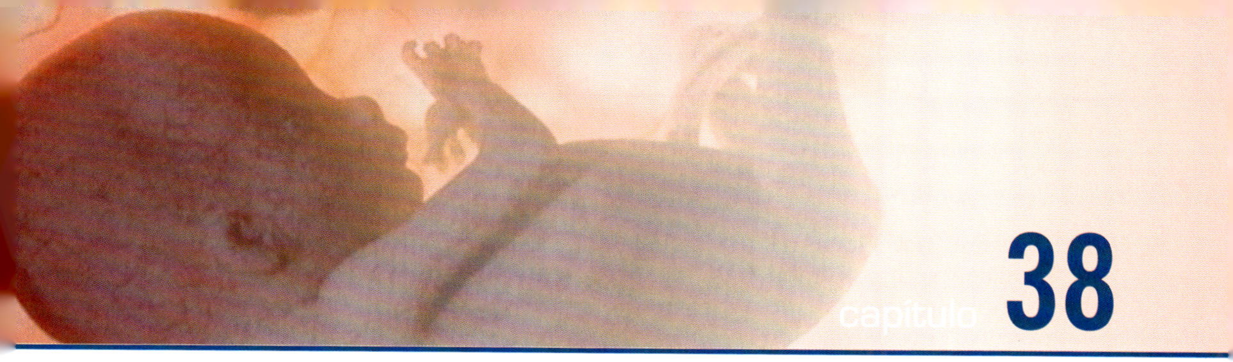

capítulo 38

Na placenta prévia e acretismo placentário: análise das atuais evidências

- Rodolfo de Carvalho Pacagnella
- Thaís Valéria e Silva Maciel Monteiro
- Maíra Rossmann Machado

INTRODUÇÃO

O conceito de placentação anômala se refere a três condições: placenta prévia, placenta acreta e vasa prévia. Nos últimos anos, os índices de placentas prévias bem como de acretas estão em ascensão, provavelmente secundário a taxas crescentes de parto cesárea, idade materna avançada no início da vida reprodutiva e técnicas de reprodução assistida[1-3].

Nessas situações, a prematuridade terapêutica deve ser considerada como uma proposta de tratamento materno-fetal, sendo um tema de extrema relevância já que possui relação direta com desfechos maternos e fetais. No entanto, ainda existe grande controvérsia na literatura com relação ao momento ideal do parto nessas condições. O objetivo deste capítulo é fornecer um panorama atual das atuais evidências científicas no assunto.

PLACENTA PRÉVIA

Definição e classificação

Placenta prévia é uma complicação obstétrica que pode levar a sérias consequências materno-fetais, sendo uma das principais causas o sangramento uterino de terceiro trimestre. Sua prevalência varia entre 3 a 20 para cada 1.000 gestações. Essa ampla variação decorre dos diversos graus de classificação, diferentes métodos e momento do diagnóstico durante o pré-natal, bem como da diversidade epidemiológica populacional entre os estudos[4]. Atualmente, a incidência estimada de placenta prévia no termo é de 1 em 200 gestações[1,5,6].

Sua definição compreende a implantação placentária no segmento uterino inferior, sendo tradicionalmente classificada em quatro subtipos: total (quando recobre completamente o orifício interno do colo uterino), parcial (quando recobre parcialmente o OI), marginal (quando margeia o OI) e baixa (quando a placenta dista entre 2 a 5cm do OI, embora alguns autores a descrevam como uma distância menor que 2 cm do OI)[7,8].

Entretanto, essa nomenclatura foi revisada em 2013, com a recomendação da descontinuação da utilização dos termos parcial e marginal. Considerou-se que o uso destes poderia ser confuso devido sua diferenciação ultrassonográfica tecnicamente difícil e a atual avaliação mais precisa entre a distância do OI e a margem placentária inferior, mantendo-se apenas os termos placenta prévia e placenta baixa[9].

Fatores de risco

Dentre os fatores de risco da placenta prévia, o principal é o antecedente de cesáreas prévias, tendo uma incidência crescente conforme maior o número de cesáreas: 0,9% das mulheres com 1 cesárea prévia, 1,7% das mulheres com 2 cesáreas prévias, 3% das mulheres com 3 cesáreas prévias[10]. Outras condições também são citadas como de maior risco para placenta prévia, dentre as quais a multiparidade, idade materna avançada, curetagem prévia, tabagismo, idade gestacional precoce, feto do sexo masculino e etnia (maior risco entre asiáticas)[4,7].

Quadro clínico

Em sua apresentação clínica mais comum apresenta sangramento vaginal indolor e súbito entre o fim do segundo e início do terceiro trimestre, também chamado de "sangramento sentinela". Em geral ocorre em repouso, mas pode estar associado a algum fator mecânico, como toque vaginal, palpação abdominal, intercurso sexual ou condições que elevem a pressão intra-abdominal, como espirros, tosse e evacuação. Frequentemente cursa com episódios repetidos e aumento progressivo da intensidade da hemorragia. Contudo, a maioria dos casos são assintomáticos e diagnosticados durante a avaliação ultrassonográfica de rotina[11].

O mecanismo do sangramento ainda não está bem esclarecido, porém tem sido atribuído à separação da decídua resultante de contrações, ao esvaecimento e/ou dilatação cervical além de idade gestacional avançada. Quando ocorre parto vaginal, não é incomum que o sangramento persista mesmo após a dequitação placentária, uma vez que podem existir lacerações em torno do cérvix friável e do segmento inferior do útero. Quando isso ocorre, é fundamental afastar a possibilidade da presença de algum grau de invasão placentária[12].

Diagnóstico

O diagnóstico da placenta prévia é realizado com a ultrassonografia do segundo trimestre preferencialmente transvaginal, associada ou não a uma suspeita clínica[11]. Quando diagnosticada, é indicado o rastreio pormenorizado de sinais de invasão placentária, considerando o risco aumentado de coexistência de acretismo placentário. Na maioria dos casos (80-90%) ocorre migração placentária ao longo da gestação, com localização placentária considerada normal ao final do terceiro trimestre[1].

Com relação ao seguimento ultrassonográfico, não há consenso sobre qual seria a periodicidade ideal. Em pacientes estáveis, recomenda-se realizar uma segunda avaliação em torno de 32 semanas, que seria o tempo necessário para uma possível migração placentária. Nos casos em que há persistência da placenta prévia ou baixa, uma avaliação complementar com 36 semanas com o objetivo de discussão da programação do parto é indicada[1,7].

Complicações

Complicações maternas incluem sangramento uterino maciço, acretismo placentário, necessidade de transfusão sanguínea, histerectomia, cuidados em unidades de terapia intensiva, septicemia, coagulopatias e morte materna[1]. Complicações fetais estão relacionadas principalmente à prematuridade, com risco aumentado de parto pré-termo e de morbimortalidade perinatais[11]. De forma geral, as complicações fetais decorrentes dessas condições estão relacionadas somente com a prematuridade, sem que a placentação apresente clara influência no crescimento fetal[13].

Nos últimos vinte anos, tem-se observado uma redução de mortalidade materna por placenta prévia, porém esse índice ainda é relevante, especialmente quando associado ao acretismo placentário. O diagnóstico precoce é descrito como um importante redutor desse desfecho[6]. Um estudo observacional recente avaliou 2.009 mortes maternas que ocorreram nos Estados Unidos entre 2011 e 2013, concluindo que causas hemorrágicas foram a terceira maior causa de morte materna (11,4%), sendo cerca de 0,3% em casos de placentas prévias[14].

Planejamento terapêutico: manejo domiciliar x intra-hospitalar

O planejamento do parto deve sempre considerar a análise individualizada das pacientes. Em gestantes com diagnóstico de placenta prévia ou baixa que estejam assintomáticas e possuam acesso rápido e fácil ao hospital, é possível a manutenção do seguimento domiciliar durante o fim do terceiro trimestre, com orientações de repouso e abstinência sexual. É fundamental um aconselhamento sobre sinais de alarme, como sangramento vaginal e contrações uterinas para a busca precoce de atendimento médico[7,11].

A opção pela hospitalização precoce consiste em uma análise multifatorial, incluindo a presença de sintomatologia, necessidades e circunstâncias sociais maternas e a distância e facilidade de acesso ao hospital. Estudos demonstram nenhuma diferença com relação aos desfechos maternos entre pacientes que permaneceram em casa e as que foram internadas, concluindo que o manejo domiciliar é seguro em pacientes selecionadas[11].

Situações sociais adversas, episódios prévios de sangramento vaginal e alterações laboratoriais (como anemia ou distúrbios da coagulação) podem ser indicações de admissão e acompanhamento intra-hospitalar. Por outro lado, internações prolongadas aumentam o risco de eventos tromboembólicos, e a instituição de profilaxia é uma decisão delicada que deve balancear o potencial risco de sangramento uterino da placenta prévia com o de episódios de tromboembolismo venoso[7].

Tocólise, corticoide e sulfato de magnésio

Em quadros de hemorragia materna ativa em fetos pré-termos tardios, o parto não deve ser postergado com o intuito de administração de corticoides[15]. A recomendação atual contempla a administração de corticoterapia em casos sintomáticos de placenta prévia em que seja instituído manejo expectante com previsão de parto para os próximos 7 dias e idade gestacional abaixo de 34 semanas. Em gestantes entre 34+0 e 36+6 semanas, desde que já não tenham sido previamente administrados, o uso de corticoides pode ser considerado[15,16].

O *Royal College of Obstetricians and Gynaecologists*[7] recomenda um curso único de corticosteroide entre 34+0 e 35+6 semanas em pacientes com diagnóstico de placenta prévia. Na presença de fatores de risco para partos pré-termos, como sangramento vaginal prévio, a orientação é realizar antes das 34+0 semanas. Tais recomendações, no entanto, consistem em opinião de especialistas, não havendo nível de evidência científico[7].

A tocólise na placenta prévia permanece controversa e os benefícios, incertos. Alguns poucos estudos sugerem benefício em mulheres com contrações uterinas, e demonstraram prolongamento da gestação e maior peso fetal ao nascimento. Porém, até o momento, o uso profilático não é recomendado. A tocólise terapêutica deve ser considerada apenas para facilitar a administração de corticosteroides para maturidade pulmonar fetal, quando indicada, não devendo ultrapassar 48hs de uso[7,11,12].

Sulfato de magnésio está indicado para neuroproteção fetal em casos de indicação de partos pré-termos com idade gestacional entre 24+0 e 32+0 semanas, e idealmente deve ser administrado 4hs antes do parto[12]. Todavia, em situações de sangramento aumentado o parto *não deve ser postergado* com o intuito de administração de sulfato de magnésio.

Prematuridade terapêutica

Nos quadros que se apresentam com sangramento vaginal ativo, a conduta inicial compreende a estabilização hemodinâmica materna e a monitorização da vitalidade fetal. A decisão de realizar parto de urgência inclui ponderar o quadro clínico materno decorrente do sangramento e os riscos da prematuridade conforme a idade gestacional. Em mães Rh negativas, deve-se administrar de imunoglobulina humana com o objetivo de minimizar os possíveis riscos de isoimunização fetal[11].

A maioria das mulheres que inicialmente se apresentam com placenta prévia sintomática responde à terapia de suporte e não requerem parto imediato. Mesmo um sangramento moderado a grave não impede o manejo conservador, especialmente naquelas mulheres com idade gestacional menor que 32 semanas, considerando os potenciais riscos fetais desfavoráveis de um parto pré-termo precoce, com aumento da morbidade e mortalidade neonatais[11].

Caso o sangramento vaginal seja grave e persistente, especialmente se associado à instabilidade hemodinâmica materna, partos de emergência estão indicados[15]. Condições como sofrimento fetal agudo (cardiotocografia categoria III que não responde a medidas de ressuscitação) e trabalho de parto ativo devem ser considerados como motivos de interrupção da gestação[11].

Em 2018, um protocolo elaborado pelo *Royal College of Obstetricians and Gynaecologists* recomendou que em casos assintomáticos é possível postergar o parto até 36+0 a 37+0 semanas, desde que não haja sangramento vaginal recorrente e/ou fatores de risco para parto pré-termo, quando a recomendação seria entre 34+0 e 36+0 semanas[7].

A Sociedade de Medicina Materno-Fetal também orienta considerar parto naquelas pacientes que se apresentem com sangramento leve, porém possuem antecedente de um episódio ou mais de sangramento antes das 34 semanas, tendo em vista o risco aumentado de recorrência do sangramento quanto maior o número de episódios prévios e quanto maior a idade gestacional[15].

De maneira geral, a recomendação atual se baseia em um consenso de especialistas publicado em 2019 pela Acog e SMFM, que orienta a realização de parto cesárea entre 36+0 e 37+6 semanas, desde que em pacientes assintomáticas e estáveis, sem preditores de risco para sangramento vaginal ou complicações associadas, como restrição de crescimento fetal ou pré-eclâmpsia[7,16]. A revisão das evidências atuais disponíveis sugere que os riscos associados à continuidade da gestação (como hemorragia materna e/ou parto não programado de emergência), são maiores que os aqueles associados à prematuridade nessa faixa etária gestacional[15].

PLACENTA ACRETA

Definição

O acretismo placentário é definido como uma invasão trofoblástica anormal da placenta na parede miometrial, com ausência parcial ou total da decídua basal[17]. É classificada em três tipos distintos, de acordo com o grau de penetração no miométrio: placenta acreta, quando a profundidade de invasão corresponde a menos de 50% do miométrio, increta quando mais de 50%, e percreta quando a placenta invade a serosa uterina[18].

A incidência tem sido crescente: a taxa aumentou de 1:2.500 gestações da década de 1980 para 1:533 em uma coorte que analisou dados entre 1982 e 2002[19,20]. Um estudo retrospectivo de 2016 demonstrou taxas ainda mais altas, de 1 para cada 272 gestações[20].

Fatores de risco

Os principais fatores de risco associados incluem antecedente de placenta prévia e/ou acretismo, cesárea ou outra cirurgia uterina prévias, sendo maior o risco quanto maior o número de cesáreas. Curetagem uterina anterior, idade materna avançada, tabagismo e multiparidade também são descritos[15].

Diagnóstico precoce e sua importância

O diagnóstico pré-natal do acretismo é fundamental para o planejamento terapêutico adequado durante a gestação. Há evidências robustas que demonstram a redução das taxas de morbimortalidade maternas e neonatais, assim como menor incidência de indicação de cesáreas de urgência[7,21]. Em alguns casos, o diagnóstico é possível já no primeiro trimestre, o que é especialmente útil em mulheres que iniciam o pré-natal e possuem fatores de risco[18].

A avaliação ultrassonográfica é um instrumento útil e a primeira linha para o diagnóstico de acretismo placentário, com índices de sensibilidade (89-92%) e especificidade (92-97%) satisfatórios, com maiores valores preditivos se associada à análise com doppler colorido[15]. Anormalidades como lacunas irregulares, adelgaçamento do miométrio adjacente, perda da interface uteroplacentária, irregularidades na interface entre a bexiga e o útero e aumento da vascularização ao doppler são achados sugestivos[22].

A ressonância magnética, por sua vez, possui papel complementar, podendo ser útil em situações em que o USG é inconclusivo ou incerto, na suspeita de invasão posterior ou se há preocupação de invasão de órgãos adjacentes (percretismo)[22,23].

Complicações maternas e fetais

Hemorragia uterina é considerada a principal complicação materna em pacientes com acretismo placentário, com risco potencial de perda sanguínea maciça, transfusão, coagulopatia, insuficiência renal, síndrome respiratória aguda grave, falência múltipla de órgãos e necessidade de cuidados em unidades de terapia intensiva, além de morte materna. A identificação de sinais de alerta durante o pré-natal é essencial para a decisão do melhor momento de interrupção da gestação[22].

Episódios repetidos de sangramento vaginal, especialmente antes das 32 semanas, contrações uterinas e amniorrexe prematura pré-termo são preditores de risco para a ocorrência de hemorragia materna e, consequentemente, a necessidade de partos de urgência[24-27]. Um estudo recente também demonstrou que mulheres com acretismo placentário e história de duas ou mais cesáreas anteriores possuem risco aumentado de partos não planejados, devendo-se considerar a programação do parto entre 34 e 35 semanas[24].

Com relação aos resultados perinatais, há evidências de que o acretismo placentário constitui um fator de risco independente tanto para prematuridade como para complicações neonatais[28,29]. Baixo peso ao nascer, menores índices de APGAR, recém-nascidos pequenos para idade gestacional e mortalidade perinatal parecem ter maior ocorrência em casos de anormalidade de implantação da placenta[30,31].

No entanto, alguns autores já sugeriram que partos planejados entre 34 e 35 semanas reduziram a morbidade materna, porém, sem aumento na morbidade neonatal[21,32]. Sobre o mesmo assunto, Pettit et al. demonstrou um aumento no peso ao nascimento e menor tempo de internação neonatal em partos eletivos, porém estes ocorreram em idades gestacionais maiores quando comparados aos de urgência[33].

Uma coorte retrospectiva multicêntrica, publicada em 2019, comparou o crescimento fetal de gestações com diagnóstico de placenta prévia e acretismo com um grupo controle, que possuía apenas o diagnóstico de placenta baixa (distância de 0,5 a 2cm do orifício interno do colo). Não foram encontradas diferenças no crescimento fetal, sugerindo que os desfechos neonatais tipicamente relacionados ao acretismo placentário seriam secundários somente à prematuridade, e não eram influenciados pelo crescimento fetal[13].

Com relação à gravidade da doença, um estudo concluiu não haver relação entre os resultados neonatais e o grau de invasão placentária. Não houve diferença significativa entre o número de admissões em unidades de cuidados intensivos, mortalidade perinatal ou índices de Apgar do quinto minuto < 7[34].

Planejamento do parto

O planejamento do parto está diretamente relacionado aos desfechos materno-fetais mais favoráveis. Cirurgias eletivas se associaram a uma redução significativa de morbimortalidade materna e aprimoraram resultados neonatais, quando comparadas às de urgência. Laparotomias programadas associam-se a maior idade gestacional no momento do parto (34.6 *versus* 32.6 semanas), menor perda sanguínea materna, maior peso ao nascer e menor tempo de internação, tanto materno quanto do recém-nascido[35].

A abordagem cirúrgica de uma placenta acreta, percreta ou increta pode requerer um manejo de alta complexidade, a depender do grau de invasão placentária e acometimento de órgãos adjacentes. Além disso, a preservação da fertilidade é possível em um número reduzido de pacientes, sobretudo nas acretas com mínimo grau de invasão. Na maioria dos casos, há a indicação de histerectomia[32].

Complicações pós-operatórias como necessidade de abordagens vesicais (iatrogênicas ou não) e vasculares de alta complexidade, lesão ureteral e/ou intestinal, fístulas vesico-vaginais, infecção (com ou sem sepse) e tromboembolismo venoso não são incomuns e devem ser consideradas[18,36]. Por isso, o parto programado e eletivo que busque balancear riscos maternos e neonatais, associado a uma abordagem multidisciplinar, experiência da equipe e a preferência por um centro terciário são fatores definidores de um prognóstico favorável e redução dos riscos materno-fetais[25,37,38].

Prematuridade terapêutica

A indicação da prematuridade terapêutica no acretismo placentário é um conceito já bem estabelecido na literatura científica. A idade gestacional média de nascimento descrita varia entre 34 e 36 semanas, comumente resultado de uma indicação médica de parto pré-termo[18]. Porém, devido à escassez de ensaios clínicos controlados, a definição da idade gestacional ideal do parto permanece controversa. Fatores como a capacidade de diagnóstico pré-operatório, experiência da equipe assistente, acesso a um centro terciário, grau de invasão placentária e sintomatologia podem contribuir para essa decisão[27].

A definição da idade gestacional ideal deve considerar um balanço entre as potenciais complicações neonatais inerentes à prematuridade secundária a um parto em idade gestacional muito precoce e a morbidade materna relacionada como a necessidade de um parto de urgência e consequentemente, de hemorragia uterina[33]. Alguns autores defendem a prematuridade terapêutica entre 34+0 e 35+6 semanas, enquanto outros sugerem que ela poderia ser postergada até 37 semanas em pacientes estáveis, sem episódios de sangramento prévios ou fatores de risco[39].

Em 2011, a Sociedade de Medicina Materno-fetal (SMFM) publicou um protocolo com base em um consenso de especialistas após a revisão de dados disponíveis, recomendando parto entre 34+0 e 35+6 semanas. Os autores reconheceram a importância da decisão individualizada, que incluiria riscos maternos e fetais, comorbidades, disponibilidade de recursos e a preferência da paciente[40].

Pouco tempo depois, um modelo de decisão analítica foi elaborado para identificar o momento mais apropriado do parto em mulheres com acretismo placentário. Foram comparadas 9 estratégias distintas de prematuridade terapêutica, que variavam entre 34 e 39 semanas. A idade gestacional de 34 semanas, após administração de betametasona para maturação pulmonar fetal foi considerada a ideal. Entretanto, o estudo também indicou que em situações em que o risco de sangramento materno é baixo, parto às 37 semanas pode ser considerado, especialmente se realizado em um centro terciário[41].

Diversos estudos retrospectivos foram publicados ao longo dos últimos anos e guiaram a decisão de especialistas, com recomendações que variam entre 34 e 37 semanas, com a possibilidade de postergar a gestação até o termo precoce (37 semanas) caso não haja fatores de risco[25,26,32,42]. A publicação de 2019 da Acog em conjunto com a SMFM (*Society for Maternal-Fetal Medicine*), que reuniu as últimas evidências do assunto e a opinião de especialistas, adotou a recomendação de parto entre 34+0 e 35+6 semanas de gestação[16].

Partos programados resultam em uma redução significativa de morbidade materna. Considerando as recomendações mais recentes e a experiência em nosso serviço (Hospital da Mulher – Caism – Unicamp), o parto prematuro planejado entre 34+0 e 36+0 semanas com uso de corticosteroides previamente pode evitar a necessidade de cirurgias de emergência e colaboram com um melhor desfecho materno e fetal.

Na literatura científica atual, estudos sobre a prematuridade terapêutica no acretismo placentário são conflitantes. Até o momento, não há evidências suficientes para determinar a idade gestacional exata para partos no acretismo placentário[16]. A avaliação de fatores de risco durante o pré-natal, o diagnóstico precoce e o planejamento terapêutico estão diretamente relacionados aos resultados materno e neonatal. A decisão clínica do melhor momento do parto deve compreender uma análise individualizada, que avalie preditores de risco para hemorragia uterina e as condições locais de assistência.

CONSIDERAÇÕES FINAIS

Nas condições de placentação anômala (placenta prévia, placenta acreta e vasa prévia) a prematuridade terapêutica deve ser considerada como uma proposta de tratamento materno-fetal. Nos casos de placenta prévia, em casos assintomáticos, é possível postergar o parto até 36+0 a 37+0 semanas, desde que não haja sangramento vaginal recorrente e/ou fatores de risco para parto pré-termo. Nas mulheres que se apresentem com sangramento leve, porém possuem antecedente de um episódio ou mais de sangramento antes das 34 semanas, deve-se considerar o parto antes dessa idade gestacional. No acretismo placentário, a idade gestacional média recomendada para o parto é entre 34+0 e 35+6 semanas com uso de corticosteroides previamente. A antecipação do parto nessas situações pode evitar a necessidade de cirurgias de emergência e colaboram com um melhor desfecho materno e fetal.

REFERÊNCIAS BIBLIOGRÁFICAS

1. Silver RM. Abnormal placentation. Obstetrics and Gynecology. 2015;126(3):654-68.
2. Collins SL, Alemdar B, van Beekhuizen HJ, Bertholdt C, Braun T, Calda P, et al. Evidence-based guidelines for the management of abnormally invasive placenta: recommendations from the International Society for Abnormally Invasive Placenta. American Journal of Obstetrics and Gynecology. 2019;220(6):511-26.
3. Esh-Broder E, Ariel I, Abas-Bashir N, Bdolah Y, Celnikier DH. Placenta accreta is associated with IVF pregnancies: A retrospective chart review. BJOG: An International Journal of Obstetrics and Gynaecology. 2011;118(9):1084–9.
4. Faiz AS, Ananth C v. Etiology and risk factors for placenta previa, an overview and metaanalysis. The Journal of Maternal–Fetal and Neonatal Medicine. 2003;13:175-90.
5. Vahanian SA, Lavery JA, Ananth C v., Vintzileos A. Placental implantation abnormalities and risk of preterm delivery: A systematic review and metaanalysis. American Journal of Obstetrics and Gynecology [Internet]. 2015;213(4):S78-90. Available from: http://dx.doi.org/10.1016/j.ajog.2015.05.058
6. Jauniaux E, Grønbeck L, Bunce C, Langhoff-Roos J, Collins SL. Epidemiology of placenta previa accreta: A systematic review and meta-analysis. BMJ Open. 2019;9(11):1-9.
7. Jauniaux ERM, Alfirevic Z, Bhide AG, Belfort MA, Burton GJ, Collins SL, et al. Placenta praevia and placenta accreta: diagnosis and management: green-top guideline No. 27a. BJOG: An International Journal of Obstetrics and Gynaecology. 2019;126(1):e1–48.
8. Alouini S, Megier P, Fauconnier A, Huchon C, Fievet A, Ramos A, et al. Diagnosis and management of placenta previa and low placental implantation. Journal of Maternal-Fetal and Neonatal Medicine [Internet]. 2019;0:1-6. Available from: https://doi.org/10.1080/14767058.2019.1570118
9. Reddy UM, Abuhamad AZ, Levine D, Saade GR. Fetal imaging: Executive summary of a joint Eunice Kennedy Shriver National Institute of Child Health and Human

Development, society for maternal-fetal medicine, American Institute of ultrasound in medicine, American College of Obstetricians and gynecolog. Journal of Ultrasound in Medicine. 2014;33(5):745-57.

10. Institutes N. National Institutes of Health Consensus Development Conference Statement. Vaginal Birth After Cesarean: New Insights March 8-10, 2010. Seminars in Perinatology [Internet]. 2010;34(5):351-65. Available from: http://dx.doi.org/10.1053/j.semperi.2010.06.002
11. Oyelese Y, Smulian JC. Placenta previa, placenta accreta, and vasa previa. Obstetrics and Gynecology. 2006;108(3):694.
12. Williams. Obstetrics. McGraw Hill;2014.
13. Jauniaux E, Dimitrova I, Kenyon N, Mhallem M, Kametas NA, Zosmer N, et al. Impact of placenta previa with placenta accreta spectrum disorder on fetal growth. Ultrasound in Obstetrics and Gynecology. 2019;54(5):643-9.
14. Creanga AA, Syverson C, Seed K, Callaghan WM. Pregnancy-related mortality in the United States, 2011-2013. Obstetrics and Gynecology. 2017;130(2):366-73.
15. Gyamfi-Bannerman C. Society for Maternal-Fetal Medicine (SMFM) Consult Series #44: Management of bleeding in the late preterm period. American Journal of Obstetrics and Gynecology. 2018;218(1):B2-8.
16. Late-preterm MI. ACOG Committee Opinion No. 764: Medically indicated late-preterm and early-term deliveries. Obstetrics and gynecology. 2019;133(2):e151-5.
17. Cahill AG, Beigi R, Heine RP, Silver RM, Wax JR. Placenta accreta spectrum. American Journal of Obstetrics and Gynecology. 2018;219(6):B2-16.
18. Belfort MA, Shamshirsaz AA, Fox KA. The diagnosis and management of morbidly adherent placenta. Seminars in Perinatology [Internet]. 2018;42(1):49-58. Available from: http://dx.doi.org/10.1053/j.semperi.2017.11.009
19. Wu S, Kocherginsky M, Hibbard JU. Abnormal placentation: Twenty-year analysis. American Journal of Obstetrics and Gynecology. 2005;192(5 SPEC. ISS.):1458-61.
20. Mogos MF, Salemi JL, Ashley M, Whiteman VE, Salihu HM. Recent trends in placenta accreta in the United States and its impact on maternal-fetal morbidity and healthcare-Associated costs, 1998-2011. Journal of Maternal-Fetal and Neonatal Medicine. 2016;29(7):1077-82.
21. Warshak CR, Ramos GA, Eskander R, Benirschke K, Saenz CC, Kelly TF, et al. Effect of predelivery diagnosis in 99 consecutive cases of placenta accreta. Obstetrics and Gynecology. 2010;115(1):65-9.
22. Kuschner. Placenta accreta: Diagnosis, management and the molecular biology of the morbidly adherent placenta. J Matern Fetal Neonatal Med. 2016;176(3):139-48.
23. Comstock CH. The antenatal diagnosis of placenta accreta. 2013;171-82.
24. Shamshirsaz AA, Fox KA, Erfani H, Clark SL, Shamshirsaz AA, Nassr AA, et al. Outcomes of planned compared with urgent deliveries using a multidisciplinary team approach for morbidly adherent placenta. Obstetrics and Gynecology. 2018;131(2):234-41.
25. Pri-Paz S, Fuchs KM, Gaddipati S, Lu YS, Wright JD, Devine PC. Comparison between emergent and elective delivery in women with placenta accreta. Journal of Maternal-Fetal and Neonatal Medicine. 2013;26(10):1007-11.
26. Fishman SG, Chasen ST. Risk factors for emergent preterm delivery in women with placenta previa and ultrasound findings suspicious for placenta accreta. Journal of Perinatal Medicine. 2011;399(6):693-6.
27. Sentilhes L, Kayem G, Chandraharan E, Palacios-Jaraquemada J, Jauniaux E, Duncombe G, et al. FIGO consensus guidelines

on placenta accreta spectrum disorders: Conservative management. International Journal of Gynecology and Obstetrics. 2018;140(3):291-8.

28. Vinograd A, Wainstock T, Mazor M, Beer-Weisel R, Klaitman V, Dukler D, et al. Placenta accreta is an independent risk factor for late pre-term birth and perinatal mortality. Journal of Maternal-Fetal and Neonatal Medicine. 2015;28(12):1381-7.
29. Haunschild C, Yeaton-Massey A, Lyell DJ. Antenatal management of placenta accreta. Clinical Obstetrics and Gynecology [Internet]. 2018 Dec;61(4):766-73. Available from: http://journals.lww.com/00003081-201812000-00014
30. Balayla J, Bondarenko HD. Placenta accreta and the risk of adverse maternal and neonatal outcomes. Journal of Perinatal Medicine. 2013;41(2):141-9.
31. Gielchinsky Y, Mankuta D, Rojansky N, Laufer N, Gielchinsky I, Ezra Y. Perinatal outcome of pregnancies complicated by placenta accreta. Obstetrics and Gynecology. 2004;104(3):527-30.
32. Al-Khan A, Gupta V, Illsley NP, Mannion C, Koenig C, Bogomol A, et al. Maternal and fetal outcomes in placenta accreta after institution of team-managed care. Reproductive Sciences. 2014;21(6):761-71.
33. Pettit KE, Stephenson ML, Truong YN, Henry D, Murphy A, Kim L, et al. Maternal and neonatal outcomes among scheduled versus unscheduled deliveries in women with prenatally diagnosed, pathologically proven placenta accreta. Journal of Maternal-Fetal and Neonatal Medicine [Internet]. 2019;32(6):927-31. Available from: https://doi.org/10.1080/14767058.2017.1395847
34. Seet EL, Kay HH, Wu S, Terplan M. Placenta accreta: Depth of invasion and neonatal outcomes. Journal of Maternal-Fetal and Neonatal Medicine. 2012;25(10):2042-5.
35. Robinson BK, Grobman WA. Effectiveness of timing strategies for delivery of individuals with placenta previa and accreta. Obstetrical and Gynecological Survey. 2011;66(1):4–6.
36. Bowman ZS, Manuck TA, Eller AG, Simons M, Silver RM. Risk factors for unscheduled delivery in patients with placenta accreta. American Journal of Obstetrics and Gynecology [Internet]. 2014;210(3):241.e1-241.e6. Available from: http://dx.doi.org/10.1016/j.ajog.2013.09.044
37. Silver RM, Fox KA, Barton JR, Abuhamad AZ, Simhan H, Huls CK, et al. Center of excellence for placenta accreta. American Journal of Obstetrics and Gynecology [Internet]. 2015;212(5):561-8. Available from: http://dx.doi.org/10.1016/j.ajog.2014.11.018
38. Shamshirsaz AA, Fox KA, Salmanian B, Diaz-Arrastia CR, Lee W, Baker BW, et al. Maternal morbidity in patients with morbidly adherent placenta treated with and without a standardized multidisciplinary approach. American Journal of Obstetrics and Gynecology [Internet]. 2015;212(2):218.e1-218.e9. Available from: http://dx.doi.org/10.1016/j.ajog.2014.08.019
39. Rac MWF, Wells CE, Twickler DM, Moschos E, McIntire DD, Dashe JS. Placenta accreta and vaginal bleeding according to gestational age at delivery. Obstetrics and Gynecology. 2015;125(4):808-13.
40. Saade G. Timing of indicated late-preterm and early-term birth. 2012;118:323-33.
41. Meller CH, Izbizky GH, Otaño L. Timing of delivery in placenta accreta. American Journal of Obstetrics and Gynecology [Internet]. 2014;211(4):438-9. Available from: http://dx.doi.org/10.1016/j.ajog.2014.05.002
42. Perlman NC, Little SE, Thomas A, Cantonwine DE, Carusi DA. Patient selection for later delivery timing with suspected previa-accreta. Acta Obstetricia et Gynecologica Scandinavica. 2017;96(8):1021-8.

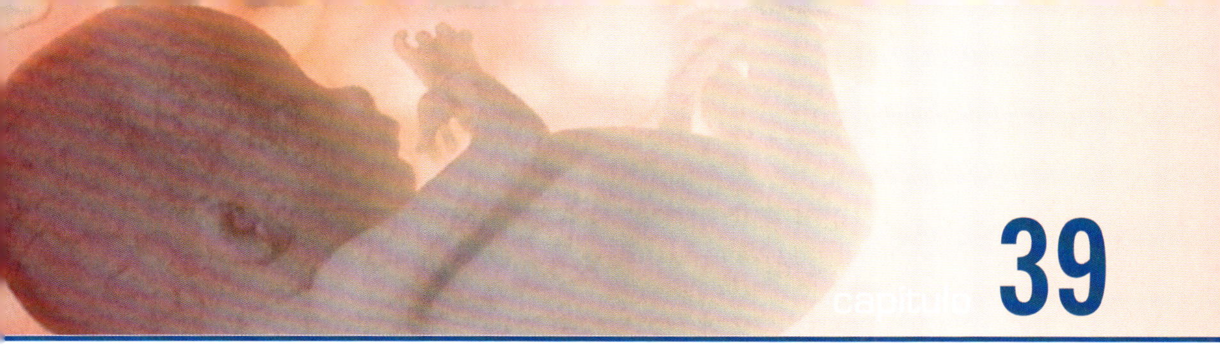

capítulo 39

Na amniorrexe prematura

- Eduardo de Souza
- Rubens Bermudes Musiello

INTRODUÇÃO

Considera-se nascimento prematuro ou pré-termo, aquele que ocorre com menos de 37 semanas completas de gestação, ou 259 dias, contadas a partir do primeiro dia do último ciclo menstrual regular, não importando o peso do concepto. O parto pré-termo pode ser espontâneo ou realizado por indicação médica (terapêutico ou eletivo). Quando é eletivo, indicado para proteger os interesses da mãe e/ou do feto, é porque estamos na presença de patologias clínicas e/ou obstétricas determinantes de risco iminente. A amniorrexe prematura é um exemplo de condição que pode justificar uma antecipação eletiva do parto.

Amniorrexe prematura ou rotura prematura das membranas ovulares é a que ocorre fora do trabalho de parto e acima de 20-22 semanas de gestação. Quando surge com menos de 37 semanas completas, deve ser melhor denominada como rotura prematura pré-termo das membranas ovulares. Ocorre em cerca de 10 a 12% das gestações e, em aproximadamente 1/3 das vezes, ela surge no período pré-termo, sendo responsável por cerca de 30% de todos os casos de prematuridade. É um tema sobre o qual não existe uniformidade plena a respeito da conduta obstétrica. A literatura pertinente e as Escolas de Medicina ainda buscam obter posicionamento mais homogêneo sobre o tema. A conduta expectante é defendida como forma de aguardar o continuar do crescimento e desenvolvimento fetais, quando a idade gestacional prematura ainda seja muito preocupante. A postura de interromper a gestação fica fortalecida nas idades gestacionais em que o desempenho do concepto fora do útero é esperado com bom prognóstico, não justificando o risco de infecção materna e/ou fetal com a manutenção da gravidez. Grande polêmica envolvendo o tema, também surge quando a amniorrexe ocorre em idades gestacionais muito precoces, muito antes da viabilidade fetal.

Importante salientar o conceito do chamado período de latência; é o tempo decorrido entre a rotura e o início espontâneo do trabalho de parto. A duração desse período possui relação direta com o risco de processos infecciosos (quanto mais prolongado o período de latência, maior é o risco de infecção para a gestante e seu concepto) e relação inversa com a idade gestacional (quanto menor a idade da gestação, mais prolongado tende a ser o período de latência).

CONSIDERAÇÕES SOBRE A ETIOLOGIA E O DIAGNÓSTICO DA AMNIORREXE PREMATURA

Não constitui tarefa fácil determinar com exatidão alguns aspectos da etiologia da rotura prematura pré-termo das membranas. Sabe-se que há vários fatores causais, como aumento da pressão intrauterina (determinada, por exemplo, por polidrâmnio ou gemelidade), fraqueza estrutural do colo uterino (como na insuficiência istmocervical e nos casos de cervicodilatação precoce) e processo inflamatório/infeccioso local. Este último tem sido considerado por muitos o mais influente. Infecções vaginais ascendentes atingem o colo e o canal cervical, chegando à área das membranas (isso estaria ainda mais facilitado diante de cervicodilatação precoce), promovendo enfraquecimento das estruturas e sua rotura. Muitos outros fatores de risco podem contribuir para o surgimento da rotura, com destaque para inserção baixa de placenta, infecções do trato urinário, tabagismo, excesso de movimentação fetal, e até fatores nutricionais e o baixo nível socioeconômico.

Na grande maioria das vezes, o diagnóstico da rotura prematura de membranas é fundamentalmente clínico. Baseia-se na anamnese, no relato de perda de líquido em quantidade variada, mas frequentemente contínua, pelos genitais. O exame físico costuma confirmar o diagnóstico; a palpação obstétrica pode revelar sensação de pouco líquido e, deve-se buscar a visualização direta do líquido amniótico saindo pelo orifício externo do colo uterino no exame especular. Podem ser necessárias algumas manobras facilitadoras, como a mobilização cefálica e Valsalva.

Nos casos de dúvida diagnóstica, podemos nos socorrer de alguns exames do conteúdo cervicovaginal, com destaque para a cristalização do muco cervical em lâmina (em "folha de samambaia"), vista no microscópio e a medida do pH por meio de fitas (quando acima de 6 reforça o diagnóstico). A utilização da ultrassonografia obstétrica pode ser muito útil; a observação de líquido amniótico em quantidades reduzidas, embora podendo estar presente em outras circunstâncias, indica amniorrexe.

Mais modernamente, podemos melhorar a acurácia diagnóstica por meio de testes imunocromáticos que visam detectar substâncias específicas do líquido amniótico na secreção coletada no meio vaginal (Actim Prom® e AmniSure®). A literatura estabelece valores muito bons de sensibilidade e especificidade relacionados a esses testes[1].

Os diagnósticos diferenciais de amniorrexe prematura devem ser feitos principalmente com a perda de urina, corrimentos vaginais e a saída do tampão mucoso. A necessidade de provas invasivas para confirmação diagnóstica, como amnioinfusões, é extremamente rara na atualidade.

CONDUTA NA AMNIORREXE PREMATURA ANTES DO TERMO

Baseia-se, fundamentalmente, na idade gestacional, sofrendo influência, também, das condições assistenciais do local de atendimento. Muito importante destacar, portanto, que a datação da idade gestacional seja muito precisa, levando-se em conta os elementos clínicos e a ultrassonografia precoce. Igualmente relevante é ressaltar o cuidado na adoção de protocolos assistenciais fundamentalmente apoiados na idade gestacional. Não devem ser seguidos de maneira rígida e imutável, sobretudo num país como o nosso, de dimensões continentais e realidades locais muito diversas. Quando estabelecemos, por exemplo, o limite de 24 semanas para uma determinada intervenção, em outras regiões e serviços, pode ser mais adequado considerar 22 ou 26 semanas. O mesmo raciocínio crítico deve ser aplicado nas idades gestacionais mais avançadas. O limite de 34 semanas, determinante de postura específica para um serviço, às vezes só deverá ser seguido após 35-36 semanas em outra instituição. É claro que a qualidade de cada berçário e da unidade de terapia intensiva neonatal é o fator mais relevante para essa tomada de decisão baseada na idade gestacional. Consideramos, portanto, que os protocolos assistenciais fundamentalmente apoiados na idade gestacional devem ser utilizados como norteadores da conduta.

Buscando contribuir de forma mais homogênea possível acerca da conduta na rotura prematura pré-termo das membranas, delineamos, a seguir, alguns posicionamentos embasados, fundamentalmente, em revisões sistemáticas da Biblioteca Cochrane e apontamentos do Colégio Americano de Ginecologia e Obstetrícia, mesmo reconhecendo que o grau de evidências para este tema nessas publicações são muito variados.

De forma geral, quando a rotura de membranas ocorre antes de 24 semanas de gestação, ou seja, antes da chamada viabilidade fetal, o prognóstico costuma ser muito ominoso. A persistência do oligoâmnio pode promover, além de maior risco de infecção, escaras, deformidades fetais e compressões funiculares graves; também impede o normal desenvolvimento pulmonar fetal, corroborando com hipoplasia do órgão, tornando praticamente inviável o investimento e a manutenção do estado gravídico. Via de regra, mesmo com conduta expectante, o concepto não terá condições de desenvolvimento pós-natal. Recomenda-se, nesses casos, a interrupção da gestação com conduta ativa e indução do caso como um abortamento inevitável, por meio do uso de misoprostol ou ocitocina. Obviamente, o casal deve ser orientado sobre os riscos da manutenção da gestação e concordar com a conduta proposta. Todo esse processo deve ser protocolado, por escrito no prontuário médico, na forma de termo de consentimento livre e esclarecido. Às vezes, a concordância do casal só é fornecida após alguns dias, diante da persistência do oligoâmnio, e com boa relação médico-paciente. Há relatos na literatura de desfecho favorável para conceptos cujas gestações foram mantidas mesmo com rotura de membranas muito antes de 24 semanas; geralmente, são casos pontuais que cursaram com melhoria na quantidade de líquido amniótico. Compreendemos que os serviços devem particularizar a conduta, sobretudo nos casos com idade gestacional situada entre 22 e 24 semanas.

Quando a rotura prematura de membranas ocorre entre 24 e 34 semanas de gestação, a conduta é dita expectante e visa aguardar crescimento e amadurecimento fetal, com vigilância atenta contra as complicações infecciosas e monitoração da vitalidade conceptual. Obviamente, só há espaço para discussão acerca da conduta expectante nos casos de rotura prematura pré-termo das membranas ovulares nos casos sem infecção intrauterina diagnosticada e com vitalidade fetal preservada[2-4].

A gestante é internada sob regime de repouso relativo, mantida sob vigilância infecciosa e submetida a provas periódicas de vitalidade fetal; é fundamental o controle de pulso, pressão arterial e temperatura, bem como acompanhamento com propedêutica clínica abdominal (observação da altura uterina e da sensibilidade do órgão), além de se verificar o aspecto, odor e cor dos pensos de contenção vaginal. Em geral, devem ser solicitados a cada 2-3 dias, exame de hemograma, velocidade de hemossedimentação e proteína C reativa, além de cardiotocografia diária; ultrassonografia obstétrica com doppler e perfil biofísico fetal também são recomendados duas vezes por semana. Também deve ser providenciada a coleta para pesquisa de estreptococo do grupo B (swab de introito vaginal e perianal). Recomenda-se hidratação materna via oral, buscando o aumento do líquido amniótico (importante elemento prognóstico).

Durante esse período de expectação, devemos estar atentos aos sinais de infecção intrauterina, com destaque para elevação de pulso e febre maternas, taquicardia fetal persistente, fisometria, aumento da sensibilidade uterina à papação e ausência de movimentos respiratórios fetais à ultrassonografia com perfil biofísico fetal.

Nesse período, discute-se o uso de antibióticos e corticoide; tocolíticos geralmente são proscritos. A maioria dos serviços aceita a corticoterapia, na forma de ciclos únicos, se não houver evidências de infecção, com a ministração por dois dias, de betametasona ou dexametasona. Em relação ao uso de antibióticos, também podemos afirmar que a quase totalidade dos serviços recomenda a sua ministração, com o objetivo de prevenir a doença neonatal pelo estreptococo do grupo B; a ampicilina por via endovenosa, durante 48 horas, tem cumprido essa função [2-4]. A antibioticoterapia após esse período, com o objetivo de aumentar o período de latência é defendida por alguns; há esquemas de uso via oral de amoxacilina por mais 5 dias, às vezes associada a dose única de azitromicina.

A conduta expectante, nessa faixa de idade gestacional, será interrompida se houver o deflagrar espontâneo do trabalho de parto ou se surgirem indícios de corioamnionite e/ou sofrimento fetal, e também quando se atingirem as 34 semanas de idade gestacional.

A recomendação de ordem geral é pela assistência em regime hospitalar para esses casos de amniorrexe prematura em conduta expectante[3,4]. Após alguns dias de internação, diante de casos com particularidades favoráveis (inclusive sociais), como boa quantidade de líquido amniótico residual e apresentação cefálica, alguns serviços defendem assistência ambulatorial semanal.

Os casos de rotura das membranas ovulares após 34 semanas costumam ser conduzidos, via de regra, como no termo, com resolução da gestação, principalmente nas maternidades em que haja suporte neonatal adequado. Não se justifica, nos dias atuais, conduta expectante nesses casos, com exposição do binômio mãe-feto ao risco infeccioso [4]. Casos que cursam com quantidade ainda satisfatória de líquido amniótico, com boa vitalidade fetal e sem sinais clínicos e/ou subsidiários de infecção, podem ser mantidos em conduta particularizada e expectante por mais tempo, até 37 semanas.

Importante destacar, mais uma vez, que o prognóstico costuma relacionar-se com a quantidade de líquido amniótico intrauterino, tornando-se mais desfavorável diante do oligoâmnio importante e persistente.

Por fim, gostaríamos de tecer breves considerações sobre a parturição nos casos de rotura prematura pré-termo de membranas ovulares. Reconhecemos que permanece polêmica a escolha da melhor via de parto para o nascituro pré-termo. Entre os fatores que mais a influenciam, destacam-se a idade gestacional, o peso fetal estimado e a apresentação fetal. A parturição prematura em idade gestacional abaixo da chamada viabilidade fetal (nos hospitais em nosso meio que prestam assistência terciária situa-se em torno de 24 semanas) é a que se reveste de maior dramaticidade. A operação cesariana não deve ser, nessas idades gestacionais, indicada de forma rotineira, mesmo diante de apresentações anômalas. Assim como outros, temos defendido que cada Serviço deve padronizar, de acordo com as suas características peculiares, os detalhes e os limites dessa assistência perinatal. Como regra geral, abaixo da idade gestacional de viabilidade fetal, a via vaginal deve ser privilegiada, independentemente da apresentação fetal, como forma de melhor resguardar a saúde e o porvir obstétrico materno.

Acima da idade gestacional da viabilidade fetal, a escolha da via de parto deverá acolher aquela que melhor resguarde o bem-estar materno e fetal. Essa decisão também pode tornar-se muito dramática. Os dados da literatura não são uniformes. Mesmo revisão sistemática da Biblioteca Cochrane a respeito da melhor via de parto para o concepto prematuro, não conseguiu evidenciar os possíveis benefícios da cesariana nesses casos, estabelecendo a necessidade de novas pesquisas[5].

Com base no raciocínio prático e clínico, é possível afirmar que, diante de apresentação cefálica, a via vaginal deve ser favorecida, principalmente por relacionar-se com menores índices de infecção puerperal. Nas demais circunstâncias, a opção pela cesariana é preferível. Mais uma vez, a quantidade de líquido amniótico pode ser fundamental nessa decisão, pelo risco maior de compressões funiculares durante a indução e o trabalho de parto; se a via vaginal for a eleita, a má-oxigenação do concepto durante o trabalho parturitivo deverá ser rastreada em todos os casos, obrigatoriamente, pelo registro eletrônico contínuo dos batimentos cardíacos fetais.

Em casos de opção para a cesariana, a escolha quanto ao tipo de histerotomia requer cuidados. Acredita-se que a decisão deverá ser tomada somente no intraoperatório, com a cavidade abdominal aberta, quando é possível inspecionar e palpar o segmento inferior uterino. Sabe-se que, quanto menor a idade gestacional, maior a possibilidade de ser indicado o talho uterino longitudinal, pois maior será a espessura do segmento inferior, sobretudo fora do trabalho de parto. O obstetra não deve hesitar, diante de segmento inferior não bem formado, em realizar incisão segmento-corporal longitudinal, para a extração fetal, evitando a hipóxia e o tocotraumatismo. Prefere-se essa incisão miometrial àquela em "T" para corrigir o erro de previsão. A tocólise intraoperatória pode ser necessária, com o objetivo de facilitar a extração fetal, no parto abdominal, principalmente diante de apresentações anômalas ou oligoâmnio, a fim de promover o relaxamento da musculatura uterina. Atenção redobrada deve ser estabelecida em relação aos partos cesarianos nessas circunstâncias, como atenção para o aspecto do líquido amniótico (fisometria), limpeza rigorosa da cavidade abdominal, observar a necessidade de ampliar a cobertura antibiótica e valorizar a vigilância puerperal atentamente. Cumpre ainda assinalar que, diante de idade gestacional inferior a 32 semanas, devemos indicar a ministração de sulfato de magnésio com o objetivo de neuroproteção para o concepto[4].

CONSIDERAÇÕES FINAIS

A indicação do parto prematuro terapêutico diante de quadro de amniorrexe prematura depende fundamentalmente da idade gestacional, obviamente na ausência de processo infeccioso intrauterino e diante de satisfatória vitalidade fetal. A qualidade do serviço assistencial e o volume do líquido amniótico são fundamentais para o prognóstico. De forma geral, quando a rotura ocorrer antes da viabilidade fetal (cerca de 24 a 25 semanas, dependendo do Serviço) ou após 34 semanas de gestação, a conduta resolutiva é a mais aceita. O tratamento conservador, expectante, mas de muita vigilância clínica e subsidiária, geralmente é proposto entre 24 e 34 semanas de gestação. As decisões devem ser sempre compartilhadas com o casal.

REFERÊNCIAS BIBLIOGRÁFICAS

1. Eleje GU, Ezugwu EC, Eke AC, Ikechebelu JI, Ezeama CO, Ezebialu IU, et al. Accuracy and response time of dual biomarker model of insulin-like growth factor binding protein-1/alpha fetoprotein (Amnioquick duo+) in comparison to placental alpha-microglobulin-1 test in diagnosis of premature rupture of membranes. J Obstet Gynaecol Res. 2017; 43(5):825-33.
2. Kenyon S, Boulvain M, Neilson JP. Antibiotics for pretermrupture of membranes. Cochrane Database Syst Rev. 2013;(12):CD001058.
3. Abou El, Senoun G, Dowswell T, Mousa HA. Planned home versus hospital care for preterm prelabour rupture of the membranes (PPROM) prior to 37 weeks' gestation. Cochrane Database Syst Rev. 2014;(4):CD008053.
4. Kuba K, Bernstein PS. ACOG Practice Bulletin no 188: prelabor rupture of membranes. Obstet Gynecol. 2018;131(6):1163-4.
5. 5. Alfirevic Z, Milan SJ, Livio S. Caesarean section versus vaginal delivery for preterm birth in singletons. Cochrane Database Syst Rev. 2012;(6):CD000078.

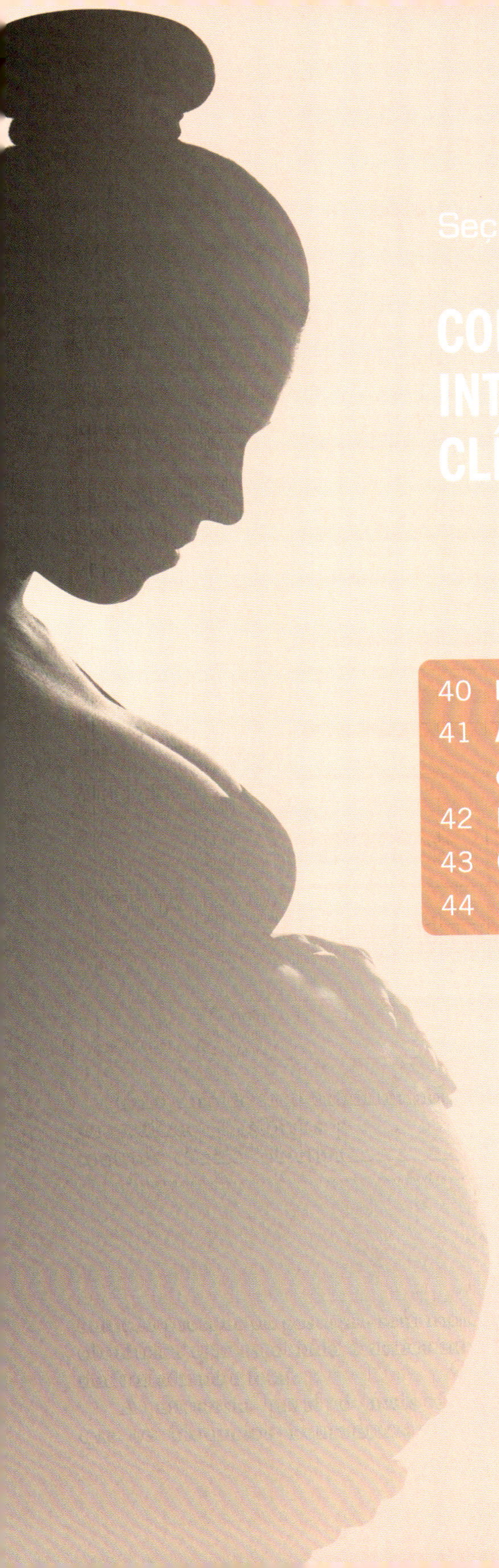

Seção 9

COMO ABORDAR INTERCORRÊNCIAS CLÍNICAS NA GESTAÇÃO

COMO ABORDAR INTERCORRÊNCIAS CLÍNICAS NA GESTAÇÃO

▸ Fernanda Garanhani de Castro Surita

As intercorrências clínicas na gravidez envolvem uma gama de situações distintas que colocam em risco a evolução da gestação e a saúde da mulher. A importância delas se deve à ocorrência frequente e necessidade de diagnósticos diferenciais como a *anemia* e o *hipotireoidismo*, ao risco de complicações agravadas pela gestação como as *infecções do trato urinário*, que aumentam o risco de prematuridade e sepse materna. E ainda temos outro grupo de doenças crônicas, cuja associação com a gestação é menos frequente, mas que associam-se a graves complicações como as *colagenoses* e outras muito graves com as *cardiopatias*, que além do risco gestacional podem colocar em risco a vida da mulher.

Cinco dessas condições serão abordadas e trarão aos leitores aspectos relacionados à fisiopatologia, diagnóstico, risco gestacional, complicações maternas e perinatais, além das possibilidades terapêuticas e planejamento reprodutivo.

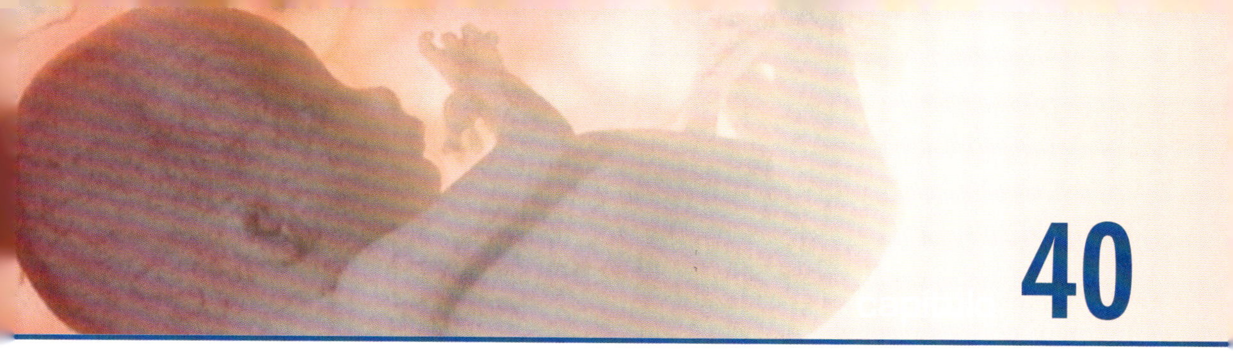

40

Pielonefrites

- Geraldo Duarte
- Silvana Maria Quintana
- Alessandra Cristina Marcolin

DEFINIÇÃO

Dentre os vários fatores que caracterizam a pielonefrite como um agravo altamente relevante para o processo reprodutivo, destacam-se as complicações que comprometem tanto o prognóstico materno quanto o prognóstico perinatal[1]. A pielonefrite é definida como infecção bacteriana no parênquima renal, sendo considerada a forma mais grave de infecção do trato urinário (ITU) em gestantes. Em termos médios, incide em aproximadamente 1% a 2% de todas as grávidas, observando-se que um dos seus fatores predisponentes mais importantes é a inadequada abordagem da bacteriúria assintomática (BA) nestas pacientes[2,3]. Considera-se que a frequência da pielonefrite representa relação direta da prevalência de BA entre as gestantes de uma determinada comunidade[4].

Preocupação adicional para os obstetras responsáveis pelo cuidado da gestante com pielonefrite decorre tanto da restrição do arsenal terapêutico antimicrobiano quanto das possibilidades profiláticas, considerando-se a toxicidade embrionária e fetal de alguns fármacos[5]. Por estes motivos, o conjunto do diagnóstico precoce seguido de terapêutica adequada e imediata é imprescindível, evitando agravos que impactam negativamente a saúde materna e perinatal[6].

FISIOPATOLOGIA

Durante muitos anos a gravidez foi vista como fator predisponente de pielonefrite. Hoje, sabe-se que ela, como evento isolado, não é responsável por maior incidência de pielonefrite[1]. Na maioria absoluta dos casos, a pielonefrite se desenvolve em gestantes que tenham um fator predisponente, dentre eles, a BA, urolitíase, malformações do trato urinário, hipertensão arterial, anemia e Diabetes mellitus[6].

A BA é uma forma clínica de infecção urinária que, em decorrência das mudanças anatômicas e fisiológicas impostas ao trato urinário pela gravidez, predispõem a transformação de mulheres bacteriúricas assintomáticas em gestantes com ITU sintomáticas, deixando a impressão de que o número de infecções urinárias seja maior neste período da vida[7]. Dentre estas alterações sobressaem a dilatação do sistema coletor (compressão extrínseca pelo útero gravídico e pelo complexo vascular ovariano dilatado ao nível do infundíbulo pélvico; hipertrofia da musculatura longitudinal no terço inferior do ureter e da redução da atividade peristáltica decorrente da progesterona) e o aumento do débito urinário. A associação destes fatores à redução do tônus vesical favorece a estase urinária e o refluxo vesicoureteral, transformando as infecções assintomáticas em infecções sintomáticas[8].

Sabe-se que a redução da capacidade renal de concentrar a urina durante a gravidez reduz a atividade antibacteriana deste fluido, passando a excretar quantidades menores de potássio e maiores de glicose e aminoácidos, além de produtos de degradação hormonal, fornecendo um meio apropriado para a proliferação bacteriana. Neste período, observa-se também que a urina da grávida apresenta pH mais alcalino, situação favorável ao crescimento das bactérias presentes no trato urinário. Adicionalmente, o hiperestrogenismo gestacional contribui para a adesão de certas cepas de *Escherichia coli*, portadoras de adesinas tipo 1, às células uroepiteliais[9]. Assim, parece claro que, durante a gravidez, fatores mecânicos e hormonais contribuem para provocar mudanças no trato urinário materno, tornando-o mais susceptível às formas sintomáticas de infecções[6].

ETIOLOGIA DA PIELONEFRITE

Dentro do espectro bacteriano potencialmente capaz de causar pielonefrite na gestante, a *Escherichia coli* é o uropatógeno mais comum, responsável por aproximadamente 51 a 80% dos casos, seguida por *Klebsiella pneumoniae* e *Proteus mirabilis*. Outras bactérias aeróbias Gram-negativas contribuem para a maioria dos casos restantes tais como as bactérias do gênero *Enterobacter*[1]. Em frequência mais baixa, bactérias Gram-positivas também podem ser responsáveis pela pielonefrite como o *Staphylococcus saprophyticus, Streptococcus agalactiae* e outros estafilococos coagulam-se negativos, principalmente em casos de infecções complicadas com litíase[6]. Hoje não se aceita mais o conceito antigo de que a infecção é apenas extracelular, havendo comprovação de que algumas cepas bacterianas podem replicar no interior da célula, explicando as dificuldades no tratamento de alguns casos[10].

COMPLICAÇÕES MATERNAS ASSOCIADAS À PIELONEFRITE

De forma geral, as complicações maternas da pielonefrite são secundárias ao dano tecidual causado por endotoxinas bacterianas[1,11] e liberação de quimiocitocinas[12]. São representadas por trabalho de parto pré-termo, ruptura prematura de membranas, septicemia, endocardite bacteriana, síndrome inflamatória sistêmica aguda, insuficiência renal/respiratória e até óbito. A associação com quadros hipertensivos gestacionais/pré-eclâmpsia também tem disso descrita[13]. Alterações locais tais como: obstrução do trato urinário, abscesso e celulite perinefrética são mais raras e, geralmente, associadas à urolitíase.

Embora a bacteremia seja demonstrada em 15 a 20% das mulheres com pielonefrite grave, poucas desenvolvem as manifestações clínicas de choque séptico. A insuficiência respiratória decorre da resposta inflamatória sistêmica aguda e do aumento da permeabilidade da membrana alvéolo-capilar à qual pode resultar em edema pulmonar[12]. De forma geral, a mortalidade devido à pielonefrite em gestantes é rara, mas a taxa de morbidade é elevada[14].

Complicações perinatais associadas à pielonefrite

Dentre as complicações perinatais da pielonefrite, destacam-se a prematuridade (muitas vezes decorrentes da ruptura prematura de membranas coriamnióticas), restrição de crescimento intrauterino, hipóxia secundária à liberação de endotoxinas/quimiocitocinas maternas que atravessam a barreira placentária e provocam leucomalácia fetal e até óbito perinatal[1,6].

Para o aumento da incidência de trabalho de parto e parto pré-termo em gestantes com pielonefrite, evoca-se que o início do trabalho de parto pode ser explicado por resposta inflamatória com a produção de quimiocitocinas e fosfolipase A_2 e C, mediadores da produção de prostaglandinas. Essas bactérias produziriam fosfolipases A_2 e C, que atuam sobre os precursores das prostaglandinas E2 e F2a, consequentemente, deflagrando o trabalho de parto, aumento das contrações uterinas e corioamniorrexe prematura pré-termo[15].

DIAGNÓSTICO CLÍNICO

Considera-se que as informações advindas da avaliação clínica da gestante com suspeita de pielonefrite sejam extremamente importantes, pois são elas que darão a segurança do diagnóstico clínico para embasar o início precoce do tratamento. Não há como aguardar os exames de urina tipo 1 ou urocultura para início da terapia.

Os principais sinais e sintomas clínicos da pielonefrite incluem: dor no flanco (uni ou bilateral) ou abdominal, febre, mal-estar geral, anorexia, náuseas e vômitos, frequentemente associados a graus variáveis de desidratação, calafrios, cefaleia e taquipneia[16]. Sinais de irritação vesical podem estar presentes e significam acometimento simultâneo entre rim e bexiga ou seja também decorrente de irritação tissular por contiguidade[6]. Presença de hematúria indica necessidade de descartar urolitíase. Manifestações clínicas que indicam insuficiência respiratória e septicemia significam gravidade e demanda por cuidados de suporte avançado de vida[17].

DIAGNÓSTICO LABORATORIAL

Vários métodos laboratoriais podem ser utilizados para o diagnóstico subsidiário da infecção urinária, com sensibilidades e especificidades variáveis. Portanto, a associação desses exames sempre se faz necessária, a exemplo da urocultura, confirmando o resultado positivo da urina tipo 1. Além disso, para que essa interpretação não seja prejudicada, torna-se imperativo a utilização de técnicas corretas para a obtenção da amostra urinária como assepsia perineal, urina do jato médio, transporte imediato (em 15 minutos) e refrigeração a 4°C por, no máximo 24h[8].

Dentre as alterações passíveis de detecção no exame de urina tipo 1, estão a leucocitúria, hematúria, proteinúria e cilindros no sedimento urinário. Elas podem traduzir ITU, mas, na realidade, correspondem apenas a sinais de inflamação e nem sempre sustentam a hipótese de pielonefrite podendo estar presentes também em outras doenças. Apesar de suas limitações, em pacientes com manifestações clínicas de pielonefrite é aceito sustentar a indicação de início da terapêutica até que o resultado do cultivo urinário seja conhecido[6,8].

Tanto o teste do nitrito quanto o teste da esterase quando utilizados isoladamente não apresentam sensibilidade ou especificidade necessárias para o diagnóstico de pielonefite em gestantes, sendo necessário sua associação com outros recursos clínicos e laboratoriais[14]. Podem auxiliar na tomada de decisões sobre o início do tratamento antes da cultura urinária[18].

Considera-se a urocultura como padrão ouro para o diagnóstico laboratorial na busca do agente etiológico da pielonefrite (>100.000 ufc/mL). Caracteriza-se por ser o método mais preciso para quantificar bactérias na urina, com elevada sensibilidade[8]. Tem como principal inconveniente o tempo para se ter o resultado da cultura e do antibiograma[18]. No entanto, deve sempre ser solicitada, colhendo-se a amostra urinária antes do início do tratamento. O acesso ao perfil de sensibilidade da bactéria isolada será fundamental frente à eventual necessidade de adequação do esquema antimicrobiano[5].

Justifica-se complementar a avaliação para gestantes com pielonefrite com o exame ultrassonográfico de vias urinárias justamente para verificar a existência de fatores predisponentes como urolitíase, malformações ou outras deformidades do trato urinário[6].

Exames complementares para avaliar o grau de comprometimento sistêmico

Hemograma com contagens globais e diferenciais de glóbulos brancos, ureia e creatinina são exames importantes para identificar a agressividade da infecção traduzida por alterações hematológicas e parâmetros da função renal. Tem valor fundamental para avaliar o grau de resposta orgânica ao processo infeccioso nos quadros clínicos mais graves. A complexidade destes exames varia na dependência do comprometimento orgânico, exigindo, por exemplo a dosagem do lactato, provas de função hepática, oximetria de pulso e dosagem de D-dímeros, tudo na dependência do que a situação clínica indicar como necessário[6].

TRATAMENTO

Após o diagnóstico da pielonefrite, o início do tratamento em gestantes demanda urgência pela gravidade da doença *per si* e seu potencial de complicações igualmente graves. O tratamento deve ser hospitalar para monitorização dos sinais vitais, incluindo o débito urinário. Cuida-se, inicialmente, de caracterizar o grau de acometimento sistêmico da infecção (necessidade de suporte avançado de vida ou não), iniciando as medidas de suporte necessárias compatíveis com o quadro clínico e laboratorial da gestante. O controle da dor pode ser necessário, geralmente, obtido com analgésicos comuns. Antieméticos estão indicados para pacientes que apresentam náuseas e vômitos. Complementa esta primeira abordagem terapêutica o uso de antibióticos[5].

Como não há tempo de confirmação sobre o germe responsável e nem o seu padrão de sensibilidade, na maioria das vezes, o tratamento antimicrobiano se baseia no histórico de sucesso terapêutico de cada serviço, de forma empírica. Estas limitações torna imprescindível a avaliação periódica do padrão de sensibilidade dos agentes etiológicos das pielonefrites aos antimicrobianos cujo uso seja permitido durante a gravidez, para cada instituição de saúde. Esta medida torna-se de extrema relevância frente ao crescente número de germes resistentes aos restritos antimicrobianos de uso seguro durante o período gestacional. Neste caso, deixa de ser um tratamento totalmente empírico, pois se baseará no histórico de sensibilidade bacteriana aos antimicrobianos mais utilizados, como é feito regularmente no Hospital das Clínicas da Faculdade de Medicina de Ribeirão Preto da Universidade de São Paulo (HC-FMRPUSP) desde 1997[6]. Regularmente, se avalia de forma retrospectiva as taxas de sensibilidade bacteriana de amostras urinárias de gestantes com diagnóstico de pielonefrite. Esta estratégia vem se mostrando adequada ao longo dos anos, observando que os antimicrobianos com menores taxas de resistência bacteriana tem sido as cefalosporinas de segunda e de terceira geração, quinolonas bifluoradas, amoxacilina/ampicilina associadas ao sulbactan, imipenem e os aminoglicosídios. Por sua vez, a ampicilina e a cefalotina (antimicrobianos largamente utilizados para tratamento de pielonefrite em gestantes no passado) apresentaram ao longo dos anos taxas crescentes de resistência (hoje estão acima de 40%), inviabilizando o seu uso para esta situação na atualidade.

Sobre a segurança dos antimicrobianos durante a gravidez, nota-se uma grande dificuldade de se encontrar estudos controlados na literatura. De forma geral, as informações disponíveis são escassas, oriundas de casuísticas limitadas ou com limitações metodológicas impostas pelas próprias dificuldades de se efetivar estudos desta natureza em gestantes[18,19]. Talvez seja este o principal motivo da não uniformização de protocolos sobre o tratamento antimicrobiano de pielonefrite neste segmento populacional[20]. No entanto, para alguns antimicrobianos, o uso durante a gravidez não está indicado, a exemplo dos aminoglicosídeos e de quinolonas bifluoradas de metabolização hepática. Reservam-se estes esquemas de maior risco para o feto apenas em casos orientados pelo antibiograma e falta de opções para outros antimicrobianos.

Enfim, para a escolha do antimicrobiano a ser utilizado para o tratamento de pielonefrite em gestantes vários parâmetros devem ser considerados, como segurança materna e fetal, efetividade, custo e comodidade posológica. Dos antimicrobianos seguros para uso em gestantes restam as cefalosporinas de segunda e de terceira gerações e a amoxacilina/ampicilina associadas ao sulbactam. O imipenem fica reservado aos casos mais graves, normalmente cuidados em regime de suporte avançado de vida. Considerando-se a comodidade posológica, seria mais adequado utilizar um antimicrobiano que tivesse a possibilidade de uso parenteral e oral, permitindo a transição da via de administração quando a paciente não precisar mais de tratamento hospitalar. Outro item a ser discutido é o custo, considerando que em algumas das medicações o tratamento é totalmente parenteral, sem alternativa de transição para via oral, aumentando o tempo e, obviamente, o custo da internação. Considerando todas estas variáveis, a cefuroxima e a ceftriaxona são os dois antibióticos com o melhor perfil de custo benefício para tratamento da pielonefrite em gestantes[6].

Como dito, a terapêutica antimicrobiana das pielonefrites é preferencialmente iniciada por via parenteral, só passando para via oral quando existe remissão do quadro clínico agudo por no mínimo 48 horas. Os antimicrobianos indicados são: cefuroxima 750 mg EV de 8/8h ou a ceftriaxona 1-2 gramas EV em 24 horas. Na pielonefrite, o tratamento se estende por 10 a 14 dias, na dependência do acometimento sistêmico e do tempo de remissão do quadro clínico[21]. Considerando a comodidade e a possibilidade de transicionar a via endovenosa para a via oral e permitindo a alta hospitalar precoce, a cefuroxima tem sido uma boa opção e vem sendo a primeira opção para tratamento de pielonefrite em gestantes no HC-FMRPUSP[5,6].

CONTROLE DE TRATAMENTO DA PIELONEFRITE

O controle de tratamento da pielonefrite em gestanes é feito utilizando-se a urocultura, solicitando-a de sete a dez dias após o término do tratamento (controle da efetividade terapêutica). Sendo a cultura negativa, deve ser repetida mensalmente até o término da gravidez. visando detectar precocemente o reaparecimento da BA[6,22].

QUIMIOPROFILAXIA

Após o tratamento da pielonefrite em gestantes, a profilaxia da ITU está indicada nas seguintes circunstâncias: repetição de mais um episódio de ITU ou mais de dois episódios de pielonefrite na gravidez atual ou um episódio de pielonefrite associada a pelo menos um fator de risco anatômico. Para a profilaxia prefere-se o uso de quimioterápicos, reservando os antibióticos para tratamento de eventuais episódios agudos de ITU. A escolha do quimioterápico recai sobre a nitrofurantoína na dose de 100mg VO ao dia até a 37-38ª semana da gravidez, não se esquecendo das medidas de higiene e hidratação. A segunda opção é a norfloxacina, 400mg VO ao dia até o parto[6].

REFERÊNCIAS BIBLIOGRÁFICAS

1. Grette K, Cassity S, Holliday N, Rimawi BH. Acute pyelonephritis during pregnancy: a systematic review of the aetiology, timing, and reported adverse perinatal risks during pregnancy. J Obstet Gynaecol. 2020;40(6):739-48.
2. Gilstrap LC 3rd, Ramin SM. Urinary tract infections during pregnancy. Obstet Gynecol Clin North Am. 2001;28(3):581-91.
3. Smaill FM, Vazquez JC. Antibiotics for asymptomatic bacteriuria in pregnancy. Cochrane Database Syst Rev. 2019;2019(11):CD000490.
4. Roos V, Nielsen EM, Klemm P. Asymptomatic bacteriuria Escherichia coli strains: adhesins, growth and competition. FEMS Microbiol Lett. 2006;262(1):22-30.
5. Duarte G, Quintana SM, El Beitune P, Marcolin AC, Cunha SP. Infecções gênito-urinárias na gravidez. In: Alves Filho N, Corrêa MD, Alves Jr. JMS, Corrêa Jr. MD. Perinatologia básica. 3. ed. Rio de Janeiro: Guanabara Koogan; 2006. p. 129-41.
6. Duarte G, Marcolin AC, Quintana SM, Cavalli RC. Infecção urinária na gravidez [Urinary tract infection in pregnancy]. Rev Bras Ginecol Obstet. 2008;30(2):93-100.
7. Nowicki B. Urinary tract infection in pregnant women: old dogmas and current concepts regarding pathogenesis. Curr Infect Dis Rep. 2002;4(6):529-35.
8. Nicolle LE, Gupta K, Bradley SF, Colgan R, DeMuri GP, Drekonja D, Eckert LO, et al. Clinical Practice Guideline for the Management of Asymptomatic Bacteriuria: 2019 Update by the Infectious Diseases Society of America. Clin Infect Dis. 2019;68(10):1611-1615.
9. Ragnarsdóttir B, Svanborg C. Susceptibility to acute pyelonephritis or asymptomatic bacteriuria: host-pathogen interaction in urinary tract infections. Pediatr Nephrol. 2012;27(11):2017-29.

10. Rosen DA, Hooton TM, Stamm WE, Humphrey PA, Hultgren SJ. Detection of intracellular bacterial communities in human urinary tract infection. PLoS Med. 2007;4(12):e329.
11. Neal DE Jr. Complicated urinary tract infections. Urol Clin North Am. 2008;35(1):13-22.
12. Shukla P, Rao GM, Pandey G, Sharma S, Mittapelly N, Shegokar R, Mishra PR. Therapeutic interventions in sepsis: current and anticipated pharmacological agents. Br J Pharmacol. 2014;171(22):5011-31.
13. Rustveld LO, Kelsey SF, Sharma R. Association between maternal infections and preeclampsia: a systematic review of epidemiologic studies. Matern Child Health J. 2008;12(2):223-42.
14. Bono MJ, Reygaert WC. Urinary tract infection. In: StatPearls. Treasure Island (FL): StatPearls Publishing; July 2, 2020.
15. Romero R, Oyarzun E, Mazor M, Sirtori M, Hobbins JC, Bracken M. Meta-analysis of the relationship between asymptomatic bacteriuria and preterm delivery/low birth weight. Obstet Gynecol. 1989;73(4):576-82.
16. Nguefack CT, Ebongue CO, Chokotheu CN, Ewougo CE, Njamen TN, Mboudou E. Clinical presentation, risk factors and pathogens involved in bacteriuria of pregnant women attending antenatal clinic of 3 hospitals in a developing country: a cross sectional analytic study. BMC Pregnancy Childbirth. 2019;19(1):143.
17. Le J, Briggs GG, McKeown A, Bustillo G. Urinary tract infections during pregnancy. Ann Pharmacother. 2004;38(10):1692-701.
18. Fraile Navarro D, Sullivan F, Azcoaga-Lorenzo A, Hernandez Santiago V. Point--of-care tests for urinary tract infections: protocol for a systematic review and meta--analysis of diagnostic test accuracy. BMJ Open. 2020;10(6):e033424.
19. Vazquez JC, Villar J. Treatments for symptomatic urinary tract infections during pregnancy. Cochrane Database Syst Rev. 2003;(4):CD002256.
20. Bánhidy F, Acs N, Puhó EH, Czeizel AE. Maternal urinary tract infection and related drug treatments during pregnancy and risk of congenital abnormalities in the offspring. BJOG. 2006;113(12):1465-71.
21. McCormick T, Ashe RG, Kearney PM. Urinary tract infection in pregnancy. Obstet Gynaecol. 2008;10:156–162.
22. Betschart C, Albrich WC, Brandner S, Faltin D, Kuhn A, Surbek D, Geissbuehler V. Guideline of the Swiss Society of Gynaecology and Obstetrics (SSGO) on acute and recurrent urinary tract infections in women, including pregnancy. Swiss Med Wkly. 2020;150:w20236.

capítulo 41

Anemias: diagnóstico diferencial

- Lilian de Paiva Rodrigues Hsu
- Rodolfo Delfini Cançado

DEFINIÇÃO

Anemia é a alteração hematológica mais comumente encontrada na prática médica e definida como sinal ou manifestação de doença subjacente, e não como entidade clínica em si mesma. Isto quer dizer que a anemia não representa um diagnóstico definitivo e, sim, um achado laboratorial que demanda criteriosa investigação diagnóstica, amparada pela detalhada história clínica e exame físico, seguidos da utilização de exames laboratoriais apropriados. Esta prática permite, na maioria dos casos, o diagnóstico correto da causa de anemia, possibilitando, portanto, tratamento adequado[1,2].

Há mais de uma década, vários estudos clínicos vêm chamando a atenção da importância da anemia como fator independente de pior prognóstico em relação ao paciente, bem como de pior prognóstico em relação à doença, ou seja, está associada com taxas mais elevadas de morbidade e mortalidade, pior qualidade de vida e piores resultados em relação ao tratamento clínico, cirúrgico, quimioterápico e/ou radioterápico[1,2].

Anemia não é normal em nenhuma faixa etária ou gênero humano. Trata-se de uma condição patológica passível de tratamento que não deve, ou não pode, ser vista simplesmente como um parâmetro laboratorial anormal[1,2].

Do ponto de vista fisiopatológico, o estado de anemia é decorrente da redução do número de hemácias ou da concentração da hemoglobina (Hb) circulante que, independentemente de sua causa, provoca diminuição da oxigenação tecidual consequente à menor capacidade de transporte de oxigênio (O_2) aos tecidos[1,2].

Segundo os critérios propostos pela Organização Mundial da Saúde (OMS), a anemia é definida laboratorialmente como Hb menor do que 13 g/dl para os homens, 12 g/dl para as mulheres e 11 g/dl para gestantes[1-3].

INTERROGATÓRIO CLÍNICO, SINTOMAS E SINAIS

Além da idade, gênero e etnia, é imprescindível interrogatório cuidadoso sobre perda de sangue, duração da anemia, rapidez da instalação dos sintomas [início agudo (hemorragia aguda ou hemólise aguda) ou insidioso ("carenciais", hereditárias, secundárias às doenças inflamatórias crônicas ou neoplásicas etc.)], história familiar (anemias hereditárias), febre, sudorese, perda de peso, uso de medicamentos (antiagregantes plaquetários, anticoagulantes, cloranfenicol, sais de ouro, anti-inflamatórios não hormonais, dipirona, sulfas, alfametildopa); história ocupacional (exposição a benzeno e derivados organofosforados); enquanto que, no exame físico, deve ser avaliada a presença de icterícia, hepatomegalia, esplenomegalia, linfonodomegalia, equimoses

Quadro 1. Principais sintomas e sinais do paciente com anemia[1-3]

Sintomas	▪ Cansaço, fraqueza, tontura e lipotímia ▪ Palpitação, intolerância aos esforços, lentidão de raciocício, sonolência ▪ Falta de apetite, PICA* ▪ Cefaleia, irritabilitabilidade, sonolência, distúrbios visuais, dificuldade de concentração e desorientação ▪ Queda de cabelos, glossite, queilite angular, unhas quebradiças, unha em colher (celoníquia)
Sinais	▪ Palidez cutâneo-mucosa ▪ Icterícia ▪ Taquicardia ▪ Sopro sistólico de ejeção ▪ Edema ▪ Dispneia aos esforços ▪ Ortopneia

*PICA = transtorno alimentar caracterizado pelo desejo de comer substâncias não nutritivas, tais como: gelo, argila, terra etc.

ou petéquias, úlceras cutâneas, deformidade óssea, entre outros[1-3].

Na avaliação, deve-se levar em consideração a presença de comorbidades e as medicações de uso regular que podem bloquear reações hemodinâmicas fisiológicas (betabloqueadores, por exemplo) ou perpetuar a perda sanguínea (anticoagulantes, antiagregantes plaquetários, anti-inflamatórios não esteroidais).

A anemia leve costuma ser assintomática, embora dispneia, palpitação e sudorese aos esforços possam ocorrer. Os sintomas e sinais se intensificam à medida que a anemia se agrava e de acordo com a idade e presença de comorbidades[1-3]. (Quadro 1)

CLASSIFICAÇÃO MORFOLÓGICA DAS ANEMIAS

A classificação morfológica das anemias é a mais utilizada na prática clínica por auxiliar na conduta a ser seguida (Quadro 2)[1,2].

DIAGNÓSTICO LABORATORIAL INICIAL DAS ANEMIAS[1,2]

Os principais exames laboratoriais iniciais para a investigação etiológica de anemia são:

- Hemograma completo.
- Esfregaço do sangue periférico – parte integrante e essencial do

Quadro 2. Classificação morfológica das anemias[1,2]

Anemia microcítica (VCM < 80 fl)	▪ Anemia ferropriva ▪ Talassemias ▪ Anemia de doença crônica ou anemia da inflamação ▪ Anemia sideroblástica ▪ Intoxicação por chumbo
Anemia normocítica (VCM entre 80 e 100 fl)	▪ Perda de sangue ▪ Doença primária ou secundária da medula óssea ▪ Anemias hemolíticas ▪ Anemia de doença crônica ou anemia da inflamação ▪ Anemia da doença renal crônica ▪ Anemia carencial por deficiência combinada
Anemia macrocítica (VCM > 100 fl)	▪ Anemia megaloblástica (deficiência de vitamina B_{12} ou ácido fólico) ▪ Anemia induzida por droga (hidroxiureia, zidovudina, metotrexato) ▪ Síndrome mielodisplásica ▪ Mieloma múltiplo ▪ Uso crônico e excessivo de bebida alcoólica ▪ Hepatopatia

VCM = volume corpuscular médio; fl = fentolitros

eritrograma, que permite a verificação de anormalidades morfológicas específicas dos glóbulos vermelhos.

- Contagem de reticulócitos – parâmetro que auxilia na diferenciação entre anemia por diminuição da produção e por aumento da destruição, já que reflete a habilidade da medula óssea em responder ao estímulo anêmico.
- Dosagem de ferro sérico, capacidade total de ligação de ferro e ferritina sérica – para avaliação do status de ferro do organismo.
- Ureia, creatinina e *clearance* de creatinina – para avaliação da função renal.
- Proteína C reativa.
- Dosagem de vitamina B_{12} e de folato – sobretudo quando há macrocitose e/ou a descrição de presença de neutrófilos hipersegmentados no sangue periférico.
- Eletroforese de proteínas – para investigação de gamopatias monoclonais e mieloma múltiplo.

A presença de bicitopenia ou pancitopenia, geralmente, sinaliza a necessidade de investigação da medula óssea por meio do mielograma ou biópsia, com o intuito de afastar doenças como leucemia aguda, doença linfoproliferativa ou mieloproliferativa, síndrome mielodisplásica.

DEFICIÊNCIA DE FERRO

A deficiência de ferro (DFe) é a alteração hematológica mais comumente encontrada, acomete 20 a 30% da população mundial, e é considerada como problema de saúde pública, particularmente, nos países em desenvolvimento como o Brasil[1-4].

A causa básica da DFe é o desequilíbrio entre quantidade absorvida e consumo e/ou perdas, que ocorrem por diversas vias, resultando na redução do ferro corpóreo total.

A deficiência de ferro, geralmente, resulta da combinação de dois ou mais fatores, tais como[1-4]:

- necessidade aumentada de ferro (fatores fisiológicos: crescimento, menstruação, gestação, lactação);
- diminuição da oferta ou da absorção de ferro (fatores nutricionais: baixa quantidade e/ou biodisponibilidade do ferro da dieta, doenças inflamatórias intestinais crônicas – doença de Crohn, doença celíaca, ressecção gástrica e/ou intestinal – gastrectomia, gastroplastia, infecção pelo *Helycobacter pylori,* gastrite atrófica, uso de antiácidos e inibidores de bomba de próton);
- "perda" de ferro (fatores patológicos: perda de sangue, principalmente pelo trato genital – sangramento uterino anormal; e gastrointestinal, cirurgia, trauma; doação de sangue, hemodiálise);

O diagnóstico de DFe se baseia na avaliação do hemograma, ferro, capacidade total de ligação de ferro, índice de saturação da transferrina (IST) e da ferritina sérica. O IST é o resultado da relação entre o ferro sérico e a capacidade total de ligação do ferro multiplicada por 100, e reflete como está a oferta de ferro necessária para garantir e manter a eritropoese normal. As Tabelas 1 e 2 relacionam o diagnóstico

Tabela 1. Diagnóstico diferencial entre deficiência de ferro e anemia ferropriva[1-4]

Parâmetro	Deficiência de ferro	Anemia ferropriva
Anemia	Não	Sim
IST (%)	< 20	< 20
Ferritina (ng/mL)	< 30	< 30

*Anemia (Hb < 13, 12 e 11 g/dl para homens, mulheres, gestantes e crianças respectivamente) hipocrômica e microcítica; IST: índice de saturação da transferrina.

Tabela 2. Diagnóstico diferencial entre anemia ferropriva e talassemia beta menor[1-4]

Variável	Anemia ferropriva	Talassemia beta menor
Nº de glóbulos vermelhos	diminuído	normal ou aumentado
Hemoglobina	diminuído	diminuído ou normal
VCM	diminuído	diminuído
RDW	aumentado	normal ou diminuído
Contagem de reticulócitos	normal ou diminuído	normal ou aumentado
Morfologia do sangue periférico	hipocromia	microcitose, pontilhado basófilo
Saturação transferrina	diminuído	normal ou aumentado
Ferritina (ng/ml)	diminuído	normal ou aumentado
Eletroforese Hb	Hb A_2 normal	Hb A_2 aumentado

VCM = volume corpuscular médio; RDW: *Red Cell Distribution Width* (índice de anisocitose)

diferencial entre deficiência de ferro e anemia ferropriva, e entre anemia ferropriva e talassemia beta menor, respectivamente, que são as principais causas de anemia microcítica[1-4].

ANEMIA DE DOENÇA CRÔNICA (ADC)

ADC é uma síndrome clínica caracterizada pelo aparecimento de anemia em pacientes com doença infecciosa, inflamatória ou neoplásica. Esta síndrome tem como aspecto peculiar a presença de anemia associada à diminuição da concentração do ferro sérico e do IST e, paradoxalmente, ferritina sérica aumentada[5].

ADC é a causa mais frequente de anemia em pacientes hospitalizados, particularmente, quando se analisa pacientes com idade superior a 65 anos, e a segunda causa geral mais frequente de anemia, após a anemia ferropriva. As principais entidades clínicas associadas à ADC são: artrite reumatoide, doença de Crohn, doença renal crônica, insuficiência cardíaca, infecção, inflamação, câncer, trauma e cirurgia[1,5].

O principal mecanismo envolvido na etiopatogenia da ADC é o distúrbio do metabolismo do ferro que, em última análise, deve-se à síntese hepática e liberação de hepcidina que atua inibindo a ação da ferroportina presente nos macrófagos, hepatócitos e enterócitos, ocasionando redução da absorção duodenal de ferro e retenção ou "bloqueio" de ferro no interior dos macrófagos e consequente redução da biodisponibilidade de ferro à eritropoese.

A anemia na ADC é de intensidade leve a moderada (Hb entre 9 e 12 g/dL, raramente menor que 8 g/dL), com hemácias normocrômicas e normocíticas, embora em 30% dos casos sejam hipocrômicas e microcíticas. Entretanto, quando há microcitose, esta não costuma ser tão intensa (raramente o VCM é menor que 70 fl) quanto a observada no paciente com AFe. A contagem de reticulócitos é normal ou pouco elevada, ou melhor, inadequadamente aumentada em relação à intensidade da anemia[5].

A concentração sérica da ferritina encontra-se normal ou aumentada. Entretanto, como a ADC é considerada um estado inflamatório, a ferritina, como uma proteína de fase aguda, pode apresentar valores normais ou elevados, porém, que não expressam de maneira real a quantidade de ferro do organismo. Portanto, estes pacientes podem apresentar deficiência de ferro com valores normais, e até mesmo elevados, de ferritina[5].

Em resumo, ADC caracteriza-se por anemia associada a um processo inflamatório

Quadro 3. Diagnóstico diferencial entre anemia ferropriva e anemia de doença crônica[1-4]

Parâmetro	Anemia ferropriva*	Anemia ferropriva + Anemia de doença crônica	Anemia de doença crônica**
IST (%)	< 20	< 20	< 20
Ferritina (ng/mL)	< 30	≥ 30 e < 100	≥ 100
Proteína C reativa	Normal	Normal ou elevada	Elevada

*Anemia (Hb < 13, 12 e 11 g/dl para homens, mulheres, gestantes e crianças respectivamente) hipocrômica e microcítica. **Paciente com quadro infeccioso, inflamatório ou neoplásico que desenvolve anemia (Hb usualmente entre 9 e 11 g/dL, normocrômica e normocítica).

[evidência clínica ou biológica, como proteína C reativa (PCR) elevada], com valores de ferritina > 100 ng/ml e saturação da transferrina < 20%. Os testes laboratoriais bem como seus respectivos resultados para o diagnóstico diferencial entre ADC e AFe estão apresentados no Quadro 3[5].

ANEMIAS HEMOLÍTICAS

De maneira geral, a suspeita diagnóstica de anemia hemolítica se baseia na presença de anemia associada à icterícia e esplenomegalia. Nos casos agudos, pode-se observar presença de sintomas e sinais de descompensação cardíaca, enquanto nas anemias de curso crônico são mais comuns sintomas e sinais relacionados à hemólise, tais como: icterícia, hemoglobinúria/hemossiderinúria, colecistite crônica calculosa e úlcera de membros inferiores[6]. Independentemente do tipo de anemia hemolítica, o diagnóstico inicial fundamenta-se nos seguintes exames laboratoriais[6,7]:

- Desidrogenase láctica (DHL) – para avaliação de lise celular.
- Bilirrubinas total e frações – para se avaliar o catabolismo da hemoglobina.
- Haptoglobina – para avaliação de hemólise intravascular.
- Contagem de reticulócitos – para avaliar a capacidade de resposta da medula óssea frente à situação de anemia, encontrando-se aumentada quando há hemólise ou sangramento.
- Eletroforese de hemoglobina – permite a identificação de hemoglobinas anormais (doença falciforme, talassemias).
- Teste de coombs direto – permite identificar a presença de alo e/ou autoanticorpos dirigidos contra antígenos específicos da membrana eritrocitária.

Na ausência de anemia, o número absoluto de reticulócitos varia entre 25.000 e 75.000/µL. Na presença de anemia, contagem absoluta de reticulócitos menor que 75.000/µL é indicativo de processo hipoproliferativo, enquanto contagem absoluta de reticulócitos maior que 100.000/µL indica presença de hemólise ou resposta eritropoética apropriada (ex.: sangramento). O Quadro 4 mostra a classificação das anemias hemolíticas e o Quadro 5 relaciona os exames laboratoriais úteis no diagnóstico diferencial das principais causas de anemias hemolíticas[6,7].

DOENÇA FALCIFORME

Apesar da existência de dezenas de hemoglobinas anormais, apenas três delas podem ocasionar complicações clínicas que determinam elevado grau de morbidade e mortalidade e, portanto, demandam a implantação de programas de saúde pública: a hemoglobina S, hemoglobina C e a talassemia beta. Enquanto as duas primeiras, pela sua elevada frequência entre afrodescendentes, apresentam importância nacional, a talassemia beta possui importância regional, em virtude da sua elevada incidência entre os descendentes de italianos.

Os indivíduos AS (heterozigotos para o gene S) recebem a denominação de portadores do traço falciforme. Esses portadores assintomáticos de um único gene afetado, sintetizando Hb A e Hb S, transmitem cada um deles o gene alterado para a criança, que assim recebe o gene anormal em dose dupla (homozigoto SS)[1,8].

A denominação anemia falciforme (AF) é reservada para a forma da doença

Quadro 4. Classificação das anemias hemolíticas[6]

Defeito intrínseco aos glóbulos vermelhos	
Hereditário	▪ Defeitos da membrana eritrocitária ▪ Esferocitose hereditária ▪ Eliptocitose hereditária ▪ Piropoiquilocitose hereditária ▪ Defeitos enzimáticos ▪ Deficiência de glicose-6-fosfodiesterase (G6PD) ▪ Deficiência de piruvato quinase ▪ Deficiência de glutationa-redutase
Distúrbios das hemoglobinas (hemoglobinopatias)	
Hereditário	▪ Doença Falciforme ▪ Talassemias
Adquirido	▪ Hemoglobinúria paroxística noturna
Defeito extrínseco aos glóbulos vermelhos	
Hereditário	▪ Deficiência de lecitina-colesterol aciltransferase ▪ Abetalipoproteinemia
Adquirido	▪ Anemia hemolítica autoimune ▪ Agentes químicos e físicos ▪ Doença renal ou hepática ▪ Anemias microangiopáticas: púrpura trombocitopênica trombótica, síndrome hemolítica urêmica e síndrome HELLP

Quadro 5. Exames laboratoriais úteis no diagnóstico diferencial das principais causas de anemias hemolíticas[6,7]

Defeito intrínseco aos glóbulos vermelhos	
Defeito da membrana eritrocitária	Curva de fragilidade osmótica com diminuição da resistência à lise eritrocitária
Defeitos enzimáticos	Dosagem da G6PD e da piruvato quinase sérica
Distúrbios das hemoglobinas (hemoglobinopatias)	Eletroforese de hemoglobina
Defeito extrínseco aos glóbulos vermelhos	▪ Imunofenotipagem com expressão de CD59 e CD55 (Hemoglobinúria paroxística noturna) ▪ Teste de coombs direto positivo (anemia hemolítica autoimune) ▪ Presença de acantócitos e esquizócitos, DHL elevada (anemias microangiopáticas)

que ocorre nos indivíduos homozigotos SS. Esses indivíduos são sintomáticos e apresentam quadro clínico decorrente da anemia hemolítica crônica e fenômenos vasculares tromboembólicos recorrentes[1,8].

O termo doença falciforme (DF) define as hemoglobinopatias nas quais as duas hemoglobinas são anormais, sendo uma delas necessariamente a Hb S, que pode combinar-se com outras hemoglobinas anormais, como hemoglobina C (hemoglobinopatia SC), hemoglobina D (hemoglobinopatia SD), talassemia (S/talassemia alfa ou S/talassemia beta), entre outras. As doenças falciformes são formas sintomáticas do gene S em homozigose ou em combinação com outras hemoglobinopatias e que, apesar das particularidades que as distinguem e de graus variados de gravidade, têm um espectro epidemiológico e de manifestações clínicas e hematológicas superponíveis[1,8].

Os distúrbios hereditários das hemoglobinas são as doenças genéticas mais frequentes do homem e mais difundidas no mundo, abrangendo todos os continentes, sobretudo na África, América do Norte, América Latina, Europa e Ásia. Segundo estimativas da Organização Mundial de Saúde, a incidência global das hemoglobinopatias é de aproximadamente 4,5% da população mundial[1,8].

A anemia falciforme é a doença hereditária monogênica mais comum do Brasil, onde é predominante entre negros e pardos. A distribuição do gene S no Brasil é bastante heterogênea, dependendo de composição negroide ou caucasoide da população. Assim, a prevalência de heterozigotos para a Hb S é maior nas regiões Norte e Nordeste (6% a 10%), enquanto nas regiões Sul e Sudeste a prevalência é menor (2% a 3%)[8].

Segundo dados do Ministério da Saúde do Brasil, estima-se que existam cerca de sete milhões de portadores do traço falciforme e frequência anual de nascimento de 200.000 recém-nascidos com traço falciforme. Com relação à doença falciforme, o número estimado de brasileiros com anemia falciforme seja de 25.000 a 30.000 e que o número de casos novos por ano seja próximo de 3.500, ou seja, um recém-nascido doente para cada 1.000 recém-nascidos vivos[8].

PÚRPURA TROMBOCITOPÊNICA TROMBÓTICA (PTT) E OUTRAS ANEMIAS MICROANGIOPÁTICAS

A PTT é um distúrbio multissistêmico caracterizado por trombose generalizada na microvasculatura e sua apresentação clínica clássica compreende: plaquetopenia (frequentemente < 20.000/μL), anemia hemolítica com presença de esquizócitos, alteração das funções renal e neurológica, e febre[1,6].

PTT é classificada entre as microangiopatias trombóticas, da qual também fazem parte a síndrome hemolítica urêmica e a síndrome HELLP (acrônimo proveniente do inglês derivado de hemólise, enzimas hepáticas elevadas e plaquetopenia), pré-eclâmpsia e coagulação intravascular disseminada[1,6].

ANEMIAS MACROCÍTICAS

O Quadro 6 relaciona as principais causas de anemia macrocítica. As principais alterações laboratoriais que sugerem o diagnóstico de anemia megaloblástica são: macrocitose (geralmente VCM maior que 110 fl), anemia e/ou pancitopenia, presença de neutrófilos hipersegmentados e DHL muito elevada (> 1.000 U/L). O protótipo de anemia megaloblástica é a anemia perniciosa caracterizada por deficiência de vitamina B_{12} (cobalamina) decorrente da falta de fator intrínseco, necessário à sua absorção e comum em pessoas idosas. Entretanto, outros fatores podem estar associados à deficiência de vitamina B_{12}, tais como: baixa ingesta (vegetarianos) e redução da absorção intestinal devido à gastrectomia/gastroplastia, gastrite atrófica e doenças intestinais (sobretudo que acometem o íleo terminal)[1,6,9].

CONSIDERAÇÕES FINAIS

- Anemia é a alteração hematológica mais comumente encontrada na prática médica.
- Anemia deve ser sempre considerada como condição patológica em qualquer gênero humano e faixa etária, e não apenas como um parâmetro laboratorial anormal.
- Anemia não representa um diagnóstico definitivo e, sim, um achado laboratorial que demanda criteriosa investigação diagnóstica por meio da utilização de exames laboratoriais apropriados. Esta prática permite, na maioria dos casos, o diagnóstico correto da causa da anemia, possibilitando, portanto, tratamento adequado.

Quadro 6. Causas de anemia macrocítica[1,9]

Anemia megaloblástica	
Deficiência de vitamina B_{12}	▪ Baixa ingestão: vegetarianos ▪ Baixa absorção: gastrectomia, gastroplastia, gastrite atrófica, deficiência de fator intrínseco, doenças intestinais
Deficiência de ácido fólico	▪ Baixa ingestão: alcoolismo, idosos ▪ Baixa absorção: gastrectomia, gastroplastia, doenças intestinais ▪ Requerimento metabólico aumentado: gestação, hipertireoidismo, doença hemolítica crônica, dermatite esfoliativa ▪ Perdas: diálise
Outras causas de anemia macrocítica	
Medicamentosa	▪ Hidroxiureia, metotrexato, pirimetamina, trimetropina, zivozudina, fluorouracil, óxido nitroso e etanol
Doença da medula óssea	▪ Síndrome mielodisplásica ▪ Mieloma múltiplo ▪ Anemia aplástica ▪ Aplasia pura de série vermelha ▪ Anemia diseritropoética congênita
Outras doenças	▪ Hipotireoidismo ▪ Doença hepática

REFERÊNCIAS BIBLIOGRÁFICAS

1. Tefferri A. Anemia in adults: a contemporary approach to diagnosis. Mayo Clin Proc. 2003; 78:1274-1280.
2. Figueiredo MS, Vicari P. Diagnóstico diferencial das anemias. In: Lopes AC; Neto VA (eds.). Tratado de clínica médica.1. ed. Roca, 2006; p.1978-82.
3. Cançado RD, Chiattone CS. Anemia ferropênica no adulto – causas, diagnóstico e tratamento. Rev. Bras. Hematol. Hemoter. 2010; 32(3):240-46.
4. Camaschella C. Iron deficiency. Blood. 2019;133(1):30-39.
5. Weiss G, Ganz T, Goodnough LT. Anemia of inflammation. Blood. 2019;133(1):40-50.
6. Phillips J & Henderson AC. Hemolytic Anemia: Evaluation and Differential Diagnosis. Am Fam Physician. 2018 Sep 15;98(6):354-361.
7. Hill SA & Hill QA. Autoimmune hemolytic anemia. Hematology Am Soc Hematol Educ Program. 2018 Nov 30;2018(1):382-389.
8. Cançado RD & Jesus JA. A doença falciforme no Brasil. Rev. Bras. Hematol. Hemoter. 2007;29(3):203-206.
9. Green R. Vitamin B12 deficiency from the perspective of a practicing hematologist. Blood. 2017;129(19):2603-2611.

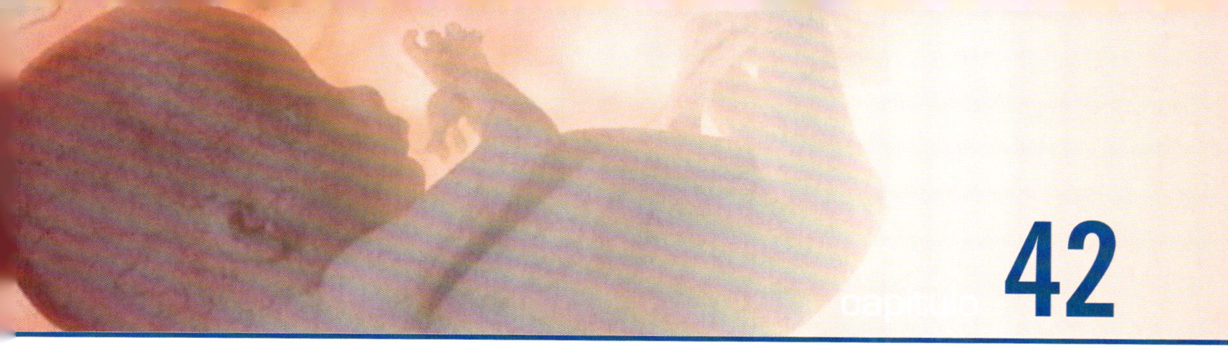

capítulo 42

Hipotireoidismo

- Fernanda Cristina Ferreira Mikami
- Rossana Pulcineli Vieira Francisco

INTRODUÇÃO

Os hormônios tireoidianos desempenham papel importante no adequado desenvolvimento da gestação e adequada formação e crescimento fetais. Durante a gestação, ocorrem diversas mudanças fisiológicas na função tireoidiana.

A função tireoidiana é regulada pelo eixo hipotálamo-hipófise através de retroalimentação negativa. Os hormônios tireoidianos agem inibindo o TRH (hormônio estimulador da tireotrofina) e o TSH (hormônio estimulador da tireoide). A tireoide fetal não é funcionalmente madura até cerca de 18 a 20 semanas de gestação, tornando o feto dependente da transferência placentária de tiroxina (T4) materna. Assim, há maior demanda de produção de hormônios tireoidianos maternos, a fim de disponibilizar adequada quantidade de hormônios tireoidianos para a mãe e para o feto[1].

A TBG (proteína ligadora da tiroxina) é a proteína transportadora dos hormônios tireoidianos no sangue com maior afinidade e capacidade de interconversão entre as formas de alta e baixa afinidade. Durante a gravidez, a produção de TBG pelo fígado está aumentada em cerca de 2-3 vezes, e sua semivida é prolongada devido à maior sialilação induzida pelos elevados níveis de estrogênios. Além disso, as concentrações elevadas de gonadotrofina coriônica humana (hCG), que é um fraco agonista dos receptores do hormônio estimulador da tireoide (TSH), podem elevar a produção de hormônios tireoidianos, principalmente na primeira metade da gestação e, consequentemente, diminuir os níveis séricos de TSH[2,3]. Observa-se, portanto, aumento dos níveis séricos de T4 total (cerca de 1,5 vezes o de uma mulher não gestante) e de triiodotironina (T3), secundários ao aumento da TBG e à diminuição das frações livres de T4 e T3. Há ainda a inativação de T3 e T4 pela deiodinase III placentária, para proteger o feto da passagem excessiva de hormônios placentários maternos, e o aumento do ***clearance*** urinário de iodo[1].

Para compreender como estas variações relacionadas à gestação podem levar a disfunções tireoidianas, é necessário recordar-se de que tais variações ocorrem de acordo com os testes diagnósticos empregados e com a idade gestacional avaliada.

As disfunções tireoidianas mais frequentemente diagnosticadas durante a gestação são o hipotireoidismo (incluindo o clínico ou também chamado manifesto, e o subclínico) e o hipertireoidismo (incluindo a doença de Graves e a tireotoxicose gravídica)[4].

O hipotireoidismo caracteriza-se pela deficiência sintomática dos hormônios tireoidianos, geralmente definido laboratorialmente pelo aumento dos níveis de TSH, podendo estar associado a níveis reduzidos de T4 (hipotireoidismo manifesto) ou a níveis normais de T4 (hipotireoidismo subclínico). Na gestação, a prevalência do hipotireoidismo manifesto varia de 0,2 a 1% e, do hipotireoidismo subclínico, de 1,5 a 4%[4].

As principais etiologias do hipotireoidismo são descritas no Quadro 1[5].

O diagnóstico é feito a partir da suspeita clínica e dosagem de hormônios tireoidianos, e será abordado no próximo tópico.

Quadro 1. Principais etiologias do hipotireoidismo

- Insuficiência de iodo
- Iatrogênico
- Hipotireoidismo central
- Hashi-Graves
- Tireoidite crônica autoimune (Hashimoto)
- Remoção cirúrgica da tireoide
- Pós-radioiodoterapia

DIAGNÓSTICO

Os principais sintomas e sinais do hipotireoidismo podem, muitas vezes, confundir-se com sintomas e sinais próprios da gestação. São eles: fadiga, astenia, sonolência, letargia, mialgia, esquecimento, ganho de peso, intolerância ao frio, constipação, queda de cabelo, unhas fracas, ressecamento da pele[6]. Assim, o diagnóstico a partir da suspeita clínica puramente, pode ser comprometido.

Nas últimas décadas, diversas entidades médicas têm debatido se as doenças tireoidianas devem ser pesquisadas para todas as gestantes ou apenas para as gestantes consideradas de alto risco para o desenvolvimento de disfunções tireoidianas. Os principais fatores de risco para disfunções tireoidianas na gestação estão listados no Quadro 2[7].

Em Recomendações Sogesp[8], optou-se por solicitar a pesquisa para doenças tireoidianas através da dosagem de TSH, T4 e Anti-TPO apenas nas gestantes consideradas de alto risco. Porém, considerando-se que há um aumento significativo de complicações obstétricas e neonatais relacionadas às disfunções tireoidianas, e que a identificação dessas disfunções está associada a exames de custo acessível e seu tratamento a benefícios bem estabelecidos, na Clínica Obstétrica do Hospital das Clínicas da Faculdade de Medicina da Universidade de São Paulo (HCFMUSP) é feita a dosagem de TSH e T4 total a todas as pacientes na primeira consulta de pré-natal[9].

O diagnóstico do hipotireoidismo subclínico durante a gravidez é definido bioquimicamente pela elevação dos níveis de TSH (acima do valor de referência por trimestre de gestação ou, na ausência deste, acima de 4,0mU/L; porém, abaixo de 10mU/L) em face de concentrações séricas normais de T4 (T4T ou T4L) [7].

O diagnóstico do hipotireoidismo clínico ou manifesto durante a gravidez é definido bioquimicamente pela elevação dos níveis de TSH (acima do valor de referência por trimestre de gestação ou, na ausência deste, acima de 4,0mU/L), em face de concentrações séricas reduzidas de T4 (T4T ou T4L)[4,7]. Pode ser ainda definido por TSH maior ou igual a 10mU/L, independentemente dos níveis séricos de T4[10].

No HCFMUSP, adotamos os valores por trimestre para diagnóstico de hipotireoidismo relacionados na Tabela 1[9].

Para complementação diagnóstica e determinação da etiologia do hipotireoidismo, sugerimos a dosagem de anti-TPO e anti-TG. Quando positivos, remetem ao diagnóstico de tireoidite crônica autoimune (Hashimoto). Quando negativos, pode-se proceder à ultrassonografia de tireoide a fim de investigar a existência de nódulos, alterações texturais ou outros sinais que possam estar relacionados a causas de hipotireoidismo[9].

Quadro 2. Principais fatores de risco para disfunções tireoidianas na gestação

- Sinais ou sintomas
- Histórico de doença tireoidiana
- Cirurgia tireoidiana prévia
- Irradiação de cabeça ou pescoço
- Histórico de infertilidade
- Histórico de prematuridade
- Histórico de abortamento
- Uso de lítio ou amiodarona
- Antecedente familiar de doença tireoidiana
- Bócio
- Anti-tiroperoxidase (Anti-TPO) ou Anti-tireoglobulina (Anti-TG) positivos
- Idade acima de 30 anos
- Diabetes mellitus tipo 1
- Doença autoimune
- Duas ou mais gestações prévias
- Obesidade mórbida
- Uso recente de contraste iodado
- Residir em área com grave insuficiência de iodo

Tabela 1. Diagnóstico do hipotireoidismo na gestação

Disfunção	TSH sérico	T4	
		T4 total sérico	**T4 livre sérico***
Hipotireoidismo subclínico	>2,5 e <10,0 mIU/L (1º trimestre) >3,0 e <10,0 mIU/L (2º trimestre) >3,5 e <10,0 mIU/L (3º trimestre)	Normal	Normal
Hipotireoidismo clínico ou manifesto	>2,5 mIU/L (1º trimestre) >3,0 mIU/L (2º trimestre) >3,5 mIU/L (3º trimestre)	< 1,5 vezes o valor de referência em não gestante	Abaixo dos valores de referência do laboratório
Hipotireoidismo clínico ou manifesto	≥ 10,0 mIU/L	Normal ou diminuído	Normal ou diminuído

***OBS.:** Pode-se utilizar a dosagem de T4L para diagnóstico de hipotireoidismo na gestação desde que seja utilizado o método Competitivo por Quimioliminescência (Ultrassensível).

TRATAMENTO

O hipotireoidismo manifesto está frequentemente associado ao maior risco de abortamento espontâneo, pré-eclâmpsia, trabalho de parto prematuro, restrição de crescimento fetal e baixo peso ao nascer, óbito fetal, assim como a maior risco de efeitos deletérios ao desenvolvimento neurocognitivo fetal e da criança[11].

O hipotireoidismo subclínico também parece apresentar maior risco de complicações na gestação, como abortamento espontâneo, prematuridade e baixo QI da criança[7].

Considerando as consequências relacionadas ao hipotireoidismo durante a gestação, no HCFMUSP orientamos o tratamento tanto do hipotireoidismo manifesto quanto do subclínico[9].

O tratamento é realizado com a levotiroxina sódica (L-T4), medicamento seguro durante a gestação e lactação. Sua administração tem algumas particularidades, listadas no Quadro 3[12].

Em pacientes com diagnóstico de hipotireoidismo prévio à gestação, orientamos que se estabeleça bom controle da doença já no período pré-concepcional, objetivando-se manter TSH <2,5mU/L. Sabendo-se que a gestação implica em maior demanda de hormônios tireoidianos maternos orienta-se, nessas pacientes, o aumento da dose habitual de levotiroxina em 30%, a partir do diagnóstico de gestação[7,13].

Quadro 3. Particularidades no uso de levotiroxina (L-T4)

- Administrar em dose única diária, em jejum, 60 minutos antes do café da manhã
- Como alternativa, administrar após 3 ou mais horas da última refeição do dia
- Não fracionar comprimidos
- Evitar ingestão concomitante a medicamentos para controle de acidez gástrica (intervalo mínimo de 4 horas)
- Evitar ingestão concomitante a compostos contendo ferro ou cálcio (intervalo mínimo de 4 horas)
- Evitar troca entre as marcas de L-T4
- Não há segurança na utilização de L-T4 manipulada

Nas pacientes que tiveram o hipotireoidismo diagnosticado durante a gravidez, prescrevemos a levotiroxina na dose inicial de 1,2mcg/kg de peso atual/dia nas gestantes com hipotireoidismo subclínico e de 2,0mcg/kg atual de peso/dia nas gestantes com hipotireoidismo manifesto[14,15].

Após o início do tratamento, realiza-se dosagem de TSH em 3 a 4 semanas. O objetivo do tratamento é manter a dosagem de TSH acima de 0,1mU/L e abaixo dos valores de referência por trimestre (Tabela 1). Após duas dosagens de TSH consecutivas dentro do alvo terapêutico, pode-se espaçar a dosagem de TSH para controle a cada 6 a 8 semanas[7,16].

Caso o TSH não esteja dentro do alvo, realizamos os ajustes de doses de L-T4 conforme Quadro 4[9].

Orientamos ultrassonografia mensal e controle de vitalidade fetal (a partir de 34 semanas) nas pacientes mal controladas.

O parto é por via obstétrica e deve-se evitar pós-datismo nas pacientes com mau controle da doença. Nas pacientes com bom controle, pode-se levar a gestação até 41 semanas, fazendo-se adequado controle de vitalidade no pós-datismo.

Quadro 4. Ajustes de doses de levotiroxina em relação à dose habitual

TSH < 0,1 mU/L	▪ Reduzir 25mcg
TSH > valores referência por trimestre e ≤ 4,0 mU/L	▪ Adicionar 25mcg
TSH > 4,0 e ≤ 10,0 mU/L	▪ Adicionar 50mcg
TSH > 10,0 e ≤ 20,0 mU/L	▪ Adicionar 75mcg
TSH > 20,0 mU/L	▪ Adicionar 100mcg

O aleitamento materno é permitido com uso da levotiroxina[7].

No puerpério, orientamos o ajuste da dose de levotiroxina de acordo com a condição do diagnóstico. Caso o diagnóstico tenha sido no período pré-concepcional, orientamos retorno da dose de L-T4 à dose utilizada antes da gestação. Para as gestantes que diagnosticaram hipotireoidismo manifesto, ou hipotireoidismo subclínico com anticorpo positivo, ou hipotireoidismo subclínico com TSH de diagnóstico maior ou igual a 5,0mU/L, orientamos a redução da dose de L-T4 utilizada ao final da gestação pela metade no puerpério. Para as gestantes que diagnosticaram hipotireoidismo subclínico na ausência de anticorpos e com TSH de diagnóstico abaixo de 5,0mU/L, pode-se suspender o uso de L-T4 no puerpério. Para todas as pacientes, orientamos a dosagem de TSH e T4 livre 30 a 40 dias após o parto, para avaliação da função tireoidiana e orientação quanto ao uso da levotiroxina[7].

CONSIDERAÇÕES FINAIS

O hipotireoidismo é doença prevalente na gestação. Pode ser pré-concepcional ou diagnosticado durante a gravidez.

Muitos dos sinais e sintomas de hipotireoidismo podem ser confundidos com sintomas próprios da gestação.

Devido a consequências obstétricas e neonatais associadas ao hipotireoidismo, sua identificação (através da dosagem de TSH e T4) e tratamento precoce (com a administração de levotiroxina) são fundamentais.

O objetivo do tratamento é manter o TSH dentro do alvo estabelecido para cada trimestre da gestação e, para isso, alguns ajustes na dose de L-T4 podem ser necessários.

O parto é por via obstétrica e a amamentação é permitida com o uso de L-T4.

No puerpério, algumas mulheres podem normalizar a função tireoidiana, sendo orientada a suspensão da levotiroxina em casos selecionados.

Recomendamos a reavaliação da função tireoidiana 30 a 40 dias após o parto a todas as mulheres que apresentem hipotireoidismo durante a gestação.

REFERÊNCIAS BIBLIOGRÁFICAS

1. Krassas GE, Poppe K, Glinoer D. Thyroid function and human reproductive health. Endocr Rev. 2010;31(5):702-55.
2. Hershman JM. The role of human chorionic gonadotropin as a thyroid stimulator in normal pregnancy. J Clin Endocrinol Metab. 2008;93(9):3305-6.
3. 3. Korevaar TIM, Medici M, Visser TJ, Peeters RP. Thyroid disease in pregnancy: new insights in diagnosis and clinical management. Nat Rev Endocrinol. 2017;13(10):610-22.
4. Negro R, Mestman JH. Thyroid disease in pregnancy. Best Pract Res Clin Endocrinol Metab. 2011;25(6):927-43.
5. Stagnaro-Green A, Abalovich M, Alexander E, Azizi F, Mestman J, Negro R, et al. Guidelines of the American Thyroid Association for the diagnosis and management of thyroid disease during pregnancy and postpartum. Thyroid. 2011;21(10):1081-125.
6. Abalovich M, Amino N, Barbour LA, Cobin RH, De Groot LJ, Glinoer D, et al. Management of thyroid dysfunction during pregnancy and postpartum: an Endocrine Society Clinical Practice Guideline. J Clin Endocrinol Metab. 2007;92(8 Suppl):S1-47.
7. Alexander EK, Pearce EN, Brent GA, Brown RS, Chen H, Dosiou C, et al. 2016 Guidelines of the american thyroid association for the diagnosis and management of thyroid

disease during pregnancy and the postpartum. Thyroid. 2017.

8. Mikami FCF, Pereira BG, Moises ECD, Costa RAA, Mattar R. Tireopatias e Gravidez. Pesquisar sempre ou só no grupo de risco? Como tratar? In: Recomendações Sogesp, v. 7. Girão MJBC, Machado RB, Mattar R. 1. ed. São Paulo: Sogesp, 2019. p. 111-34.
9. Mikami FCF, Francisco RPV. Disfunções tireoidianas. In: Zugaib M, Bittar RE, Francisco RPV. Protocolos assistenciais, Clínica Obstétrica, FMUSP. 5. ed. São Paulo: Editora Atheneu; 2015. p 253-267.
10. Brenta G, Vaisman M, Sgarbi JA, Bergoglio LM, Andrada NC, Bravo PP, et al. Clinical practice guidelines for the management of hypothyroidism. Arq Bras Endocrinol Metabol. 2013;57(4):265-91.
11. Van den Boogaard E, Vissenberg R, Land JA, van Wely M, van der Post JA, Goddijn M, et al. Significance of (sub)clinical thyroid dysfunction and thyroid autoimmunity before conception and in early pregnancy: a systematic review. Hum Reprod Update. 2011;17(5):605-19.
12. Jonklaas J, Bianco AC, Bauer AJ, Burman KD, Cappola AR, Celi FS, et al. Guidelines for the treatment of hypothyroidism: prepared by the american thyroid association task force on thyroid hormone replacement. Thyroid. 2014;24(12):1670-751.
13. Gynecologists ACoOa. Practice bulletin N. 148: Thyroid disease in pregnancy. Obstet Gynecol. 2015;125(4):996-1005.
14. Abalovich M, Amino N, Barbour LA, Cobin RH, De Groot LJ, Glinoer D, et al. Management of thyroid dysfunction during pregnancy and postpartum: an Endocrine Society Clinical Practice Guideline. J Clin Endocrinol Metab. 2007;92(8 Suppl):S1-47.
15. Abalovich M, Vázquez A, Alcaraz G, Kitaigrodsky A, Szuman G, Calabrese C, et al. Adequate levothyroxine doses for the treatment of hypothyroidism newly discovered during pregnancy. Thyroid. 2013;23(11):1479-83.
16. Lazarus J, Brown RS, Daumerie C, Hubalewska-Dydejczyk A, Negro R, Vaidya B. 2014 European thyroid association guidelines for the management of subclinical hypothyroidism in pregnancy and in children. Eur Thyroid J. 2014;3(2):76-94.

43

Colagenoses

- Fernanda Garanhani de Castro Surita
- Danilo Eduardo Abib Pastore

INTRODUÇÃO

As doenças autoimunes estão associadas ao forte predomínio feminino e frequentemente presentes antes ou durante os anos reprodutivos; assim, a gravidez representa assunto de grande interesse para essas pacientes. A interação entre gravidez e autoimunidade caracteriza-se por uma relação de reciprocidade: as doenças autoimunes podem ser afetadas pela gravidez e a gravidez pode ser afetada pelas doenças autoimunes[1].

A prevalência acumulada estimada mundialmente de doenças autoimunes é de cerca de 5%. Aproximadamente 66% delas têm idade média de início inferior a 50 anos e 80% dos casos autoimunes nos EUA ocorrem entre mulheres[2].

A gravidez é um período delicado que precisa de um tratamento especial para controlar a doença materna e evitar complicações para a mãe e o feto. O manejo das doenças reumáticas durante a gravidez deve ter como objetivo tornar mínimos os efeitos da doença materna no resultado gestacional. Doenças ativas ou exacerbações durante a gravidez podem afetar negativamente a saúde fetal e o próprio desfecho da gravidez. Portanto, a avaliação precisa da atividade da doença é decisiva para o melhor tratamento dessas pacientes[3].

Doenças sem ou com poucas manifestações sistêmicas, mas com envolvimento predominantemente articular (artrite reumatoide, artrite idiopática juvenil e espondiloartrite) apresentam poucos riscos de complicações maternas, fetais e neonatais. No entanto, condições sistêmicas como lúpus eritematoso sistêmico (LES) e síndrome antifosfolípide (SAF) estão associadas a diversos autoanticorpos, envolvimento de múltiplos órgãos e aumento do impacto no resultado da gravidez, com frequência exigindo terapia mais agressiva. A hiperatividade das células B com produção abundante de autoanticorpos, como anticorpos antifosfolípides (aPL), anti-Ro e anti-La, podem exercer efeitos negativos no resultado da gravidez e na saúde neonatal[1].

A artrite reumatoide (AR) e a artrite inflamatória crônica, como a artrite idiopática juvenil poliarticular (AIJ), tendem a melhorar espontaneamente durante a gravidez na maioria das pacientes, embora com menor frequência do que a descrita no passado. A espondiloartrite tende a ser estável ou piorar durante a gravidez, embora a literatura disponível sobre o assunto seja escassa. Já o lúpus eritematoso sistêmico (LES) pode exacerbar em até 50% das gestações, incluindo um grande envolvimento de órgãos em quase 25% dos casos[3].

LÚPUS ERITEMATOSO SISTÊMICO: CONSIDERAÇÕES GERAIS E DIAGNÓSTICO

O lúpus eritematoso sistêmico (LES) se caracteriza por um transtorno do tecido conjuntivo, de etiologia autoimune e acometimento multissistêmico, com prevalência estimada entre 40 a 200 casos por 100.000 habitantes. É mais comum entre descendentes de africanos e asiáticos e, no Brasil, tem uma prevalência de 8,7 por 100 mil habitantes[4,5]. Afeta cerca de nove mulheres para cada homem, com pico de incidência entre 15 e 40 anos[6].

Nas gestantes, tem incidência variando entre 1:660 e 1:2.952. A presença do lúpus em atividade (*flare*) durante e até seis meses antes da gravidez, os antecedentes de nefropatia e hipertensão materna, além da positividade para anticorpos antifosfolípides, são reconhecidos como principais fatores associados aos resultados perinatais desfavoráveis[6].

É frequente haver certa piora na atividade da doença durante a gravidez, porém na maioria dos casos isso ocorre de forma leve. Em algumas circunstâncias, contudo, pode haver evolução para formas graves, com real necessidade de cuidados intensivos e ocorrência de desfechos perinatais adversos[7].

Na gestação com LES, observa-se com mais frequência maiores taxas de restrição do crescimento fetal (RCF), perda fetal, parto prematuro, transtornos hipertensivos e necessidade de cuidados intensivos[6,8-10].

Em uma coorte retrospectiva de 125 gestantes conduzida no Hospital da Mulher da Universidade Estadual de Campinas (Unicamp), as exacerbações do LES ocorreram em 8,9% das mulheres ainda no período pré-concepcional, e em 23,5% durante o curso da gestação. Ruptura prematura de membranas (16,6%), pré-eclâmpsia ou eclâmpsia (15,6%) e trabalho de parto prematuro (12,7%) foram as complicações mais frequentemente observadas, com uma taxa de prematuridade de 46,8%, baixo peso ao nascimento de 35,1% e necessidade de cuidados intensivos neonatais de 40,4%. A atividade lúpica pré-concepção se associou a um risco de perda gestacional seis vezes maior, enquanto que a atividade lúpica durante a gravidez se associou a um risco cinco vezes maior de prematuridade inferior a 34 semanas[11].

Portanto, a instituição e o seguimento de estratégias de manejo clínico de gestantes com LES, com base nas principais evidências científicas, tornam-se imperativos na assistência de qualidade a essas mulheres[6,7].

As principais manifestações clínicas do LES compreendem aquelas que afetam os sistemas mucocutâneo, musculoesquelético, hematológico, cardiopulmonar, renal e sistema nervoso central. Entre as formas graves estão a nefrite lúpica e o lúpus neuropsiquiátrico, que se associam a expressiva redução na expectativa de vida[4]. As principais causas de óbito em pacientes com LES compreendem a própria nefrite lúpica e as condições infecciosas relativas à doença e seu tratamento[12].

O envolvimento do sistema osteoarticular é a manifestação clínica mais frequente[4]. Perda de peso, anemia, artralgia e artrite enquadram-se como manifestações gerais mais comuns. Tromboses arteriais e venosas, além da recorrência de perdas gestacionais caracterizam a síndrome antifosfolipídica, que pode ocorrer em associação ao LES[13].

Critérios para o diagnóstico de LES (Quadro 1)[14] foram propostos pelo Colégio Americano de Reumatologia (ACR). Nesta classificação, pelo menos quatro critérios devem estar presentes (em série ou simultaneamente)[4,13,15]. Nos casos em que menos de quatro critérios são observados, porém com forte suspeita clínica, recebe-se o diagnóstico de "lúpus provável" se presentes três critérios, ou "lúpus possível" se presentes apenas dois. Tais pacientes devem ser seguidos cautelosamente, pois podem vir a manifestar outros critérios da doença na sua evolução[8].

ACONSELHAMENTO PRÉ-CONCEPCIONAL

O aconselhamento sobre os potenciais riscos e morbidades associadas aos períodos de exacerbação da LES durante a gestação deve destacar as maiores taxas de complicações gestacionais, desfechos perinatais desfavoráveis e síndrome do lúpus neonatal,[16,17] preferencialmente, integrando diferentes especialidades médicas (obstetras, reumatologistas, hematologistas e nefrologistas)[18].

Na visita pré-concepcional, especial atenção deve ser reservada ao estado de controle da doença e aos medicamentos em uso – visando-se a implementação de terapia medicamentosa segura na gestação – bem como ao painel completo de autoanticorpos: aPL (anticorpos anticardiolipina e anticoagulante lúpico), anticorpos anti-Ro e anti-La e dosagem dos níveis séricos de complemento[19,20].

Determinadas condições formalmente contraindicam a gestação, devendo a concepção ser adiada até que a doença seja considerada inativa durante pelo menos seis meses[16,18,19,21,22]:

- Hipertensão pulmonar grave;
- Doença pulmonar restritiva grave;
- Insuficiência cardíaca;
- Insuficiência renal crônica;
- Antecedentes de pré-eclâmpsia grave ou síndrome HELLP;

Quadro 1. Critérios para a classificação do lúpus eritematoso sistêmico[14]

Critério	Descrição
1. Eritema malar	Lesão eritematosa fixa em região malar, plana ou em relevo.
2. Lesão discoide	Lesão eritematosa, infiltrada, com escamas queratóticas aderidas e tampões foliculares, que evolui com cicatriz atrófica e discromia.
3. Fotossensibilidade	Exantema cutâneo como reação não usual à exposição à luz solar, de acordo com a história do paciente ou observado pelo médico.
4. Úlceras orais/nasais	Úlceras orais ou nasofaríngeas, usualmente indolores, observadas pelo médico.
5. Artrite	Não erosiva, envolvendo duas ou mais articulações periféricas, caracterizadas por dor e edema ou derrame articular.
6. Serosite	Pleurite (caracterizada por história convincente de dor pleurítica, atrito auscultado pelo médico ou evidência de derrame pleural) ou pericardite (documentado por eletrocardiograma, atrito ou evidência de derrame pericárdico).
7. Comprometimento renal	Proteinúria persistente (> 0,5 g/dia ou 3+) ou cilindrúria anormal.
8. Alterações neurológicas	Convulsão (na ausência de outra causa) ou psicose (na ausência de outra causa).
9. Alterações hematológicas	Anemia hemolítica ou leucopenia (menor que 4.000/mm^3 em duas ou mais ocasiões) ou linfopenia (menor que 1.500/mm^3 em duas ou mais ocasiões) ou plaquetopenia (menor que 100.000/mm^3 na ausência de outra causa).
10. Alterações imunológicas	Anticorpo anti-DNA nativo ou anti-Sm ou presença de anticorpo antifosfolípide com base em: a) níveis anormais de IgG ou IgM anticardiolipina; b) teste positivo para anticoagulante lúpico; ou c) teste falso-positivo para sífilis, por, no mínimo, seis meses.
11. Anticorpos antinucleares	Título anormal de anticorpo antinuclear por imunofluorescência indireta ou método equivalente, em qualquer época, e na ausência de drogas conhecidas por estarem associadas à síndrome do lúpus induzido por drogas.

- Acidente vascular cerebral nos últimos seis meses;
- Exacerbação grave do lúpus nos últimos seis meses.

É fortemente recomendado que o LES esteja em remissão ao menos nos seis meses que antecedem a concepção, pois sua atividade neste período é um preditor de resultados adversos[20]. Algumas condições se caracterizam por associarem-se a maiores riscos de desfechos maternos e neonatais desfavoráveis[18, 21-23]:

- Antecedente de complicações em gestações anteriores;
- Presença de danos orgânicos severos e/ou irreversíveis;
- Lúpus em atividade (recente ou atual);
- Positividade para anticorpos ou síndrome antifosfolípide;
- Positividade para anticorpos anti-Ro / anti-La;
- Terapia imunossupressora em curso;
- Presença de outras condições crônicas (hipertensão, diabetes etc.) e hábitos deletérios (tabagismo).

SEGUIMENTO OBSTÉTRICO

A gestante com LES deve ser acompanhada pelo obstetra e pelo clínico a cada 4 a 6 semanas. A consulta de pré-natal idealmente deve ser mensal até a 20ª semana, quinzenal até a 28ª e semanal até o parto, sendo preferencialmente em um centro de referência para gestações de alto risco[17,21].

A avaliação laboratorial suplementar durante o pré-natal deve incluir[24,25]:

- Hemograma completo;
- Função renal;
- Função hepática;
- Proteinúria em coleta de 24 horas;
- Dosagens do complemento (C3, C4, CH5O);
- Avaliação dos anticorpos: anticardiolipina, anti-dsDNA, anticoagulante lúpico e anti-SSA e SSB (Ro e La).

Diferenciar os variados sinais e sintomas associados ao LES daqueles relacionados à própria gestação pode ser bastante difícil; assim, a habilidade para distingui-los associa-se muito à própria experiência obtida a partir do manejo clínico dessas pacientes[24,26,27]. Algumas das principais manifestações associadas às exacerbações do LES, que podem mimetizar sinais e sintomas comuns da gestação são: fadiga, cefaleia, artralgia, edema, alopecia, dispneia, eritema malar e palmar, anemia, trombocitopenia[23,24]. Para auxiliar nesse diagnóstico diferencial, o achado de quedas superiores a 25% nos níveis de complemento sérico (C3 e C4) podem sugerir lúpus em atividade[24].

Há escalas especiais elaboradas com o intuito de mensurar a atividade do LES, porém considerando-se na sua ponderação algumas das condições comuns da própria gravidez, tais como SLEPDAI e LAI-P. Seu uso, no entanto, é mais bem difundido como ferramenta de pesquisa[8,9,16,19,28].

A escala SLEPDAI (Quadro 2) é um instrumento semelhante ao SLEDAI, uma escala anteriormente descrita e utilizada pelos reumatologistas para avaliação da atividade lúpica em pacientes em geral. Ela atribui diferentes pontuações para as manifestações clínicas e laboratoriais da atividade lúpica, porém, sem deixar de considerar as mudanças fisiológicas da gestação e as morbidades do ciclo gravídico-puerperal que podem mimetizar o LES em atividade. Sua pontuação varia de zero a 105, classificando a atividade da doença em ausente (até 4 pontos), leve a moderada (5-12 pontos) e grave (até 12 pontos)[29].

O LES em atividade nos 6 a 12 meses que antecedem a concepção está relacionada ao maior risco de exacerbação do mesmo durante a gestação[24,30-33], sendo mais comuns a atividade nos sistemas renal e hematológico, e o acometimento musculoesquelético menos frequente[16]. Risco expressivamente maior de exacerbação durante a gravidez pode acontecer especificamente nos casos de nefrite lúpica ativa durante o período periconcepcional[24,30,33].

A frequência de pré-eclâmpsia varia de 7,5% a 22,5% entre as gestantes com LES, e seu diagnóstico diferencial com o de uma exacerbação do LES costuma ser difícil[25,31]. A pré-eclâmpsia pode aparecer superposta nas situações de acometimento renal secundário ao LES e consequente hipertensão arterial[25,34]. O diagnóstico diferencial correto entre o *flare* e a pré-eclâmpsia pode ser ainda mais complexo em razão dos esperados aumentos da pressão arterial e da proteinúria que ocorrem próximos ao termo, pois gestantes com lesões glomerulares podem exibir aumento da proteinúria, sem que isso esteja associado à pré-eclâmpsia[25,26]. O diagnóstico diferencial pode ser melhor avaliado levando-se em conta alguns parâmetros laboratoriais:

- Variações nas dosagens de C3, C4 e CH50 (há redução na atividade lúpica, mas não na pré-eclâmpsia)[25].
- Sedimentação urinária anormal com presença de dismorfismo eritrocitário ou cilindros celulares (achados encontrados na nefrite lúpica)[8,9].
- Aumento nos títulos de anticorpos anti-DNA (achados encontrados na nefrite lúpica)[8,9].

Em razão da gravidade do quadro clínico materno e do risco de comprometimento da vitalidade fetal, todas as gestantes com suspeita de doença ativa ou mal controlada devem ser hospitalizadas, com o objetivo de estabilização clínica e vigilância de vitalidade fetal[24,28].

ACOMPANHAMENTO DO DESENVOLVIMENTO E VITALIDADE FETAL

Abortos espontâneos e óbito fetal podem ocorrer em cerca de 20% das gestações com LES, bem como maiores taxas de restrição de crescimento fetal[22,30,31,35]. O Quadro 3 resume os principais métodos propedêuticos disponíveis na avaliação do crescimento e da vitalidade fetal.

TERAPÊUTICA MEDICAMENTOSA DO LES NA GESTAÇÃO

A farmacoterapia implementada para controle do LES durante a gestação deve ser otimizada, devendo as drogas com potencial teratogênico ser precocemente interrompidas e substituídas por fármacos mais seguros durante a gestação[17,19].

É comum que as pacientes com LES interrompam sua medicação de uso habitual antes da concepção, sem um adequado aconselhamento médico, principalmente pelo notável receio de toxicidade fetal. Porém, os riscos de *flares* e de desfechos gestacionais desfavoráveis aumentam com a prática de descontinuação equivocada da medicação imunossupressora[37]. Assim, a adequação ponderada das medicações utilizadas é mandatória tão logo se diagnostique a gestação[22,30].

Quadro 2. Instrumento SLEPDAI para classificação da atividade da doença durante a gestação[29]

Escore	Descrição	Modificado para a gestação	Considerações
8	Convulsão	Sim	Excluir eclâmpsia
8	Psicose	Não	
8	Síndrome organo-cerebral	Não	
8	Distúrbios visuais	Não	
8	Distúrbios nos pares cranianos	Sim	Excluir paralisia de Bell
8	Cefaleia lúpica	Sim	Excluir pré-eclâmpsia e eclâmpsia
8	AVC	Sim	Excluir eclâmpsia
8	Vasculite	Sim	Considerar eritema palmar
4	Artrite	Sim	Considerar derrames articulares
4	Miosite	Não	
4	Cilindros urinários	Não	
4	Hematúria	Sim	Excluir cistite e hemáceas na vagina decorrentes de problemas placentários
4	Proteinúria	Sim	Excluir eclâmpsia
4	Piúria	Sim	Excluir infecção
2	Novo rash	Sim	Considerar cloasma
2	Alopecia	Sim	Considerar alopécia pós-parto fisiológica
2	Ulcerações nasais	Não	
2	Pleurisia	Sim	Hiperventilação pode ser secundária aos elevados níveis de progesterona; dispneia secundária ao aumento do útero
2	Pericardite	Não	
2	Hipocomplementemia	Sim	Complementos normalmente aumentam durante a gravidez
2	Aumento do anti-DNA	Não	
1	Trombocitopenia	Sim	Excluir pré-eclâmpsia, síndrome HELLP e trombocitopenia incidental da gravidez
1	Leucopenia	Sim	Considerar o aumento normal da contagem de leucócitos durante a gravidez
1	Febre	Não	

Quadro 3. Propedêutica para avaliação do crescimento e vitalidade fetal

Vigilância do crescimento fetal	▪ Ultrassonografia obstétrica seriada. ▪ Medida do comprimento cabeça-nádega no primeiro trimestre para datação precisa da gestação[25]. Novas avaliações realizadas mensalmente: controle do peso fetal, mensuração do volume de líquido amniótico[25]. ▪ Nos casos de pré-eclâmpsia ou RCF: o intervalo pode ser reduzido para três semanas[25].
Avaliação morfológica	▪ Entre 16 e 22 semanas[25].
Vigilância da vitalidade fetal	▪ Cardiotocografia, perfil biofísico fetal (PBF) e Dopplervelocimetria da artéria umbilical fetal[25]. ▪ Início entre 26 a 28 semanas, com avaliações semanais até o parto[25]. Alterações do doppler da artéria umbilical devem ser manejadas de forma semelhante às gestantes não lúpicas, sendo que seu resultado normal tem alto valor preditivo negativo para morte fetal[36]. ▪ Associações descritas entre: doppler anormal da artéria uterina e óbito fetal, pré-eclâmpsia, RCF e parto prematuro[36].
Ecocardiografia fetal	▪ Entre 18-20 semanas e 26-28 semanas[24]. ▪ Para mulheres com anticorpos anti-Ro ou anti-La positivos, devido ao risco de bloqueio cardíaco congênito fetal[24].

No geral, mulheres grávidas com lúpus em remissão não devem ter seu tratamento imunossupressor alterado. Os agentes mais utilizados são os glicocorticoides e a hidroxicloroquina, que devem ser mantidos[8,34,38,39]. O Quadro 4, a seguir, resume as principais medicações.

A manutenção da pressão arterial em níveis adequados à gestação pode ser feita com labetalol, nifedipina ou metildopa, medicamentos considerados seguros para o tratamento da hipertensão. Inibidores da enzima conversora de angiotensina devem ser evitados, pela associação conhecida com anormalidades congênitas[38].

Administração de aspirina em baixas doses deve ser introduzida às 12 semanas, pois reduz o risco de pré-eclâmpsia e morte perinatal, devendo ser retirada antes do parto. Nos casos de antecedente de evento tromboembólico, recomenda-se anticoagulação plena com heparina de baixo peso molecular (HBPM)[38,39].

Recomenda-se ainda suplementação de cálcio, especialmente às gestantes usuárias de corticosteroides e heparina. Já a suplementação de vitamina D não reduz os riscos de desfechos desfavoráveis, não sendo preconizada[28].

Quadro 4. Opções medicamentosas no tratamento do LES

Corticosteroides	▪ A prednisona é considerada segura. Categoria C pela *Food and Drug Administration* (FDA) americana[26,27,38]. Exacerbações leves podem ser tratadas com prednisona em baixas doses (menos de 20 mg/d)[26,27,38]. Doses superiores (incluindo pulsoterapia) são opções para tratar a atividade lúpica moderada e grave[26,27,38]. Associação com diabetes gestacional é incomum, e não deve ser um fator limitante para seu uso. Se for necessário uso em altas doses, recomenda-se rastreamento para diabetes gestacional[24].
Hidroxicloroquina	▪ Não é teratogênica. Categoria C pela FDA[35,37,38]. ▪ Recomendada para prevenção da atividade da doença e redução do risco de lúpus cardíaco neonatal (para gestantes com anticorpos anti-SSA/Ro positivos)[35,37-39]. ▪ Melhora o prognóstico da nefrite lúpica e previne evolução para óbito[26].
Azatioprina	▪ Também considerada segura. Categoria D pela FDA[26,37,38]. ▪ Muitos estudos recomendam uma transição da terapia imunossupressora para esta opção[26,37,38]. Alguns outros estudos recentemente apontaram associações com alterações do neurodesenvolvimento tardio em crianças que foram expostas a azatioprina durante a gravidez[26,37,38]. ▪ Pode também estar associada à ocorrência de leucopenia e/ou trombocitopenia neonatal[26,37,38].
Ciclosporina e tacrolimus	▪ Categoria C pela FDA[27,38]. ▪ Não foram encontradas diferenças significativas relacionadas a defeitos congênitos fetais em alguns estudos de metanálise, quando mulheres grávidas foram expostas a essas drogas[27,38].
Ciclofosfamida	▪ Não deve ser prescrita durante o primeiro trimestre, por apresentar reconhecida associação com defeitos cromossômicos. Categoria D pela FDA[27,38]. Durante o segundo ou terceiro trimestres, pode ser uma opção, mas reservada somente aos *flares* severos com risco de vida materno que não cedem à pulsoterapia com corticosteroides[27,38]. ▪ Uso durante o segundo e terceiro trimestres pode estar associada a uma frequência maior de abortos espontâneos e parto prematuro[27,38].

Continua...

... continuação

Leflunomida	▪ Associa-se a efeitos teratogênicos e fetotóxicos em animais[38]. Formalmente contraindicada em mulheres grávidas. Categoria X pela FDA[38]. ▪ Uso só pode ser iniciado após exclusão de gravidez[38].
Metotrexate	▪ Medicamento teratogênico (categoria X da FDA)[38]. ▪ Uso no primeiro trimestre associado à restrição de crescimento e malformações (ausência ou hipoplasia dos ossos frontais, craniossinostose, fontanela grande e hipertelorismo ocular)[38].
Rituximab	▪ Anticorpo monoclonal com passagem transplacentária muito baixa durante o primeiro trimestre, com alguns estudos relatando gestações seguras nos casos de exposição. Categoria B pela FDA[27,38]. No segundo ou terceiro trimestres, pode atravessar a placenta e induzir linfopenia neonatal grave[27,38]. ▪ Para crianças nascidas de mães que receberam essa medicação, as vacinas de agentes vivos devem ser evitadas durante os primeiros 6 meses de vida[27,38].

ASSISTÊNCIA AO PARTO

Devido ao maior risco de parto antecipado (seja espontâneo ou por indicação médica por conta de complicações), nas resoluções entre 24 e 34 semanas deve haver aceleração da maturação pulmonar fetal com duas aplicações intramusculares de corticosteroides (12 mg de betametasona), independentemente de administração prévia de esteroides orais, já que estes não ultrapassam a barreira placentária[24].

Recomenda-se ainda administração de sulfato de magnésio quando a idade gestacional é inferior a 32 semanas, para neuroproteção fetal[24].

A via de parto preferencial deve ser vaginal. A cesariana deve ser reservada para indicações obstétricas, já que se associa a maiores riscos de tromboembolismo venoso (TEV), hemorragia e infecção, além de repercussões para futuras gestações[24].

Antibioticoprofilaxia no trabalho de parto é recomendada se houver uso de corticosteroides em dose imunossupressora (superior a 1 mg/kg), em razão dos maiores riscos de infecção e sepse[16,38].

Durante o trabalho de parto, as medicações de uso materno demandam certo ajuste, preferindo-se a hidrocortisona endovenosa nos casos de uso prolongado de esteroides orais. A HBPM profilática deve ser descontinuada no início do trabalho espontâneo e na noite anterior ao trabalho de parto induzido ou cesariana eletiva. A anestesia regional (epidural ou espinhal) pode ser realizada 12 horas após a última dose de HBPM[24].

CUIDADO PUERPERAL

No puerpério, os cuidados para exacerbações do LES ativo não diferem daqueles reservados às não grávidas. Contudo, especial atenção deve ser dada à amamentação, visto que alguns imunossupressores são contraindicados nesta situação[37].

Por conta do elevado risco para TEV no puerpério, gestantes que receberam HBPM durante o pré-natal devem continuar seu uso em dose profilática por mais 6 semanas após o parto[24].

Em pacientes com LES, o aconselhamento pós-parto para oferecer contracepção segura é particularmente importante, como apresentado no Quadro 5.

LÚPUS NEONATAL

Os anticorpos anti-Ro e anti-La presentes na circulação materna podem atravessar a placenta em sua forma IgG entre as 16 e 30 semanas de gestação e, no neonato, ocasionar a síndrome de lúpus neonatal, com aparecimento de erupções cutâneas e algumas desordens hematológicas e hepáticas. Usualmente, o quadro se resolve com a depuração dos anticorpos entre 6 e 8 meses de vida[8,16,18].

No entanto, os anticorpos podem provocar danos ao sistema de condução cardíaca fetal levando a defeitos de condução, anormalidades estruturais, cardiomiopatia e insuficiência cardíaca congestiva[16,18]. O bloqueio cardíaco congênito (BCC) apresenta-se como a morbidade mais grave e com elevada taxa de mortalidade fetal (entre 15 e 30%) e neonatal (20%). Entre primigestas com anticorpo anti-Ro positivo, o BCC afeta cerca de 2% dos seus neonatos, saltando para 16-20% em gestações subsequentes, após o nascimento de uma criança afetada[8,16,18].

Quadro 5. Métodos contraceptivos adequados para mulheres lúpicas

Contracepção reversível de longa duração (LARC)	▪ Confiáveis e menos dependentes do comprometimento do paciente[24]. ▪ Opções: implante subdérmico liberador de etonogestral (duração 3 anos); dispositivo intrauterino liberador de levonorgestrel (duração de 5 anos); dispositivo intrauterino de cobre (duração de 10 anos); acetato de medroxiprogesterona (aplicação intramuscular trimestral)[24].
Anticoncepcionais orais combinados	▪ Aumentam o risco de TEV[24]. Não devem ser utilizados na presença de anticorpos antifosfolípides positivos ou síndrome antifosfolípide, LES em atividade moderada ou grave (incluindo nefrite lúpica) e episódios anteriores de TEV[24]. Contraindicação relativa nos casos de hipertensão, tabagismo e obesidade[24]. ▪ Em casos de LES em baixa atividade e estável, seu uso pode ser adequado se desejado pela paciente[24].
Métodos de barreira	▪ Apresentam alta taxa de falha (15% -32%)[24]. Não recomendados como métodos únicos[24].

CONSIDERAÇÕES FINAIS

A concepção deve ser adiada até que a doença esteja inativa por pelo menos seis meses.

Integração de especialistas e manejo em centro de referência de alto risco.

Avaliação laboratorial suplementar: função renal e hepática, proteinúria total em 24 horas, complemento e anticorpos (anticardiolipina, anti-DNA, anticoagulante lúpico e anti-Ro e La), com avaliações mensais da atividade da doença.

Ultrassonografia obstétrica seriada (orientação da vigilância do desenvolvimento e crescimento fetal).

Ecocardiografia fetal (às 18-20 semanas e 26-28 semanas), para mulheres com anticorpos anti-Ro/La.

Vitalidade fetal: cardiotocografia, perfil biofísico, dopplerfluxometria da artéria umbilical.

Tratamento imunossupressor em gestantes com LES controlado não deve ser alterado. Glicocorticoides são os mais utilizados. Hidroxicloroquina e azatioprina são seguros na gestação. Ciclosportina é categoria C, porém metanálises não identificaram riscos. Ciclosfamida, leflunomida e metotrexate são teratogênicos e contraindicados.

Via de parto obstétrica.

Contracepção segura: métodos reversíveis de longa duração (implantes subdérmicos, DIU de cobre, DIU de levonorgestrel) ou acetato de medroxiprogesterona de depósito.

REFERÊNCIAS BIBLIOGRÁFICAS

1. De Carolis S, Moresi S, Rizzo F, Monteleone G, Tabacco S, Salvi S, et al. Autoimmunity in obstetrics and autoimmune diseases in pregnancy. Best practice & research Clinical obstetrics & gynaecology. 2019;60.
2. Williams A, Grantz K, Seeni I, Robledo C, Li S, Ouidir M, et al. Obstetric and neonatal complications among women with autoimmune disease. Journal of autoimmunity. 2019;103.
3. Andreoli L, Gerardi MC, Fernandes M, Bortoluzzi A, Bellando-Randone S, Brucato A, et al. Disease activity assessment of rheumatic diseases during pregnancy: a comprehensive review of indices used in clinical studies. Autoimmunity reviews. 2019;18(2).
4. Shaikh MF, Jordan N, D'Cruz DP. Systemic lupus erythematosus. Clin Med (Lond). 2017;17(1):78-83.
5. Sato EI. Lúpus eritematoso sistêmico. In: Borges DS, Rothschild HA, editors. Atualização terapêutica 2003: Manual prático de diagnóstico e tratamento. 21. ed. São Paulo: Artes Médicas; 2003.
6. Cortes-Hernandez J, Ordi-Ros J, Paredes F, Casellas M, Castillo F, Vilardell-Tarres M. Clinical predictors of fetal and maternal outcome in systemic lupus erythematosus: a prospective study of 103 pregnancies. Rheumatology (Oxford). 2002;41(6):643-50.
7. Clowse ME, Magder LS, Witter F, Petri M. The impact of increased lupus activity on obstetric outcomes. Arthritis Rheum. 2005;52(2):514-21.
8. Surita FGC, Cecatti JG, Parpinelli MA, Amaral E, Silva JLP. Lúpus eritematoso sistêmico e gravidez. Rev Cienc Med. 2004;13(3):241-9.
9. Surita FG, Parpinelli MA, Yonehara E, Krupa F, Cecatti JG. Systemic lupus erythematosus and pregnancy: clinical evolution, maternal and perinatal outcomes and placental findings. São Paulo Med J. 2007;125(2):91-5.
10. Harris N, Eudy A, Clowse M. Patient-reported disease activity and adverse pregnancy outcomes in systemic lupus

erythematosus and rheumatoid arthritis. Arthritis Care Res (Hoboken). 2018.

11. Pastore DEA, Costa ML, Surita FG. Systemic lupus erythematosus and pregnancy: the challenge of improving antenatal care and outcomes. Lupus. 2019;28(12).
12. Gómez-Puerta JA, Cervera R. Lupus eritematoso sistémico. Medicina & Laboratorio. 2008;14(5-6):221-3.
13. Santamaria JR, Badziak D, Barros MF, Mandelli FL, Cavalin LC, Sato M, et al. Síndrome antifosfolípide. Anais Brasileiros de Dermatologia. 2005;80(3):225-39.
14. Guidelines for referral and management of systemic lupus erythematosus in adults. American College of Rheumatology Ad Hoc Committee on Systemic Lupus Erythematosus Guidelines. Arthritis Rheum. 1999;42(9):1785-96.
15. Borba EF, Latorre LC, Brenol JCT, Kayser C, Silva NA, Zimmermann AF, et al. Consensus of systemic lupus erythematosus. Rev Bras Reumatol. 2008;48(4):196-207.
16. Lateef A, Petri M. Managing lupus patients during pregnancy. Best Pract Res Clin Rheumatol. 2013;27(3):435-47.
17. Pastore DEA, Costa ML, Parpinelli MA, Surita FG. A critical review on obstetric follow-up of women affected by systemic lupus erythematosus. Rev Bras Ginecol Obstet. 2018;40(4):209-24.
18. Ruiz-Irastorza G, Khamashta MA. Lupus and pregnancy: integrating clues from the bench and bedside. Eur J Clin Invest. 2011;41(6):672-8.
19. Lateef A, Petri M. Management of pregnancy in systemic lupus erythematosus. Nat Rev Rheumatol. 2012;8(12):710-8.
20. Blitz MJ, Fleischer A. Severe maternal morbidity associated with systemic lupus erythematosus flare in the second trimester of pregnancy. Case Rep Obstet Gynecol. 2018;2018:5803479.
21. Baer AN, Witter FR, Petri M. Lupus and pregnancy. Obstet Gynecol Surv. 2011;66(10):639-53.
22. Ostensen M. Preconception counseling. Rheum Dis Clin North Am. 2017;43(2):189-99.
23. Nahal SK, Selmi C, Gershwin ME. Safety issues and recommendations for successful pregnancy outcome in systemic lupus erythematosus. Journal of autoimmunity. 2018;93.
24. Knight CL, Nelson-Piercy C. Management of systemic lupus erythematosus during pregnancy: challenges and solutions. Open Access Rheumatol. 2017;9:37-53.
25. Witter FR. Management of the high-risk lupus pregnant patient. Rheum Dis Clin North Am. 2007;33(2):253-65, v-vi.
26. Clowse ME. Lupus activity in pregnancy. Rheum Dis Clin North Am. 2007;33(2):237-52, v.
27. Doria A, Tincani A, Lockshin M. Challenges of lupus pregnancies. Rheumatology (Oxford). 2008;47 Suppl 3:iii9-12.
28. Lateef A, Petri M. Systemic lupus erythematosus and pregnancy. Rheum Dis Clin North Am. 2017;43(2):215-26.
29. Buyon JP. Updates on lupus and pregnancy. Bull NYU Hosp Jt Dis. 2009;67(3):271-5.
30. Singh AG, Chowdhary VR. Pregnancy--related issues in women with systemic lupus erythematosus. Int J Rheum Dis. 2015;18(2):172-81.
31. Tedeschi SK, Guan H, Fine A, Costenbader KH, Bermas B. Organ-specific systemic lupus erythematosus activity during pregnancy is associated with adverse pregnancy outcomes. Clin Rheumatol. 2016;35(7):1725-32.
32. Tedeschi SK, Massarotti E, Guan H, Fine A, Bermas BL, Costenbader KH. Specific systemic lupus erythematosus disease manifestations in the six months prior to

conception are associated with similar disease manifestations during pregnancy. Lupus. 2015;24(12):1283-92.

33. Nasseri EP, Surita FGC, Costallat LTL. Gestação em mulheres com lúpus eritematoso sistêmico: experiência do CAISM/ambulatório de reumatologia do HC/Unicamp. [Dissertação de Mestrado em Clínica Médica]: Universidade Estadual de Campinas; 2016.
34. Surita FGC, Cecatti JG, Barini R, Parpinelli MA, Silva JLP. Lúpus e gravidez. Rev Bras Ginec Obstet. 1997;19:413.
35. Zhan Z, Yang Y, Zhan Y, Chen D, Liang L, Yang X. Fetal outcomes and associated factors of adverse outcomes of pregnancy in southern Chinese women with systemic lupus erythematosus. PLoS One. 2017;12(4):e0176457.
36. Jesus GR, Mendoza-Pinto C, Jesus NR, Santos FC, Klumb EM, Carrasco MG, et al. Understanding and managing pregnancy in patients with lupus. Autoimmune Dis. 2015;2015:943490.
37. Yamamoto Y, Aoki S. Systemic lupus erythematosus: strategies to improve pregnancy outcomes. Int J Womens Health. 2016;8:265-72.
38. 3Moroni G, Ponticelli C. Pregnancy in women with systemic lupus erythematosus (SLE). Eur J Intern Med. 2016;32:7-12.
39. Marder W. Update on pregnancy complications in systemic lupus erythematosus. Current opinion in rheumatology. 2019;31(6).

capítulo 44

Doenças cardíacas

- Carolina Burgarelli Testa
- Maria Rita de Figueiredo Lemos Bortolotto

INTRODUÇÃO

A cardiopatia afeta 0,3 a 4% das gestações[1-4] e é responsável por até 11% dos óbitos maternos[5]. No Estado de São Paulo, as doenças do aparelho circulatório são importante causa de óbito materno, com variação entre 8,6 e 12,2% entre os anos de 2016 e 2019[6]. Entretanto, a maioria dos casos evolui favoravelmente durante gravidez e puerpério[7].

A gravidez exerce importantes alterações sobre o sistema cardiovascular, com aumento da volemia e do débito cardíaco, alterações da resistência vascular periférica, alterações do sistema de coagulação, além de várias outras modificações que visam adaptar o organismo materno ao desenvolvimento do concepto e ao fenômeno da parturição. Essas alterações fisiológicas, demonstradas no Quadro 1, podem ter grande impacto em pacientes portadoras de cardiopatias, com implicações diretas no prognóstico materno-fetal[4,8-11].

Quadro 1. Alterações hemodinâmicas na gravidez e puerpério[4,8-11]

	1º trimestre	2º trimestre	3º trimestre	puerpério
Volume plasmático	↑	↑↑	↑↑ (até 50%)	↑↑↑
Frequência cardíaca	↑	↑	↔	↑
Resistência vascular	↓	↓↓	↔	↑↑
Débito cardíaco	↑	↑↑	↔	↑↑

Fonte: Adaptado de Korkes KA et al. *Febrasgo. 2018*[53].

ACONSELHAMENTO PRÉ-CONCEPCIONAL

Diante das condições específicas impostas pela doença cardiovascular à paciente e ao resultado de uma futura gravidez é essencial que se realize uma avaliação pré-concepcional multiprofissional especializada, com a estratificação de risco materno-fetal e aconselhamento apropriado. Diante de planejamento de gravidez, cabe ao profissional realizar a orientação adequada, buscar a otimização do quadro clínico, ajuste medicamentoso (se for necessário, troca de medicamentos contraindicados na gravidez) e, se necessário, programar intervenção cirúrgica antes da concepção[12].

O risco de complicações maternas depende do tipo de cardiopatia, tempo de doença, frequência de descompensações, medicação utilizada, tipo e número de cirurgias a que a paciente foi submetida, e eventos cardíacos prévios à gestação[4,13,14].

O aconselhamento pré-concepcional, atualmente guiado pela classificação de risco cardiovascular da Organização Mundial da Saúde, pode até mesmo contraindicar a gestação em situações clínicas de alto risco[12,15,16].

ABORDAGEM DA GESTANTE CARDIOPATA - CLASSIFICAÇÃO FUNCIONAL E ESTRATIFICAÇÃO DE RISCO

Durante a avaliação clínica da gestante, é importante identificar o tipo de cardiopatia, etiologia, cirurgias prévias e lesões residuais, assim como o estado clínico prévio e atual. Tal identificação permite à equipe assistencial medidas clínicas para evitar complicações diante das modificações gravídicas supracitadas.

Os preditores independentes de risco para eventos maternos e marcadores de prognóstico perinatal negativo, demonstrados no Quadro 2[17-19], tem relação direta com o desfecho da gravidez. Na ausência de fatores de risco, a incidência de eventos cardiológicos maternos é de 5%; na presença de um fator, 27%, e na presença de 2 ou mais, 75%[17].

A complicação mais frequente é a insuficiência cardíaca materna. Pacientes em classe funcional NYHA III/IV apresentam mortalidade significantemente maior, assim como prematuridade e óbito fetal[11-15]. A presença de cianose é um indicativo de repercussões fetais graves, com alta prevalência de abortamentos espontâneos, prematuridade, baixo peso e óbito fetal[21,22,24].

CONDUTA OBSTÉTRICA

Recomenda-se a estratificação de risco proposta pela Organização Mundial da Saúde (Quadro 03), para guiar as condutas obstétricas[12,17,25-28].

Em situações com risco de morte materna extremamente elevado (síndrome de Eisenmenger, Marfan com dilatação aórtica, miocardiopatia periparto e disfunção ventricular importante, refratária a tratamento medicamentoso) a gravidez é fortemente contraindicada[4,7,12,29,30]. Gestação não planejada neste grupo constitui indicação de abortamento terapêutico.

A assistência pré-natal das mulheres portadoras de doenças cardíacas exige cuidados multidisciplinares. Para melhor controle clínico, recomenda-se redução do esforço físico, dieta com baixo teor de sal e eventualmente restrição hídrica[31]. A terapêutica farmacológica pode e deve ser usada, respeitando a relação risco-benefício entre a condição materna e o possível risco fetal[2,21].

Em caso de descompensação clínica, a internação hospitalar é mandatória para pesquisa de possíveis fatores desencadeantes, avaliação multidisciplinar e ajuste terapêutico. Devem ser investigados a aderência/manutenção da terapia medicamentosa, adequação alimentar, anemia, infecção, atividade física excessiva, pré-eclâmpsia[29,32,33]. As pacientes que permanecem em classe funcional III /IV devem ficar internadas até o final da gravidez[1,21,26,31]. Em qualquer momento da gestação, diante de descompensação clínica refratária ao tratamento estará indicado o parto terapêutico[4,21,22,31].

Quadro 2. Preditores com impacto negativo em gestantes cardiopatas[17-19]

Maternos	Fetais
▪ Classe funcional NYHA III / IV ▪ Cianose materna; ▪ Disfunção miocárdica (fração de ejeção <40%); ▪ Obstrução de via de saída de coração esquerdo (AV mitral < 2,0 cm2; AV aórtica < 1,5 cm2; gradiente transvalvar aórtico > 30 mmHg); ▪ História de arritmia grave (com repercussão clínica); ▪ Eventos cardíacos prévios à gestação (AVC, ICC).	▪ Anticoagulação ▪ Cianose ▪ Tabagismo ▪ Classe funcional III ou IV ▪ Prótese valvar metálica ▪ Gestação múltipla ▪ Obstrução de via de saída do ventrículo esquerdo

Notas: AV = área valvar, AVC = acidente vascular cerebral, ICC = insuficiência cardíaca congestiva

Quadro 3. Estratificação do risco materno durante o ciclo gravídico-puerperal em função do tipo de doença cardíaca

Classe	Risco de acordo com condição clínica	Taxa eventos cardíacos maternos	Patologias
I	Não há aumento de morbi-mortalidade materna	2,5 a 5%	▪ Pequena ou não complicada: estenose pulmonar, ducto arterioso patente, prolapso Valva Mitral ▪ Lesões simples reparadas: defeitos de septo atrial ou ventricular, drenagem anômala de veias pulmonares ▪ Batimentos ectópicos atriais ou ventriculares, isolados

Continua...

... continuação

Quadro 3. Estratificação do risco materno durante o ciclo gravídico-puerperal em função do tipo de doença cardíaca

II	Pequeno aumento na mortalidade materna ou moderado na morbidade	5,7 a 10,5%	▪ Defeitos de septo atrial ou ventricular não operado ▪ Tetralogia de Fallot corrigida ▪ Arritmias ▪ Sd Turner sem acometimento aórtico
II - III	Risco II ou III, a depender da condição clínica materna	10 a 19%	▪ Disfunção Ventricular Esquerda discreta (FEVE>45%) ▪ Cardiomiopatia Hipertrófica ▪ Patologia valvar compensada (valva nativa ou bioprótese) ▪ Síndrome de Marfan sem acometimento aórtico ▪ Patologia aórtica / Valva bicúspide com anel valvar <45mm ▪ Coarctação de aorta reparada
III	Aumento significante de mortalidade materna ou morbidade severa	19 a 27%	▪ Disfunção ventricular esquerda moderada (FE 30 a 45%) ▪ Miocardiopatia periparto sem disfunção residual ▪ Prótese valvar mecânica ▪ Estenose mitral moderada ▪ Ventrículo direito sistêmico (função normal ou discretamente reduzida) ▪ Circulação de Fontan ▪ Cardiopatia cianogênica não reparada ▪ Cardiopatia congênita complexa ▪ Síndrome de Marfan com dilatação aórtica > 40- 45mm ▪ Doença aórtica / Valva bicúspide com anel valvar > 45- 50mm

continua...

Quadro 3. Estratificação do risco materno durante o ciclo gravídico-puerperal em função do tipo de doença cardíaca

III	Risco de mortalidade materna ou morbidade importante extremamente alto. *A gestação é contraindicada. Interrupção pode ser considerada a depender da gravidade clínica.	40 a 100%	■ Cardiomiopatia periparto prévia com qualquer disfunção ventricular residual ■ Estenose mitral severa (área valvar <1,5cm3), estenose aórtica severa sintomática e/ou disfunção de prótese com repercussão hemodinâmica ■ Hipertensão arterial pulmonar de qualquer etiologia* ■ Disfunção de ventrículo sistêmico Importante (Fração de Ejeção < 30% e/ou Classe Funcional III ou IV NYHA)* ■ Síndrome de Marfan com dilatação aórtica > 45mm* ■ Doença aórtica / Valva bicúspide com anel valvar > 50mm* ■ Coarctação congênita severa não corrigida*

Fonte: Adaptada da classificação da OMS[12,17,25-28].

A rotina de acompanhamento pré-natal e programação de parto preconizadas estão detalhadas no Quadro 4.

A avaliação do bem-estar fetal é feita clinicamente e por ultrassonografia seriada, dopplerfluxometria (a partir da viabilidade) e o perfil biofísico fetal (a partir da 34ª semana). Estes exames podem ser iniciados mais precocemente quando houver piora clínica, cianose, uso de medicamentos (em especial beta-bloqueadores, anticoagulantes e diuréticos), e na presença de restrição do crescimento fetal[26,31].

Em pacientes com controle clínico inadequado é comum a prematuridade espontânea, bem como repercussões que indicam o parto terapêutico[22,32]. Nas gestantes portadoras de cardiopatias com repercussões hemodinâmicas não se recomenda a inibição do trabalho de parto prematuro, nem se administra corticoterapia para maturação pulmonar fetal, sob risco de descompensação clínica importante.

O parto deve ser assistido em ambiente hospitalar, com retaguarda cardiológica e de terapia intensiva. O parto espontâneo por via vaginal é o mais adequado, com analgesia precoce e abreviação do período expulsivo para obter o melhor controle de débito cardíaco materno[2,21,34,35]. A cesariana está associada ao maior risco de sangramento, instabilidade hemodinâmica, infecção e fenômenos tromboembólicos[1,21,36,37] e, em relação ao parto vaginal,

Quadro 4. Rotina pré-natal na cardiopatia materna segundo a classificação OMS[4,12,44]

Categoria OMS	I	II	III	IV
Pré-Natal (nível de atenção)	Primária	Secundária	Terciária ou quartenária	
Consultas	Mensais até 28 semanas, quinzenais até 36 semanas e semanais até o parto		Conforme condição materna. No mínimo retorno quinzenal.	
Ecocardiograma materno	Início da gestação		Trimestral	
Ecocardiograma fetal	Se cardiopatia congênita materna ou outra indicação clínica, entre 24 e 28 semanas			
Ultrassonografia	Rotina	Rotina	Mensal	Mensal
Vitalidade fetal	Habitual	Termo	Viabilidade	Viabilidade
Programação parto	Termo. Evitar pós-datismo		Programado a termo, 37 a 40 semanas*	Programado entre 37 a 39 semanas**
Via de parto	Obstétrica		Obstétrica, conforme condição materna	
Analgesia	Habitual	Recomendada	*Precoce*	
Expulsivo	Habitual	Habitual	*Abreviação expulsivo*	
Puerpério imediato	Habitual	Recuperação pós anestésica	Unidade de Terapia Intensiva	

*Atenção à anticoagulação

** Em pacientes com descompensação clínica refratária ao tratamento otimizado, o parto é indicado independente da idade gestacional, geralmente por via alta. Nos casos de acometimento aórtico, indicado parto cesárea.

não apresenta vantagem com relação ao desfecho materno[38].

Constituem *indicações de cesárea em gestantes cardiopatas* as situações de risco para dissecção de aorta (Marfan com envolvimento aórtico, coarctação de aorta grave, aneurisma de aorta), parto inadiável em paciente sob anticoagulação oral (pelo risco de sangramento fetal) e hipertensão pulmonar grave[12,13,21,22,31,39,40]. São indicações relativas: estenose aórtica grave, cardiopatias complexas não corrigidas, insuficiência cardíaca refratária a tratamento clínico[22,24,32]. Nestas situações, permite-se o parto espontâneo, desde que evolua de forma rápida, com os cuidados para evitar piora clínica. É indicada a monitorização cardiovascular materna não invasiva. A monitorização invasiva fica reservada aos casos mais graves, com alto risco de instabilidade hemodinâmica[2,22,31].

Nas pacientes com risco aumentado, bem como naquelas que fazem uso de profilaxia antitrombótica ou anticoagulação plena (próteses valvares mecânicas, fibrilação atrial crônica), recomenda-se parto planejado visando melhor assistência clínica, anestésica e obstétrica[22,31,41].

Profilaxia antibiótica para endocardite infecciosa (EI) é indicada antes de curetagem pós-aborto, partos vaginais e cesáreas em pacientes de moderado a alto risco para EI – valvopatia reumática, próteses valvares, antecedente de EI, cardiopatia congênita cianótica complexa ou com *shunts* cirúrgicos sistêmicos pulmonares[42]. No HCFMUSP utilizamos ampicilina 2 gramas e Gentamicina 1,5 mg /kg (até 120 mg) antes do procedimento e repetimos ampicilina após 6 horas.

A analgesia contínua intraparto visa à manutenção da estabilidade hemodinâmica, e não apenas o controle da dor. Na cesariana, a anestesia loco-regional pode ser contraindicada em casos de hipertensão pulmonar moderada ou grave, obstrução de via de saída de ventrículo esquerdo, fração de ejeção reduzida, doença arterial coronariana[21,43].

A monitorização fetal intraparto pode ser realizada de maneira intermitente em partos espontâneos sem repercussões placentárias e/ou fetais, e contínua em todas as outras situações.

PUERPÉRIO

As alterações hemodinâmicas, aliadas às alterações da coagulação do puerpério precoce (tendência à hipercoagulabilidade) tornam esta fase a mais perigosa e passível de descompensação cardíaca[21]. O puerpério imediato deve ser seguido em unidade de terapia intensiva, com especial atenção para sinais de sobrecarga de volume, ausculta pulmonar, frequência cardíaca, diurese, pressão arterial e perdas sanguíneas[2,21,31]. A paciente deve receber alta mais tardiamente, com ajuste medicamentoso adequado e retorno precoce.

Constituem contraindicação à lactação, o uso de amiodarona e imunossupressores. Nesses casos, recomenda-se métodos mecânicos de supressão da lactação, visto que as drogas habitualmente utilizadas com esta finalidade podem aumentar o risco trombótico ou de vasoespasmo[21,31].

TERAPÊUTICA MEDICAMENTOSA

Geralmente, poucos medicamentos estão contraindicados durante a gestação e a interrupção abrupta do tratamento medicamentoso é uma das principais causas de descompensação clínica.

Devem ser suspensos os inibidores da enzima de conversão da angiotensina, antagonistas dos receptores de angiotensina e estatinas. A amiodarona e os anticoagulantes orais só devem ser utilizados quando os benefícios superarem os riscos fetais[21,29].

Diante da hipercoagulabilidade da gravidez[21,39] está recomendada a terapêutica antitrombótica em pacientes com disfunção miocárdica importante com dilatação ventricular, cianose materna, estenose valvar mitral com aumento de átrio esquerdo, arritmia trombogênica, repouso/imobilização prolongados, antecedente de tromboembolismo. O agente de escolha nestas situações é a heparina, regular ou de baixo peso molecular, em dose profilática[39].

Pacientes portadoras de próteses valvares mecânicas e com fibrilação atrial crônica têm indicação de anticoagulação plena[21,29,39]. A conduta atualmente recomendada é o uso de heparina de baixo peso molecular no primeiro trimestre e varfarina da 13ª até a 36ª semana. Com 36 semanas ou duas semanas antes do parto, troca por heparina de baixo peso molecular, com controle de atividade heparínica. Outra opção é o uso da heparina regular por via endovenosa até o parto e puerpério precoce (dose ajustada pelo TTPA). Três dias após o parto, faz-se a transição para anticoagulação oral. Esta conduta visa reduzir riscos fetais sem aumentar demasiadamente a morbidade materna[21,31,39,41].

CONSIDERAÇÕES FINAIS

O risco de descompensação clínica e morte em mulheres portadoras de doenças cardíacas é aumentado no período gravídico-puerperal. Os períodos de maior probabilidade de descompensação clínica são terceiro trimestre, parto e puerpério precoce. Os preditores de risco materno são: classe funcional NYHA III ou IV, cianose, disfunção miocárdica grave, obstrução de via de saída do coração esquerdo, história de arritmia grave ou eventos cardíacos. Além destes fatores, são preditores de risco perinatal a presença de cianose, tabagismo e anticoagulação materna.

Se indicada, pode ser utilizada terapêutica medicamentosa cardiovascular durante a gravidez, com exceção dos inibidores da ECA e dos antagonistas dos receptores de angiotensina. A anticoagulação em pacientes com próteses valvares mecânicas e fibrilação atrial crônica merece atenção especial no período gravídico. A inibição de trabalho de parto prematuro em gestantes cardiopatas com repercussão clínica está contraindicada.

Não há necessidade de antecipação do parto ou de cesárea na maioria das pacientes com cardiopatia. A cesárea é recomendável em situações de risco de dissecção de aorta e em mulheres sob anticoagulação com varfarina. Nos outros casos, a via de parto tem indicação obstétrica. Recomenda-se programação do parto em mulheres com risco de descompensação ou que exijam cuidados especiais.

REFERÊNCIAS BIBLIOGRÁFICAS

1. Clark SL. Cardiac disease in pregnancy. Crit Care Clin. 1991 Oct;7(4):777-97.
2. Foley M. Cardic disease. In: Dildy III G, Saade G, Phelan J, Hankins GD, Clark SL, Critical care obstetrics. Massachussets: Blackwell; 2004.
3. Lewey J, Haythe J. Cardiomyopathy in pregnancy. Semin Perinatol [Internet]. 2014 Aug [cited 2014 Jul 31];38(5):309–17. Available from: http://www.ncbi.nlm.nih.gov/pubmed/25037522
4. Zugaib M, Francisco RPV.Zugaib Obstetrícia. 4. ed. Barueri: Manole; 2020. 884-907 p.
5. Deneux-Tharaux C, Berg C, Bouvier-Colle M-H, Gissler M, Harper M, Nannini A, et al. Underreporting of pregnancy-related mortality in the United States and Europe. Obstet Gynecol. 2005 Oct;106(4):684-92.
6. Painel de monitoramento de Mortalidade Materna por CID 10. Datasus. 2020.
7. Feitosa H. Mortalidade materna por cardiopatia. Rev Saúde Pública. 1991;25(6):443-51.
8. Pieper PG, Balci A, Aarnoudse JG, Kampman M a M, Sollie KM, Groen H, et al. Uteroplacental blood flow, cardiac function, and pregnancy outcome in women with congenital heart disease. Circulation [Internet]. 2013 Dec 3 [cited 2014 Aug 7];128(23):2478-87. Available from: http://www.ncbi.nlm.nih.gov/ pubmed/24192800
9. Chung E, Leinwand LA. Pregnancy as a cardiac stress model. Cardiovascular Research. 2014;101.

10. Osman MW, Nath M, Khalil A, Webb DR, Robinson TG, Mousa HA. Longitudinal study to assess changes in arterial stiffness and cardiac output parameters among low-risk pregnant women. Pregnancy Hypertens. 2017.
11. Avila WS, Rossi EG, Ramires JAF, Grinberg M, Bortolotto MRL, Zugaib M, et al. Pregnancy in patients with heart disease: experience with 1,000 cases. Clin Cardiol. 2003 Mar;26(3):135-42.
12. Regitz-Zagrosek V, Roos-Hesselink JW, Bauersachs J, Blomström-Lundqvist C, Cífková R, De Bonis M, et al. 2018 ESC Guidelines for the management of cardiovascular diseases during pregnancy. Vol. 39, European Heart Journal. 2018; 39:3165-3241.
13. Avila WS, Ribeiro VM, Rossi EG, Binotto MA, Bortolotto MR, Testa C, et al. Pregnancy in women with complex congenital heart disease. A constant challenge. Arq Bras Cardiol. 2019;113(6):1062-9.
14. Silversides CK, Grewal J, Mason J, Sermer M, Kiess M, Rychel V, et al. Pregnancy Outcomes in women with heart disease: The CARPREG II Study. J Am Coll Cardiol. 2018;71(21).
15. Thorne S, MacGregor A, Nelson-Piercy C. Risks of contraception and pregnancy in heart disease. Heart. 2006 Oct;92(10):1520-25.
16. Shum KK, Gupta T, Canobbio MM, Durst J SS. Family planning and pregnancy management in adults with congenital heart disease. Prog Cardiovasc Dis. 2018;Sep-Oct(61(3-4)):336-46.
17. Siu SC, Sermer M, Colman JM, Alvarez a. N, Mercier L -a., Morton BC, et al. Prospective multicenter study of pregnancy outcomes in women with heart disease. Circulation. 2001 Jul;104(5):515-21.
18. Ladouceur M, Benoit L, Radojevic J, Basquin A, Dauphin C, Hascoet S, Moceri P, Bredy C, Iserin L, Gouton M NJ. Pregnancy outcomes in patients with pulmonary arterial hypertension associated with congenital heart disease. Heart. 2017;103(4):287-92.
19. Kampman MAM, Bilardo CM, Mulder BJM, Aarnoudse JG, Ris-Stalpers C, van Veldhuisen DJ, et al. Maternal cardiac function, uteroplacental Doppler flow parameters and pregnancy outcome: a systematic review. Ultrasound Obstet Gynecol. 2014 Oct.
20. Ruys TPE, Roos-Hesselink JW, Hall R, Subirana-Domènech MT, Grando-Ting J, Estensen M, et al. Heart failure in pregnant women with cardiac disease: data from the ROPAC. Heart. 2014 Feb;100(3):231-38.
21. Elkayam U, Gleicher N, editors. Cardiac problems in pregnancy: diagnosis and management of maternal and fetal disease. 3rd. New York: Wiley-Liss; 1998.
22. Expert consensus document on management of cardiovascular diseases during pregnancy. Eur Heart J. 2003 Apr;24(8):761-81.
23. Siu SC, Colman JM, Sorensen S, Smallhorn JF, Farine D, Amankwah KS, et al. Adverse neonatal and cardiac outcomes are more common in pregnant women with cardiac disease. Circulation. 2002 May;105(18):2179-184.
24. Uebing A, Steer PJ, Yentis SM, Gatzoulis MA. Pregnancy and congenital heart disease. BMJ. 2006 Feb;332(7538):401-6.
25. Regitz-Zagrosek V, Blomstrom Lundqvist C, Borghi C, Cifkova R, Ferreira R, Foidart J-M, et al. ESC Guidelines on the management of cardiovascular diseases during pregnancy: the task force on the management of cardiovascular diseases during pregnancy of the European Society of Cardiology (ESC). Eur Heart J. 2011 Dec;32(24):3147-97.
26. Bortolotto, MRFL; Testa C. Protocolos assistenciais - Clínica Obstétrica FMUSP. 5. ed. São Paulo: Editora Atheneu; 2016. 181-96 p.

27. Testa, CB; Bortolotto MRFL, Francisco R. Clínica Médica, volume 1. 2. ed. Barueri; 2016. 648-66.
28. Testa CB, Borges VTM, Bortolotto MRDFL. Cardiopatia e gravidez. Rev Med. 2018.
29. Qasqas SA, McPherson C, Frishman WH, Elkayam U. Cardiovascular pharmacotherapeutic considerations during pregnancy and lactation. Cardiol Rev. Jan;12(4):201-21.
30. Santacesaria S1, Cataldo S, Annoni GA, Corbella P, Fiocchi S VG. Pregnancy in women with cardiovascular disease in the guidelines era: an Italian single-center experience. J Cardiovasc Med. 2016;17(10):750-5.
31. Zugaib M, Bittar R. Protocolos da clínica obstétrica da Faculdade de Medicina da Universidade de São Paulo. 3. ed. São Paulo: Atheneu; 2007.
32. Pijuan Domènech A, Gatzoulis MA. [Pregnancy and heart disease]. Rev española Cardiol. 2006 Sep;59(9):971-84.
33. Van Mieghem T, Deprest J, Verhaeghe J. Fetal and maternal hemodynamics in pregnancy: new insights in the cardiovascular adaptation to uncomplicated pregnancy, twin-to-twin transfusion syndrome and congenital diaphragmatic hernia. Facts, views Vis ObGyn. 2011 Jan;3(3):205-13.
34. Van Oppen AC, Stigter RH, Bruinse HW. Cardiac output in normal pregnancy: a critical review. Obstet Gynecol. 1996 Feb;87(2):310-18.
35. Van Mook WNKA, Peeters L. Severe cardiac disease in pregnancy, part I: hemodynamic changes and complaints during pregnancy, and general management of cardiac disease in pregnancy. Curr Opin Crit Care. 2005 Oct;11(5):430-34.
36. Bortolotto MRL. Estudo dos fatores relacionados à determinação da via de parto em gestantes portadoras de cardiopatias. Universidade de São Paulo; 2005.
37. Rao S, Ginns JN. Adult congenital heart disease and pregnancy. Semin Perinatol [Internet]. 2014 Aug [cited 2014 Jul 31];38(5):260–72. Available from: http://www.ncbi.nlm.nih.gov/pubmed/25037516
38. Ruys TPE, Roos-Hesselink JW, Pijuan-Domènech A, Vasario E, Gaisin IR, Iung B, et al. Is a planned caesarean section in women with cardiac disease beneficial? Heart. 2014 Dec.
39. Bates SM, Greer IA, Hirsh J, Ginsberg JS. Use of antithrombotic agents during pregnancy: the Seventh ACCP Conference on Antithrombotic and Thrombolytic Therapy. Chest. 2004 Sep;126(3 Suppl):627S-644S.
40. Galand S, Elkayam U. Pregnancy and marfan syndrome. Ann Cardiothorac Surg. 2017;6(6):642-53.
41. Seshadri N, Goldhaber SZ, Elkayam U, Grimm RA, Groce JB, Heit JA, et al. The clinical challenge of bridging anticoagulation with low-molecular-weight heparin in patients with mechanical prosthetic heart valves: an evidence-based comparative review focusing on anticoagulation options in pregnant and nonpregnant patients. Am Heart J. 2005 Jul;150(1):27-34.
42. Dajani AS, Taubert KA, Wilson W, Bolger AF, Bayer A, Ferrieri P, et al. Prevention of bacterial endocarditis: recommendations by the American Heart Association. Clin Infect Dis. 1997 Dec;25(6):1448-458.
43. Kuczkowski KM, van Zundert A. Anesthesia for pregnant women with valvular heart disease: the state-of-the-art. J Anesth [Internet]. 2007 Jan [cited 2013 Dec 25];21(2):252-57. Available from: http://www.ncbi.nlm.nih.gov/ pubmed/17458655
44. Bortolotto MR de FL, Testa CB. Protocolos assistenciais da Clínica Obstétrica HCF-MUSP. In: Zugaib M, Bittar RE, Francisco RPV (ed) Protocolos assistenciais da Clínica Obstétrica HCFMUSP. 5. ed. São Paulo: Atheneu; 2016. p. 181-96.

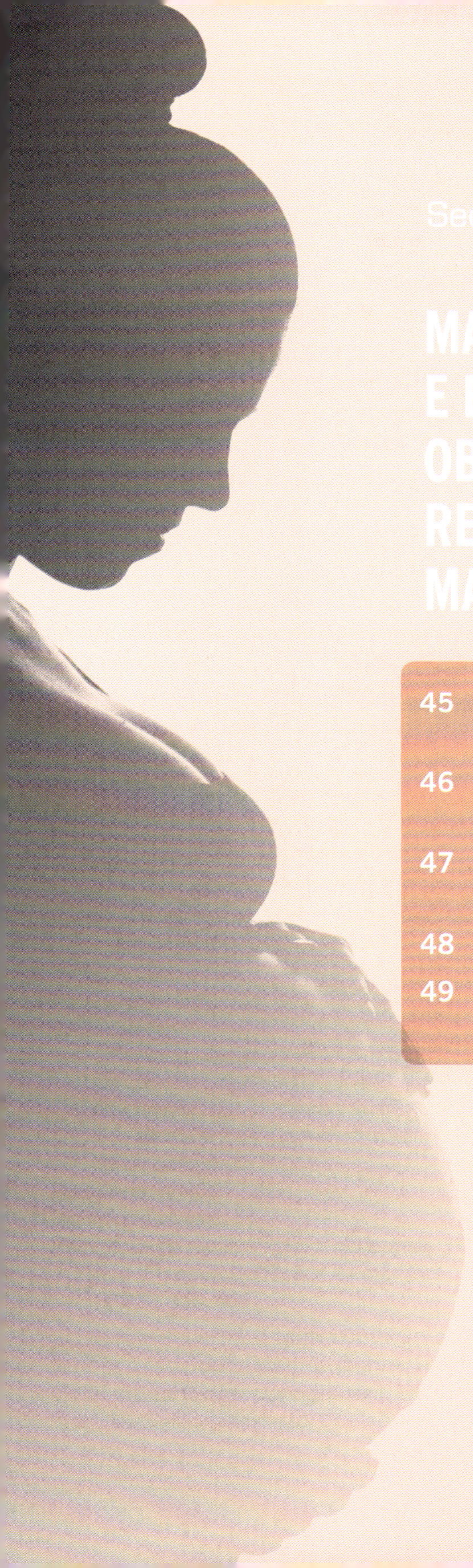

Seção 10

MANEJO DAS URGÊNCIAS E EMERGÊNCIAS OBSTÉTRICAS PARA REDUÇÃO DA MORTE MATERNA

▶ Samira El Maerrawi Tebecherane Haddad

A redução da morte materna ainda é uma meta prioritária em todo o mundo, representando não só um problema de saúde como, também, uma questão relacionada às desigualdades sociais, econômicas e de gênero.

Apesar das razões de mortalidade materna (RMM) serem alarmantes nos locais de média e baixa renda, como é o caso do Brasil e de algumas regiões dentro do Estado de São Paulo, os números absolutos são pequenos quando avaliadas as ocorrências locais.

Municípios com altas RMM podem, por exemplo, ter números absolutos que correspondem a menos de 10 óbitos maternos em um ano. Mesmo considerando prevalência aproximadamente 10 vezes maior de *near miss* materno para cada óbito, as mulheres com condições ameaçadoras da vida podem não representar nem 8 atendimentos por mês em todo um município de médio porte.

Este fato dificulta a aquisição de habilidades pelos profissionais de saúde para o manejo de casos graves em obstetrícia, assim como a estruturação apropriada dos serviços de saúde localmente. Assim, esse cenário pode levar a atrasos na provisão de cuidados adequados e oportunos capazes de prevenir os óbitos maternos, em sua imensa maioria evitáveis.

Neste sentido, dentro da linha de cuidado sexual e reprodutivo à mulher no menacme, uma das principais ações que impactam mais direta e rapidamente na prevenção do óbito materno é a assistência qualificada às urgências e emergências obstétricas. A reciclagem periódica e permanente das equipes, com revisão e adaptação dos protocolos de assistência locais, são estratégias importantes que devem ser adotadas com constância e persistência.

Com isso, traremos nesta seção uma oportunidade de atualização profissional, apresentando aspectos práticos para identificação e manejo de situações de urgências e emergências obstétricas, abordando os temas: Paciente grave: o cuidado intensivo fora da UTI; Abdome agudo não obstétrico na gestação; Conduta no acretismo surpresa; Sepse materna e Parada cardiorrespiratória na gestação.

capítulo 45

Paciente grave: o cuidado intensivo fora da UTI

- Maria Rita de Figueiredo Lemos Bortolotto
- Carolina Burgarelli Testa

INTRODUÇÃO

A necessidade de cuidados intensivos em pacientes obstétricas pode ser observada nas pacientes com doenças maternas graves (por exemplo cardiopatia, asma descompensada, doença renal crônica ou aguda), mas na prática diária é mais comum nas pacientes com fenômenos hemorrágicos ligados ao parto, infecções (sepse) ou nas síndromes hipertensivas da gravidez. A demora no reconhecimento da gravidade da situação e na oferta de cuidados intensivos é responsável por situações de mortalidade e morbidade materna grave. Este capítulo tem por objetivo delimitar as situações de risco, indicações de terapia intensiva, medidas a serem tomadas enquanto não se obtém a vaga na Unidade de Terapia Intensiva (UTI), e organização de cuidados às pacientes que necessitam de tratamento intensivo.

RECONHECIMENTO DE SITUAÇÕES DE RISCO

A grande maioria das pacientes obstétricas é jovem e hígida, sem fatores de risco associados à gravidez e puerpério. Os eventos de mortalidade e morbidade materna grave são raros, mesmo em locais com condições de atendimento médico favoráveis. Estatísticas nos Estados Unidos e em outros países com condições socioeconômicas similares mostram que 1 a 10 pacientes a cada 10.000 nascimentos precisam de internação em UTI[1]. As taxas de mortalidade materna variam conforme as condições sociais, sendo significativamente maior nos países de baixa renda comparado aos países de alta renda (14% x 3,3%, respectivamente)[1,2]. Essa disparidade, bem como das taxas de mortalidade materna, está relacionada não somente à falta de condições de estrutura de assistência, mas também à demora no reconhecimento de situações de risco materno aumentado (condições potencialmente ameaçadoras à vida), propiciando maior risco de deterioração clínica com quadros de *near miss* (com ameaça à vida) e óbito[2-4].

Os sinais precoces de deterioração clínica das pacientes em situações potencialmente ameaçadoras à vida podem passar desapercebidos, com demora no atendimento e/ou à assistência em caso de complicações em pacientes já internadas. Revisões de óbitos maternos mostraram que muitos casos poderiam ser evitados pelo reconhecimento e assistência intensiva precoce das pacientes graves[3,5].

Para mitigar as falhas de atendimento nos serviços de urgência, ou de reconhecimento de situações de risco em pacientes já internadas, foram criados Protocolos de Classificação de Risco e Escores de Alerta Precoce em Obstetrícia. A classificação de risco propicia uma assistência mais ágil aos casos graves, e os escores de alerta fornecem elementos para a detecção precoce de situações de gravidade potencial ou confirmada, permitindo intervenções imediatas que possam reduzir a possibilidade de progressão para formas mais graves ou óbito[2-4].

Os protocolos de classificação de risco tiveram sua origem nos instrumentos utilizados em medicina de emergência, sendo posteriormente adaptados para a população obstétrica. O Ministério da Saúde recomenda a classificação de risco em gestantes conforme os sinais e sintomas mais prevalentes em atendimentos obstétricos de urgência, levando em consideração a avaliação de pontos-chave: nível de consciência, avaliação de respiração e ventilação, avaliação da circulação, avaliação da dor, sinais e sintomas gerais e fatores de risco / agravantes[4]. As propostas de fluxogramas realizados a partir da principal queixa leva à classificação de risco, com possibilidade de identificação da prioridade clínica, conforme demonstrado na Figura 1, a seguir.

Os escores de alerta precoce são instrumentos que visam ao rastreio da morbidade materna grave através da monitoração de sinais vitais – nível de consciência, temperatura, pressão arterial sistólica e diastólica, frequência cardíaca, frequência respiratória, dor, volume urinário e saturação de oxigênio[1,2,6]. Os sinais de alerta precoce que devem disparar medidas de observação e intervenção estão listados a seguir.

- Pressão arterial sistólica (mmHg) < 90 ou > 160
- Pressão arterial diastólica (mmHg) > 100
- Frequência cardíaca (bpm) < 50 ou > 120
- Frequência respiratória (irpm) < 10 ou > 30
- Saturação de oxigênio em ar ambiente < 95%
- Oligúria (mL/hora por mais de 2 horas) < 35
- Alteração do nível de consciência ou agitação
- Dor (cefaleia ou epigastralgia em paciente com pré-eclâmpsia, ou dor abdominal persistente em gestantes)

O objetivo da utilização dos escores de alerta precoce é a identificação dos quadros potencialmente graves na sua fase inicial, evitando a progressão para condições irreversíveis, com aumento das taxas de morbidade

Casos Leves 240 minutos

- Exames de Ultrassom normais, sem queixas
- Em busca de consulta pré-natal
- Puérpera com queixa mamária sem sinais de inflamação / infecção

Casos menos graves 120 minutos

- Queixas genitais - prurido, ardência, corrimento
- Doenças sistêmicas assintomáticas no momento
- IG≥41 semanas, redução da MF<12h
- Dor leve, vômitos sem desidratação, sangramento em borra de café

Casos de urgência 50 minutos

- Perda de consciência ≤4h
- Sangramento discreto a moderado no 1o trimestre
- Puérpera com loquiação fétida, ferida operatória com hiperemia, hipertermia ou secreção purulenta
- Alterações de ultrassom
- PAS≥140mmHg ou PAD≥90mmHg
- Edema unilateral MMII ou dor em panturrilha
- Dor torácica moderada

Emergência Atendimento imediato

- Perda de consciência ou convulsão
- Turvação visual, escotomas, epigastralgia, náuseas / vômitos, cefaleia de forte intensidade associada a PAS≥140mmHg ou PAD≥90mmHg
- Fase ativa de trabalho de parto, prolapso de cordão
- Ausência de movimentação fetal > 12h
- Perda líquida >12h ou perda de líquido esverdeado
- Sangramento volumoso (gestação ou puerpério)
- Hipertonia uterina, dor abdominal de forte intensidade
- PAS≥140mmHg ou PAD≥90mmHg com proteinúria 3+
- PAS≥160mmHg ou PAD≥110mmHg
- Glicemia capilar ≥300 mg/dL ou ≤70 mg/dL
- FR≥ 24irpm, temperatura ≥38ºC, FC≥120bpm, Sat 02 90-94%
- Sinais de desidratação com repercussão hemodinâmica
- Achados ultrassonográficos - risco de óbito fetal

Figura 1. Proposta de sala de acolhimento e classificação de risco conforme Ministério da Saúde.

materna grave (*near miss*) ou mesmo morte materna. Foi observado em estudos de revisão de óbito que em até 70% dos casos os primeiros sinais de deterioração não foram percebidos pela equipe de saúde[5,6].

A monitoração dos sinais vitais através de escores, com pontuação, deve ser acompanhada de plano de ação, hierarquização dos cuidados e padronização na assistência, através de protocolos bem estabelecidos, levando em consideração as características e condições do serviço. O Quadro 1 mostra a proposta do escore "MEOWS" (*Maternal Early Obstetrical Warning Score*), com a divisão de parâmetros por faixa de gravidade. Para cada faixa são atribuídas cores (que são pontuadas) e a soma dos pontos obtidos fornecem o escore final, a partir do qual são determinados planos de ação[2] (Figura 2).

Para a implantação do escore, recomenda-se adoção de registro padronizado (vide exemplo proposto pela Febrasgo, no Anexo 1). Poderiam ser utilizadas outras ferramentas, como programação de registros em prontuário eletrônico que apontariam alertas em caso de índices anormais, com a determinação de protocolos de planos de ação. A utilização dos sinais precoces de deterioração clínica, bem como dos escores, deve ser realizada a cada avaliação clínica da paciente pela equipe de saúde, bem como na transferência entre unidades de serviço[2] (do pronto-atendimento para a sala de parto, e depois para a unidade de internação).

É de fundamental importância a preparação do serviço e da equipe para o reconhecimento dos sinais de deterioração clínica e implantação de planos de ação, como observado na Figura 2. Tais medidas podem variar conforme a estrutura do serviço em questão – por exemplo, em uma situação de emergência em alguns hospitais, a paciente pode ser encaminhada à UTI (ou à uma unidade de cuidados intermediários), ou acionados times de resposta rápida, ou ainda transferida ao Centro Obstétrico (se lá não estiver) para monitoração mais intensa e cuidado pela equipe de anestesia, geralmente mais afeita às situações de risco crítico[1,2,7].

ATENDIMENTO INTENSIVO À PACIENTE GRAVE FORA DA UTI

Uma vez diagnosticado quadro de gravidade, são acionadas medidas para identificação da causa e assistência inicial à paciente. Em nosso meio, as causas mais frequentes de morbidade materna grave são as complicações decorrentes das síndromes hipertensivas na gravidez, os fenômenos hemorrágicos intra ou pós-parto e das infecções obstétricas ou não, com sepse. Em alguns serviços de referência podem ser comuns ainda situações de descompensação de doença materna grave, como cardiopatia, tromboembolismo ou descompensação diabética[8,9]. Insuficiência respiratória pode estar presente em casos de infecção viral, como na infecção pelo H1N1, ou pelo Covid-19, mais recentemente. O conhecimento das estatísticas do serviço é fundamental para o gerenciamento do atendimento às pacientes.

Nem todas as pacientes em que os sinais de alerta foram identificados necessitarão de encaminhamento para UTI. Em alguns casos, a assistência adequada no momento do alerta pode reverter o quadro. Por exemplo, na observação de sangramento puerperal aumentado, medidas corretivas geralmente conseguem interromper a hemorragia, com estabilização da paciente. Num outro exemplo, uma paciente com pré-eclâmpsia com pico hipertensivo e sinais neurológicos deverá receber sulfato de magnésio e, embora não seja obrigatório o envio da paciente à UTI, cuidados mais intensivos de monitoração devem ser utilizados[1,7,10]. Neste caso, a paciente pode ficar

Quadro 1. Escore de alerta precoce – graduação e pontuação dos parâmetros

Pontuação	3	2	1	0	1	2	3
Temperatura (ºC)	-	< 35	-	35-37,5	37,5-37,9	38-39	≥ 39
PAS (mmHg)	< 70	70-89	-	90-139	140-149	150-159	≥ 160
PAD (mmHg)	-	< 45	-	45-89	90-99	100-109	≥ 110
FC (bpm)	< 50		50-59	60-99	100-109	110-129	≥ 130
FR (irpm)	< 12	13-15	-	16-20	21-24	25-30	> 30
Consciência	Inconsciente	Sonolenta	-	Alerta	-	-	-
SAT (O_2)	< 92	92-95	-	> 96	-	-	-
Vol. urinário (mL/h)	< 10	10-29	-	> 30	-	-	-

Fonte: Adaptado de Cole (2014)[6]; Nirmal e Doodsell (2016)[3] e Nunes, Hirakawa e Okido (2017)[2].

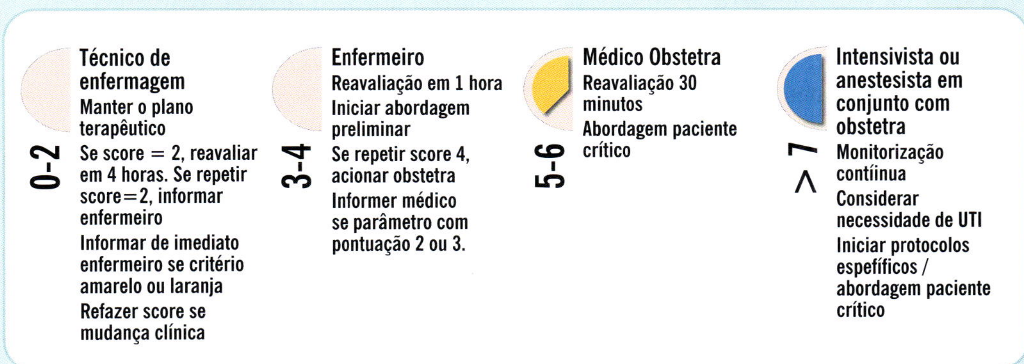

Fonte: Adaptado de Cole (2014)[6]; Nirmal e Doodsell (2016)[3] e Nunes, Hirakawa e Okido (2017)[2].

Figura 2. Sugestão de plano de ação conforme resultado de escore MEOWS.

numa unidade de cuidados intermediários, ou na ausência desta situação, ser transferida para observação mais intensa no Centro Obstétrico, onde condições de monitoração clínica e disponibilidade de equipe treinada são maiores.

Mas, em algumas situações, a transferência para UTI estará indicada, e enquanto se aguarda a vaga, medidas iniciais de suporte e estabilização clínica devem ser iniciadas[1,11]. A abordagem inicial das pacientes em situação crítica deve obedecer às medidas dos protocolos de ressuscitação ("ABC"), garantindo a permeabilidade de vias aéreas, assistência ventilatória adequada ao caso e medidas para melhorar a circulação da paciente (posicionamento adequado, com paciente em decúbito lateral e/ou dorso elevado) e acesso venoso para infusão de líquidos e drogas. Monitores devem ser instalados para adequado controle dos parâmetros circulatórios e respiratórios, e a diurese deve ser monitorada, com sondagem vesical de demora, se necessário. Se indicado, usar analgésicos[1,2,11]. Essa abordagem inicial não deve aguardar a transferência da paciente para outra unidade ou serviço – quanto mais precoces forem as medidas de reanimação, mais estável ficará a paciente, e melhor o prognóstico. Todo serviço obstétrico deve dispor de material para ressuscitação cardiorrespiratória, bem como facilidade de acesso aos medicamentos e equipamentos para assistência aos casos de pré-eclâmpsia grave e hemorragia obstétrica.

Após avalição e conduta inicial materna, procede-se à coleta dos exames pertinentes e à monitoração fetal (se viabilidade fetal presente). Em algumas situações, a vitalidade fetal pode estar comprometida, mas pode melhorar com a compensação materna (por exemplo, em casos de insuficiência respiratória ou cetoacidose diabética). Na persistência de alterações da vitalidade fetal (cardiotocografia, perfil biofísico fetal), devem ser iniciados os preparativos para a realização de cesariana de emergência, com acionamento da equipe de neonatologia[1].

Em relação aos exames laboratoriais, podem existir alterações dos valores de normalidade da gestante em relação aos utilizados pelos laboratórios (população geral)[7]. Isso é particularmente importante no caso da gasometria arterial – no terceiro trimestre existe fisiologicamente uma alcalose respiratória, com aumento da PaO_2 (101 a 106 mmHg), e queda da $PaCO_2$ (26-30 mmHg) e do bicarbonato sérico (17 mEq/L)[1]. Outras alterações fisiológicas também estão presentes, como a hemodiluição, redução da ureia e creatinina séricas, aumento do fibrinogênio e do Dímero D. Outros exames também são alterados pela gravidez, especialmente no 3º trimestre: são observadas alterações eletrocardiográficas (desvio do eixo para esquerda), oscilações das medidas na ecocardiografia dependentes da posição materna, e alterações à radiografia decorrentes da elevação do diafragma[1,12].

É importante frisar que na assistência à gestante em condições críticas, a administração de medicamentos e o uso de propedêutica auxiliar (por exemplo, exames radiológicos) não devem deixar de ser realizados por receio de dano ao concepto. Deve ser considerada a administração de medicamentos com menor possibilidade de repercussão fetal, e exames com menor potencial de radiação, mas a condição materna instável é prioritária sobre os interesses fetais[1,7,11,13].

Quando for necessária a transferência da paciente, recomenda-se que o hospital de destino disponha de Unidade de Terapia Intensiva de adultos e neonatal, equipe de Obstetrícia com experiência em casos críticos e, preferencialmente, banco de sangue no local. O transporte deve ser feito por ambulância com suporte de cuidados intensivos. A paciente deve ser acompanhada de profissionais médicos capazes de prover assistência intensiva e obstétrica, quando for o caso[1]. O emprego de monitoração fetal durante o transporte depende da distância, viabilidade e/ou vitalidade fetal e recursos disponíveis (em geral, quando existe grande possibilidade de ocorrer o parto no trajeto, deve-se considerar transferir a paciente no puerpério).

ORGANIZAÇÃO DE RECURSOS HUMANOS E MATERIAIS

Recomenda-se que na organização funcional de um serviço de Obstetrícia o fluxo de atendimento às pacientes em situação crítica seja contemplado, tanto do ponto de vista de equipe multiprofissional quanto da disponibilidade de recursos materiais para o atendimento[1,7]. Treinamentos na assistência às pacientes com hemorragia, pré-eclâmpsia grave, sepse, edema pulmonar devem ser estimulados[10]. A Sogesp vem realizando desde 2018, cursos de treinamento em Emergências Obstétricas, visando multiplicar o conhecimento e treinamento nessas situações. Dentro de cada serviço, recomenda-se criar fluxogramas de atendimento e também a elaboração de *kits* com o material necessário para os casos mais frequentes – a procura do material, espera de chegada da farmácia e almoxarifado atrasam o atendimento adequado. Estimula-se a criação de protocolos operacionais transdisciplinares e protocolos de condutas que minimizem a variação de intervenções conforme a experiência dos profissionais de plantão[1,11]. Dentro das medidas a serem tomadas junto à gestão hospitalar, incluímos ainda o fluxo para acionamento de time de resposta rápida, encaminhamento às unidades de cuidados intermediários e terapia intensiva, e acionamento de regulação para transferência da paciente, quando for o caso.

CONSIDERAÇÕES FINAIS

O reconhecimento de situações de risco em obstetrícia permite a identificação precoce das gestações complicadas, provendo atenção adequada e reduzindo a progressão para condições potencialmente ameaçadoras à vida, situações de *near miss* e morte materna. Esse reconhecimento é realizado através de Classificação de Risco e pelos Escores de Alerta Precoce em Obstetrícia, ferramentas que nos permitem fornecer cuidados mais adequados para as pacientes críticas e com potencial de deterioração clínica.

As condições que mais se associam à morbidade materna grave são os quadros de hemorragia obstétrica, síndromes hipertensivas da gravidez, infecções/sepse, insuficiência respiratória secundária, a congestão pulmonar ou infecções respiratórias, doenças cardiovasculares e tromboembolismo.

A assistência à paciente crítica fora do ambiente de terapia intensiva visa melhorar a condição materna com estabilização até a transferência para outra unidade ou instituição. Os escores permitem traçar planos de ação hierarquizados, com assistência mais efetiva.

A abordagem inicial da situação de gravidade visa manter as condições respiratórias e circulatórias, avaliação clínica e laboratorial materna e da vitalidade fetal, e estabilização clínica que permita assistência clínica e obstétrica adequadas, seja na mesma unidade ou transferência para UTI ou outro hospital. A demora dos cuidados implica em piora do prognóstico materno.

A organização do cuidado à paciente grave deve ser multidisciplinar, seguindo protocolos de conduta, com apoio das instâncias de gerenciamento hospitalar para melhor efetividade dos recursos humanos e provisão de recursos materiais.

REFERÊNCIAS BIBLIOGRÁFICAS

1. Plante L, Metz TD. Committee on practice bulletins-obstetrics. This practice bulletin was [Internet]. Vol. 170, Replaces Practice Bulletin Number. 2016. Available from: www.acog.org/More-Info/CriticalCareinPregnancy,
2. Nunes R, Hirakawa H, Okido M. Classificação de risco em obstetrícia. Escores de alerta precoce e atendimento incial às urgências

obstétricas. In: Fernandes C, Silva de Sá M, editors. Tratado de obstetrícia Febrasgo. Rio de Janeiro: Elsevier; 2019. p. 968-78.

3. Nirmal D, Goodsell R. Trust Guideline for the use of the Modified Early Obstetric Warning Score (MEOWS) in detecting the seriously ill and deteriorating woman [Internet]. 2016 [cited 2020 Aug 16]. Available from: http://workplacehealthandwellbeing.co.uk/publication/download/modified-early-obstetric--warning-score-meows-mid33-ao13-v4-1
4. Saúde M da, Obstetrícia Manual E. Manual de acolhimento e classificação de risco em obstetrícia [Internet]. Brasilia DF; 2017 [cited 2020 Aug 16]. Available from: www.saude.gov.br/bvs
5. Singh S, McGlennan A, England A, Simons R. A validation study of the CEMACH recommended modified early obstetric warning system (MEOWS). Anaesthesia. 2012 Jan;67(1):12-8.
6. Cole MF. A modified early obstetric warning system. Br J Midwifery [Internet]. 2014 Dec 1 [cited 2020 Aug 16];22(12):862-8. Available from: https://www.magonlinelibrary.com/doi/abs/10.12968/bjom.2014.22.12.862
7. Gaffney A. Critical care in pregnancy-Is it different? Vol. 38, Seminars in Perinatology. W.B. Saunders; 2014. p. 329-40.
8. Santana DS, Guida JPS, Pacagnella RC, Cecatti JG. Near miss materno - entendendo e aplicando o conceito. Rev Med. 2018 Jun 15;97(2):187.
9. Ramos De Amorim MM, Katz L, Ávila MB, Araújo DE, Valença M, Japhet C, et al. Perfil das admissões em uma unidade de terapia intensiva obstétrica de uma maternidade brasileira Admission profile in an obstetrics intensive care unit in a maternity hospital of Brazil. Rev. Bras. Saúde Matern. Infant. 2006.
10. Paternina-Caicedo A, Miranda J, Bourjeily G, Levinson A, Dueñas C, Bello-Muñoz C, et al. Performance of the Obstetric Early Warning Score in critically ill patients for the prediction of maternal death. Am J Obstet Gynecol [Internet]. 2017 Jan 1 [cited 2018 Feb 14];216(1):58.e1-58.e8. Available from: http://www.ncbi.nlm.nih.gov/pubmed/27751799
11. Leovic MP, Robbins HN, Starikov RS, Foley MR. Multidisciplinary obstetric critical care delivery: The concept of the "virtual" intensive care unit. Vol. 42, Seminars in Perinatology. W.B. Saunders; 2018. p. 3–8.
12. Testa CB, Borges VTM, Bortolotto MRDFL. Cardiopatia e gravidez. Rev Med. 2018 Jun 15;97(2):177.
13. Bortolotto, MRFL; Testa C. Intercorrencias clínicas - Cardiopatia. In: Zugaib, M; Bittar, RE; Francisco R, editor. Protocolos assistenciais da clínica obstétrica FMUSP. 5. ed. São Paulo: Editora Atheneu; 2015. p. 181-96.

ANEXO 1 – EXEMPLO DE DOCUMENTO

febrasgo

Nome da paciente			
Nome da mãe		DN	

	Data														
	Hora														
T	> 39														
	38-39														
	37,5-37,9														
	35-37,4														
	< 35														
PAS	> 160														
	150-159														
	140-149														
	90-139														
	70-89														
	< 70														
PAD	> 110														
	100-109														
	90-99														
	45-89														
	< 45														
FC	> 130														
	100-129														
	100-109														
	60-109														
	50-59														
	< 50														
FR	> 30														
	25-30														
	21-24														
	16-20														
	13-15														
	< 12														
Nível de consciência	Inconsciente														
	Rebaixamento														
	Alerta														
SP 02	> 95														
	92-95 %														
	< 92														
Volume urinário	Não medido														
	10-30/hora														
	< 10/hora														
	Scote														

Instrução
Somar os pontos segundo a tabela de valores

Valores	
Cada linha verde	1
Cada linha amarela	2
Cada linha laranja	3

Fonte: Cedido por Nunes, Hirakawa e Okido (2017)[2].

Figura 3. Sistema de alerta obstétrico precoce.

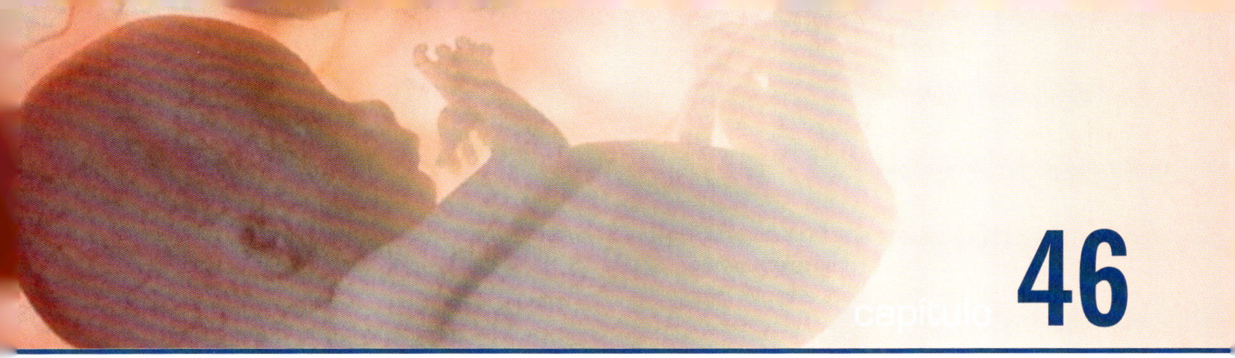

capítulo 46

Abdome agudo não obstétrico na gestação

- Samira El Maerrawi Tebecherane Haddad
- Humberto Sadanobu Hirakawa
- Rafael Izar Domingues da Costa

INTRODUÇÃO

O termo abdome agudo refere-se a qualquer condição aguda grave e intra-abdominal acompanhada de dor, sensibilidade aumentada e rigidez muscular, que pode requerer uma intervenção cirúrgica de emergência.

Abdome agudo não obstétrico refere-se às condições incidentais à gravidez, excluindo-se assim as patologias decorrentes ou relacionadas com a gestação.

O abdome agudo de causa não obstétrica, de maneira geral, não possui aumento de incidência durante o período gestacional em comparação com a população não gestante. No entanto, sua ocorrência tende a apresentar uma evolução mais grave, provavelmente por atrasos em seu diagnóstico e manejo.

A dor abdominal e os sintomas gastrointestinais estão entre as queixas mais comuns na gravidez. As modificações fisiológicas da gestação podem se sobrepor aos sinais de complicações não obstétricas e, dessa forma, o abdome agudo durante a gravidez se torna um evento desafiador para todas as especialidades.

Em razão da baixa prevalência de abdome agudo na gestação, a maior parte das recomendações deriva de séries de casos, estudos observacionais e opinião de especialistas.

DIAGNÓSTICO

Clínico

A propedêutica clínica básica no abdome agudo não difere na mulher grávida, obviamente, considerando as particularidades da gestação. A realização da história clínica detalhada continua sendo uma habilidade essencial, com pesquisa de antecedentes mórbidos clínicos e gestacionais (atuais e prévios), além de avaliação obstétrica pormenorizada.

Além da avaliação diagnóstica habitual de adultos com dor abdominal, na gestação devem ser primeiro suspeitas e descartadas as causas de dor relacionadas à gravidez. Uma vez que esses transtornos são mais prevalentes e mais propensos a impactar tanto a mulher quanto o feto, recomendamos que as causas obstétricas sejam o foco inicial da avaliação, tanto na anamnese quanto no exame físico.

A idade gestacional é uma variável de importância na investigação das diferentes condições patológicas associadas à dor abdominal, incluindo as condições incidentais, sendo que a probabilidade diagnóstica muda com a evolução da gestação. Dessa forma, o cálculo da idade gestacional deve ser realizado no início do processo propedêutico, inclusive pelo clínico ou cirurgião, não sendo incumbência exclusiva do obstetra.

Outro aspecto de suma importância é a inclusão da pesquisa sobre trauma, principalmente, a possibilidade de violência doméstica, uma vez que esta pode estar sendo intencionalmente ocultada.

A anamnese da dor abdominal deve incluir:

- Local e irradiação da dor;
- Caráter da dor;
- Duração e tempo de evolução da dor;
- Fatores de melhora, piora e desencadeantes e;
- Outros sintomas associados.

Todas as queixas relatadas pela mulher devem ser valorizadas na gestação. Durante o raciocínio clínico em suspeita de abdome

Quadro 1. Sinais e sintomas de gravidade

- Confusão mental ou agitação psicomotora
- Dispneia ou queda da saturação
- Dor em andar superior do abdome
- Dor súbita ou com intensidade moderada ou intensa
- Febre ou hipotermia
- Hipotensão sintomática e persistente
- História de trauma recente
- Leucocitose com desvio à esquerda
- Náuseas e vômitos de início recente e após a segunda metade da gestação
- Sangramentos
- Sinais de irritação peritoneal, rigidez abdominal

agudo, os seguintes sinais e sintomas não podem ser considerados normais ou serem minimizados na gravidez (Quadro 1):

Além disso, a maioria destes sinais e sintomas indicam gravidade e denotam pronta elucidação diagnóstica e conduta. Adicionalmente, a história de múltiplas admissões ou múltiplas visitas ao pronto-socorro e do uso de repetidas doses de analgésicos para o quadro de dor, também deve servir de alerta para situação de gravidade.

O exame físico abdominal deve ser sempre precedido da abordagem avançada de suporte de vida (ABCDE - via aérea, respiração, circulação, disfunção neurológica e exposição) e exame físico geral detalhado. Os sinais vitais devem ser monitorados continuamente durante o processo avaliativo, considerando as modificações dos padrões fisiológicos na gestação (Quadro 2).

O exame abdominal deve seguir os princípios da inspeção, palpação de quatro quadrantes, percussão e ausculta. A avaliação abdominal pode ser acrescida do exame retal digital quando pertinente. A avaliação obstétrica pode incluir a realização de exame especular e toque vaginal, além da avaliação da vitalidade fetal.

Ao realizar um exame físico do abdome gravídico, é essencial recordar as mudanças de posição dos órgãos intra-abdominais em diferentes idades gestacionais. Após o primeiro trimestre, por exemplo, o apêndice é progressivamente deslocado para cima e lateralmente até que, no final da gravidez, ele pode estar mais perto da vesícula biliar.

Quadro 2. Principais modificações fisiológicas da gestação

Sistema	Modificação	Sinais e sintomas
Cardiovascular	Aumento progressivo do débito cardíaco (DC) decorrente de aumento da pré-carga (volume sanguíneo), redução da resistência vascular sistêmica (RVS) e aumento da frequência cardíaca (FC).	▪ Aumento do DC em 20-50% ▪ Aumento da FC em 15-20 bpm ▪ Redução da Pressão Arterial (PA), especialmente no 2º trimestre ▪ Sensação de cansaço, principalmente no 1º trimestre e entre 30-32 semanas
Respiratório	Aumento do Volume Corrente (VC) por ação central da progesterona, hiperventilação (sem aumento significativo da frequência respiratória), elevação do diafragma, aumento do consumo de oxigênio.	▪ Alcalose respiratória compensada (pH 7,42-7,45; pCO2 28-32 mmHg) ▪ Aumento da pO2 104-108 mmHg ▪ Redução da capacidade de reserva funcional (CRF) em 20% ▪ Maior risco de hipoxemia ▪ Respiração suspirosa

Continua...

... continuação

Hematológico	Aumento do volume plasmático em 50%, aumento do volume de células vermelhas (20-30%) e da série branca, aumento dos fatores de coagulação, redução da fibrinólise e fatores anticoagulantes, como proteína S.	▪ Anemia fisiológica (Hb 10,5-11 mg/dL) ▪ Estado pró-coagulante, com aumento do risco de eventos tromboembólicos ▪ Leucocitose (até 14.000 – 16.000 cél/mm3) sem desvio à esquerda
Gastrointestinal	Aumento da pressão intra-abdominal, redução do tônus do esfíncter do esôfago, ação emética hormonal central, redução da motilidade intestinal (hormonal e mecânica).	▪ Náuseas e vômitos (principalmente no primeiro trimestre) ▪ Refluxo gastroesofágico ▪ Sensação de empachamento ▪ Constipação intestinal
Renal	Aumento da taxa de filtração glomerular e do fluxo sanguíneo renal.	▪ Aumento da excreção de bicarbonato/ redução do valor sérico (18-26 mEq/L) (compensando a alcalose respiratória) ▪ Redução da creatinina sérica (0,8 mg/dL) ▪ Proteinúria (até 300 mg/24h) e glicosúria

O útero gravídico pode dificultar a avaliação clínica de líquido livre ou sangue na cavidade peritoneal e, também, a palpação de massas abdominais. Ainda, pode haver dificuldade de interpretação de aumento de sensibilidade extrauterina com a sensibilidade uterina. Para diferenciar essas condições, pode-se colocar a mulher de lado, deslocando o útero. Se o local de desconforto máximo permanecer constante quando o útero se move, a maior probabilidade é de que a dor seja de origem extrauterina.

Exames complementares

A indicação de exames complementares para diagnóstico de abdome agudo na gestação não difere da população não grávida. No entanto, a interpretação dos resultados também deve considerar as modificações dos parâmetros fisiológicos para a gestação.

Quando necessários, exames laboratoriais, inicialmente, podem ser solicitados: hemograma, urinálise, função hepática, função pancreática, eletrólitos, função renal, proteína C reativa, glicemia e culturas na suspeita de infecção (urina e sangue).

Os métodos de imagem, quando indicados, devem ser realizados independentemente da condição gravídica. O receio com relação à realização desses exames na gestação não se justifica, uma vez que a exposição fetal à radiação pelos métodos de imagem tradicionalmente requeridos é usualmente muito inferior aos níveis considerados nocivos. Ainda, esses exames podem ser importantes para o diagnóstico e tratamento oportunos, preservando a mulher e o feto de complicações graves.

A ultrassonografia e a ressonância nuclear magnética não estão associadas aos riscos gestacionais e são os métodos de escolha para a gestante. Com relação aos meios de contraste, estes são igualmente seguros nas doses recomendadas. Alguma ressalva pode ser feita com relação ao gadolínio; no entanto, mesmo o uso do gadolínio pode se justificar se os benefícios superarem os riscos.

Ou seja, com relação à propedêutica complementar, a indicação dos exames nas gestantes com suspeita de abdome agudo deve ser realizada sem atrasos, guiada pelo quadro clínico da mulher.

Diagnóstico diferencial

Como já mencionado, as afecções obstétricas devem ser primeiro investigadas devido à sua maior prevalência. No entanto, além de condições abdominais (obstétricas ou não), algumas doenças clínicas extra-abdominais podem se apresentar com dor abdominal compatível com abdome agudo, como a pneumonia de base, crise falciforme, infarto agudo do miocárdio, pericardite, uremia, intoxicação exógena, entre outros.

As quatro causas mais comuns de abdome agudo não obstétrico na gravidez são: apendicite (1 em 500 a 2.000 gestações), o que se representa 25% das indicações para cirurgia não obstétrica durante a gravidez; colecistite aguda (1 em 1.600 a 10.000 gestações); obstrução intestinal (1 em 1.500 a 16.000 gestações) e; pancreatite aguda (1 em 1.000 a 3.000 gestações).

O Quadro 3 apresenta os principais parâmetros para diagnóstico diferencial dessas afecções.

Quadro 3. Diagnóstico diferencial das principais causas de abdome agudo não obstétrico na gestação

Apendicite aguda	▪ Quadro clínico: dor abdominal inicial periumbilical, vaga, caracterizada como visceral, que migra e localiza-se em fossa ilíaca direita, no ponto clássico McBurney, quando se estabelece a inflamação do peritônio parietal. Nesse momento, pode-se observar, conjuntamente, sinais de guarda e descompressão brusca dolorosa (Sinal de Blumberg), denunciando a peritonite. Sintomas gerais como anorexia, febre, náuseas e vômitos também são frequentes. ▪ Alta suspeição diagnóstica pelo quadro clínico + exame físico. ▪ Principal alteração laboratorial: proteína C reativa elevada. ▪ Exame inicial de escola: ecografia. Ressonância magnética em casos de ecografia inconclusiva.

Continua...

... continuação

Quadro 3. Diagnóstico diferencial das principais causas de abdome agudo não obstétrico na gestação	
Colecistite aguda	▪ Quadro clínico: dor abdominal de início normalmente após alimentação com alimentos gordurosos, localizada predominantemente em hipocôndrio direito, associada a empachamento, náuseas e vômitos. Sintomas sistêmicos como adinamia, febre, calafrios e prostração também sugerem o quadro. O principal achado ao exame físico é a dor à palpação profunda de hipocôndrio direito. Em pacientes não gestantes, o sinal de Murphy é mais frequente, caracterizado por interrupção abrupta da inspiração no ato da palpação profunda de hipocôndrio direito. Na gestante, este sinal pode não estar presente pelo distanciamento da parede abdominal causado pelo aumento do útero. ▪ Principal alteração laboratorial: leucocitose e aumento de proteína C reativa. ▪ Exame inicial de escola: ecografia. Ressonância Magnética apenas em casos de dúvida diagnóstica após a ecografia.
Obstrução intestinal	▪ Quadro clínico: diminuição até a parada de eliminação de gases e fezes, associados à distensão abdominal e dor tipo cólica. Este sintoma é mais marcante e intenso nos quadros de obstrução dos cólons, podendo ser acompanhado ou não de vômitos. Quadros de obstrução do intestino delgado, são caracterizados por dor abdominal intermitente tipo cólica, distensão abdominal menos pronunciada em relação às obstruções de cólon e vômitos, que podem tornar-se incoercíveis e com conteúdo fecaloide. Choque hipovolêmico pode ser observado em função da acentuada perda de líquidos para o terceiro espaço. ▪ Exame inicial de escola: radiografia simples de abdome em decúbito e ortostase. Ressonância magnética de abdome quando o exame físico e a radiografia não concluem o diagnóstico.
Pancreatite aguda	▪ Diagnóstico baseado em três critérios: clínico, laboratorial (amilase e lipase) e exame de imagem. Confirmação quando dois critérios positivos. ▪ Quadro clínico: dor em região de hipocôndrio direito, que rapidamente torna-se intensa, ocupa todo território supramesocólico, irradiando-se para dorso, com associação frequente de náuseas e vômitos incoercíveis. Pode haver rápida progressão da doença e sinais de disfunção orgânica, principalmente insuficiência respiratória e cardiovascular, ao diagnóstico. O surgimento de icterícia, colúria e acolia fecal sugerem complicações como coledocolitíase ou formação de coleção peripancreática. ▪ Principal alteração laboratorial: aumento de 3 vezes no valor da amilase ou lipase. ▪ Exame de imagem: ressonância magnética de abdome (somente quando um dos dois critérios anteriores é negativo).

TRATAMENTO

A investigação de uma paciente grávida com abdome agudo é um cenário clínico que sobrepõe especialidades. O cirurgião, o obstetra e, ocasionalmente, o anestesista e o neonatologista devem atuar de forma consonante, a fim de oferecer atendimento oportuno e efetivo à paciente, interrompendo a cascata de complicações que levam à morbidade materna grave e a mortalidade materna e perinatal.

Embora as indicações específicas da terapêutica sejam, geralmente, de atribuição do cirurgião, o obstetra não deve delegar o protagonismo na condução do caso, visto que ações obstétricas podem ser necessárias, como a avaliação da vitalidade fetal e a decisão pela interrupção da gestação. Além disso, na maioria dos serviços, o primeiro contato da paciente gestante é com o obstetra, podendo ser admitida em condição já deteriorada, exigindo intervenções temporâneas.

A Figura 1 apresenta o algoritmo proposto para abordagem do abdome agudo não obstétrico na gestação.

Paciente instável hemodinamicamente

O manejo inicial da paciente crítico obstétrico visa estabelecer um padrão de resposta rápida e oportuna a uma situação de gravidade, mesmo que esta ainda careça de confirmações posteriores. As manobras a serem realizadas são:

- Pedir ajuda.
- Afastar parada cardiorrespiratória (o manejo no caso de PCR deverá seguir protocolo específico).
- Afastar confundidores:
    - Melhorar a circulação sistêmica e a ventilação: posicionar a paciente em decúbito lateral esquerdo e avaliar hidratação;
    - Manter a temperatura: manter a paciente aquecida. Em caso de febre, administrar antitérmico;
    - Controlar a dor: métodos analgésicos;
- Aumentar a vigilância: monitorização dos sinais vitais, da saturação de oxigênio, do nível de consciência, do débito urinário e da vitalidade fetal.
- Manter a oferta de oxigênio: fornecer oxigênio a 10 l/min, em máscara de alta concentração. Objetivo terapêutico: manutenção da saturação de O_2 superior a 94%.
- Reavaliar a estabilidade hemodinâmica: Proceder manobra de ressuscitação volêmica: deve-se garantir dois acessos venosos periféricos e infusão de cristaloides, com volume inicial de 10 a 30 ml/kg de peso, em alíquotas de 500ml, observando-se a ocorrência de sinais de congestão. Objetivo terapêutico: manutenção da pressão arterial média superior a 65 mmHg e diurese mínima de 30 ml/h.

Caso não se perceba melhora dos parâmetros com as medidas iniciais, deve-se optar mais rapidamente pelo procedimento cirúrgico, uma vez que a possibilidade de patologia hemorrágica se impõe.

Exame de imagem na beira do leito pode ser realizado, caso esteja disponível (Pocus – na sigla em língua inglesa, *point-of-care ultrassound*). A identificação de hemoperitônio, pneumoperitônio ou sinais de peritonite, como

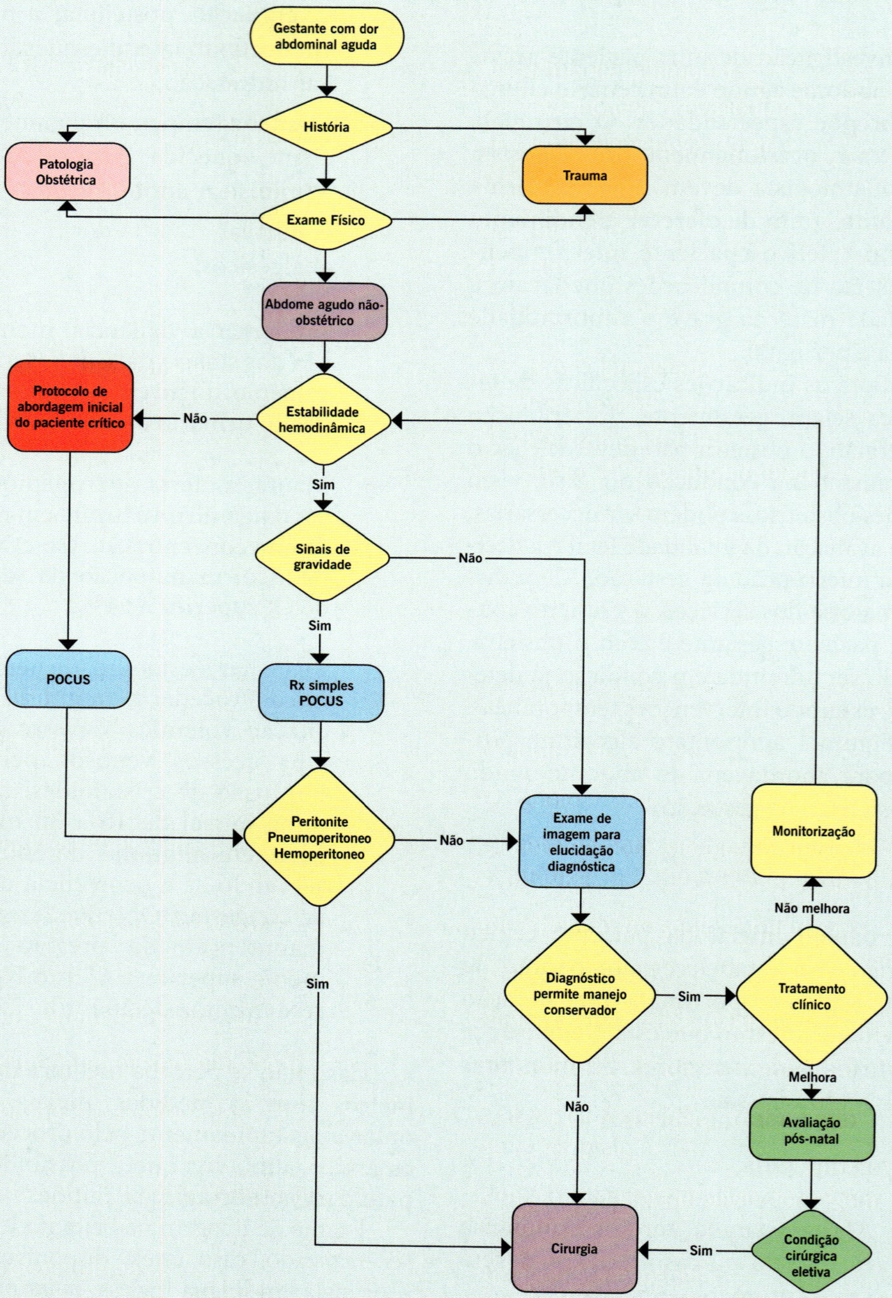

Figura 1. Algoritmo de abordagem de abdome agudo não obstétrico na gestação.

a presença de líquido espesso na cavidade abdominal são sinais que indicam gravidade e possivelmente indicarão a realização de procedimento cirúrgico independente da etiologia.

Paciente estável hemodinamicamente

A paciente hemodinamicamente estável pode oferecer tempo extra para avaliação, no entanto, deve-se inicialmente verificar a presença dos sinais de gravidade (Quadro 1). A presença desses sinais exige pronta tomada de decisão, mais uma vez que estão associados a quadros já complicados.

Descartados sinais de gravidade, uma investigação mais detalhada pode ser realizada, em busca de se estabelecer o diagnóstico etiológico e a terapêutica específica. A paciente deve ser mantida em vigilância constante com monitorização dos sinais vitais de maneira rotineira e sistematizada. O uso de escores de alerta precoce para identificar sinais iniciais de deterioração clínica é recomendado.

Abordagem específica

De maneira geral, a indicação terapêutica das condições não obstétricas que levam ao abdome agudo não difere significativamente da paciente não grávida, como mostrado no Quadro 4.

Quadro 4. Tratamento específico do abdome agudo na gestação

Apendicite aguda	Apendicectomia – Escolha entre via de acesso por laparotomia ou laparoscopia deve ser individualizada. Drenagem percutânea de coleções + antibioticoterapia em casos avançados.
Colecistite aguda	Colecistectomia videolaparoscópica – Segura nos três trimestres. Antibioticoterapia exclusiva – Casos de colecistite aguda com contraindicação formal de cirurgia (clínica ou obstétrica). Analgesia e observação – Cólica biliar sem sinais de colecistite aguda.
Obstrução intestinal	Reanimação volêmica e correção de distúrbios eletrolíticos. Tratamento não operatório e descompressão gástrica por sondagem: Quadros de obstrução por aderências sem sinais de complicação. Intervenção cirúrgica precoce (laparotomia): Quadros obstrutivos por hérnias encarceradas ou neoplasias intestinais.
Pancreatite aguda	Suporte clínico – Jejum, hidratação vigorosa e analgesia adequada. Colecistectomia videolaparoscópica – Casos de pancreatite biliar leve resolvida, sem contraindicações formais ao procedimento. Papilotomia endoscópica (CPRE) – Casos de pancreatite biliar leve resolvida com concomitância de coledocolitíase ou contraindicação formal a colecistectomia.

O momento da realização do procedimento cirúrgico na gestação dependerá da condição clínica materna. Quadros graves e com instabilidade devem ter conduta cirúrgica independentemente da idade gestacional. Quadros que permitem estabilização clínica podem ter a cirurgia programada idealmente para o período pós-parto, com reavaliação cuidadosa periódica no transcorrer da gestação. Casos nos quais a cirurgia pode ser programada, porém não há segurança clínica para aguardar o pós-parto, a cirurgia deve ser realizada preferencialmente no 2º trimestre da gestação.

Embora a idade gestacional e as comorbidades materno-fetais devam ser levadas em consideração para a escolha da terapêutica específica, um quadro de abdome agudo na gravidez não é, *per se*, indicação para o nascimento imediato.

Exceto no cenário de corioamnionite, parada cardíaca, instabilidade hemodinâmica refratária materna ou morte fetal, a decisão pelo parto deve considerar a condição da paciente, o diagnóstico etiológico, o panorama evolutivo do abdome agudo, a idade gestacional e a condição fetal.

Quando indicado procedimento cirúrgico, o bem-estar fetal deve ser monitorado antes, durante e após o procedimento, com obtenção de termo de consentimento esclarecido para a possibilidade de realização de parto de urgência e perda fetal/neonatal.

É importante ressaltar que, para aquelas pacientes com gestação de 23 a 36 semanas, a administração de corticosteroides e magnésio deve ser considerada para melhorar o resultado de um feto prematuro e devem ser administrados quando clinicamente indicados.

CONSIDERAÇÕES FINAIS

O abdome agudo não obstétrico na gestação é uma condição rara, porém complexa, dadas as dificuldades para diagnóstico, necessidade de envolvimento de equipe multidisciplinar e terapia cirúrgica muitas vezes requerida. A evolução mais grave desses quadros durante a gestação ocorre, habitualmente, por atrasos tanto na identificação da causa quanto por demoras na indicação de exames complementares ou cirurgia. Apesar da avaliação individualizada levar em consideração as condições fetais e gestacionais, é o quadro clínico materno que deve nortear, preferencialmente, as ações frente à ocorrência de abdome agudo não obstétrico na gestação.

REFERÊNCIAS BIBLIOGRÁFICAS

1. Koshy ZS, Fenn M, Jacob K, Alias AS, Zachariah AS. International Journal of Women's Health Management of acute abdomen in pregnancy: current perspectives. 2019;119-34. Available from: http://dx.doi.org/10.2147/IJWH.S151501
2. Woodhead N, Nkwam O, Caddick V, Morad S, Mylvaganam S. Surgical causes of acute abdominal pain in pregnancy. Obstet Gynaecol. 2019;21(1):27-35.
3. Kilpatrick CC. Approach to acute abdominal pain in pregnant and postpartum women - UpToDate [Internet]. UpToDate. 2016 [cited 2020 Feb 2]. Available from: https://www.uptodate.com
4. Abbassi-Ghanavati M, Greer LG, Cunningham FG. Pregnancy and laboratory studies: a reference table for clinicians. Obstet Gynecol. 2009 Dec;114(6):1326-31. doi: 10.1097/AOG.0b013e3181c2bde8. Review. Erratum in: Obstet Gynecol. 2010 Feb;115(2 Pt 1):387. PubMed PMID: 19935037.
5. Queenan JT, Hobbins JC, Spong CY. (eds) (2010) Front matter. Protocols for high-risk pregnancies: an evidence-based approach, fifth edition. Wiley-Blackwell: Oxford, UK. doi: 10.1002/9781444323870.fmatter

6. The American Congress of Obstetricians and Gynecologists (ACOG), Committee on Obstetric Practice. Committee Opinion No. 723: Guidelines for Diagnostic Imaging During Pregnancy and Lactation. Obstet Gynecol. 2017 Oct;130(4):e210-e216. doi: 10.1097/AOG.0000000000002355. PubMed PMID: 28937575
7. Haddad SM, dos Santos, AP. Abdome agudo cirúrgico na gestação. In: dos Santos, AP. Urgências e emergências em ginecologia e obstetrícia. Barueri: Manole; 2019. p. 101-10.

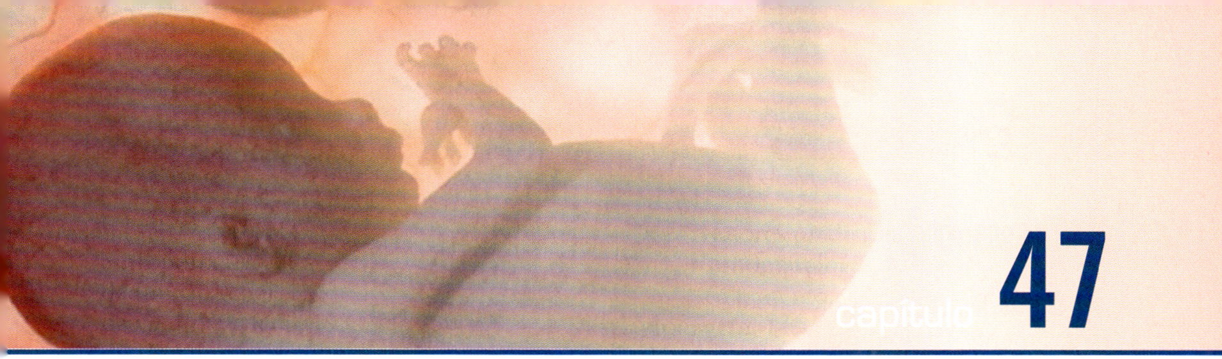

capítulo 47

Conduta no acretismo surpresa

▶ Roney Cesar Signorini Filho

INTRODUÇÃO

O acretismo placentário possui incidência crescente na literatura, em torno de três para cada 1.000 partos na última década. Define-se pela adesão ou infiltração miometrial da placenta, mais presente nas implantações baixas, com repercussões hemorrágicas potenciais graves. Pode ser subdividida em1(D),2(C):

- **Acreta:** vilos coriônicos aderidos ao miométrio, além da decídua basal;
- **Increta:** vilos coriônicos infiltrando miométrio;
- **Percreta:** além dos limites miometriais, em direção a estruturas vizinhas.

O fator de risco mais relevante é a inserção baixa de placenta, ou placenta prévia, sobretudo se associada à presença de cicatriz uterina anterior, na grande maioria das vezes em decorrência de repetição de cesáreas[1].

Outras etiologias descritas são: idade materna avançada, multiparidade, radioterapia pélvica, cirurgias uterinas prévias, como miomectomia, histeroscopia cirúrgica, ablação endometrial e curetagem, e ainda, malformações uterinas, presença de leiomiomas, hipertensão e tabagismo[1].

DIAGNÓSTICO

O quadro clínico mais característico é o sangramento vaginal do 2° e 3° trimestres, mais relacionado à inserção baixa da placenta do que à adesão miometrial propriamente dita. Dependendo do grau do acretismo e se houver comprometimento da cicatriz uterina anterior, dor pélvica pode estar associada.

Casos de percretismo placentário podem evoluir com sintomas irritativos vesicais e intestinais, até hematúria e hematoquezia nos quadros mais avançados.

A suspeita ultrassonográfica antecede o quadro clínico, lembrando que o diagnóstico de placenta prévia, no pré-natal, é normalmente incidental. Em via de regra, toda placenta de inserção baixa deve ser investigada quanto à possibilidade de acretismo, principalmente, nas implantações segmentares anteriores e nas pacientes com cicatriz de cesárea ou cirurgia uterina.

Uma vez que este capítulo versa sobre "acretismo surpresa", parte-se do pressuposto que a história clínica e os antecedentes pessoais não foram valorizados e a propedêutica subsidiária, no caso, o ultrassom obstétrico rotineiro de pré-natal, não aventou a possibilidade de adesão placentária. Ressalta-se que o ultrassom possui sensibilidade e especificidade elevadas (89% e 98%) quando realizado por profissionais experientes[1,3,4,5].

Contudo, o diagnóstico definitivo é intraoperatório. Vale pontuar que, na grande maioria dos casos, a via de parto em questão é alta, tendo em vista a associação com placenta prévia em vigência de cesarianas anteriores. Nessas circunstâncias, duas situações são possíveis:

- Na primeira, parto cesáreo que transcorre sem intercorrências, segmento uterino de aspecto inocente, exceto pela presença de cicatriz ístmica prévia. Durante a dequitação, nota-se aderência focal da placenta, seja na topografia da histerotomia ou em outras localidades mais raras como parede posterior ou fúndica.
- Outra apresentação, muito mais grave, quando a placenta nitidamente distende o segmento inferior, por vezes apresentando solução de continuidade na serosa uterina, associada à intensa vascularização da reflexão vesicouterina. Devido à gestação ainda presente e a dilatação da porção ístmica pela implantação placentária anômala, tem-se o aspecto denominado "útero em ampulheta". A bexiga, por sua vez, justaposta anatomicamente à cicatriz de cesárea anterior, está elevada cranialmente em decorrência da distensão do segmento uterino, o que representaria o sinal radiológico conhecido por "bexiga suspensa" (*tenting bladder*), mais presente nos casos de percretismo (Figura1).

TRATAMENTO

Toda paciente com suspeita de acretismo placentário deve ser assistida em instituição com suporte em hemoterapia, equipe interdisciplinar e possibilidade de recuperação pós-operatória em unidade de terapia intensiva. A perda sanguínea intraoperatória, nos casos mais críticos, pode variar de 2.000mL a 5.000mL, além do risco de lesões em via urinária[1,6].

Apesar de o parto ser recomendado eletivamente entre 34 e 37 semanas de gestação, por via alta, estamos frente a um diagnóstico intraoperatório de acretismo. Ressalta-se, portanto, a importância da anamnese obstétrica detalhada e

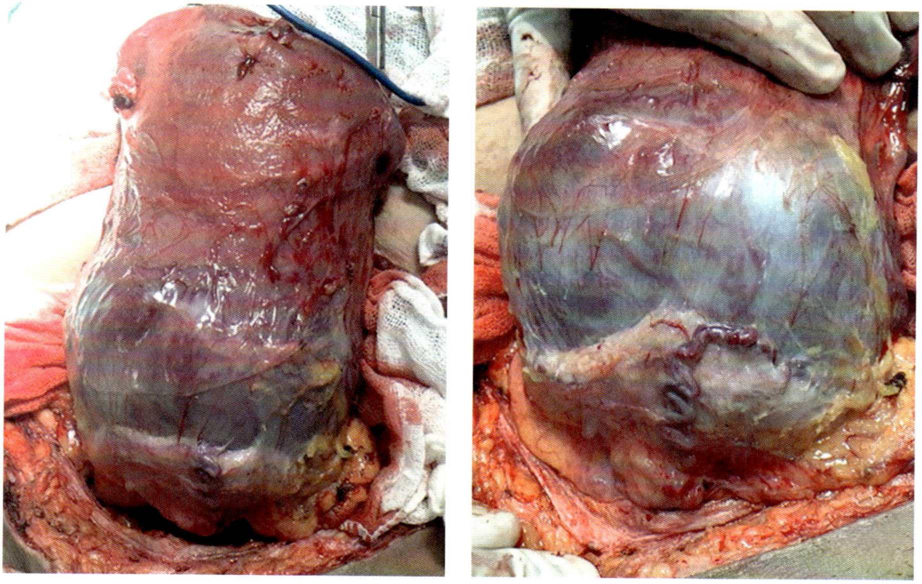

Figura 1. Achado intraoperatório irrefutável de acretismo placentário, com "útero em ampulheta" e "bexiga suspensa".

propedêutica subsidiária especializada na vigência de fatores de risco, sobretudo a associação de placenta prévia e iteratividade.

A escolha da incisão abdominal pode ser individualizada, mas que proporcione amplo campo cirúrgico. A histerotomia preferencial nos acretismos segmentares é a segmento-corporal ou fúndica, esta com necessidade de luxação uterina. Procedimentos como histerectomia, dissecção de retroperitônio para abordagem de vasos ilíacos, reimplante ureteral e cistectomia devem ser exequíveis em uma eventualidade.

Abertura de parede, a Pfannenstiel, é a técnica habitual na esmagadora maioria das cesarianas, porém, pelos motivos supracitados, deve-se considerar a conversão para *Cherney* e *Maylard* (incisão transversa dos músculos reto abdominais e transversa peritoneal – Figura 2) ou a associação de incisão mediana infraumbilical (denominada popularmente de "T"). É de suma importância que qualquer uma das táticas adotadas sempre anteceda a histerotomia. Durante uma eventual intercorrência hemorrágica, o campo cirúrgico jamais deverá ser um fator limitante para o cirurgião, que deve drenar toda a sua energia para a solução do sangramento.

Tão logo se suspeite de acretismo, a equipe anestésica, cirúrgica e de apoio deve ser informada imediatamente. Durante o preparo do campo cirúrgico, antes da incisão uterina e extração fetal, deve haver tempo suficiente para providências mínimas como:

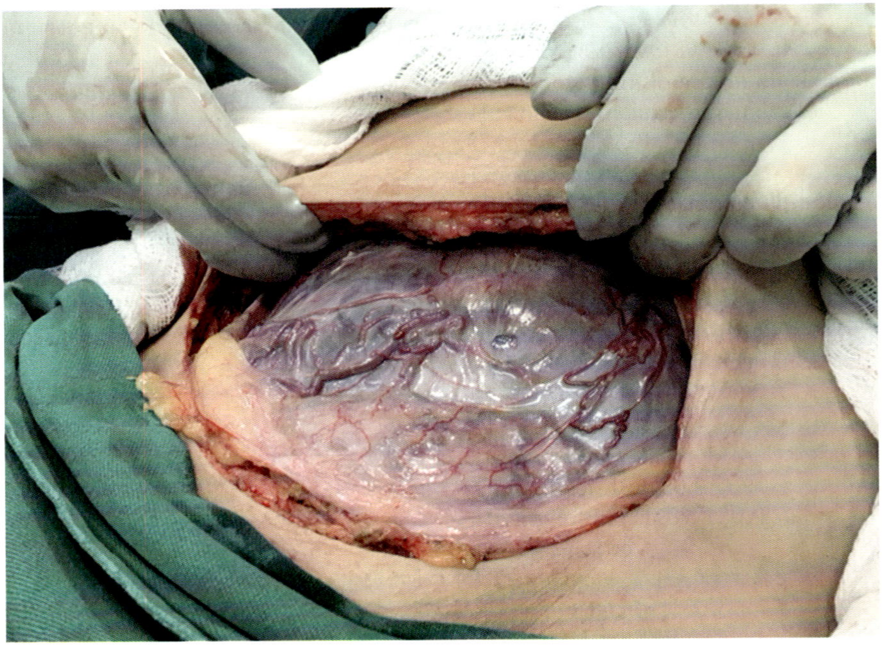

Figura 2. Abertura da parede abdominal a Cherney, na suspeita pré-operatória de acretismo placentário segmentar extenso.

- coleta de sangue para dosagem de hemoglobina e tipagem sanguínea;
- solicitação de hemoderivados e fatores de coagulação;
- acesso venoso efetivo, de preferência 2 periféricos e 1 central;
- compor equipe cirúrgica com maior experiência possível;
- material cirúrgico adequado, pinças e afastadores para histerectomia;
- fios de sutura diversificados e sobressalentes.

Esses cuidados preliminares são de fácil execução e de suma importância para o manejo cirúrgico que será discutido a seguir. Em situações extraordinárias como descolamento prematuro de placenta, sangramento por vasa prévia e sofrimento fetal agudo, essas medidas podem ser realizadas concomitantemente à extração fetal, desde que todos os envolvidos trabalhem em uníssono. Nesse ponto, ressalta-se a importância do cirurgião que, além de chefe de equipe, deverá desempenhar verdadeiro papel de líder e maestro da sala operatória.

Estudo retrospectivo com 243 pacientes comparou 2 grupos de pacientes com acretismo: diagnóstico anteparto com cesárea eletiva e aquelas com achado inesperado de placenta acreta no intraoperatório. Concluiu-se que o grupo do acretismo surpresa apresentou maior morbidade devido à maior perda sanguínea (2,4L no achado inesperado x 1,7L nas cesáreas eletivas com diagnóstico antenatal)[7].

Casos de acretismo focal, identificados após a dequitação, devem ser conduzidos de forma conservadora, preferencialmente com preservação uterina. Cotilédones aderidos podem ser removidos através de curagem com gaze ou compressa, cureta de *Shroeder* ("curetão") ou tracionados delicadamente com pinça *De Lee*. Na vigência de sangramento localizado ou nítida descontinuidade endometrial é recomendada a captonagem, ou seja, o pregueamento da mucosa uterina sobre o leito placentário por meio de pontos separados em "X" ou "U" com fio absorvível. Vale ressaltar que, apesar da conduta conservadora ser altamente eficaz no acretismo focal, a histerectomia jamais deve ser protelada na vigência de instabilidade hemodinâmica, prolongamento da hemostasia ou discrasia sanguínea em curso.

Outras técnicas de hemorragia pós-parto podem ser associadas, como a introdução do Balão de *Bacri* e a sutura de *B-Lynch*, mais indicados nos casos de atonia uterina. Outra possibilidade é a ligadura de artérias hipogástricas ou embolização, quando disponível. Todavia, deve-se avaliar a real indicação dessas medidas em detrimento à histerectomia, procedimento considerado mais seguro e resolutivo nas situações extremas.

Se houver acretismo segmentar extenso irrefutável (p. ex. Figura 1), a placenta não deve ser removida, nem sequer tracionada. Diversos estudos observacionais evidenciaram que pacientes submetidas à dequitação apresentam morbidade significativamente maior e o risco de histerectomia persiste no puerpério, devido a possíveis complicações hemorrágicas ou septicemia[7,9]. Portanto, nesses casos, recomenda-se como primeira opção o fechamento da histerotomia com placenta *in situ* e histerectomia imediata [7,9,10,11].

Como medida alternativa, principalmente na ausência completa de recursos institucionais, banco de sangue, unidade de terapia intensiva ou equipe cirúrgica sem expertise em cirurgia ginecológica e hemostasia pélvica, pode-se abandonar a placenta *in situ*, realizar a histerorrafia, fechar a parede abdominal e transferir a paciente para serviço de excelência. É importante frisar que se trata de conduta de exceção, com taxas não desprezíveis de complicações tardias e morbimortalidade. Diversas estratégias posteriores são possíveis, tais quais reoperação imediata e histerectomia, embolização de artérias uterinas (com ou sem histerectomia), administração de metotrexate, curetagem tardia ou histeroscopia[10,11].

A histerectomia com placenta *in situ* é um procedimento com risco de hemorragia controlada. Os tempos cirúrgicos críticos são o rebaixamento vesical, devido à intensa vascularização e possibilidade de percretismo (lembrando que não houve estudo de imagem pré-operatório), ligadura paramentrial, devido à distensão do segmento inferior e rechaço dos vasos uterinos e ureter, e a abertura vaginal, região de difícil acesso tendo em vista a anatomia uterina e condições gravídicas.

Isto posto, o procedimento deve ser iniciado por tempos inóquos, como ligadura do ligamento redondo, abertura do ligamento largo, liberação da tuba uterina do mesossalpinge, ligadura e desconexão do ligamento próprio do ovário. Se possível e com equipe experiente, realizar dissecção do retroperitôneo para identificação dos vasos ilíacos, artérias uterinas e ureteres até nível parametrial. Isso proporcionará ampla visibilização dessas estruturas nobres durante os momentos mais críticos que se seguirão, evitando ligaduras inadvertidas e garantindo a integridade ureteral e de vasos profundos da pelve. Além disso, em situação de urgência hemorrágica, pode-se proceder à desvascularização pélvica com menor dificuldade.

Sempre que possível, o cirurgião deve realizar histerectomia subtotal, com preservação do colo uterino. Tal medida visa à redução do tempo cirúrgico e do risco de sangramento parametrial e vaginal, mas nem sempre é exequível dada a distensão ístmica e impossibilidade de identificação precisa do colo uterino.

A ligadura dos vasos uterinos deve ser feita abaixo da suposta implantação placentária, identificada por palpação ou pela abrupta redução da circunferência segmentar. Pode ser realizada, nesses casos, rente à transição cervical ou em topografia ístmica, de forma similar à histerectomia simples por afeccções ginecológicas.

Em determinados casos, a vascularização nessa localidade é tão expressiva, por vezes associada a varizes calibrosas, que a ligadura grosseira do feixe vascular uterino é inapropriada. Recomenda-se, então, a ligadura das artérias uterinas na emergência da artéria ilíaca externa ou no cruzamento ureteral.

Na opção de histerectomia total, uma tática simples e efetiva é a introdução de uma pinça de *De Lee* via vaginal para identificação do fórnice posterior da vagina, já na fase final da histerectomia, após dissecção e rebaixamento vesical (Figura 3). Logo após, prossegue-se a incisão circular da vagina até fórnice anterior, de preferência com auxílio de ligaduras sucessivas com pinça *Faure*, previnindo sangramento vaginal e parametrial, até liberação da peça.

Durante o manejo cirúrgico da placenta acreta, seja tratamento conservador ou radical com histerectomia, indica-se o emprego intravenoso do ácido tranexâmico 1g lentamente (em aproximadamente 20 minutos, podendo ser diluído em 100mL de soro fisiológico 0,9%). Embora não haja ensaios específicos no acretismo, dado o alto grau de evidência nas hemorragias pós-parto, seu uso é recomendado[11].

Desvascularização pélvica é a interrupção parcial do fluxo arterial por meio de ligaduras, clampeamento, balonamento ou embolização. Os sítios mais comuns são a artéria ilíaca interna (ou hipogástrica) e a artéria uterina (segundo grande ramo da artéria ilíaca interna), mais efetiva quando realizada bilateralmente[8,12].

Tanto a ligadura das artérias hipogástricas como das artérias uterinas são procedimentos relativamente simples, se realizados por cirurgiões habituados ao retroperitôneo, com bom campo cirúrgico e eletivamente. Diversos estudos evidenciaram perda sanguínea e necessidade de transfusão similares quando realizado profilaticamente, portanto, seu uso rotineiro não é recomendado[1,6,8,9,11].

Durante um quadro de sangramento maciço, a ligadura da artéria uterina torna-se praticamente inviável, em virtude de sua localização profunda e delicada na pelve. Nesses casos, a ligadura das artérias hipogástricas é um recurso plenamente factível e efetivo, ao menos provisoriamente. O sítio da ligadura dista 2cm da bifurcação da artéria ilíaca comum, logo abaixo da emergência da artéria glútea superior. Normalmente, a artéria glútea não é identificável durante a dissecção retroperitoneal, por esse motivo, quanto mais distante da bifurcação, mais segura será a ligadura. Deve-se atentar à proximidade da veia ilíaca externa, medialmente. A

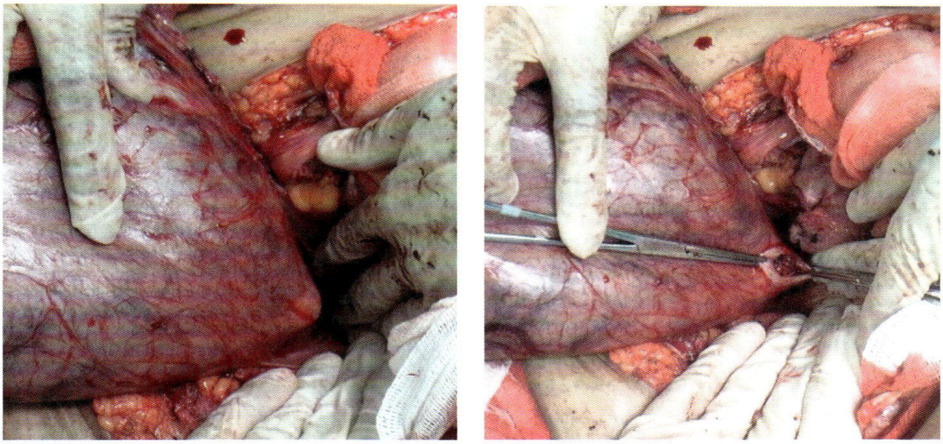

Figura 3. Abertura do fórnice posterior da vagina com auxílio de De Lee. Nesse momento, o cirurgião já deve ter realizado as ligaduras arteriais uterinas e rebaixamento vesical.

técnica correta, após isolamento da artéria e do sítio da ligadura, é transpassar a pinça *Mixter* do sentido lateral para medial, evitando assim lesão venosa. Utilizar fio absorvível de poligalactina 0 ou 1, não sendo indicado seccionar a artéria.

O suprimento arterial da pelve é extremamente complexo. Isso explica o fato da ligadura bilateral de artérias ilíacas e, consequentemente, de ambas as artérias uterinas, ainda possibilitar a preservação uterina, por exemplo nos casos de atonia ou rotura uterina por outras causas. O útero recebe ainda fluxo arterial das artérias sacrais laterais, ileolombares e glútea superior (ramos proximais da artéria ilíaca interna), artéria sacral mediana e gonadal direita (ramos diretos da aorta), artéria gonadal esquerda (ramo da artéria renal esquerda) e artéria retal superior (ramo da artéria mesentérica inferior).

CONSIDERAÇÕES FINAIS

Detalhar história clínica e antecedentes pessoais de toda parturiente, sendo que a associação de placenta prévia e cesáreas anteriores deve sempre ser valorizada.

Achado intraoperatório de acretismo surpresa, na dúvida, considerar acretismo.

É crucial que, antes da histerotomia, o obstetra responsável prepare a equipe anestésica, cirúrgica e de apoio. Liderança, serenidade e planejamento são fundamentais nesse processo. Todos devem se envolver com afinco.

Primeiramente, o campo cirúrgico deve ser adequado à realização de histerectomia e procedimentos diversos. Considerar conversão da incisão transversa a Pfannenstiel para Cherney ou "T".

Após medidas preliminares anestésicas, como acesso venoso adicional, reserva de hemoderivados e infusão de ácido tranexâmico, além do preparo de material cirúrgico adequado, proceder com a histerotomia, preferencialmente longitudinal corporal ou fúndica.

Tão logo se realize o clampeamento do cordão, histerorrafia com placenta *in situ*, sem tentativa de dequitação. Jamais tracionar o cordão ou realizar ocitocina neste momento.

Iniciar a histerectomia pelos tempos mais simples, privilegiando espaços avasculares e dissecção profilática do retroperitôneo. As ligaduras devem ser pediculadas, evitando-se clampeamentos grosseiros, utilizando-se fio absorvível de poligalactina.

O cirurgião não deve hesitar em chamar ajuda de profissionais mais experientes, desde que disponíveis. Calma e concentração são indispensáveis.

REFERÊNCIAS BIBLIOGRÁFICAS

1. Publications Committee, Society for Maternal-Fetal Medicine, Belfort MA. Placenta accreta. Am J Obstet Gynecol. 2010 Nov;203(5):430-9.
2. Jauniaux E, Collins S, Burton GJ. Placenta accreta spectrum: pathophysiology and evidence-based anatomy for prenatal ultrasound imaging. Am J Obstet Gynecol. 2017 Jan;218(1):75-87.
3. Comstock CH, Bronsteen RA. The antenatal diagnosis of placenta accreta. BJOG. 2014 Jan;121(2):171-81.
4. D'Antonio F, Iacovella C, Bhide A. Prenatal identification of invasive placentation using ultrasound: systematic review and meta-analysis. Ultrasound Obstet Gynecol. 2013 Nov;42(5):509-17.
5. Jauniaux E, Bhide A. Prenatal ultrasound diagnosis and outcome of placenta previa accrete after cesarean delivery: a systematic review and meta-analysis. Am J Obstet Gynecol. 2017 Jul;217(1):27-36.
6. Society for Maternal-Fetal Medicine (SMFM), Gyamfi-Bannerman C. Society for Maternal-Fetal Medicine (SMFM) Consult Series #44: Management of bleeding in the late preterm period. Am J Obstet Gynecol. 2018 Jan;218(1):B2-B8.
7. Erfani H, Fox KA, Clark SL et al. Maternal outcomes in unexpected placenta accrete spectrum disorders: single-center experience with a multidisciplinary team. Am J Obstet Gynecol. 2019 Oct;221(4):337.e1-337.e5.
8. Eller AG, Porter TF, Soisson P et al. Optimal management strategies for placenta accreta. BJOG. 2009 Apr;116(5):648-54.
9. Fitzpatrick KE, Sellers S, Spark P et al. The management and outcomes of placenta accret, increta and percreta in the UK: a population-based descriptive study. BJOG. 2014 Jan;121(1):62-70.
10. Sentilhes L, Kayem G, Chandraharan E et al. FIGO consensus guidelines on placenta accreta spectrum disorders: conservative management. Int J Gynaecol Obstet. 2018 Mar;140(3):291-298.
11. Allen L, Jauniaux E, Hobson S et al. FIGO consensus guidelines on placenta accreta spectrum disorders: nonconservative surgical management. Int J Gynaecol Obstet. 2018 Mar;140(3):281-290.
12. Morel O, Malartic C, Muhlstein J et al. Pelvic arterial ligations for severe post-partum hemorrhage. Indications and techniques. J Visc Surg. 2011 Apr;148(2):e95-102.

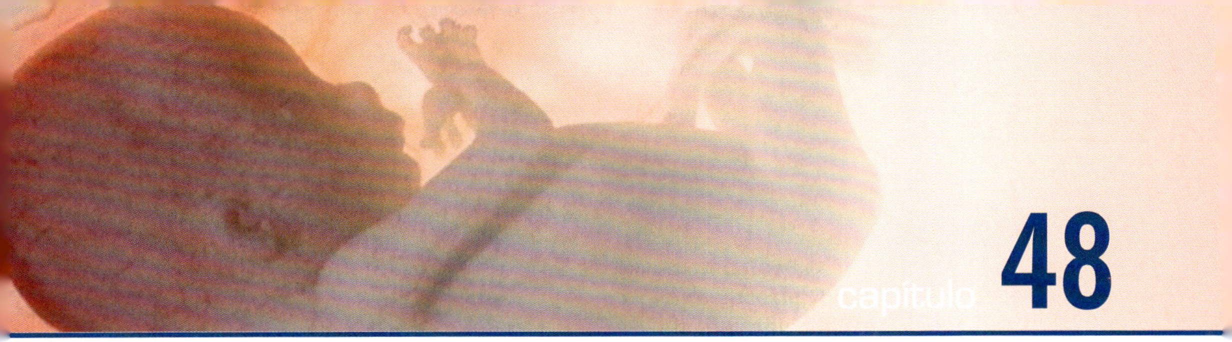

capítulo 48

Sepse materna

- Fábio Fernandes Neves
- Humberto Sadanobu Hirakawa

INTRODUÇÃO

As infecções estão entre os agravos mais comuns na gravidez. Embora os quadros mais frequentemente observados não estejam associados a desfechos desfavoráveis, a patologia grave, ameaçadora da vida, pode ocorrer e pode apresentar-se insidiosa e atípica. Tais infecções são uma causa significativa de morbidade materna e mortalidade, principalmente, se forem complicadas por sepse. A associação das modificações fisiológicas da gravidez e a frequente necessidade de procedimentos, propedêuticos e terapêuticos, incluindo intervenções cirúrgicas, que ocorrem durante o período periparto, expõem as gestantes ao elevado risco de desenvolver infecções. Tais infecções podem ficar despercebidas em função da mudança dos parâmetros vitais até que haja deterioração clínica substancial[1].

Dessa forma, a infecção grave durante a gravidez apresenta desafios clínicos únicos, tanto para o diagnóstico, quanto para sua terapêutica. O reconhecimento precoce, o diagnóstico e o manejo oportuno da sepse materna levam a melhores desfechos maternos e fetais.

DEFINIÇÃO

Sepse materna é uma condição ameaçadora à vida definida por disfunção orgânica resultante de uma infecção ocorrida durante a gestação, parto, pós-abortamento ou puepério[2]. A sepse é, portanto, uma condição de risco de vida que surge quando a resposta do corpo a uma infecção fere seus próprios tecidos e órgãos, gerando uma cascata de complicações que pode culminar com a morte.

EPIDEMIOLOGIA

A sepse materna é responsável por 11% dos óbitos maternos em todo o mundo e é a terceira causa direta mais comum de morte materna, o que corresponde a mais de 260.000 mortes maternas por ano[3]. Além disso, a sepse contribui para outras causas comuns de morte materna, como hemorragia e tromboembolismo. A despeito de que o risco absoluto de morte por sepse materna seja relativamente baixo, o risco de morbidade por sepse materna permanece alto. Para cada parturiente que morre de sepse, estima-se que 50 mulheres sofrem morbidade materna grave por sepse. A morbidade materna grave pode levar à morbidade perinatal, incluindo infecção fetal ou neonatal, prematuridade e suas complicações, e complicações em longo prazo, como dor pélvica crônica, aderências pélvicas e infertilidade secundária[1].

As infecções durante a gravidez são diferentes no pré-natal e no pós-natal[4].

- **Infecções pré-natais**: As infecções graves mais comuns que ocorrem antes do parto são aborto séptico, corioamnionite, pielonefrite e pneumonias.

- **Infecções pós-natais**: A infecção pós-parto mais comum é a endometrite. Outras infecções pós-parto incluem infecções de feridas, mastites, abscesso pélvico e tromboflebite pélvica séptica.

MUDANÇAS FISIOLÓGICAS E ANATÔMICAS NA GRAVIDEZ

Durante a gravidez, inúmeras adaptações fisiológicas e anatômicas criam um ambiente adequado para o feto e preparam o corpo da mulher para o parto. Essas mudanças se devem a fatores físicos, hormonais e outros bioquímicos e começam nas primeiras semanas de gravidez. Essas alterações fisiológicas relacionadas à gravidez ocorrem em praticamente todos os sistemas e precisam ser consideradas ao avaliar a gestante com infecção, uma vez que:

Alterações fisiológicas associadas à gravidez podem imitar características clínicas de distúrbios médicos/cirúrgicos, o que pode tanto criar incerteza diagnóstica como também induzir à negligência dos sinais clínicos, levando a atraso no diagnóstico e na terapêutica efetiva;

- As mudanças fisiológicas da gravidez aumentam o risco de desenvolver infecções e seus agravos.

- As mudanças pertinentes a esta temática nos principais órgãos e sistemas estão resumidas na Tabela 1.

FISIOPATOLOGIA DA SEPSE

A patogênese da falência orgânica multissistêmica associada à sepse começa com a desordem do processo inflamatório normal, permitindo que mediadores inflamatórios em excesso, como citocinas, prostaglandinas, leucotrienos e complemento sejam distribuídos sistemicamente pela circulação. Este processo danifica o endotélio da parede do vaso, comprometendo severamente a troca de oxigênio e dióxido de carbono no nível capilar. Ocorre então vasodilatação, hipotensão e aumento da permeabilidade capilar. Os fluídos invadem o terceiro espaço das regiões extravasculares dos pulmões, cérebro, abdômen e coração, provocando edema, apesar do volume intravascular estar diminuído[5].

Alterações na função miocárdica, em decorrência das ações de subprodutos inflamatórios como citocinas pró-inflamatórias,

Tabela1. Modificações fisiológicas na gestação		
Sistema	**Adaptação gestacional**	**Impactos fisiológicos**
Cardiovascular	▪ Diminuição da pressão arterial ▪ Aumento da frequência e débito cardíaca	▪ Risco aumentado de hipoperfusão na sepse ▪ Mascarar sinais de sepse
Hematológico	▪ Aumento do volume de plasma sem aumento proporcional de células vermelhas/hemoglobina ▪ Aumento da produção dos fatores VII, VIII, IX, X, XII e von Willebrand fator	▪ Anemia fisiológica ▪ Risco aumentado de coagulação intravascular disseminada e doença tromboembólica venosa
Respiratório	▪ Aumento do volume corrente e ventilação com frequência respiratória inalterada ▪ Diminuição do volume residual devido ao diafragma elevado	▪ A diminuição dos níveis de PaCO2 ▪ Redução da oxigenação com taxa mais rápida de dessaturação
Gastrointestinal	▪ Diminuição do tônus do esfíncter esofágico e esvaziamento gástrico lentificado	▪ Aumento do risco de aspiração com intervenções nas vias aéreas
Genitourinário	▪ Diminuição do pH vaginal	▪ Risco aumentado de corioamnionite
Renal	▪ Dilatação ureteral e aumento do refluxo vesicoureteral ▪ Aumento do fluxo de plasma renal e taxa de filtração glomerular	▪ Risco aumentado de pielonefrite ▪ Linha de base anormal pode mascarar lesão renal em sepse

Fonte: Adaptado de Bridwell et al, 2019.

radicais livres, óxido nítrico, fator de necrose tumoral e interleucina-1, podem ser observadas, o que pode levar a uma diminuição da pressão arterial média e da fração de ejeção.

O sistema de coagulação pode ser afetado nos casos graves de sepse. A expressão do fator tecidual em monócitos, neutrófilos e endotélio ativa a cascata de coagulação através da via extrínseca. A coagulação intravascular disseminada pode desenvolver-se, levando a oclusões no sistema capilar, hipoperfusão e eventual falência de órgãos. A atividade das citocinas pode levar à diminuição da produção de proteína C, aumento da inflamação e aberrações na cascata de coagulação. A proteína C desempenha um papel essencial na restrição das ações dos fatores V e VIII, auxiliando na degradação do coágulo e manutenção de uma resposta inflamatória saudável.

A sepse frequentemente desencadeia a interrupção das funções mitocondriais dentro da célula. As células tornam-se incapazes de extrair oxigênio da corrente sanguínea, mesmo que a saturação arterial de oxigênio esteja mantida, que é vital para a produção de ATP. Esse prejuízo leva a mais disfunção celular e morte[6].

DIAGNÓSTICO

Para a construção deste capítulo foram pesquisados artigos de revisão no Pubmed, cujos títulos continham os termos *maternal sepsis* ou *sepsis in pregnancy*, publicados de 2017 a 2020 e redigidos em língua inglesa. Foram identificados 21 artigos com estas características, os quais forneceram outras referências-chaves para a abordagem do tema.

FATORES DE RISCO

O diagnóstico da sepse materna é especialmente desafiador devido à sobreposição de sinais e sintomas de sepse com alterações fisiológicas da gravidez. Por exemplo, a taquicardia, a vasodilatação associada à progesterona, a elevação de provas de atividade inflamatória e a leucocitose estão presentes na gestação normal, muitas vezes dificultando o diagnóstico de sepse. É importante um elevado grau de suspeita clínica, iniciando-se pelo acompanhamento cuidadoso das mulheres portadoras de fatores de risco, sejam eles no anteparto, intraparto ou pós-parto. A Tabela 2 resume os principais fatores de risco para sepse materna.

No anteparto, são predisponentes de sepse materna tanto fatores intrínsecos da paciente, como etnia não branca, idade maior que 35 anos, obesidade, desnutrição, diabetes, tabagismo, anemia, imunodepressão, gestação múltipla, bacteriúria assintomática, infecções sexualmente transmissíveis e colonização por estreptococo do grupo B, quanto fatores associados ao cuidado prestado. Pré-natal inadequado e procedimentos invasivos durante a gestação, como cerclagem cervical, biópsia de vilosidade coriônica e amniocentese, são exemplos de fatores de risco associados ao cuidado obstétrico[7]. O abortamento provocado é importante fator de risco anteparto, principalmente, quando realizado sem assistência médica.

A cesariana é o maior fator de risco isolado para ocorrência de infecção materna, com incidência 5 a 20 vezes maior quando comparado ao parto vaginal[8]. Outros importantes fatores de risco intraparto são trabalho de parto prolongado, ruptura prolongada de membranas, mais de cinco exames vaginais durante a assistência ao parto, manipulação perineal durante o segundo estágio de trabalho de parto, assim como parto instrumentalizado[5].

Os fatores de risco pós-parto mais significativos são retenção de fragmentos de placenta, rachaduras em mamilos e complicações da ferida do parto operatório, como hematomas e deiscências[5].

SINAIS E SINTOMAS

Tão importante quanto a atenção aos fatores de risco é a percepção precoce de sinais de infecção, para instituição de terapêutica imediata, evitando-se assim a evolução para sepse.

Tabela 2. Principais fatores de risco associados à sepse materna

Momento	Fatores de risco
Anteparto	▪ Etnia não branca ▪ Idade maior que 35 anos ▪ Obesidade ▪ Desnutrição ▪ Diabetes ▪ Tabagismo ▪ Anemia ▪ Imunodepressão ▪ Gestação múltipla ▪ Bacteriúria assintomática ▪ Infecções sexualmente transmissíveis ▪ Colonização por Estreptococo do Grupo B ▪ Prá-natal inadequado ▪ Procedimentos invasivos ▪ Abortamento provocado
Intraparto	▪ Cesariana ▪ Trabalho de parto prolongado ▪ Excesso de manipulação obstétrica ▪ Parto instrumentalizado ▪ Ruptura prolongada de membranas
Pós-parto	▪ Retenção de fragmentos placentários ▪ Rachaduras em mamilos ▪ Complicações de ferida operatória

Deve-se ressaltar que nem sempre a infecção materna é diretamente relacionada ao processo gestacional, como acontece na corioamnionite, endometrite, mastite lactacional ou infecção de sítio cirúrgico. Ela pode ser apenas indiretamente associada a essa situação, como ocorre nas infecções do trato urinário ou serem incidentais, como no caso da pneumonia bacteriana.

A ausência de febre é frequente na sepse materna, podendo retardar o diagnóstico. Na série de mortes maternas estudada em Michigan, Estados Unidos da América, 73% das mulheres sépticas estavam afebril no momento da admissão e 25% não desenvolveram febre em qualquer momento da internação[4].

Além da febre, outros sinais de alerta para infecção materna devem ser ativamente pesquisados, como retardo da involução uterina, dor abdominal, dor pélvica, sinais inflamatórios na ferida cirúrgica, sintomas urinários, tosse produtiva, ingurgitamento e rubor mamário, rash cutâneo, diarreia e descarga vaginal fétida. Sinais como taquicardia maior que 100 batimentos por minuto, taquipneia maior que 20 incursões respiratórias por minuto e alterações do leucograma podem predizer a evolução da infecção materna para quadro de sepse.

FERRAMENTAS DE TRIAGEM E DIAGNÓSTICO

A grande variabilidade de apresentação clínica da sepse materna demanda a utilização de ferramentas estruturadas de busca ativa de mulheres potencialmente sépticas. O terceiro consenso internacional de definições para sepse e choque séptico (Sepsis-3) recomenda a utilização *do Quick Sequential (sepsis-related) Organ Failure Assessment* (qSOFA)[9]. Esta ferramenta deve ser aplicada a beira leito e avalia três variáveis fisiológicas: frequência respiratória, nível de consciência e pressão arterial. No caso de duas ou mais variáveis alteradas recomenda-se a investigação diagnóstica de sepse. Devido às alterações fisiológicas da gestação, o qSOFA foi adaptado para utilização entre a 22ª semana gestação e o 7º dia de pós-parto[10].

Apesar de amplamente utilizado, o qSOFA carece de sensibilidade, característica fundamental para um instrumento de triagem. Por esse motivo, pesquisadores adaptaram ferramentas específicas da obstetrícia para o diagnóstico precoce da sepse materna. Por exemplo, o desempenho do qSOFA foi comparado com o do MEW (*Maternal Early Warning*), em que qualquer pontuação desse instrumento indicava a possibilidade de sepse[11]. Foi observada maior sensibilidade do MEW que do qSOFA (0,82 *versus* 0,50) e maior especificidade do qSOFA com respectivos valores de 0,87 e 0,95.

A Tabela 3 compara os parâmetros do qSOFA tradicional, do modificado para a obstetrícia e do MEW.

DIAGNÓSTICO DE SEPSE E CHOQUE SÉPTICO

O diagnóstico da sepse é confirmado pela identificação de disfunção orgânica através da aplicação do *Sequential (sepsis-related) Organ Failure Assessment* (SOFA), que avalia seis parâmetros: troca gasosa pulmonar, nível de consciência, pressão arterial sistêmica, função hepática, função renal e plaquetas, que estão consumidas na vigência de coagulação intravascular disseminada. O SOFA também foi customizado para a gestação, ajustando-se os valores de corte das variáveis às alterações fisiológicas da gravidez[10]. As Tabelas 4 e 5 destacam as variáveis avaliadas em ambos os instrumentos.

Pacientes infectadas e com pontuação maior ou igual a dois no SOFA têm firmado o diagnóstico de sepse. Um estudo que avaliou 4.158 casos de sepse materna nos Estados Unidos[4], constatou que a disfunção orgânica materna pode se manifestar de diferentes formas e frequências: insuficiência respiratória (34%), coagulopatia (19%), lesão renal aguda (16%), insuficiência cardíaca (12%), disfunção hepática (10%) e alteração do nível de consciência (8%).

Já o diagnóstico de choque séptico se dá na vigência de hipotensão refratária a volume, necessitando do uso de vasopressores para manutenção de PAM maior ou igual a

Tabela 3. Comparação entre MEW, qSOFA tradicional e o qSOFA modificado para obstetrícia

Momento	Fatores de risco
MEW	≥ 1 dos seguintes ▪ PAS < 90 ou > 160 mmHg ▪ PAD > 100 mmHg ▪ FC < 50 ou > 120 bpm ▪ FR < 10 OU 30 irpm ▪ Saturação de O_2 em ar ambiente < 95% ▪ Oligúria < 35 mL/h por mais de 22 horas ▪ Agitação, confusão ou irresponsabilidade
qSOFA	≥ 2 dos seguintes ▪ FR ≥ 22 irpm ▪ Alteração cognitiva ▪ PAS ≤ 100 mmHg
qSOFA modificado para obstetrícia	≥ 2 dos seguintes ▪ FR ≥ 25 irpm ▪ Não alerta ▪ PAS < 90 mmHg

Tabela 4. Parâmetros do SOFA - *Sequential (sepsis-related) Organ Failure Assessment*

SOFA score	0	1	2	3	4
PaO_2/FiO_2 **$SatO_2/FiO_2$**	> 400 > 301	300-400 221-301	299-200 142-220	199-100 67-141	< 100 < 67
Plaquetas $10^3/mm^3$	> 150	149-100	99-50	49-20	< 20
Billirubina (mg/dL)	< 1,2	1,2-1,9	2,0-5,9	6,0-12,0	> 12,0
Hipotensão **Drogas vasoativa**	Ausente	PAM < 70	Dopa ≤ 5 ou Dobuta	Dopa > 5 ou Nora ≤ 0,1	Dopa > 15 ou Nora > 0,1
Glasgow	15	13-14	10-12	6-9	< 6
Creatinina (mg/dL) **Débito urinário**	< 1,2	1,2-1,9	2,0-3,4	3,5-4,9 ou < 500	> 5,0 ou < 200

Tabela 5. Parâmetros do SOFA modificado para a obstetrícia			
Parâmetro	**0 ponto**	**1 ponto**	**2 pontos**
PaO_2/FiO_2	≥ 400	300-400	< 300
Plaquetas X $10^3/\mu L$	≥ 150	100-150	< 100
Billirubina (mg/dL)	≤ 1,2	1,2-1,9	> 1,9
Pressão artéria média	≥ 70	< 70	Vasopressores
Consciência	Alerta	Resposta à voz	Resposta à dor
Creatinina (mg/dL)	≤ 1,0	1,0-1,4	> 1,4

65 mmHg, associado a lactato sérico superior a 2 mmol/L[9](D). A Figura C resume o fluxo diagnóstico da sepse e do choque séptico.

TRATAMENTO

O acrônimo FAST-M pode auxiliar na organização do tratamento inicial da sepse materna. O "F" significa fluidos, o "A" antibióticos, o "S" controle do foco da infecção (*Source*), o "T" transferência da mãe ou do recém-nascido para unidade de saúde de maior complexidade e, finalmente, o "M" significa monitorização contínua.

PACOTE TERAPÊUTICO DE PRIMEIRA HORA

A iniciativa *Surviving Sepsis Campaign* tem proposto pacotes terapêuticos desde 2004, sendo a última atualização realizada em 2018[12]. Esse pacote terapêutico deve ser aplicado na primeira hora do reconhecimento da sepse e consiste em cinco elementos de cuidado: medida do lactato sérico, coleta de hemocultura antes da administração de antimicrobianos, prescrição de antimicrobiano de largo espectro, administração de 30 mL/kg de cristaloide no caso de hipotensão ou lactato sérico superior a 4 mmol/L e administração de vasopressores para manutenção da PAM maior 65 mmHg. Atualmente, também se indica a inclusão da oferta de alto fluxo de oxigênio e a mensuração do débito urinário nesse pacote de primeira hora. A Tabela 6 destaca esses elementos de cuidado.

RESSUSCITAÇÃO VOLÊMICA

O tratamento inicial da hipotensão associada à sepse materna é a administração de fluidos, que possui suma importância na otimização do volume circulante, aumentando a pressão arterial e, por consequência, a perfusão tecidual e a oferta de oxigênio[10]. Os fluidos de primeira escolha são os cristaloides isotônicos, como o soro fisiológico e o ringer lactato, embora hemoderivados possam ser utilizados em casos de perda sanguínea com anemia grave.

A diretriz de oferta inicial mínima de cristaloide de 30ml por quilo de peso da paciente em caso de hipotensão ou de lactato sérico superior a 4mmol/L pode ser muito agressiva para a população obstétrica devido ao maior risco de edema pulmonar, principalmente quando da existência de morbidades maternas associadas, como cardiopatia,

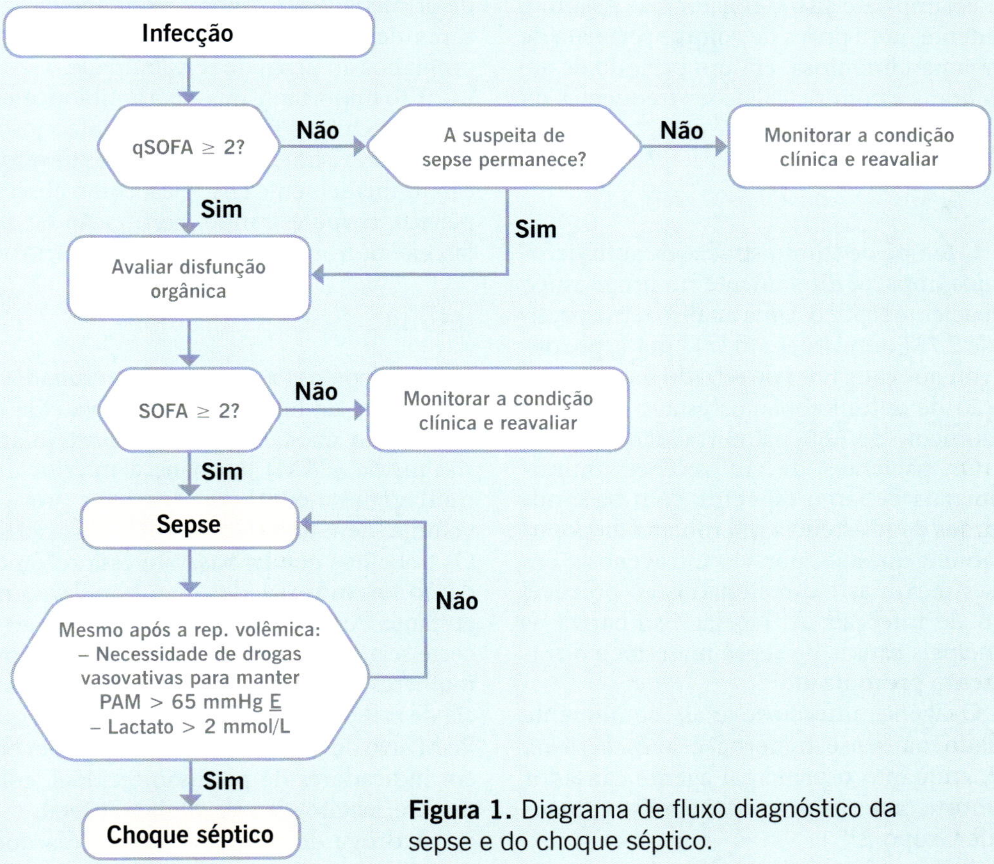

Figura 1. Diagrama de fluxo diagnóstico da sepse e do choque séptico.

Tabela 6. Pacote terapêutico de primeira hora abordagem da paciente séptica

Ações terapêuticas
▪ Quantifique o lactato sérico. Se > 2 mmol/L, repita e observe ▪ Se hipotensão ou lactato > 4 mmol/L, inicie a administração de 30 ml/kg de cristaloide ▪ Colha duas amostras de hemocultura antes da administração do antimicrobiano ▪ Administre antimicrobianos de largo espectro ▪ Se PAM < 65 mmHg, prescreva vasopressor durante ou após a ressuscitação volêmica ▪ Oferte oxigênio suplementar em alto fluxo ▪ Monitore o débito urinário

pré-eclâmpsia e uso de ocitocina. Assim, é prudente que a prova de volume seja feita de forma parcimoniosa, em um período de até três horas e com reavaliações frequentes da hemodinâmica da paciente.

PRESCRIÇÃO DE ANTIBIÓTICOS

O tempo de administração de antimicrobianos impacta diretamente no prognóstico do paciente séptico. Uma análise retrospectiva de 2.731 admissões em UTI por sepse observou que cada hora de retardo na administração de antimicrobianos estava associada ao aumento de 7,6% na mortalidade[13].

Os pacientes devem receber antimicrobianos de largo espectro, com base nos padrões de resistência microbiana da população em questão, por via intravenosa, em doses máximas e direcionados ao provável foco de infecção. A Tabela 7 sumariza as principais causas de sepse materna e o tratamento preconizado[14].

O agente infeccioso mais comumente isolado na sepse materna é a *Escherichia coli*, enquanto o principal agente causador de morte materna por sepse é o Estreptococo de Grupo A[10].

Assim, no caso de não identificação do foco infeccioso indica-se iniciar um esquema de largo espectro, com cobertura para estes agentes. Por exemplo, um esquema com cefuroxima, gentamicina e metronidazol pode ser utilizado para as pacientes portadoras de infecções comunitárias. Já, a terapêutica sugerida para infecções hospitalares é a associação de piperacilina / tazobactam com gentamicina[10]. Em suma, a terapia antimicrobiana inicial deve ser empírica, não se devendo aguardar os resultados dos exames microbiológicos para a sua introdução.

O envolvimento oportuno de um infectologista pode ajudar na otimização da antibioticoterapia, principalmente nos casos de suspeita de falha na resposta aos antibióticos de primeira linha. Após o resultado das culturas, deve-se ajustar o espectro dos antimicrobianos ao perfil de sensibilidade.

Tão importante quanto a antibioticoterapia precoce é o controle do foco infeccioso. É mandatória a intervenção em focos de resolução iminentemente cirúrgica, como abscesso pélvico, corpo estranho, perfuração de alça, fasceíte necrotizante e restos placentários.

DROGAS VASOPRESSORAS

A hipotensão na sepse é resultado da vasoplegia, da hipovolemia relativa e da depressão do miocárdio. Caso a pressão arterial média (PAM) permaneça inferior a 65 mmHg, mesmo após ou durante a prova de volume, deve-se prescrever um vasopressor. Os trabalhos que embasaram essa recomendação foram realizados com população não gestante. Assim, pode ser que este ponto de corte seja exagerado para uma população de mulheres jovens e grávidas. Diante da ausência de estudos com a população obstétrica, a PAM alvo deve ser individualizada, com base em indicadores de perfusão tecidual, como diurese, lactato sérico e vitalidade fetal.

A droga de primeira escolha é a noradrenalina, visto a ausência de efeito sobre os vasos placentários em modelos animais.

RESOLUÇÃO DO PARTO

O momento ideal para a resolução da gestação é definido por quatro fatores: presença de foco intrauterino (corioamnionite ou aborto séptico), resposta inicial ao tratamento da sepse (condições maternas), vitalidade fetal e estágio do trabalho de parto.

No caso do foco ser intrauterino, a resolução da gestação deve ser mandatória e de forma urgente. Dependendo do grau de maturidade pulmonar fetal, não há impedimento na sepse para a administração de corticoesteroides.

Tabela 7. Principais causas de sepse materna, etimologia e tratamentos de primeira escolha

Causa	Etiologia	Antibiótico
Endometrite	Polimicrobiana	Clindamicina + gentamicina
Mastite	*Staphylococcus aureus* *Streptococcus sp*	Oxacilina + clindamicina (vancomicina se MRSA)
Estreptococo Grupo A	*Streptococcus pyogenes*	Penicilina G + clindamicina
Aborto séptico	Polimicrobiana	Clindamicina + gentamicina ± ampicilina
Síndrome do choque tóxico	*Staphylococcus sp* *Streptococcus sp*	Oxacilina + clindamicina (vancomicina se MRSA)
Infecção de ferida cirúrgica	*Staphylococcus sp* *Streptococcus sp*	Oxacilina + clindamicina (vancomicina se MRSA)
Pielonefrite	E. Coli, Klebsiella sp, Enterobacter sp, Proteus sp	Ceftriaxona
Pneumonia	S. pneumoniae, H. influenzae, K. pneumoniae, atípicos	Ceftriaxona + claritromicina

Já no caso de foco extrauterino, devem ser realizados esforços para o adequado controle clínico, objetivando a manutenção da gestação até o mais próximo possível do termo fetal. Entretanto, é razoável considerar a interrupção da gestação a termo, objetivando a menor sobrecarga hemodinâmica para a mãe. Na sepse, a resolução precoce da gestação sem indicação obstétrica está associada à maior mortalidade materna e fetal.

A anestesia geral é mais indicada que os bloqueios neuroaxiais na sepse, visto que estes últimos estão associados ao maior risco de complicações. O bloqueio simpático associado às técnicas neuroaxiais pode levar ao comprometimento cardiovascular, visto a condição de vasodilatação e disfunção cardíaca inerentes ao quadro de sepse. Além disso, a elevada frequência de trombocitopenia e coagulopatia em pacientes sépticas aumenta o risco de complicações hemorrágicas locais. Finalmente, a bacteremia acarreta um risco aumentado de meningite e abcessos epidurais ou medulares.

TRANSPORTE DA PACIENTE

Assim que possível, a paciente séptica deve ser encaminhada a ambiente de terapia intensiva com especialistas assumindo o cuidado. O time de transporte deve ser capitaneado pelo anestesista ou pelo intensivista, garantindo-se via aérea e ventilação adequadas, bem como medidas de estabilidade hemodinâmica. O uso de protocolos de transporte intra e extra-hospitalar está associado à menor incidência de complicações.

CONSIDERAÇÕES FINAIS

Sendo uma das principais causas de internação de gestantes na UTI, a sepse contínua é uma das principais causas de morbidade e mortalidade materna. As alterações anatômicas e fisiológicas da gravidez representam um desafio no reconhecimento precoce e no manejo da sepse. A iniciativa *Surviving Sepsis Campaign* continua a servir de pedra angular para o diagnóstico e manejo da sepse, e quaisquer aspectos do manejo da sepse materna são semelhantes aos do paciente em geral. No entanto, é importante destacar que as diretrizes atuais de sepse foram extrapoladas a partir de ensaios de controle randomizados que excluíram especificamente as gestantes. Mais pesquisas e validações são necessárias para ajudar a reconhecer e tratar adequadamente essa pequena, mas crítica população, para melhorar os resultados tanto para a mãe quanto para o feto.

Outro aspecto de relevância refere-se à conscientização, treinamento e organização adequada para a correta identificação e manejo da sepse que permanecem incipientes na maioria dos serviços destinados ao atendimento desse público específico. O treinamento específico sobre sepse tem o potencial de influenciar significativamente o conhecimento dos profissionais de saúde sobre a sepse materna. Como a capacitação dos ambientes de trabalho pode afetar o comportamento, as unidades de saúde precisam promover ambientes de trabalho e garantir que os recursos estejam disponíveis para a identificação e o manejo corretos da sepse materna.

E por fim, mas não menos importante, vale destacar que a sepse se origina a partir de um quadro infeccioso que não foi evitado, precocemente identificado e oportunamente tratado. Destacamos dessa forma que a prevenção das infecções continua sendo uma das melhores estratégias para a diminuição da morbimortalidade associada à sepse materna.

REFERÊNCIAS BIBLIOGRÁFICAS

1. Burlinson CEG, Sirounis D, Walley KR, Chau A. Sepsis in pregnancy and the puerperium. Int J Obstet Anesth. 2018;36:96-107.
2. Bonet M, Nogueira Pileggi V, Rijken MJ, et al. Towards a consensus definition of maternal sepsis: results of a systematic review and expert consultation. Reprod Health. 2017;14(1):67.
3. Say L, Chou D, Gemmill A, et al. Global causes of maternal death: a WHO systematic analysis. Lancet Glob Health. 2014;2(6):e323-e333.
4. Bauer ME, Lorenz RP, Bauer ST, Rao K, Anderson FW. Maternal deaths due to sepsis in the state of Michigan, 1999-2006. Obstet Gynecol 2015;126:747–52.
5. Chebbo A, Tan S, Kassis C, Tamura L, Carlson RW. Maternal Sepsis and Septic Shock. Crit Care Clin. 2016;32(1):119-135.
6. Parfitt SE, Hering SL. Recognition and Management of Sepsis in the Obstetric Patient. AACN Adv Crit Care. 2018;29(3):303-315.
7. Acosta CD, Knight M, Lee HC, Kurinczuk JJ, Gould JB, Lyndon A. The continuum of maternal sepsis severity: incidence and risk

factors in a population-based cohort study. PLoS One 2013;8(7):e671-75.

8. Smaill FM, Grivell RM. Antibiotic prophylaxis versus no prophylaxis for reventing infection after cesarean section. Cochrane Database Syst Rev 2014;(10):CD0074-82.
9. Singer M, Deutschman CS, Seymour CW, Shankar-Hari M, Annane D, Bauer M, et al. The Third International Consensus Definitions for Sepsis and Septic Shock (Sepsis-3). JAMA. 2016;315(8):801-10.
10. Bowyer L, Robinson HL, Barrett H, Crozier TM, Giles M, Idel I, et al. SOMANZ guidelines for the investigation and management sepsis in pregnancy. Aust N Z J Obstet Gynaecol. 2017;57(5):540-551.
11. Bauer ME, Housey M, Bauer ST, Behrmann S, Chau A, Clancy C, et al. Risk factors, etiologies, and screening tools for sepsis in pregnant women: a multicenter case-control study. Anesth Analg. 2019;129(6):1613-20.
12. Levy MM, Evans LE, Rhodes A. The surviving sepsis campaign bundle: 2018 update. Intensive Care Med. 2018; 44(6): 925-8.
13. Kumar A, Roberts D, Wood KE, et al.: Duration of hypotension before initiation of effective antimicrobial therapy is the critical determinant of survival in human septic shock. Crit Care Med. 2006; 34(6): 1589-96.
14. Albright CM, Mehta ND, Rouse DJ, Hughes BL. Sepsis in pregnancy: identification and management. J Perinat Neonatal Nurs. 2016;30(2):95-105.

capítulo 49

Parada cardiorrespiratória na gestação

- Felipe Favorette Campanharo
- Arimaza Contarini Soares
- Priscila Mota Coutinho da Silva

INTRODUÇÃO

A parada cardiorrespiratória (PCR) é definida como a cessação da atividade mecânica do coração e confirmada pela ausência de sinais de circulação sanguínea[1]. Na gravidez, a ocorrência de PCR é pouco frequente, contemplando cerca de 1 paciente a cada 12.000 hospitalizações para parto nos Estados Unidos e Canadá[2]. Entretanto, apesar de raro, este evento está associado à elevada morbimortalidade e, por isso, é importante o conhecimento de como proceder nesses casos.

As etiologias mais comuns de PCR podem ser divididas em cardíacas (síndromes coronarianas agudas, arritmias, miocardiopatias e valvulopatias) e não cardíacas (acidente vascular encefálico, embolia pulmonar, obstrução das vias aéreas e o abuso de substâncias)[1]. Na população obstétrica, as principais causas relacionadas à PCR são: complicações anestésicas, hemorragias, doenças cardiovasculares, uso de drogas, eventos embólicos, infecções e complicações hipertensivas (Tabela 1)[3].

O manejo da PCR na gestação encontra obstáculos adicionais determinados pelas modificações fisiológicas da gestação. O útero gravídico produz uma pós-carga cardíaca aumentada, por meio da compressão da aorta, e diminuição do retorno cardíaco, através da compressão da veia cava inferior. Em razão disso, a posição supina, que é a mais favorável às manobras de ressuscitação cardíacas, pode ocasionar hipotensão. A capacidade pulmonar residual funcional diminui em até 25% e o consumo de oxigênio aumenta em razão das demandas metabólicas fetais e maternas, e juntas, essas alterações são capazes de determinar rápida instalação de hipoxemia diante de hipoventilação na gestação. As vias aéreas superiores se tornam edemaciadas e friáveis como resultado de efeitos hormonais, podendo dificultar ou causar sangramento durante a intubação. A progesterona determina lentificação do trânsito gastrointestinal, e predispõe a ocorrência de aspiração de conteúdo estomacal. Por último, o metabolismo de drogas fica alterado por diferentes mecanismos na gravidez[3,4].

DIAGNÓSTICO

A identificação rápida da PCR é fundamental para o sucesso do seu manejo. No primeiro momento, avalia-se a responsividade da paciente. Mediante ausência de resposta, deve-se chamar por ajuda, observar a hora do início da parada, e avaliar simultaneamente a respiração e a presença de pulso central. Essa avaliação não deve ultrapassar 10 segundos. Em caso de dúvida, a paciente deve ser considerada sem pulso e as medidas de ressuscitação devem ser iniciadas[1,5].

TRATAMENTO

Os protocolos de reanimação em obstetrícia seguem as mesmas recomendações de pacientes não grávidas, com algumas modificações, as quais serão citadas a seguir[3].

Posicionamento

Durante a reanimação, o alívio da compressão aorto-caval deve ser mantido com o posicionamento da paciente em decúbito dorsal e desvio manual do útero gravídico para a esquerda. Essa medida favorece o retorno venoso e possibilita a realização de medidas de ressuscitação usuais, com compressões torácicas de qualidade, em pacientes com útero palpável acima da cicatriz umbilical[3,6].

Compressões torácicas

Assim como no adulto, as compressões de alta qualidade maximizam a chance de sobrevivência do paciente[3,7]. Como as camas hospitalares normalmente não são firmes, parte da força utilizada para comprimir o tórax resulta em deslocamento do colchão, em vez de compressão no tórax. Então, recomenda-se o uso de uma placa de apoio, desde que não atrase o início das manobras e nem as interrompa[3].

As compressões devem ser realizadas em uma frequência entre 100 e 120 compressões por minuto, com uma profundidade de, aproximadamente, 5cm e permitindo o retorno total do tórax antes da compressão seguinte. Deve-se respeitar a relação de 30 compressões para cada 2 ventilações. As interrupções devem ser mínimas, limitadas a 10 segundos, para a aquisição de via aérea avançada ou para uso de desfibrilador[3]. E na medida do possível, a cada ciclo de massagem, recomenda-se trocar o massagista, de modo a evitar a exaustão física dos membros da equipe[3,4].

Ventilação

Como a via aérea na mulher grávida é sempre considerada mais difícil e a hipoxemia se desenvolve mais rapidamente, sua perviedade deve ser mantida continuamente para otimizar o fornecimento de O_2[3].

Na gravidez, a curva de dissociação da oxihemoglobina é deslocada para direita e, por isso necessita-se de maior pressão parcial de oxigênio para atingir uma adequada saturação. Em razão disso, a ventilação com máscara ambu com O_2 a 100% antes da intubação é a estratégia não invasiva mais rápida para iniciar a ventilação, daí sua grande importância. Apneia do sono e edema de vias aéreas aumentam a dificuldade da ventilação[3].

Desfibrilação

Os ritmos cardíacos durante uma PCR podem ser classificados como ritmos chocáveis, que incluem a taquicardia ventricular e a fibrilação ventricular, ou ritmos não chocáveis, entre os quais estão a atividade elétrica sem pulso (AESP) e a assistolia.

A desfibrilação deve ser feita o mais precocemente possível nos ritmos chocáveis (taquicardia ventricular sem pulso e fibrilação ventricular), de modo a aumentar a probabilidade de sobrevivência. Quando indicada, deve ser realizada sem atraso ou hesitação[3].

As recomendações quanto à impedância transtorácica são as mesmas para as pacientes não grávidas. Deve-se utilizar desfibrilador bifásico, com 120 a 200 joules e, imediatamente após o choque as compressões torácicas devem ser retomadas (Figura 1)[5,8].

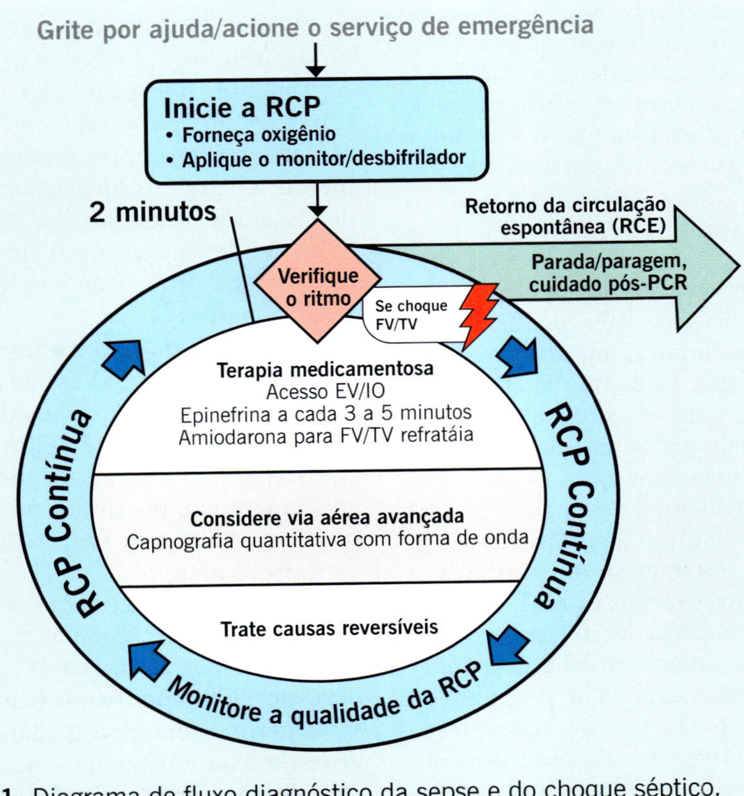

Figura 1. Diagrama de fluxo diagnóstico da sepse e do choque séptico.

Medicações

- Para ritmos não chocáveis: Epinefrina 1mg a cada 3 a 5 minutos.
- Para ritmos chocáveis: Epinefrina 1mg a cada 3 a 5 minutos. Se refratariedade: Amiodarona 450mg, sendo que essa dose deve ser administrada da seguinte forma: 300 mg e após 3 a 5 min, caso o ritmo chocável se mantenha, mais 150mg[1].
- As doses de epinefrina e amiodarina devem ser intercaladas e administradas após o choque, durante as compressões[9].
- Importante lembrar que nesse cenário não há recomendação quanto à avaliação da vitalidade fetal. Nenhuma medicação deve ser suspensa, devido à teratogenicidade para o feto, pois o foco é na ressuscitação materna[8].

Causas reversíveis

As causas reversíveis dizem respeito aos ritmos não chocáveis. Para facilitar a memorização, elas foram nomeadas como 5H e 5T (vide tabela). Uma atitude clínica essencial no tratamento da AESP e assistolia é a identificação de sua causa e instituição do tratamento clínico específico. A principal causa é a hipovolemia, devendo-se iniciar a infusão de volume e identificar a causa, para posterior tratamento. Ao identificar a assistolia em um paciente, e para confirmar esse diagnóstico, proceder ao protocolo de linha reta, que consiste em checar a conexão dos eletrodos, aumentar o ganho do monitor cardíaco e finalmente checar o ritmo em duas derivações. Tal procedimento permite diferenciar este ritmo de uma fibrilação ventricular (Tabela 2)[10].

CESÁRIA PERIMORTEM

Diante da PCR de uma gestante com altura uterina acima da cicatriz umbilical que não conseguiu retornar ao ritmo cardíaco sinusal após 4 minutos de manobras de ressuscitação habituais, deve ser considerada a realização de cesárea perimortem, com objetivo de evitar lesões cerebrais hipóxicas e melhorar a chance de sobrevivência fetal e materna[4, 10]. As melhores taxas de sobrevivência para o recém-nascido com idade gestacional maior que 24 semanas ocorrem quando a cesariana é realizada até cinco minutos depois de constatada a PCR[3,12]. O parto vaginal deve ser considerado se dilatação cervical total e feto insinuado no canal de parto[3].

A cesárea deve ser realizada sempre no mesmo local de atendimento da PCR. A paciente, portanto, não necessita ser transportada para sala cirúrgica e não se deve perder tempo esperando equipamentos cirúrgicos ou realizando medidas de assepsia. Ademais, as manobras de RCP não devem ser interrompidas durante a tomada de decisão e realização desse procedimento[4,6].

A retirada do feto melhora a hemodinâmica materna, uma vez que reduz a compressão aorto-caval promovida pelo útero gravídico, aumentando assim a chance de sucesso na RCP[13]. A histerotomia de emergência também possibilita a assistência ao recém-nascido para uma eventual ressuscitação neonatal[12].

Mulheres com gestação de feto único, com menos de 20 semanas de gestação ou com altura uterina abaixo da cicatriz umbilical, em PCR, tem menos benefício da cesárea perimortem, pois a chance de sobrevivência fetal é pequena e não há grandes repercussões hemodinâmicas, promovidas pelo útero, nessa fase da gestação[3].

Tabela 1. Causas mais frequentes de PCR da gestação (AHA 2015)

Letra	Causa	Etiologia
A	Anestesia (complicações anestésicas)	▪ Bloqueio alto ▪ Hipotensão ▪ Via aérea obstruída ▪ Depressão respiratória ▪ Toxicidade de anestésicos
	Acidentes (traumas)	▪ Traumas ▪ Suicídio
B	Bleeding (sangramento)	▪ Coagulopatia ▪ Atonia uterina ▪ Placenta acreta ▪ Descolamento da placenta ▪ Placenta prévia ▪ Produtos retidos da concepção ▪ Ruptura uterina ▪ Cirúrgico ▪ Reação transfuncional
C	Cusas Cardiovasculares	▪ Infarto do miocárdio ▪ Dissecção aórtica ▪ Cardiomiopatia ▪ Arritmias ▪ Doença valvar ▪ Doença cardíaca congênita ▪ Oxitocina ▪ Magnésio ▪ Erro de droga
D	Drogas	▪ Erro de Droga ▪ Drogas ilícitas ▪ Opioides ▪ Insulina ▪ Anafilaxia

Continua...

... continuação

E	**Embólicas**	▪ Embolia pulmonar ▪ Evento cerebrovascular ▪ Embolia venosa do ar
F	**Febre**	▪ Sepse ▪ Infecção ▪ H e T
G	**Geral**	▪ H e T
H	**Hipertensão**	▪ Pré-eclâmpsia ▪ Eclâmpsia ▪ Síndrome HELLP, sangramento intracraniano

(AHA 2015).

Tabela 2. Causas de atividade elétrica sem pulso e assistolia

Causa	Tratamento
Hipovolemia	Volume
Hipoxia	Oxigênio
Hipo/hipercalemia	Cloreto de potássio/bicarbonato de sódio 1 mEg/kg
H+ (acidose metabólica)	Bicarbonato de sódio 1 mEg/kg
Hiportemia	Reaquecimento
Tamponamento cardíaco	Punção pericárdica (Marfan)
Tromboembolismo pulmonar	Tratar PCR/considerar trombólise
Trombose de coronária	Tratar PCR/considerar tratamento de reperfusão
Tensão (pneumotórax hipertensivo)	Punção torácica de alívio/dernagem de tórax
Tóxicos (drogas)	Antagonista específico

Fonte: adaptado de Martins (2015)[10].

CONSIDERAÇÕES FINAIS

Apesar de se tratar de um evento raro, a parada cardiorrespiratória na gestação constitui um cenário clínico delicado, uma vez que ela representa o desfecho final de complicações maternas, que pode culminar em eventos inesperados, como a morte da mãe, do feto, ou de ambos.

Essa condição clínica pode ter suas taxas acrescidas, uma vez que tem ocorrido um aumento de mulheres de alto risco em fase de gravidez, o que consequentemente, aumenta a taxa de complicações graves relacionadas a esta fase[3].

O entendimento das possíveis causas de PCR e dos eventos fisiológicos próprios da gravidez podem determinar adaptações nas condutas do suporte básico e avançado de vida na gestante. Essas medidas aumentam as chances de sobrevida para o binômio materno-fetal e melhoram o prognóstico neurológico da paciente[14].

Nesse contexto, a assistência multiprofissional durante os esforços de RCP é fundamental para o acionamento da cadeia de sobrevivência e boa condução do atendimento. A organização de treinamentos com simulações e padronização de condutas aumentam a taxa de sucesso na condução da PCR[15].

REFERÊNCIAS BIBLIOGRÁFICAS

1. American Heart Association Guidelines for Cardiopulmonary Resuscitation and Emergency Cardiovascular Care. Adult Advanced Cardiovascular Life Support. Circulation 2015.
2. Mhyre JM, Tsen LC, Einav S, Kuklina EV, Leffert LR, Bateman BT. Cardiac arrest during hospitalization for delivery in the United States, 1998-2011. Anesthesiology. 2014;120(4):810-8.
3. Jeejeebhoy, FM et al. Cardiac arrest in pregnancy: a scientific statement from the American Heart Association. Circulation. November, 2015;132(18):1747-73.
4. Jeejeebhoy F, Windrim R. Management of cardiac arrest in pregnancy. Best Pract Res Clin Obstet Gynaecol. 2014;28(4):607-18.
5. Fernandes CE, Sá MFS. Tratado de obstetrícia. Febrasgo. 1. ed. Rio de Janeiro: Elsevier. 2019:3076-89.
6. Zelop CM. Cardiopulmonary arrest in pregnancy. UpToDate. 2017.
7. Botelho RMO, Campanharo CRV, Lopes MCBT, Okuno MFP, Góis AFT, Batista REA. The use of a metronome during cardiopulmonary resuscitation in the emergency room of a university hospital. Rev Lat Am Enfermagem. 2016;24(0).
8. Kikuchi J, Deering S. Cardiac arrest in pregnancy. Seminars in perinatology. Seminars in Perinatology. 2017;42(1),33-38. doi:10.1053/j.semperi. 2017.11.007
9. Link MS, Berkow LC, Kudenchuk PJ, Halperin HR, Hess EP, Moitra VK, et al. Part 7: Adult advanced cardiovascular life support: 2015 American Heart Association guidelines update for cardiopulmonary resuscitation and emergency cardiovascular care. Circulation. 2015;132(18):S444-64
10. Martins HS, Brandão Neto RA, Scalabrini Neto A, Velasco IT. Emergências clínicas: abordagem prática. 10. ed. São Paulo: Manole; 2015.
11. Lucena AJG, et al. Posicionamento da Sociedade Brasileira de Cardiologia para gravidez e planejamento familiar na mulher portadora de cardiopatia – 2020. Arq Bras Cardiol. 2020;114(5):849-942.
12. Carvalho RA, Fonseca NM, Ruzi RA. Parada cardíaca na gestação. Rev Med Minas Gerais 2009;19(4 Supl 1): S63-S67
13. Katz V, Balderston K, DeFreest M. Perimortem cesarean delivery: were our assumptions correct? Am J Obstet Gynecol. 2005;192(6):1916-20.

14. Vancini-Campanharo CR, Okuno MFP, Lopes MCBT, Batista REA, Gabrielloni MC, Campanharo FF, Vancini RL. (2016). Ressuscitação cardiopulmonar na gestação: uma revisão integrativa. ABCS Health Sciences, 41(3). doi:10.7322/abcshs.v41i3.909

15. Pandian R, Mathur M, Mathur D. Impact of "fire drill" training and dedicated obstetric resuscitation code in improving fetomaternal outcome following cardiac arrest in a tertiary referral hospital setting in Singapore. Arch Gynecol Obstet. 2015;291(4):945-9.

Índice remissivo

Obs.: números em azul indicam figuras; números em verde indicam tabelas e quadros.

D

Q

R

S

T

V